當代公共衛生學叢書
總策劃 - 財團法人陳拱北預防醫學基金會

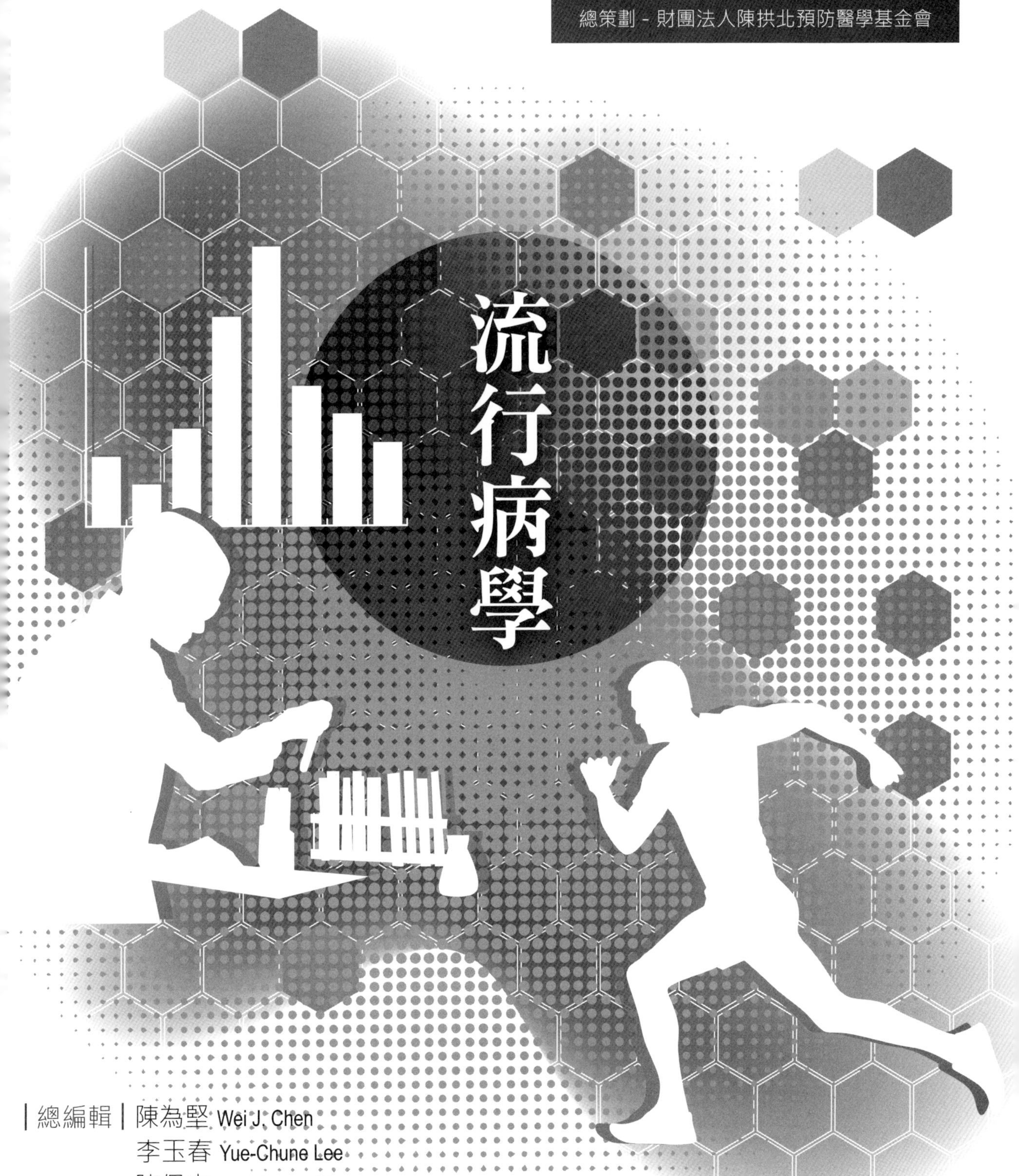

流行病學

| 總編輯 | 陳為堅 Wei J. Chen
李玉春 Yue-Chune Lee
陳保中 Pau-Chung Chen

| 編　輯 | 邱弘毅 Hung-Yi Chiou
郭柏秀 Po-Hsiu Kuo

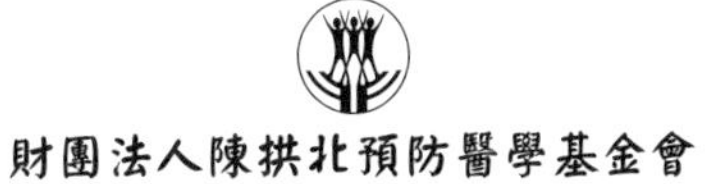

財團法人陳拱北預防醫學基金會

國家圖書館出版品預行編目（CIP）資料

流行病學 / 于明暉, 方啓泰, 王姿乃, 王豊裕, 白其卉, 李文宗, 李采娟, 李建宏, 林明薇, 林嶔, 邱弘毅, 孫建安, 徐千惠, 翁瑞宏, 郭柏秀, 陳爲堅, 陳娟瑜, 葉志清, 葉志嶸, 廖勇柏, 賴錦皇, 簡國龍, 蘇遂龍作 ; 陳爲堅, 李玉春, 陳保忠總編輯 . -- 初版 . -- 臺北市：財團法人陳拱北預防醫學基金會, 2024.07

面； 公分 . --（當代公共衛生學叢書）

ISBN 978-626-97834-4-1（平裝）

1.CST: 流行病學

412.4 113009265

當代公共衛生學叢書

流行病學

總 策 畫 財團法人陳拱北預防醫學基金會
總 編 輯 陳爲堅、李玉春、陳保中
編 輯 邱弘毅、郭柏秀
作 者 于明暉、方啓泰、王姿乃、王豊裕、白其卉、李文宗、李采娟
李建宏、林明薇、林 嶔、邱弘毅、孫建安、徐千惠、翁瑞宏
郭柏秀、陳爲堅、陳娟瑜、葉志清、葉志嶸、廖勇柏、賴錦皇
簡國龍、蘇遂龍
內文排版 弘道實業有限公司
封面設計 余旻禎
承 印 巨流圖書股份有限公司

出 版 者 財團法人陳拱北預防醫學基金會
地 址 100025 臺北市中正區徐州路 17 號
出版年月 2024 年 7 月初版一刷

總 經 銷 巨流圖書股份有限公司
地址：802019 高雄市苓雅區五福一路 57 號 2 樓之 2
電話：07-2265267
傳眞：07-2233073
購書專線：07-2265267 轉 236
E-mail ：order1@liwen.com.tw
LINE ID ：@sxs1780d
線上購書：https://www.chuliu.com.tw/
郵撥帳號：01002323 巨流圖書股份有限公司
法律顧問 林廷隆律師
電話：02-29658212
出版登記證 局版台業字第 1045 號

ISBN：978-626-97834-4-1（平裝）
定價：700 元

總 編 輯

陳爲堅

- 最高學歷：哈佛大學公共衛生學院流行病學系理學博士
- 現職：國立臺灣大學流行病學與預防醫學研究所特聘教授、國家衛生研究院副院長
- 研究專長：精神醫學、流行病學、遺傳學、臨床醫學

李玉春

- 最高學歷：美國德州大學休士頓健康科學中心公共衛生學院公共衛生學博士
- 現職：國立陽明交通大學衛生福利研究所、跨專業長期照顧與管理碩士學位學程兼任教授
- 研究專長：健康服務研究、健康照護制度、健保支付制度、長照制度、菸害防治政策、健康政策與計畫評估

陳保中

- 最高學歷：倫敦大學公共衛生及熱帶醫學學院流行病學博士
- 現職：國家衛生研究院國家環境醫學研究所特聘研究員兼所長、國立臺灣大學環境與職業健康科學研究所特聘教授
- 研究專長：環境職業醫學、預防醫學、流行病學、生殖危害、兒童環境醫學

編　輯

邱弘毅

- 學歷：國立臺灣大學公共衛生研究所流行病學組博士
- 現職：國家衛生研究院群體健康科學研究所特聘研究員兼所長；臺北醫學大學公共衛生學系教授
- 研究專長：公共衛生、心血管 / 癌症分子流行病學、大型資料庫加值應用分析、衛生政策制定與評估、國際衛生政策研析

郭柏秀

- 學歷：國立臺灣大學流行病學研究所博士
- 現職：國立臺灣大學公共衛生學系教授兼系主任暨流行病學與預防醫學研究所教授
- 研究專長：情感性疾患流行病學、複雜性狀基因體研究、酒精依賴與物質使用、腸道微生物菌相

作者簡介（23人，依筆畫排序）

于明暉　國立臺灣大學流行病學與預防醫學研究所特聘教授

方啓泰　國立臺灣大學公共衛生學系暨流行病學與預防醫學研究所教授

王姿乃　高雄醫學大學公共衛生學系教授

王豊裕　馬偕醫學院醫學系教授

白其卉　臺北醫學大學公共衛生學系教授暨公共衛生學院副院長

李文宗　國立臺灣大學公共衛生學系暨健康數據拓析統計研究所特聘教授

李采娟　中國醫藥大學公共衛生學系教授

李建宏　高雄醫學大學公共衛生學系教授

林明薇　國立陽明交通大學公共衛生研究所教授

林　嶔　國防醫學院醫學系副教授

邱弘毅　國家衛生研究院群體健康科學研究所特聘研究員兼所長；臺北醫學大學公共衛生學系教授

孫建安　輔仁大學公共衛生學系教授、醫療暨健康產業大數據碩士學位學程主任

徐千惠　財團法人醫藥品查驗中心新藥科技組小組長

翁瑞宏　中山醫學大學公共衛生學系教授

郭柏秀　國立臺灣大學公共衛生學系教授兼系主任暨流行病學與預防醫學研究所教授

陳為堅　國立臺灣大學流行病學與預防醫學研究所教授；國家衛生研究院副院長

陳娟瑜　國立陽明交通大學公共衛生研究所教授

葉志清　臺北醫學大學公共衛生學系教授

葉志嶸　中山醫學大學公共衛生學系副教授

廖勇柏　中山醫學大學公共衛生學系教授、醫學研究所合聘教授

賴錦皇　國防醫學院公共衛生學系教授

簡國龍　國立臺灣大學流行病學與預防醫學研究所教授；國立臺灣大學醫學院附設醫院內科部主治醫師

蘇遂龍　國防醫學院公共衛生學系教授

審查人簡介（9 人，依筆畫排序）

王淑麗

現職：國家衛生研究院國家環境醫學研究所研究員

審查：第 3 章、第 4 章、第 5 章

李中一

現職：國立成功大學公共衛生學科暨研究所教授

審查：第 11 章、第 12 章、第 13 章、第 15 章

邱弘毅

現職：國家衛生研究院群體健康科學研究所特聘研究員兼所長；臺北醫學大學公共衛生學系教授

審查：第 17 章、第 20 章

郭柏秀

現職：國立臺灣大學公共衛生學系教授兼系主任暨流行病學與預防醫學研究所教授

審查：第 1 章、第 2 章、第 3 章、第 4 章、第 5 章、第 6 章、第 7 章、第 8 章、第 9 章、第 10 章、第 11 章、第 12 章、第 13 章、第 14 章、第 15 章、第 16 章、第 17 章、第 18 章、第 19 章、第 20 章

郭浩然

現職：國立成功大學工業衛生學科暨環境醫學研究所教授

審查：第 1 章、第 2 章

楊俊毓

現職：高雄醫學大學公共衛生學系特聘教授、高雄醫學大學校長；台灣公共衛生學會理事長；國家衛生研究院國家環境醫學研究所合聘研究員

審查：第 6 章、第 7 章

楊浩然

現職：中山醫學大學公共衛生學系教授

審查：第 14 章、第 16 章

楊懷壹

現職：中央研究院基因體研究中心副研究員

審查：第 18 章、第 19 章

薛玉梅

現職：臺北醫學大學公共衛生學系名譽教授

審查：第 8 章、第 9 章、第 10 章

「當代公共衛生學叢書」總序言

總編輯　陳為堅、李玉春、陳保中

這一套「當代公共衛生學叢書」的誕生，是過去 20 年來臺灣公共衛生學界推動公共衛生師法的一個產物。

由陳拱北預防醫學基金會總策劃並出版的《公共衛生學》，一向是國內公共衛生教學上最常使用的教科書。從 1988 年 10 月的初版，到 2015 年 6 月的修訂五版，已經從單冊成長到 3 大冊，成爲國內各種公職考試中有關公共衛生相關學科的出題參考資料，並於 2018 年榮獲臺灣大學選入「創校 90 週年選輯」紀念專書（獲選的 10 輯中，8 輯爲單冊，經濟學爲兩冊，而公共衛生學爲三冊，是最龐大的一輯）。2018 年時，基金會原指派陳爲堅董事規劃《公共衛生學》的改版。但是這個改版計畫到了 2020 年初，由於「公共衛生師法」（簡稱公衛師）的通過，而有了不一樣的思考。

當年適逢新冠肺炎全球大流行（COVID-19 Pandemic）的爆發，由於整個公共衛生體系及公共衛生專業人員的全力投入，協助政府控制好疫情，因而讓全國民眾更加肯定公共衛生專業人員的重要。於是原本在行政院待審的《公共衛生師法》，在台灣公共衛生學會（簡稱公衛學會）陳保中理事長的帶領下，積極地與各方溝通，促成行政院院會的通過，並隨即獲得立法院跨黨派立法委員的支持，於 2020 年 5 月 15 日經立法院三讀通過，6 月 3 日由總統公布。

由於公共衛生師法第 4 條明定公衛師應考資格，除了公共衛生系、所畢業生，「醫事或與公共衛生相關學系、所、組、學位學程畢業，領有畢業證書，並曾修習公共衛生十八學分以上，有證明文件」者，也能應考。上述修習公共衛生十八學分係指曾修習六大領域，包括生物統計學、流行病學、衛生政策與管理學、環境與職業衛生學、社會行爲科學及公共衛生綜論六大領域，每領域至少一學科，合計至少十八學分以上，有修畢證明文件者。衛生福利部隨即委託公衛學會協助規劃公衛師的相關應考資格。學會於是動員全國公共衛生學界師長，組成「公共衛生師應考資格審查專業小組」，由李玉春教授擔任總召集人，陳保中教授擔任共同總召集人，進行研議；並依上述六大領域分成六個小組：各小組由相關專家任小組召集人、共同召集人、以及專家，經密集會議以及對外與各學協會等之溝通，終於完成公共衛生師應考資格之相關規劃，由醫事司公告。

其後考試院亦委託公衛學會進行六大考科命題大綱之規劃。考選部爲避免公共衛生綜論與其他科目重疊，故改考衛生法規及倫理，另亦參考衛生行政高考科目，將衛生政策與管理改爲衛生行政與管理。上述公衛師應考資格小組重整後，很快組成六大科（衛生法規及倫理、生物統計學、流行病學、衛生行政與管理、環境與職業衛生；與健康社會行爲學）命題大綱小組，在公衛學會之前爲推動公衛師之立法，從 2009 年起至 2020 年，連續舉辦 12 年的「公共衛生核心課程基本能力測驗」的基礎下，也快速完成各科命題大綱之規劃，並由考試院於 2021 年 4 月 16 日公告，使首屆公共衛生師國家考試得以在 2021 年 11 月順利舉辦。

有了第一屆公共衛生師專技考試的完整經驗，董事會因此調整了新版教科書的改版方向，改用「當代公共衛生學叢書」的方式，以涵蓋專技考試六個科目之命題範圍的教科書爲初期出版目標。之後，可再針對特定主題出版進階專書。於是董事會重新聘了三位總主編，分別是陳爲堅、李玉春、與陳保中。針對每一科，則由命題大綱小組召集人與共同召集人擔任各書的編輯，會同各科專家學者，再去邀請撰稿者。

在 2021 年 10 月 26 日的第一次編輯會議，我們確立幾項編輯策略。第一，採取每科一本的方式，而各科的章節要涵蓋公共衛生師考試命題大綱內容。第二，每章使用相同的格式：（1）條列式學習目標；（2）本文：開頭前言，引起學習動機；主文則利用大標題、小標題，區分小節、段落；文末則有該章總結、關鍵名詞、與複習題目。第三，爲提高閱讀效率，採用套色印刷。第四，各章得聘請學者初審，再由各書編輯審查，最後由總編輯複審，才送排版。各書進度略有不同，從 2022 年 8 月第一本書排版，到 2023 年 4 月第六本書排版。預計不久會陸續印行出版。

本書能順利付梓，要感謝陳拱北預防醫學基金會提供充裕的經費，贊助本書的撰稿、審稿與聘請編輯助理，才能完成這一項歷史性的任務。希望這套書的出版，可以讓公共衛生的教育，進入一個教、考、用更加緊密結合的新階段，期有助於強化臺灣公共衛生體系，提升民眾健康。

序言

邱弘毅、郭柏秀

流行病學，身為公共衛生專業重要的基礎學科之一，可說是特別關注在群眾健康與疾病的科學。近年來由於 COVID-19 疫情的崛起，公眾大幅認知到流行病學與公共衛生的重要性，包括防疫的調查與疾病發生率與盛行率估計、疾病傳播與防治策略擬定、易感族群及重症的相關危險因子探討等，都是熱門的新聞與日常話題。其實，流行病學此一學科，就是在瞭解疾病的發生與分布狀況，研究疾病的重要相關與決定因子與預防措施，因此與個人、家庭、乃至於社會的康健，是息息相關的。在疾病三段五級的概念裡，更重要的，是防患疾病於未然，因此對於疾病的瞭解越廣越深，就越能有機會制定出好的政策，研擬出適合的保健方法，來進行疾病的預防與延緩失能及死亡。這也是先進國家均相當重視的，提供即時且正確的流行病學資訊，是促進群眾健康的首要之務。

這本流行病學專書的內容涵蓋流行病學原理與基本測量、建立假設及因果關係的判斷、流行病學研究方法及相關性統計、流行病學結果闡釋之影響因素、流行病學的應用以及兩個研究個案，共 6 篇 20 章。透過各章節的鋪陳，將流行病學作完整且具邏輯序列的鋪陳，閱讀本專書將能對流行病學的原理、方法學及應用範疇獲得完整的學習。此外，兩個研究個案的提供，將國內外對健康有重大影響的兩個疾病，B 型肝炎及心血管疾病，描述流行病學如何透過嚴謹的研究設計來確認危險因子，並以研究成果作為科學實證，提出系列的公共衛生與臨床治療的政策，並取得重要的防治成果。讀者透過兩個實際個案的學習，對於流行病學針對重要公衛議題，從問題界定、危險因子研究到以研究實證作為基礎的公共衛生防治政策的制定與落實，有了完整的瞭解，對於未來應用流行病學知識，從事疾病的預防將具備實務的能力。

本書的出版，除了感謝每一位作者的初稿撰寫、校稿與編輯以及巨流圖書股份有限公司的全力支援。期望這本定位在入門導讀的專業書籍，能讓對流行病學有興趣的讀者，在閱讀後對流行病學此一學科有一個初步完整的認識。將來也能有機會深入某些感興趣的議題，更豐富公共衛生的涵養！

主編：邱弘毅、郭柏秀謹誌

目　錄

第一篇　流行病學原理與基本測量

第二篇　建立假說及因果關係的判斷

第五篇　流行病學的應用

第六篇　流行病學個案研究

第一篇

流行病學原理與基本測量

第1章 發生率、盛行率、與死亡率之測量與分析

孫建安 撰

學習目標

一、瞭解人口群罹病率（morbidity）與死亡率（mortality）的測量方法

二、瞭解在進行人口群罹病率與死亡率測量時，如何界定測量的人口群、事件的定義與測量的時間

三、瞭解常用之人口群罹病率與死亡率的測量指標、定義與數據的解釋

前　言

本章介紹之人口群罹病狀態的檢測指標包括：發生率（incidence rate）與盛行率（prevalence rate）；死亡狀態的測量指標包括：致死率（case-fatality rate）、死亡分率（proportionate mortality）與死亡率（mortality rate）。本章將會說明各項指標的定義、測量所需的資料、測量的方法以及測量數據的解讀。期望本章的內容能夠提供學習者從事人口群健康狀態測量的理論基礎，並能進行有意義的測量。

第一節　人口群罹病率的測量

一、人口群的種類

人口群罹病狀態的測量一般有三種測量方式：分率（proportion）、率（rate）和比（ratio）。分率測量的分子是罹病的病例計數，分母是界定的人口群人數；分子的計數人數包括在分母的計數人數中。率測量的分子是罹病的病例計數，分母是界定人口群的觀察人時（person-time）數。比的測量是依據特定條件來界定分子與分母的罹病病例計數；分子的計量不包括在分母的計量中。另一方面，人口群罹病狀態的測量，需要界定觀察人口群的型態。觀察人口群的型態包括：閉鎖人口群（closed population）和開放人口群（open population）。閉鎖人口群是指在界定的人口群中，不會有成員的流動，如新成員加入或原本的部分成員移出人口群。而人口群內的成員可能會因死亡或是不再具有罹患疾病風險，而造成人口群人數計量的減少。圖 1-1 是依出生世代（birth cohort）之年齡別存活率的觀察，此爲一閉鎖人口群。

開放人口群則是在建立觀察人口群後，會因出生或是移入的因素流入而造成人口群人數計量的增加，或是因爲死亡或移出的因素流出，造成人口群計量人數的減少。開放人口群人數的計量會因爲流入和流出的影響，造成人口群人數計量的增加、減少或是維持穩定（stationary），如圖 1-2 所示。

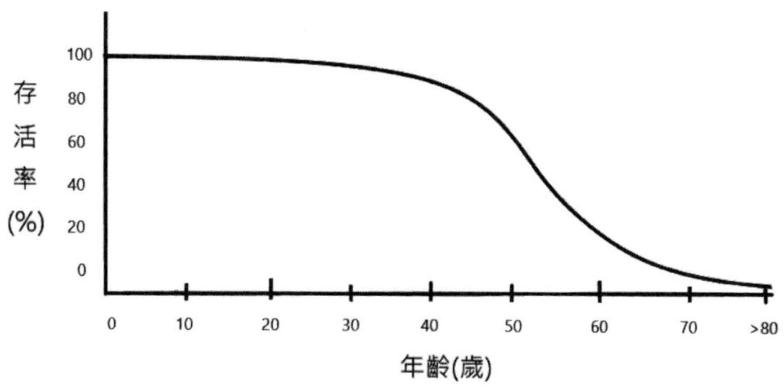

圖 1-1：出生世代年齡別存活率之觀察

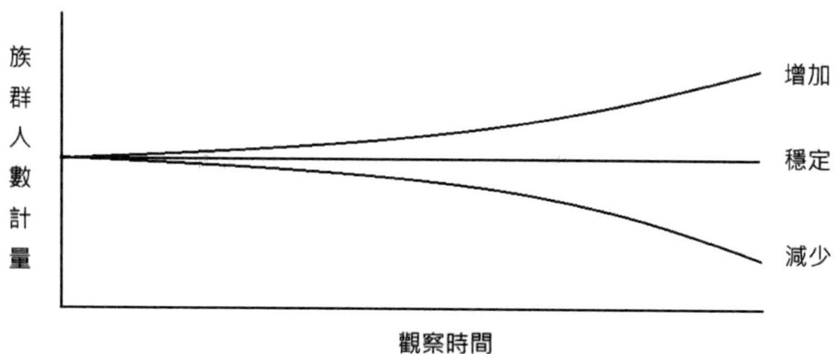

圖 1-2：開放人口群人數計量的變化

二、發生率（incidence rate）的測量

人口群發生率是指在特定的觀察時間內，界定之人口群成員新發生特定疾病的情形。人口群發生率的測量需要以追蹤觀察的方式，方能取得測量的資料。因此，在進行人口群發生率的測量時，一般會先進行人口群的橫斷性（cross-sectional）調查，把已經罹患疾病的人口群成員予以剔除，然後再針對尚未罹患疾病且具有罹患疾病風險的成員進行追蹤觀察，方能進行人口群發生率的測量。

人口群發生率測量的另一重要的元素是識別出新發生的特定疾病，因此需要針對欲測量的健康事件給予操作型定義。例如：失智症（dementia）的病例定義為：符合國際疾病分類第 9 版（International Classification of Diseases, Clinical Modification, version 9; ICD-9-CM）診斷碼：290.0-290.4, 294.0, 294.1, 331.0-331.2 的病例。另一個例子是婦女自然停經的定義為：最後一次月經日期起算，一年內未再有自然來經者。特別須注意的是，計算發生率時，需要針對具有罹患疾病風險的群體（population at risk），經過追蹤觀察找到新發生的病例數來作測量。例如：欲測量前列腺癌（prostate cancer）的發生率，僅能針對男性人口群（具有罹患疾病風險），須將女性人口群予以剔除，來進行追蹤觀察。

三、累積發生率（cumulative, CI）的測量

累積發生率是測量在一段觀察時間內，觀察時間起始點具有罹患疾病風險的人口群之中，新發生特定疾病的危險性（risk）。其計算公式爲：

累積發生率＝(在一段觀察時間內特定疾病新發生病例數)／(觀察時間起始點之具有罹患疾病風險之人口數 $\times 10^n$)

由此可見，累積發生率是將在一段觀察時間內所發生之特定疾病的新病例（new-onset cases），予以累積計數，因此稱爲累積發生率。累積發生率是反映人口群罹患疾病的平均危險性（average risk），其測量數値介 0~1 之間（亦即，是罹患疾病的機率）。若以上述公式來測量累積發生率，需要瞭解測量人口群成員要經過完整的追蹤觀察，且沒有失去追蹤的情形發生。倘若是一長期的追蹤觀察，難免會發生失去追蹤的情形，那麼在此一情況下，引用上述公式測量累積發生率就會產生偏差。例如：研究人員若要測量心肌梗塞的發生率，由於孩童與青少年並非罹患心肌梗塞的風險人口群（population at risk），因此需要將孩童與青少年之人口計數從發生率測量之分母予以剔除。另外，由於初次發生心肌梗塞與心肌梗塞復發是不同的健康事件，因此，需要清楚定義心肌梗塞之測量標的。若要測量初次發生心肌梗塞的發生率，復發之心肌梗塞病例就不能納入計量。

圖 1-3 所示爲具罹患糖尿病風險之 5 位 30-69 歲社區民眾，在 10 年的觀察期間，共有 2 位新發生糖尿病病例。糖尿病 10 年之累積發生率爲 $2/5=0.4$ 或 40%。

一項針對 1000 位 40-65 歲婦女罹患子宮內膜癌（endometrial cancer）的追蹤研究，研究人員發現當中有 100 位婦女已被診斷罹患子宮內膜癌或是子宮切除（hysterectomy）。在 5 年的追蹤期間，有 45 位婦女爲子宮內膜癌新發病例。因此，子宮內膜癌之 5 年累積發生率爲：$45/(1000-100)=0.05$ 或 5%。另一個例子爲 1976 年針對 30-55 歲 118,539 位尚未罹患中風之美國婦女所進行的追蹤研究，在 8 年的追蹤期間，共有 274 名中風新發病例 [3]。因此，中風的 8 年累積

發生率爲：274 / 118,539＝2.3‰ 。

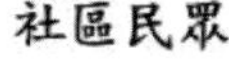

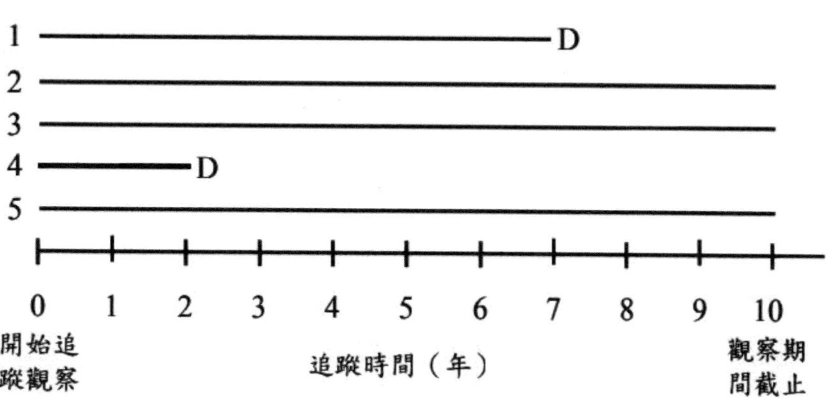

圖 1-3：累積發生率測量示意圖

若在追蹤觀察期間出現個案達追蹤之設限（censored observations），傳統上會使用生命表（actuarial-based life table）或是 Kaplan-Meier 的方法來計量累積發生率 [4]。表 1-1 展示使用生命表計量累積發生率的方法。假設在一針對 70 歲以上社區居民進行之失智症死亡率的 5 年追蹤研究，第一年有 450 位民眾接受追蹤觀察，當中有 210 位死亡，沒有民眾失去追蹤；第二年有 240 位民眾持續接受追蹤觀察，當中有 96 位死亡，34 位失去追蹤；第三年有 110 位民眾持續接受追蹤觀察，當中有 28 位死亡，12 位失去追蹤；第四年有 70 位民眾持續接受追蹤觀察，當中有 14 位死亡，16 位失去追蹤；第五年有 40 位民眾持續接受追蹤觀察，當中有 5 位死亡，5 位失去追蹤。由於並未掌握民眾失去追蹤的日期，因而在計量累積發生率時，做了一個假設：民眾失去追蹤的時間爲觀察時間的中間點。因此，每個觀察期間開始被追蹤觀察的人數減去失去追蹤人數的一半，獲得有效觀察人數（effective number），作爲計算每一段觀察期間死亡機率的分母。每一段觀察期間內死亡的人數作爲分子，即可測得每一段觀察期間的死亡機率。每一段觀察期間的存活機率則爲 1 －死亡機率。然後將相關觀察期間的存活機率相乘，即會得到累積存活機率，此即爲累積發生率的測量（表 1-2）。將各段觀察期間之累積發生率作圖，就會得到累積存活率的曲線圖（圖 1-4）。

表 1-1：使用生命表方法計量累積發生率：一項針對 70 歲以上民衆失智症死亡情形的追蹤研究

追蹤觀察時間	開始觀察人數 (1)	觀察期間內死亡人數 (2)	失去追蹤人數 (3)	有效觀察人數 (4)＝(1)－[(3)/2]	死亡機率 (2)/(4)	存活機率	累積存活機率
第一年	450	210	0	450	0.47	0.53	0.53
第二年	240	96	34	223	0.43	0.57	0.30
第三年	110	28	12	104	0.27	0.73	0.22
第四年	70	14	16	62	0.22	0.78	0.17
第五年	40	5	5	37.5	0.13	0.87	0.15

表 1-2：累積存活率（累積發生率）計量方法

第一年累積存活率：$P_1=0.53$

第二年累積存活率：$P_2=0.53\times0.57=0.30$

第三年累積存活率：$P_3=0.53\times0.57\times0.73=0.22$

第四年累積存活率：$P_4=0.53\times0.57\times0.73\times0.78=0.17$

第五年累積存活率：$P_5=0.53\times0.57\times0.73\times0.78\times0.87=0.15$

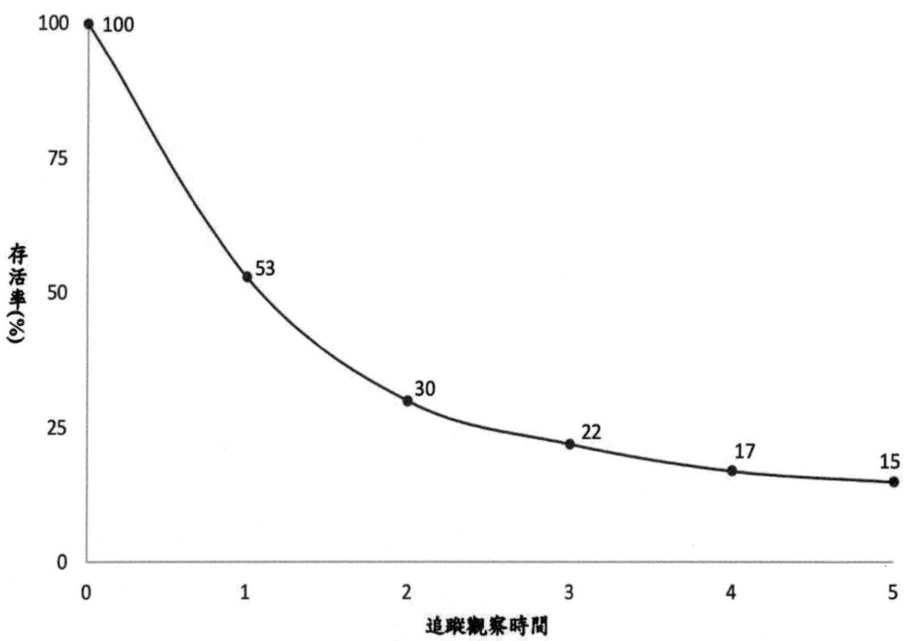

圖 1-4：累積存活率（累積發生率）曲線圖

關於使用 Kaplan-Meier 方法計量累積發生率，如表 1-3 所示。Kaplan-Meier 方法是基於事件發生的時間來計量累積發生率，它的算法可用表 1-3 來略述。針對 10 位 70 歲以上民眾失智症死亡風險的追蹤研究，在追蹤觀察的第 2 個月有一位民眾死亡，在第 4 個月和第 6 個月各有一位民眾失去追蹤。在追蹤觀察的第 8 個月有一位民眾死亡，在第 9 個月有 3 位民眾失去追蹤。在追蹤觀察的第 10 個月有一位民眾死亡，在第 11 個月有 2 位民眾失去追蹤。在追蹤觀察的第 12 個月有一位民眾死亡。民眾死亡機率的測量是以發生死亡之確認時間點當下之觀察人數作爲分母（失去追蹤者不列入），死亡人數爲 1 人作爲分子。存活率爲 1 －死亡機率。累積存活率（累積發生率）則爲各死亡確認時間點上存活率相乘（表 1-4）。一旦得到累積存活率，就可以畫成圖 1-5。

在使用生命表和 Kaplan-Meier 計量累積發生率，是基於兩個重要的假設。第一個假設是在追蹤觀察期間疾病之診斷和治療方法是沒有產生改變的。(也就是說，疾病的診斷和治療方法沒有逐年改善的情形)。第二個假設是失去追蹤之民眾的存活狀態是與未失去追蹤持續被觀察之民眾的存活狀態是一致的。

表 1-3：使用 Kaplan-Meier 方法計量累積發生率：針對 70 歲以上民衆之失智症死亡風險的追蹤研究

死亡確認時間 (月)	觀察人數 (1)	死亡人數 (2)	死亡機率 (3)＝(2)/(1)	存活機率 (4)＝1－(3)	累積存活 機率
2	10	1	0.100	0.900	0.900
8	8	1	0.125	0.875	0.788
10	5	1	0.200	0.800	0.630
12	3	1	0.333	0.667	0.420

表 1-4：累積存活率（累積發生率）計量方法

死亡確認時間（月）	累積存活機率
2	0.900
8	$0.900 \times 0.875 = 0.788$
10	$0.900 \times 0.875 \times 0.800 = 0.630$
12	$0.900 \times 0.875 \times 0.800 \times 0.607 = 0.420$

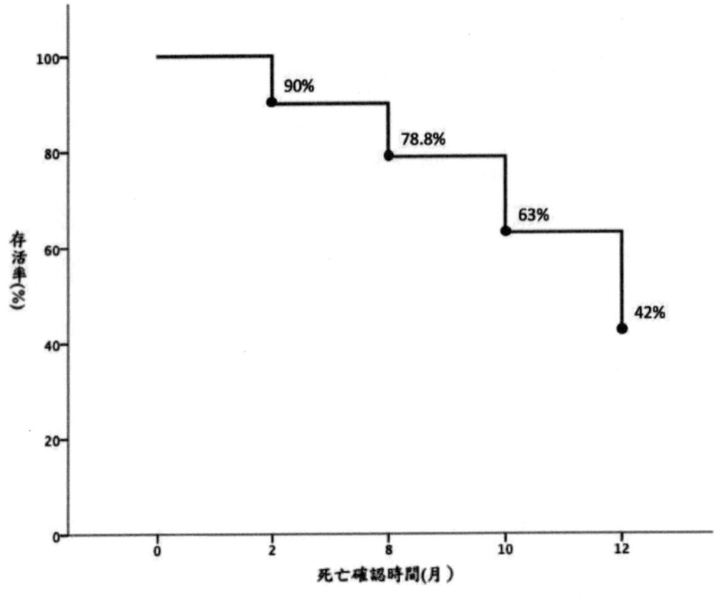

圖 1-5：Kaplan-Meier 累積存活率曲線圖

四、發生密度（incidence density, ID）

發生密度的計量是在追蹤觀察期間新發生的病例數除以觀察的人時數（person-time）。發生密度是在測量人口群疾病發生的速度。例如：在人口群追蹤觀察的 500 天內有 12 名病例發生，發生密度爲 12 / 500 = 0.024 人天或是 2.4 每 100 人天。也就是說每天每 100 人中有 2.4 名新病例發生。一項針對 30 至 55 歲之 118,539 位婦女的追蹤研究，在八年的追蹤期間累積了 908,447 人年的追蹤觀察時間，發生了 274 名中風新病例（表 1-5）。中風的發生密度爲 274 / 908,447 = 30.2 每 100,000 人年。換句話說，在一年的觀察時間內每 100,000 人有 30.2 名中風新病例發生 [3]。倘若依照婦女抽菸習慣分組爲抽菸、戒菸、未抽菸，其中風發生密度如表 1-5 所示。抽煙婦女的中風發生密度爲每 100,000 人年 49.6，戒菸婦女的中風發生密度爲每 100,000 人年 27.9，不抽菸婦女的中風發生密度爲每 100,000 人年 17.7 [3]。用這些數據可以瞭解，抽菸婦女之中風發生頻率是較不抽菸婦女來得高，戒菸婦女之中風發生頻率則介於兩者之間。

表 1-5：婦女抽菸習慣與中風發生率之相關性

組別	中風新病例	觀察人年數	中風發生密度（每 100,000 人年）
未抽菸	70	395,594	17.7
戒菸	65	232,712	27.9
抽菸	139	280,141	49.6
合計	274	908,447	30.2

五、累積發生率與發生密度的比較

綜合言之，累積發生率與發生密度的比較如表 1-6 所示。累積發生率的測量數值介於 0-1 之間，發生密度的測量數值是介於 0 與無限大之間。累積發生率是測量人口群罹患疾病的危險性，發生密度是測量人口群發生疾病的速度。累積發生率的測量適用於追蹤觀察完整的人口群，發生密度的測量適用於追蹤時間長短不一的人口群。

值得注意的是，當疾病狀態有復發（recurrence）的情形時，需要針對疾病狀態予以明確定義。計算發生密度時，疾病若有復發狀態，一個個案對於病例的計數，可以貢獻多個病例的計數。而累積發生率的測量，是基於原發具有罹患疾病風險的人口，疾病若有復發狀態，病例的計數是不會重複計數。

表 1-6：累積發生率與發生密度的比較

特性	累積發生率	發生密度
數值範圍	0-1	0- 無限大
測量意義	危險性（risk）	發生率（rate）
測量人口群特性	人口群之追蹤觀察時間完整	人口群之追蹤觀察時間長短不一
	無法考量追蹤設限	可以考量追蹤設限

六、侵襲率（attack rate）與續發侵襲率（secondary attack rate）

侵襲率與續發侵襲率是在特定人口群（narrowly-defined population）發生疫情之累積發生率的計量。侵襲率的測量是在疫情期間的確診病例數除以暴露於疫情的人數，一般以百分比（%）來表示。續發侵襲率的測量則是在疫情期間確診的病例數除以暴露於指標病例（index case）的人數。續發侵襲率是在定量疫情期間指標病例的感染力。表 1-7 舉例說明傳染性疾病〔如：痲疹（measles）、德國痲疹（rubella）〕侵襲率的計算。

表 1-7：侵襲率計量

	麻疹	德國麻疹
暴露孩童數 (1)	25	218
	1	
確診病例數 (2)	20	82
	1	
侵襲率（%）=(2)/(1)	80	38

假若在一安親班爆發 A 型肝炎的疫情。安親班共有 70 位孩童來自於 7 個家庭，共有 7 名 A 型肝炎病例確診。這些確診 A 型肝炎的孩童回到家中後，在 32 名家庭成員中有 5 名 A 型肝炎病例確診（圖 1-6)。安親班 A 型肝炎侵襲率為 7/70×100=10%，而 A 型肝炎續發侵襲率為 5/(32-7)×100=20% 。再舉一例說明，在臺灣地區 2020 年 1 月 21 日至 4 月 8 日新冠肺炎（coronavirus disease 2019, COVID-19）疫情期間，在與新冠肺炎確診病例接觸的 3,795 名民眾中，有 32 名新冠肺炎確診病例發生。新冠肺炎的續發侵襲率為：32/3795×100=0.84‰ [5] 。

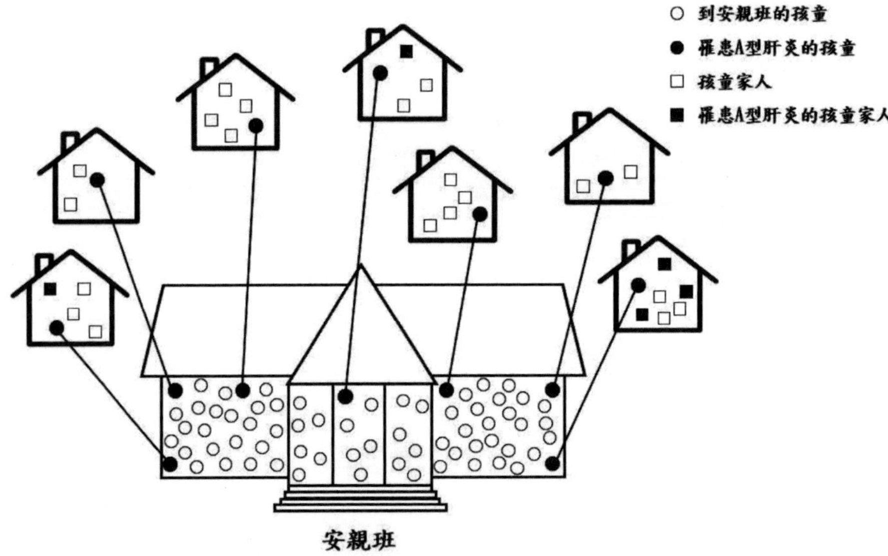

圖 1-6：安親班孩童 A 型肝炎罹病情形：侵襲率與續發侵襲率計量

第二節　盛行率

一、盛行率的定義與測量

盛行率（prevalence rate）是公共衛生常見的罹病率測量，可以提供人口群罹病負擔（burden）和現況的測量指標。盛行率的測量可以分為三種類別：點盛行率（point prevalence）、期間盛行率（period prevalence）和終生盛行率（lifetime prevalence）。嚴格來說，盛行率雖稱爲「率」，實際上是一「分率」（proportion）。盛行率的計量爲在一段特定期間內被診斷的病例數（包括：新被診斷的病例、確診已有一段時間的病例和復發的病例）除以該期間內的人口數（一般是以年中人口數來計量）。如果觀察的期間爲一時間點，爲點盛行率的測量；如果觀察的期間爲一段時間，爲期間盛行率的測量；終生盛行率則是期間盛行率的延伸，爲生命歷程的盛行率。值得一提的是，點盛行率的「點」，除了是以日曆上的時間點定義外，也可以用事件發生的時間點來定義。例如：測量兵役體檢時役男體重過重的盛行率，此爲點盛行率的測量。事件發生的時間點爲兵役體檢的時間，個案之間的日曆時間點會有不同。

圖 1-7 爲 20 名研究個案在一年觀察期間第二型糖尿病的罹患情形。一月份之第二型糖尿病點盛行率爲 $2/20 \times 100 = 10\%$（第 1 名和第 15 名研究個案罹患第二型糖尿病），7 月份之第二型糖尿病點盛行率爲 $3/20 \times 100 = 15\%$（第 1 名、第 2 名和第 15 名研究個案罹患第二型糖尿病），12 月份之第二型糖尿病之點盛行率爲 $4/20 \times 100 = 20\%$（第 1 名、第 2 名、第 10 名和第 18 名研究個案罹患第二型糖尿病）。一年之第二型糖尿病的期間盛行率爲 $5/20 \times 100 = 25\%$（一年期間有第 1 名、第 2 名、第 10 名、第 15 名和第 18 名研究個案罹患第二型糖尿病）。

世界衛生組織針對不同種族 30-64 歲成年人所做第二型糖尿病盛行率的調查結果如表 1-8 所示。表中的數據即爲期間盛行率 [6] 。

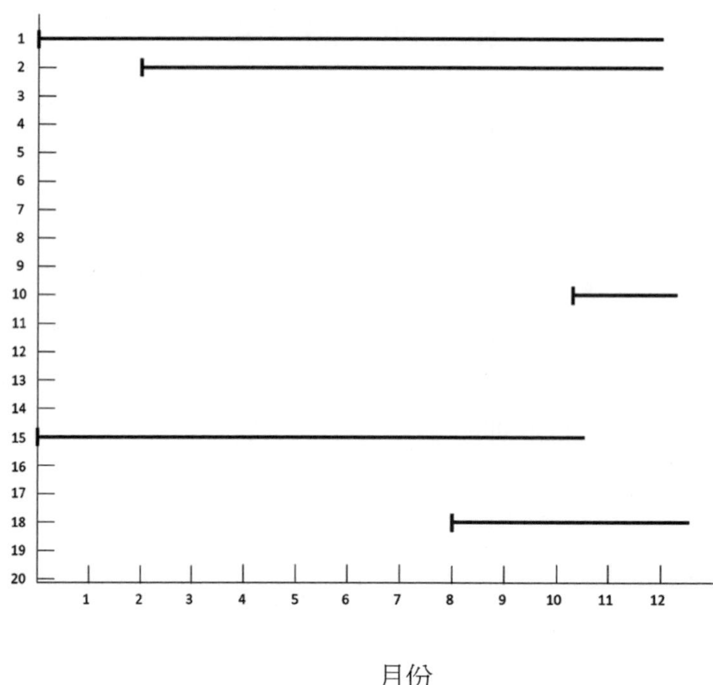

圖 1-7：20 名研究個案第二型糖尿病罹患情形

表 1-8：不同種族 30-64 歲成年人之第二型糖尿病盛行率

族群		第二型糖尿病年齡校正盛行率（%）	
		男性	女性
華裔			
	中國	1.6	0.8
	模里西斯（Mauritius）	16.0	10.3
	新加坡	6.9	7.8
印度裔			
斐濟			
	鄉村	23.0	16.0
	都會	16.0	20.0
南印度			
	鄉村	3.7	1.7
	都會	11.8	11.2
新加坡		22.7	10.4
斯里蘭卡		5.1	2.4

二、發生率與盛行率比較

發生率與盛行率均是人口群罹病率（morbidity）的測量指標。發生率是計量追蹤觀察間新發生（new-onset）的病例數，可以是率（發生密度）或是分率（累積發生率）的測量。發生率的測量是測定人口群罹患疾病的頻率和危險性，由於發生率不會受到疾病平均病程的影響，適合於探討疾病病因的研究。盛行率是計量在觀察期間內既存的病例數（包括新發病例、既存病例和複發病例），基本上是一分率的測量。盛行率的測量是測定人口群罹病的負擔（burden）和現況。盛行率的測量是公共衛生規劃衛生服務需求的重要參考指標（表 1-9）。

表 1-9：人口群發生率與盛行率測量的比較

發生率	盛行率
• 計量新發病例數	• 計量既存病例數
• 可以是率和分率的測量	• 為分率的測量
• 不會受到疾病平均病程長短的影響	• 會受到疾病平均病程長短的影響
• 反映人口群罹病頻率和危險性	• 反映人口群罹病的負擔和現況
• 適合探討疾病病因的研究	• 適合公共衛生規劃衛生服務需求的參考

三、發生率與盛行率的關聯性

在人口群穩定（steady state）（沒有人口的移動和疾病發生率、盛行率沒有隨時間變動）的前提下，發生率與盛行率的關聯性可以下列公式來表示：

$$\text{盛行率} = (\text{發生率}) \times (\text{疾病平均病程})$$

因此，當我們已知人口群發生率爲每年 0.5%，疾病平均病程爲 10 年，我們就可以估計人口群疾病盛行率爲 $0.5\% \times 10 = 5\%$。另一方向，當我們已知肺癌的發生率爲每 100,000 人年 46，盛行率爲每 100,000 人 23，那麼肺癌的平均病程爲 $(23/100{,}000\ \text{人})/(46/100{,}000\ \text{人年}) = 0.5$ 年。

我們從盛行率 =（發生率）×（疾病平均病程）可以瞭解，當疾病的發生率增加或是罹患疾病之易感受人口移入時，疾病的盛行率會提高。而當疾病的治療率提高或是疾病的致死率（case-fatality rate）提高（也就是疾病的平均病程縮短）或是疾病的發生率降低或是罹患疾病之易感受人口移出時，疾病的盛行率則會降低（圖 1-8）。

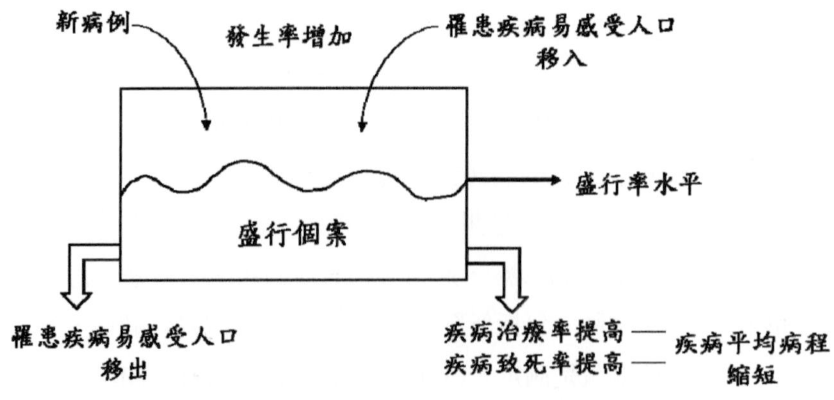

圖 1-8：影響疾病盛行率之因素

第三節　死亡狀態的測量

死亡狀態的測量是衡量公共衛生良窳的基礎指標。人口群死亡狀態的計量包括：死亡率（mortality rate）、致死率（case-fatality rate）和死亡分率（proportionate mortality）。

一、死亡率的測量

死亡率的測量是在一段觀察時間內死亡的人數除以人口數，此即爲粗死亡率（crude mortality rate）。在計量死亡率之人口數（分母），通常會採用年央人口數來計算。如果死亡狀態按照死因來測量，即爲死因別死亡率（cause-specific mortality rate）。如果按照人口的亞群（subgroup）來做測量，例如：年齡、性別，即爲年齡別死亡率（age-specific mortality rate）或是性別死亡率（sex-specific mortality rate）。死亡率的計算公式爲：

$$\text{粗死亡率} = \frac{\text{一段觀察時間內死亡人數}}{\text{觀察時間之人口數（年央人口數）}} \times 10^{n}$$

在死亡率的測量中，嬰兒死亡率（infant mortality rate）是公共衛生很重要的測量指標。嬰兒死亡率的分母是活產數，而不是 0-1 歲的嬰兒人口數。這是考量 0-1 歲嬰兒人口數的統計資料的完整性。表 1-10 呈現聯合國統計之嬰兒死亡率數據。

表 1-10：年代別與區域別嬰兒死亡率（每 1,000 活產數）

區域	1950-1955	1960-1965	1970-1975	1980-1985	1990-1995	2000-2005	2005-2010	2015-2020
非洲	187	154	133	111	101	81	68	47
亞洲	146	136	100	78	62	46	37	25
歐洲	72	37	25	18	13	8	6	4
拉丁美洲	126	101	80	59	38	25	20	15
北美	31	25	18	11	8	7	7	6

二、致死率

致死率的測量是定量罹患疾病的嚴重程度。致死率的測量公式：

$$\frac{\text{觀察時間內特定診斷病例之死亡人數}}{\text{觀察時間內特定診斷病例人數}} \times 100$$

一般而言，致死率的測量是以百分比（%）來表示。茲以新冠肺炎的統計資料來說明致死率的計算。如表 1-11 所示，新冠肺炎致死率的測量爲新冠肺炎確診病例中死亡人數除以新冠肺炎確診病例人數。

表 1-11：區域別新冠肺炎致死率（2020 年 3 月）

區域	新冠肺炎確診人數	死亡人數	致死率（%）
美國	42,164	471	1.12
西班牙	33,089	2,152	6.50
義大利	63,927	66,077	9.51
德國	29,212	126	0.43
日本	1,128	42	3.72
南韓	9,037	120	1.32
中國	81,747	3,283	4.02

在比較表 1-11 所列區域別新冠肺炎致死率的差異時，要特別留意不同國家間之新冠肺炎病毒感染篩檢策略的差異。若未對無症狀感染之新冠肺炎加以篩檢，那麼在計算致死率的分母會被低估，而造成致死率的高估。

一般而言，致死率的數據若 >25%，則要考慮醫療照護的良窳，是否被診斷的病例之治療成效不好？醫療照護水準不好？致死率的數據若 <5%，則要考慮在醫療上是否有過度診斷（overdiagnosis）的問題？導致計量致死率的分母高估，致死率的低估。

三、死亡分率

死亡分率的測量是特定疾病之死亡人數除以總死亡人數。此一測量係反映一個區域主要的死因。表 1-12 呈現臺灣地區 2020 年十大死因之死亡率（每 100,000 人口）和死亡分率的分布情形。表中之死亡率測量是以年央人口數爲分母，而死亡分率測量的分母是總死亡人數。死亡分率呈現臺灣地區 2020 年主要的死因。

表 1-12：臺灣地區 2020 年十大死因之死亡率與死亡分率的分布

ICD-10 國際死因分數號碼	死因	死亡人數	死亡率（每 100,000）	死亡分率（%）
C00-C97	惡性腫瘤	50,161	212.7	29.0
10H020,105-109,120-125,127,130-152	心臟疾病（高血壓性疾病除外）	20,457	86.7	11.8
J12-J18	肺炎	13,736	58.2	7.9
I60-I69	腦血管疾病	11,821	50.1	6.8
E10-E14	糖尿病	10,311	43.7	6.0
V01-X59,Y85-Y86	事故傷害	6,767	28.7	3.9
I10-I15	高血壓性疾病	6,706	28.4	3.9
J40-J47	慢性下呼吸道疾病	5,657	24.0	3.3
N00-N07,N17-N19,N25-N27	腎炎、腎病症候群及腎病變	5,096	21.6	2.9
K70,K73-K74	慢性肝病及肝硬化	3,964	16.8	2.3
合計死亡人數		173,060	733.9	

綜合言之，人口群死亡狀態的計量，死亡率是反映人口群死亡風險的測量指標；致死率是反映罹病狀態的嚴重程度；死亡分率是反映人口群之主要死因。

結　語

人口群罹病率的測量包括發生率與盛行率，這是衡量疾病罹病狀態的有用測量指標。在進行人口群罹病率計量時，需要留意病例診斷標準，要有一明確的疾病診斷標準；也要留意疾病診斷準則的改變對於罹病率測量的影響。人口群罹病率的測量也要留意人口數的估計。在計算發生率時，要以具有罹患疾病風險之感受人口群作爲計量的分母，而在計算盛行率時，一般是以人口數的計算作爲分母。發生率的測量是要反映人口群罹患疾病的頻率與危險性，這有助於疾病病因的探討。盛行率的測量則是反映人口群罹患疾病的負擔與現況，這有助於提供公共衛生衛生服務需求的參考。因此，人口群罹病率的測量究竟是要計量發生率或是盛行率，端視測量所需資料取得之實務性考量。人口群死亡狀態的測量是衡量公共衛生良窳的基礎指標。人口群死亡狀態的計量包括：死亡率、致死率和死亡分率。一般而言，若要測定人口群死亡風險，要進行死亡率的測量；若要測量人口群罹病之嚴重程度，要進行致死率的測量；若要分析人口群主要死因，要進行死亡分率的測量。總歸而言，在進行人口群罹病率和死亡率測量時，需要考慮測量所需資料之取得性和完整性。

關鍵名詞

累積發生率（cumulative incidence）
發生密度（incidence density）
死亡率（mortality rate）
致死率（case-fatality rate）
死亡分率（proportionate mortality）

複習問題

1. 假設一項針對 45-74 歲社區居民進行之冠狀動脈心臟病 5 年的追蹤研究，測量冠狀動脈心臟病之發生率。累積發生率與發生密度測量的考量為何？何種情境較適合測量累積發生率？何種情境較適合測量發生密度？
2. 一項以 1,000 名 40-45 歲民眾為研究對象，進行之第二型糖尿病 5 年蹤研究，在基礎收案時已有 50 位民眾罹患第二型糖尿病。在尚未罹患第二型糖尿病的民眾予以追蹤觀察，發現有 64 位民眾新被診斷為第二型糖尿病。假設沒有民眾失去追蹤，也沒有競爭死因的問題：

（1）開始進行追蹤觀察之基礎收案期間的第二型糖尿病盛行率為何？

（2）5 年追蹤觀察期間之第二型糖尿病之累積發生率與期間盛行率為何？

（3）第二型糖尿病之發生密度為何？

3. 美國的研究發現雞尾酒療法對於 HIV 感染者之 AIDS 死亡危險性可以顯著的降低。此一雞尾酒療法對於 HIV 感染者 AIDS 發生率的影響為何？對於 AIDS 盛行率的影響為何？

4. 根據生命統計資料顯示：美國和印尼 2005 年之生命統計如下：

	美國	印尼
粗死亡率（每 100,000）	800	500
出生率（每 1,000）	14	23
平均餘命（年）	77.7	72.2

如何解釋 2005 年印尼粗死亡率低於美國？

5. 假設有兩個城市之人口數均為 1,000,000，甲城市之死亡率為每 100,000 人口 50，乙城市之死亡率為每 100,000 人口 80。兩個城市之癌症死亡率均為每 100,000 人口 4。這兩個城市之癌症死亡分率（proportionate mortality）各為何？這兩個城市癌症死亡分率之比較與癌症死亡率之比較差異為何？

參考答案

1. 追蹤研究之研究人口群相當穩定，沒有個案失去追蹤的情形，測量累積發生率是一恰當的測量。如果追蹤研究的時間很長，容易發生個案失去追蹤的情形，發生密度是較合適的測量。

2. （1）基礎收案之第二型糖尿病盛行率 $=(50/1000)\times 100=5\%$

（2）5 年追蹤期間之第二型糖尿病累積發生率 $=(64/950)\times 100=6.7\%$

5 年追蹤期間之第二型糖尿病期間盛行率 $=[(50+64)/1000]\times 100=11.4\%$

（3）第二型糖尿病發生密度 $=[64/(950\times 5)]\times 1000=13.5$ per 1000 person-years

3. 雞尾酒療法可以降低 AIDS 的死亡風險，那麼 HIV 感染者罹患 AIDS 之平均病程會拉長，AIDS 盛行率會提高。HIV 感染者之 AIDS 發生率則不會受到雞尾酒療法降低 AIDS 死亡風險的影響。會影響 AIDS 發生率的因素主要是與危險因子有關或是與 AIDS 診斷標準的改變有關。

4. 美國 2005 年之出生率低於印尼，因此印尼的人口數會多於美國；在計算粗死亡率時，印尼的分母會大於美國，導致粗死亡率印尼低於美國。另一方面，美國的平均餘命高於印尼，表示美國的人口較老化，因此，美國的粗死亡率會高於印尼。

5. 城市甲死亡人數：$1{,}000{,}000 \times 50 / 100{,}000 = 500$

    癌症死亡人數：$1{,}000{,}000 \times 4 / 100{,}000 = 40$

    癌症死亡分率 $= (40 / 500) \times 100 = 8\%$

   城市乙死亡人數：$1{,}000{,}000 \times 80 / 100{,}000 = 800$

    癌症死亡人數：$1{,}000{,}000 \times 4 / 100{,}000 = 40$

    癌症死亡分率 $= (40 / 800) \times 100 = 5\%$

   癌症死亡率在城市甲和城市乙是一樣的（每 100,000 人口 4）；然而，因為城市乙之粗死亡率高於城市甲，因此城市乙之總死亡人數高於城市甲，導致在計算癌症死亡分率時之分母較城市甲大，因而癌症死亡分率城市乙較城市甲為低。

引用文獻

1. Breteler MM, de Groot RR, van Romunde LK, Hofman A. Risk of dementia in patients with Parkinson's disease, epilepsy, and severe head trauma: a register-based follow-up study. Am J Epidemiol 1995;**142**:1300-1305.
2. Bromberger JT, Matthews KA, Kuller LH, Wing RR, Meilahn EN, Plantinga P. Prospective study of the determinants of age at menopause. Am J Epidemiol 1997;**145**:124-133.
3. Colditz GA, Bonita R, Stampfer MJ, Willett WC, Rosner B, Speizer FE, Hennekens CH. Cigarettes smoking and risk of stroke in middle-aged women. N Engl J Med 1998;**318**:937-941.
4. Sklo M, Nieto FJ. Epidemiology: Beyond the Basics. 4th ed. Jones & Barlett Learning, Burlintong, Massachusetts, USA, 2019.
5. Huang YT, Tu YK, Lai PC. Estimation of the secondary attack rate of COVID-19

using proportional meta-analysis of nationwide contact tracing data in Taiwan. J Microbiol Immunol Infect 2021;**54**:89-92.

6. King H, Rewers M. Global estimates for prevalence of diabetes mellitus and impaired glucose tolerance in adults. Diabetes Care 1993;**16**:157-77.
7. Department of Economic and Social Affairs, United Nation. World population prospects. 2019.
8. Kim DH, Choe YJ, Jeong JY. Understanding and interpretation of case fatality rate of coronavirus disease 2019. J Korean Med Sci 2020;**35**:e137.
9. Hasan MN, Haider N, Stigler FL, Khan RA, McCoy D, Zumla A, Kock RA, Uddin MJ. The global case-fatality rate of COVID-19 has been declining since May 2020. Am J Trop Med Hyg 2021;**104**:2176-2184.

第2章
率的標準化、生命表與平均餘命

林明薇　撰

學習目標

一、學習如何進行疾病率以及死亡率的標準化的方法，包括：直接標準化及間接標準化

二、學習生命表的意義、如何計算生命表，以及生命表在公共衛生的應用

三、瞭解平均餘命的意義及其在流行病學的應用

前　言

公共衛生或流行病學研究通常會使用人口學資料及生命統計等描述人口特性的資料，以瞭解不同國家、地區或人群的健康狀況及健康需求，進而評估其健康問題及需求之未來發展趨勢，再依據這些數據資料擬訂適合當地之衛生政策及醫療照護計畫。此外，這些人口學及生命統計資料也可運用於不同國家、地區或人群間健康狀況的比較。然而，在進行比較時，常會受到不同時期、不同國家或地區之人口年齡結構或性別組成的差異而影響結果的比較；因此，需仰賴標準化率以釐清問題的眞相。再者，在評估不同國家、地區或人群的健康狀況及醫療照護衛生條件時，經常會使用生命表與平均餘命去描述及評估不同族群之健康狀態；因此，如何計算生命表，進而估算出平均餘命，據以擬定相應的衛生政策，乃身爲公共衛生或流行病學相關人員必須具備的基本知識與能力。爲了建立這些基本能力，本章將先介紹如何進行率的標準化，接著介紹如何計算生命表以及平均餘命。

第一節　率的標準化

流行病學研究經常會涉及比較不同國家、地區或群體之疾病率或死亡率的差異，然而，在進行這些疾病率、死亡率或出生率的比較時，往往會受到該國家或地區人口的年齡、性別、種族分布的影響。若直接以粗出生率、粗死亡率或粗發生率的數值當作出生率、死亡率或發生率高低的判斷標準，進行不同國家、地區或群體之比較，可能會得到錯誤的結論。例如：假設不同地區人口年齡結構不同，若直接以粗出生率、粗死亡率或粗發生率的數值進行比較，則老年人口比例高的地區，其死亡率通常比較高。因此，必須藉由疾病率、死亡率或出生率之年齡標準化程序，得到年齡標準化率後再進行比較，才能使得這類型的比較較爲公平及客觀。所謂標準化率係指在進行不同群體或分組（族群）的比較時，調整群體或分組間某種特徵（例如年齡、性別）的差異後，所計算出來的數值。在這一節，將介紹率的標準化的兩種方法：直接標準化及間接標準化。

一、直接標準化（direct standardization）

直接標準化是將各比較群體的人口組成，皆以標準人口組成作爲基準以進行比較，以去除在不同人口群體因年齡、性別或其他因素分布的差異所產生的效應。直接標準化可針對每一個欲比較的群體，得到一個標準化率（standardized rate）或年齡別、性別調整率，這個率爲年齡別率、性別率的加權平均值，可以反映該群體若處於標準人口的組成情況下，預期的健康事件數。

直接標準化有一系列的步驟，說明如下：

1. 計算各地區（群體）各年齡別的粗率（crude rate）（疾病率或死亡率）：通常可由各地區（群體）的人口學資料或生命統計資料得到各個年齡別的粗死亡率或粗疾病率。
2. 選定標準人口：通常會選定最具代表性的群體當作標準人口，例如：全世界某特定年度的總人口或臺灣地區特定年度的總人口。一般若牽涉不同國家全人口比較時，常使用世界衛生組織所公布的標準人口爲標準，以使得各國有一個統一的校正標準。過去較常用的標準人口是以世界衛生組織所公布的西元 1976 年的世界標準人口 [1]，如表 2-1 所列之 1976 年世界標準人口年齡別百分比分布。然而，近年來因應全世界各國醫藥衛生條件之進步與出生率及死亡率的變化，以及人口年齡結構的改變，世界衛生組織於西元 2000 年公布新的世界標準人口年齡結構 [2]，乃依據每個國家之人口普查及其他人口學資料，計算自西元 1950 年預估至 2025 年世界人口之年齡結構組成之估計值，進而建立一個可反映西元 2000~2025 年之世界人口之平均年齡結構，如表 2-2 所列。表 2-2 除了列出新的世界標準人口年齡結構外，同時也列出其他地區之標準人口的分布，包括：（1）1960 年 Segi 依據 46 個國家的人口分布資料所估算出的世界標準人口年齡別百分比分布 [3]；（2）依據北歐國家具有較高年老人口比例的人口分布特性，分別列出 1976 年與 2013 年之歐洲標準人口之年齡別百分比分布，可適用於西歐國家間的比較；和（3）2000 年的美國標準人口。總之，標準人口之選擇，通常採用世界衛生組織（WHO）所定義之世界標準人口爲基準；但必須說明是採用 WHO 1976 年或 WHO 2000 年所定義的標準人口進行標準化。若是針對同一國家不同地區進行比較時，則可以考慮選取該國家某一特定年度的標準人口當作基準，因爲這種作法可能比使用世界衛生組織 1976 年或 2000 年世界標準人口更符合該國家的人口年齡結構。不過，若也想與不同國家比較，則仍以使用世界標準人口較為適當。

3. 將標準人口之各個年齡別的人口數，分別乘上欲比較地區（群體）之各個年齡別的年齡別死亡率或疾病率，即可分別得到欲比較地區（群體）之各個年齡別的期望死亡人數（或罹病人數）。
4. 將欲比較地區之各個年齡別的期望死亡人數加總，得到比較地區之期望總死亡人數；再將標準人口的各年齡別死亡（或罹病）的人數加總，然後將欲比較地區（群體）之期望總死亡人數（或總罹病人數）分別除以標準人口的總人口數，便可以得到欲比較地區（群體）之年齡標準化死亡率（或疾病率）。

標準化死亡率的計算公式如下：

$$DR_{adj} = \frac{\sum_{i=1}^{n} DR_i \times P_i}{\sum_{i=1}^{n} P_i} = \frac{\sum_{i=1}^{n} DR_i \times P_i}{P_t} = \sum_{i=1}^{n} DR_i \times \frac{P_i}{P_t} = \sum_{i=1}^{n} DR_i \times P_{ri}$$

其中，DR_{adj} 是標準化死亡率；DR_i 是欲比較地區第 i 個年齡別的死亡率；P_i 是標準人口之第 i 個年齡別的人口數，P_t 是標準人口之總人口數；P_{ri} 是標準人口之第 i 個年齡別的人口百分比，亦即第 i 個年齡別之人口數 P_i 除以總人數 P_t 之商。

表 2-1：西元 1976 年世界衛生組織公布之世界標準人口年齡別百分比分布 [1]

年齡（歲）	西元 1976 年世界標準人口（%）
0-	2.40
1-4	9.60
5-14	19.00
15-24	17.00
25-34	14.00
35-44	12.00
45-54	11.00
55-64	8.00
65-74	5.00
75+	2.00

表 2-2：不同國家世界標準人口的分布（以百分比表示）[1,2,3]

年齡（歲）	Segi 1960 世界標準	世界衛生組織 2000 年標準人口	美國標準 2000	歐洲標準 1976	歐洲標準 2013
0-4	12.00	8.86	6.91	8.00	5.00
5-9	10.00	8.69	7.25	7.00	5.50
10-14	9.00	8.60	7.30	7.00	5.50
15-19	9.00	8.47	7.22	7.00	5.50
20-24	8.00	8.22	6.65	7.00	6.00
25-29	8.00	7.93	6.45	7.00	6.00
30-34	6.00	7.61	7.10	7.00	6.50
35-39	6.00	7.15	8.08	7.00	7.00
40-44	6.00	6.59	8.19	7.00	7.00
45-49	6.00	6.04	7.21	7.00	7.00
50-54	5.00	5.37	6.27	7.00	7.00
55-59	4.00	4.55	4.85	6.00	6.50
60-64	4.00	3.72	3.88	5.00	6.00
65-69	3.00	2.96	3.43	4.00	5.50
70-74	2.00	2.21	3.18	3.00	5.00
75-79	1.00	1.52	2.70	2.00	4.00
80-84	0.50	0.91	1.78	1.00	2.50
85+	0.50	0.63	1.55	1.00	2.50
合計	100	100	100	100	100

註：為了比較目的，世界衛生組織之標準人口將 85-89，90-94，95-99 及 100 歲以上的各個年齡組別合併。

我們以下列的假設範例來說明如何進行直接標準化。表 2-3 爲甲、乙兩個地區的死亡率，從表 2-3 可觀察到甲地區的每十萬人死亡率爲 98.8，低於乙地區的每十萬人死亡率爲 128。當進一步觀察其年齡別死亡率，如表 2-4 所示，卻觀察到每個年齡別死亡率，甲地區的每十萬人死亡率皆高於乙地區的每十萬人死亡率，何以會發生這種情形呢？又該如何解釋乙地區的總死亡率高於甲地區的總死亡率呢？

從這個範例我們可以觀察到，在這兩個地區的人口年齡分布結構不同，甲地區的 80 歲以上的人口數爲 50,000 人，乙地區爲 100,000 人；60-79 歲的人口數，甲地區爲 200,000 人，乙地區爲 300,000 人；然而，甲地區年輕人口數則爲 400,000 人，乙地區爲 300,000 人。因此，我們想要知道：若能去除這兩個地區人口年齡分布差異的影響，亦即當兩個地區人口的年齡組成相同的情況下，兩個地區的死亡率是否仍有差異？

表 2-3：直接年齡標準化之假設範例：比較甲、乙兩個地區的總死亡率

甲地區			乙地區		
人口數	死亡數	每十萬人死亡率	人口數	死亡數	每十萬人死亡率
1,000,000	988	98.80	1,000,000	1,280	128.00

表 2-4：直接年齡標準化之假設範例：比較甲、乙兩個地區的年齡別死亡率

	甲地區			乙地區		
年齡別（歲）	人口數	死亡數	每十萬人死亡率	人口數	死亡數	每十萬人死亡率
全年齡	1,000,000	988	98.80	1,000,000	1,280	128.00
20-39	400,000	40	10.00	300,000	27	9.00
40-59	350,000	350	100.00	300,000	282	94.00
60-79	200,000	390	195.00	300,000	564	188.00
80+	50,000	208	416.00	100,000	407	407.00

在這個假設範例裡，首先我們以兩個地區的各個年齡組別人口數總和當作標準人口，如表 2-5 之標準人口欄位（1）所示。下一步將甲地區的年齡別死亡率欄位（2）及乙地區的年齡別死亡率欄位（4）分別乘上標準人口各個年齡組別人口數欄位（1），即可分別求得在甲、乙兩個地區各個年齡組別的期望死亡數欄位（3）及欄位（5），接著將各個年齡組別的期望死亡數加總，分別得到甲地區的期望總死亡數爲 2,319 人、乙地區的期望總死亡數爲 2224.5 人，最後再將兩個地區的期望總死亡數分別除以標準人口數 2,000,000 人，即可得到甲地區及乙地區的年齡別標準化死亡率，分別爲每十萬人 115.95 及 111.23。經由年齡別標準化死亡率，我們可觀察到甲地區的標準化死亡率的確高於乙地區的標準化死亡率。

在這個假設範例，我們使用兩個人口所組成的混合人口的年齡結構，來調整年齡的效應，讓兩者的比較不受其年齡分布不同的影響。除了年齡外，其他因子如：性別、種族、社經地位等變項，也常需要加以調整。此外，直接標準化也可以同時調整多個變項，以同時去除在不同人口群體因年齡、性別或其他因素分布的差異所產生的效應。

表 2-5：直接年齡標準化之假設範例：以兩個地區的總人口數當作標準人口，計算期望死亡數及年齡別標準化死亡率

		甲地區		乙地區	
年齡別（歲）	標準人口（1）	每十萬人死亡率（2）	期望死亡數（3）	每十萬人死亡率（4）	期望死亡數（5）
全年齡	2,000,000				
20-39	700,000	10	70.00	9	63.00
40-59	650,000	100	650.00	94	611.00
60-79	500,000	195	975.00	188	940.00
80+	150,000	416	624.00	407	610.50
期望死亡數總和			2319.00		2224.50
年齡別標準化死亡率		甲地區 =2319.00/2,000,000=115.95		乙地區 =2224.50/2,000,000=111.23	

直接標準化率比（standardized rate ratio, SRR）

當兩群體的各種率經過年齡結構的調整後，即可比較兩者之死亡、發病或盛行情形是否有差異。為比較兩群體間的標準化率是否具有統計上的顯著意義，可將兩群體間的標準化率相除，得到標準化率比（SRR），並計算其 95% 信賴區間。當 SRR=1，即表示兩群體的標準化率沒有差異；若 95% 信賴區間不包含 1，即兩群體的標準化率達到統計上的顯著差異；若 95% 信賴區間上下限皆大於 1，即觀察群體的直接標準化率明顯高於參考群體；若 95% 信賴區間上下限皆小於 1，即觀察群體的直接標準化率明顯低於參考群體。

直接標準化率比的計算公式如下：

$$\text{直接標準化率比 (SRR)} = \frac{\text{A 群體標準化率}(\mathrm{DSR_A})}{\text{B 群體標準化率 }(\mathrm{DSR_B})}$$

要計算直接標準化率比的 95% 信賴區間時，是先將直接標準化率比取對數，再計算 logSRR 的變異數如下：

$$\mathrm{var(logSRR)} = \frac{v_{\mathrm{a}}}{DSR_a^2} + \frac{v_{\mathrm{b}}}{DSR_b^2}$$

再將上述值加以指數化，即可得信賴區間= $\exp\left[\mathrm{logSRR} \pm z_{1/2}\sqrt{\mathrm{var(logSRR)}}\right]$

各符號代表的意義如下：a= 觀察群體；b= 參考群體；ν_a= 觀察群體之標準化率變異數；ν_b= 參考群體之標準化率變異數。

由上述的例子可得知，經過年齡別標準化的死亡率，通常不會因爲不同比較地區（或群體）之人口結構組成不同而產生錯誤的推論。而從上述的例子可發現，在進行直接標準化時，除了需要有標準人口的分組組成百分比之外，觀察群體各年齡別之健康事件率必須相當穩定，否則會有很大變異。例如，一特定職業從業人口死於某一癌症之人數可能不多，導致有些年齡別沒有或只有個位數的死亡人數。在這個情形下，若引用 WHO 標準人口或該國全人口的年齡結構當標準人口，由於此一特定職業從業人口之年齡別死亡率的不穩定，直接標準化的癌症死亡率會有很大變異。在此情況下，若想知道該職業從業人口的癌症死亡率是否高於一般人口，又要避免受兩種群體的年齡組成不同所干擾，比較理想的方法是改用間接標準化來進行率的標準化。

二、間接標準化（indirect standardization）

有些不易使用直接標準化的情況下，會使用間接標準化來進行率的比較。例如有些地區、特定次族群等，只知死亡總人數而無法得到確定的年齡別死亡率，就不能用直接標準化的方法來比較死亡的情況。因此，下列情境更適合以間接標準化來做比較，包括：（1）當兩地區的總死亡率與年齡別人口數已知，但年齡別死亡率未知時；（2）當兩地區年齡別的人口數可能因較少而導致估計出的年齡別死亡率不穩定時；以及（3）當標準人口的年齡別人口數未知時。

間接標準化除了兩地區或特定族群的比較之外，也會針對某一觀察群體的相對罕見健康事件率，與某一外在較大的人口（例如該國之全人口）比較，是否有改變（如升高或降低）的趨勢。在此情況下，我們使用外在族群（參考群體）之人口的年齡別（或其他人口特性別）之特定健康事件率（疾病率或死亡率），乘上觀察群體本身的年齡別組成，可得到觀察群體本身的期望死亡數（罹病數），再與實際死亡數（罹病數）相比。也就是假設在年齡（或其他人口特性）結構與觀察群體相同的情況下，會有多少件該種健康事件的發生。換句話說，在保留欲比較地區（群體）的個別人口結構組成下，觀察群體與參考群體的健康事件之發生是否有差異。茲將間接標準化的步驟說明如下：

1. 選定一個外在、較大人口的特定健康事件率（疾病率或死亡率）：通常會選定最具代表性的群體的特定率，例如：某一國家、某年的全國特定率或某地區的特定率（疾病率或死亡率）。若用於比較兩群體之死亡狀況，通常會以人口數較大的群體定義為參考群體。

2. 計算觀察群體的人口結構組成與百分比。例如，特定職業從業人口各年齡別之人數及所佔百分比。
3. 將參考群體的特定率（疾病率或死亡率），分別乘上欲觀察群體之個別人口結構組成人數，即可分別得到欲觀察群體在對應人口結構之期望罹病人數（或死亡人數），加總後即可得到期望總罹病人數（或期望總死亡人數）。
4. 將觀察群體之實際總罹病人數（或死亡人數），除以期望總罹病人數（或死亡人數），便可以得到觀察群體之標準化罹病比 standardized morbidity ratio（或標準化死亡比 standardized mortality ratio, SMR）。因此，SMR 代表觀察群體之實際疾病數（或死亡數）與其期望罹病數（或死亡數）的比值。

SMR 的計算公式如下：

$$SMR = \frac{\sum_{i=1}^{n} D_i}{\sum_{i=1}^{n} P_i \times R_i} \times 100 = \frac{\text{實際罹病數(或死亡數)}}{\text{期望罹病數(或死亡數)}} \times 100$$

各符號代表的意義如下：D_i 是觀察群體第 i 個年齡別的罹病數（或死亡數）；P_i 是觀察群體第 i 個年齡別的人口數；而 R_i 是參考群體第 i 個年齡別的疾病率（或死亡率）。

我們以下列一個臺灣的例子（資料經過修正）[4]，來說明如何進行間接標準化。臺灣勞動人力因職業傷害殘疾而獲賠償的資料可以從勞動保險局取得，也可以再進一步分為上肢或是下肢不同部位之傷殘。在此特定族群中，依據不同的死因可以估算特定死因別死亡率，資料取得區間為民國 1986 年至 2006 年，有效分析人數為 71,001 人，其中上肢部位殘疾為 62,984 人，下肢部位殘疾為 8,017 人 [4]。由於勞動人力的年齡區間廣，在此特定族群中各年齡區間的人數並不多，導致所估計的死因別年齡別死亡率並不穩定。為評估不同死因的風險大小，適合使用間接標準化來進行分析。此時，參考族群使用臺灣一般人口的各年齡別死亡率來當成外部人口進行標準化。將此觀察群體（也就是此因職業傷害殘疾而獲賠償的族群）的各年齡別人口數，乘上臺灣一般人口的各年齡別死亡率，即可得到期望的死亡數，再將實際的各年齡別死亡人數，除以期望的死亡數，即可得到標準化罹病（死亡）比。表 2-6 所列為因職業傷害殘疾而獲賠償族群的年齡別人口數、外部人口死亡率與實際死亡數及預期死亡數。

表 2-6：間接年齡標準化之範例：因職業傷害殘疾而獲賠償族群的年齡別人口數、外部人口死亡率與實際死亡數及預期死亡數（資料改編自文獻 [4]）

年齡別（歲）	人口數（千）	外部人口死亡率（%）	職業傷害殘疾資料庫人數	實際死亡數	預期死亡數	SMR
20-29	3,016	4.52	8,084	619	365	1.70
30-39	3,357	3.61	14,201	912	513	1.78
40-49	3,800	3.98	19,411	1,152	773	1.49
50-59	3,593	3.48	13,855	761	482	1.58
60-69	3,149	2.09	11,325	476	237	2.01
70+	2,299	1.30	4,125	127	54	2.36
合計	19,213	-	71,001	4,047	2,423	1.67

註：SMR：標準化死亡比。

由於 SMR 的計算是以觀察群體的各性別、年齡別的人數分布，乘上外部標準族群的特定年齡別死亡率來計算出期望的死亡數。兩個不同族群的性別、年齡別的人數分布通常不會一樣，因此兩個不同群體估算出的 SMR 指標數值大小，是無法直接相比較的。

三、標準化比率的應用

由上述的說明可得知，直接標準化所計算的期望數是欲比較地區（或群體）之特定率乘以標準人口之人口結構，而間接標準化所計算的期望數是欲比較地區（或群體）之特定人口結構乘以外在參考群體之特定率。一般而言，直接標準化比間接標準化較廣爲使用。

所謂標準化率並非代表一個群體實際的疾病率或死亡率，標準化率是爲了與其他群體或同一群體在不同年代的同一種疾病率或死亡率進行比較之用的指標，其本身數值的大小不具特別意義。當我們使用不同的標準人口時，所得的標準化率也隨之不同。儘管標準化率會因爲所選擇的標準人口或標準率不同而有所不同，不同群體間標準化疾病率或死亡率的趨勢通常不易受標準人口或標準率不同而影響。

直接標準化的適用時機爲當各研究地區的特定率皆可取得時，則可以使用直接標準化，但需留意各比較群體或研究地區之個別特定率需有一致的變化趨勢，且與標準人口特定率也需有一致的變化趨勢，也就是個別特定率的變化趨勢最好呈現水平的情形，如圖 2-1（a）所示。然而，若各比較群體或研究地區個別特定率的變化趨勢不同或與標準人口的特定率趨勢有所不同時，如圖 2-1（b）所示，則不適合使用直接標準化來作調整。

理論上，直接標準化可以同時調整多個變項，然而，實務上，因資料取得不易，通常只可以同時調整少數容易由行政統計取得的資料，例如年齡與性別，很少能同時調整三個以上的變項。間接標準化也是如此。

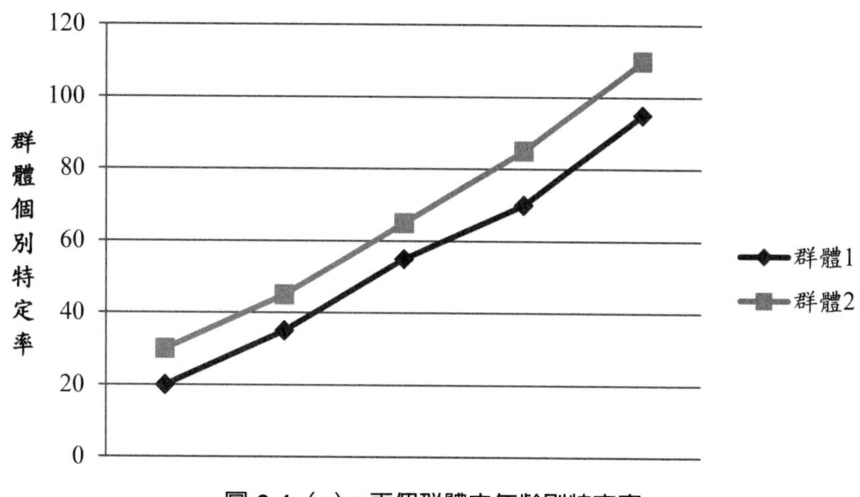

圖 2-1（a）：兩個群體之年齡別特定率

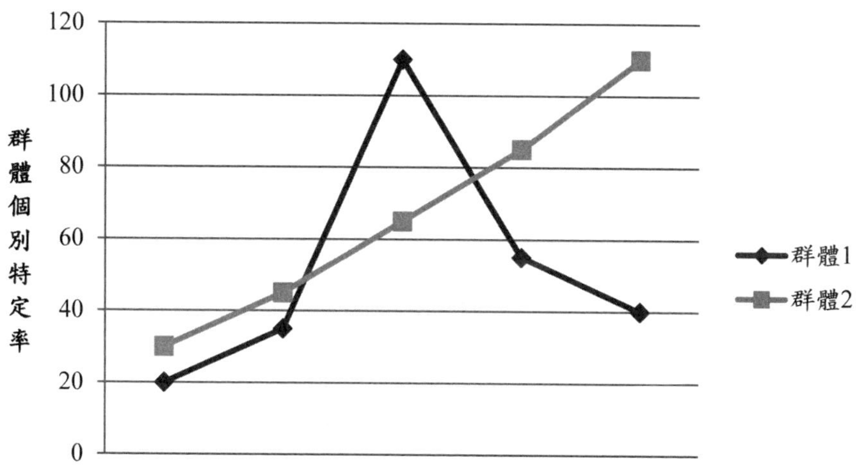

圖 2-1（b）：兩個群體之年齡別特定率

第二節　生命表

在一特定人口中，若假定其各年齡別的死亡機率（probability of death）在一定時間內維持不變，計算該群人口之生存數、死亡數、平均餘命及各相關變數因年齡之變化而隨之變化的情況，由此觀察所製作出來的一個完整族群生死數目記錄的表格即稱生命表（life table）。簡言之，也就是將特定範圍之全體人口，針對其死亡情形隨年齡而有不同所產生的情況，以各種函數表示之統計表。一般生命表會藉著追蹤一個虛構世代（通常設定 100,000 人）從出生至此世代中最後一個人死亡，以描述這群人在特定時期內死亡率的變化情形。其中設定 100,000 人是爲了計算方便，隨意設定的。然而，不論我們選擇的虛構世代人口數爲何，並不會影響生命表計算的結果。下列章節將介紹生命表各個函數的定義及計算方式。

一、簡易生命表函數之定義

生命表係將特定範圍之全體人口，就其死亡因年齡而異所產生之狀況，以各個函數表示之統計表。以內政部所編列之簡易生命表（simple life table）[5] 爲例，生命表之各個函數之定義說明如下：

1. 年齡（age）：生命表的第一欄爲年齡，年齡是指 x 歲，前幾列 0M、1M、2M、3M 及 6M 分別代表第 0、1、2、3、6 個月，其餘則是以每一歲年齡組呈現，最後一組則採開放式區間，以 85+ 表示 85 歲以上的生命區間。
2. 死亡機率（probability of death）：生命表的第二欄爲死亡機率，以 ${}_nq_x$ 表示，乃是指年齡 x 歲者達到 x+n 歲前可能遭受死亡之機率。若 n=1，代表年齡區間爲一歲，則以 q_x 表示。
3. 生存數（number of survivors）：生命表的第三欄爲生存數，以 l_x 表示，是指原一定之出生人數〔通常基數（l_0）設定爲 100,000 人，便於計算〕，其到達某個年齡（x 歲）時，仍存活的人數。
4. 死亡數（number of death）：生命表的第四欄爲死亡數，以 ${}_nd_x$ 示，乃是指年齡 x 歲時之存活人數在達到 x+n 歲前之死亡人數。若年齡區間爲一歲，即 n=1，則以 d_x 表示。
5. 定常人口（stationary population）：生命表的第五欄爲定常人口，以 ${}_nL_x$ 表示。是指假設死亡秩序不變，經過一段時間其人口之年齡結構並未因此而有所變動，在這種狀態之人口稱爲「定常人口」。

$_nL_x$：爲 x 歲至 x＋n 歲年齡組距間之定常人口數。

$$_nL_x = \int_x^{x+n} l_t dt$$

在 UDD（uniform distribution of death；均勻死亡分布）的假設下，其計算式爲：

$$L_x \approx \frac{1}{2}(l_x + l_{x+1})$$

6. 年齡區間之定常人口數：生命表的第六欄爲年齡區間之定常人口，以 T_x 表示，表示年齡區間 x 至 x＋n 歲及其後年齡區間的定常人口，亦即存活人數 l_x 在 x 歲的歲後總生存年數，將第五欄人數往下加總即可算出。

T_x：爲由 x 歲至所有以後各歲之定常人口總數，其計算式爲：

$$T_x = \int_0^{\infty} l_t dt = \sum_{t=x}^{\infty} L_t$$

7. 平均餘命（life expectancy）：生命表的第七欄爲平均餘命，乃是指假設一出生嬰兒遭受到某一時期之每一年齡組所經驗之死亡風險後，他們所能存活的預期壽命，亦即達到 x 歲以後平均尚可期待生存之年數，稱爲 x 歲之平均餘命。

e_x^0：指年滿 x 歲者平均尚可期望生存之年數，故又稱爲「預期壽命」。

其計算式爲：$e_x^0 = \dfrac{T_x}{l_x}$

8. 生存機率（probability of surviving）：以 $_nP_x$ 表示，乃是指已達某年齡（x 歲）者，其到達 x＋n 歲時仍生存之機率。單一年齡生存機率（n＝1）則以 P_x 表示。

二、生命表的計算

以民國 109 年的臺灣地區簡易生命表爲例，依照單一年齡組編製計算全體人口的平均餘命，表 2-7 列出其中部分的數據。簡易生命表也可以再依性別個別資料分別編制男性、女性的表格。詳細的統計資料以及圖示，可參照內政部統計主題專區的資料（https://www.moi.gov.tw/cp.aspx?n=5590），網頁每年會定期更新。

表 2-7 第二欄之死亡機率可由民國 109 年臺灣地區人口年齡別死亡率得到。這些資料也可以在內政部的資料專區中找到對應年代的臺灣地區人口全部、男性及女性之年齡別死亡率。表 2-8 係擷取部分民國 109 年臺灣地區人口之部分年齡別死亡率。

表 2-7：民國 109 年臺灣地區簡易生命表：全體（只陳列部分年齡數據）[5]

年齡	死亡機率	生存數	死亡數	定常人口		平均餘命
X	q_x	l_x	d_x	L_x	T_x	$e^o{}_x$
0M	0.00245	100000	245	8323	8130011	81.30
1M	0.00032	99755	32	8312	8121688	81.42
2M	0.00015	99723	15	8310	8113376	81.36
3M	0.00043	99708	43	24922	8105067	81.29
6M	0.00029	99665	29	49825	8080145	81.07
0	0.00364	100000	364	99691	8130011	81.30
1	0.00028	99636	28	99622	8030320	80.60
2	0.00018	99608	18	99600	7930697	79.62
3	0.00012	99591	12	99585	7831097	78.63
4	0.00010	99579	10	99574	7731513	77.64
5	0.00010	99569	9	99564	7631939	76.65
6	0.00009	99560	9	99555	7532374	75.66
7	0.00009	99550	9	99546	7432819	74.66
8	0.00007	99542	7	99538	7333273	73.67
9	0.00007	99534	7	99531	7233735	72.68
10	0.00007	99527	7	99524	7134205	71.68
…	…	…	…	…	…	…
20	0.00045	99292	45	99270	6139741	61.83
…	…	…	…	…	…	…
30	0.00055	98815	54	98788	5149162	52.11
…	…	…	…	…	…	…
40	0.00146	97969	143	97897	4164558	42.51
…	…	…	…	…	…	…
50	0.00367	95739	352	95563	3194413	33.37
…	…	…	…	…	…	…
60	0.00702	91029	639	90710	2258365	24.81
…	…	…	…	…	…	…
70	0.01549	82322	1275	81684	1386734	16.85
…	…	…	…	…	…	…
80	0.04057	63840	2590	62545	645008	10.10
81	0.04447	61250	2724	59888	582463	9.51
82	0.04873	58526	2852	57100	522575	8.93
83	0.05338	55674	2972	54188	465475	8.36
84	0.05847	52702	3081	51162	411286	7.80
85+	1.00000	49621	49621	360125	360125	7.26

表 2-8：民國 109 年臺灣地區年齡別死亡機率 [6]

	全部	男性	女性
年齡	死亡機率	死亡機率	死亡機率
0 歲	0.00362	0.00395	0.00326
1 歲	0.00028	0.00028	0.00028
2 歲	0.00018	0.00019	0.00017
3 歲	0.00012	0.00014	0.00011
4 歲	0.0001	0.00011	0.00008
5 歲	0.00009	0.00011	0.00008
6 歲	0.00009	0.0001	0.00008
7 歲	0.00009	0.00009	0.00008
8 歲	0.00007	0.00008	0.00007
9 歲	0.00007	0.00007	0.00007
10 歲	0.00007	0.00007	0.00007
11 歲	0.00008	0.00008	0.00008
…	…	…	…
20 歲	0.00045	0.00061	0.00028
…	…	…	…
30 歲	0.00055	0.00067	0.00041
…	…	…	…
40 歲	0.00146	0.00209	0.00085
…	…	…	…
50 歲	0.00366	0.00532	0.00206
…	…	…	…
60 歲	0.007	0.01003	0.00414
…	…	…	…
70 歲	0.01547	0.02097	0.01053
…	…	…	…
80 歲	0.04052	0.05117	0.03238
81 歲	0.04441	0.05568	0.03606
82 歲	0.04866	0.06058	0.04015
83 歲	0.05331	0.06589	0.0447
84 歲	0.05839	0.07166	0.04975
85+ 歲	1	1	1

在此需特別指出的是，在未滿 1 歲的死亡機率，一般需要做更細的年齡分組：通常按月齡計算，即按未滿一個月；一個月以上未滿二個月；二個月以上未滿三個月；三個月以上未滿六個月及六個月以上未滿 1 歲等五項計算。其死亡機

率請參見表 2-7 第二欄資訊。

第三欄的存活數及第四欄的死亡人數的計算是根據第二欄的死亡機率算出的。由於出生世代人口數 l_0 爲 100,000，因此，1 歲前之死亡人數等於出生世代人口數乘以年齡區間 0~1 歲的死亡機率，亦即：

$_1d_0 = 100{,}000 \times {_1q_0} = 100{,}000 \times 0.00364 = 364$。

而原 100,000 人中，到 1 歲仍存活的人數爲：

$l_1 = 100{,}000 - 364 = 99{,}636$。

同理，可計算出 1~2 歲間的死亡人數爲：

$_2d_1 = 100{,}000 \times {_2q_1} = 99{,}636 \times 0.00028 = 28$。

而 1 歲期初存活的 99,636 人中，到 2 歲仍存活的人數爲：

$l_2 = 99{,}636 - 28 = 99{,}608$。

一般而言，任一特定區間期初的存活人數等於前一年齡區間期初存活人數減去前一年齡區間內的死亡人數，亦即：

$l_{x+n} = l_x - {_nd_x}$。

某一年齡區間的死亡人數則是此年齡區間期初存活人數乘以此年齡區間的死亡機率，亦即：

$_nd_x = l_x \times {_nq_x}$。

第五欄的定常人口 $_nL_x$ 可視爲年齡區間期初存活人數 l_x 從 x 歲存活至 x + n 歲存活的總年數。以年齡 1 歲爲例，此區間期初存活人數爲 99,636 人，其中到 2 歲仍存活的人數爲 $l_2 = 99{,}608$ 人，其貢獻的總存活人年數爲 99,608 人年，而 1~2 歲間的死亡人數爲 28 人，這些人在死亡前也貢獻部分人年，我們以中位數 14 人年計算，將死亡者貢獻的人年數 14 人年與到 2 歲仍存活的人數所貢獻的總存活人年數 99,608 人年加總，即可得到 1 歲存活至 2 歲的存活總年數 L_1 爲 99,622 年。

第六欄爲年齡區間之定常人口 T_x，即存活人數 l_x 在 x 歲的歲後總生存年數，將第五欄定常人口數往下加總即可算出。以年齡 80 歲爲例，

$T_{80} = L_{80} + L_{81} + L_{82} + L_{83} + L_{84} + L_{85+} = 62{,}545 + 59{,}888 + 57{,}100 + 54{,}188 + 51{,}162 + 360{,}125 = 645{,}008$。

第七欄爲平均餘命，即 x 歲時存活者的平均餘命，係將 x 歲的歲後總生存年數（T_x）除以 x 歲的存活人數 l_x，除以 l_x 是爲了去除原始世代人數的影響。例如：

若我們欲計算出生時的平均餘命 $e_x^0 = \frac{T_x}{l_x} = \frac{T_0}{l_0} = \frac{8,130,011}{100,000} = 81.30$

而 5 歲的平均餘命 $e_5^0 = \frac{T_5}{l_5} = \frac{7,631,939}{99,569} = 76.65$

20 歲的平均餘命 $e_{20}^0 = \frac{T_{20}}{l_{20}} = \frac{6,139,741}{99,292} = 61.83$

以表 2-7 所列之民國 109 年的臺灣地區簡易生命表爲例，我國 0 歲平均餘命爲 81.30 歲，至於 20 歲、30 歲、50 歲、65 歲、80 歲之平均餘命，則分別爲 61.83 歲、52.11 歲、33.37 歲、20.73 歲、10.10 歲。

三、生命表的應用

生命表應用的層面相當多，包括：分析特定族群的死亡率、國際間的比較、保險費率與年金的計算及存活的預測等，分別舉例說明如下。

首先，可以應用在預測一個人活到 x 歲的機率。假定我們想知道在臺灣地區一個人從出生活到 80 歲的存活機率，也就是有多少百分比的人可以從出生活到 80 歲？由表 2-7 可知，民國 109 年出生世代 100,000 人中有 63,840 人在 80 歲時仍存活著，所以存活到 80 歲的機率是

$\frac{l_{80}}{l_0} = \frac{63,840}{100,000} = 0.6348$，或約 63.8%。

若我們想知道一個 40 歲的人活到 80 歲的機率，則是 80 歲的存活人數除以 40 歲時的存活人數

$\frac{l_{80}}{l_{40}} = \frac{63,840}{97,969} = 0.6516$，約 65.16%。

若一個人已經活到 40 歲，其存活至 80 歲的機率會增加，機率由 63.8% 增加至 65.16%，對於保險公司計算個人的保險費率是相當重要的依據。

生命表的另一個應用是平均餘命，平均餘命常用來描述群體的健康狀態。由於平均餘命是一種人口概括性的測量值，因此，可以平均餘命來進行國際間健康狀態的比較。此外，平均餘命也可用作人壽保險費的計算基礎，以表 2-7 爲例，平均餘命 $e_x^0 = \frac{T_x}{l_x}$ 是由第五欄及第六欄之定常人口計算而來。而其計算的假設爲該年度出生世代一生的年齡別死亡率就是該年的年齡別死亡率，不過，通常醫療保

健水準會隨著時代而進步，因此各年齡別的死亡率會逐年下降，因此，以第七欄所計算出的平均餘命會低估實際的平均餘命。因此，以平均餘命來預測存活者的死亡時間，若個人的存活時間比預期的平均餘命來得長，則必須持續繳納保險費用，因而，保險公司的利潤會增加；反之，政府公共衛生單位若依據平均餘命來規劃未來醫療照護及衛生服務需求，則可能面臨醫療服務供應不足之嚴重問題。

第三節　平均餘命

在公共衛生或流行病學研究常用的另一個重要指標爲平均餘命。平均餘命是指如果目前各年齡別死亡率一直保持不變，從一個人現在的年齡算起，預期可以繼續存活的平均年數。平均餘命的基本定義乃是假設一出生嬰兒遭受到某一時期之每一年齡組所經驗之死亡風險後，他們預期可以繼續存活的平均年數，亦即達到 x 歲以後平均尚可期望生存之年數，稱爲 x 歲之平均餘命。平均餘命是根據人口生命表的方法推算出來，也是一項相當重要的健康指標。

平均餘命可分爲兩種：世代平均餘命（cohort life expectancy）及當代平均餘命（current life expectancy）。世代平均餘命乃根據特定出生世代在各年齡別的死亡機率來推算平均餘命，一般較少使用。而當代平均餘命則是根據特定年代各年齡別的死亡機率來推算平均餘命，較廣爲使用。當代平均餘命係假設目前各年齡別的死亡機率持續維持不變的情況下，當代各年齡的人預期可以繼續存活的平均年數。然而，因爲醫療保健水準會隨著時代而進步，因此，根據目前各年齡別的死亡機率所推算出來的當代各年齡的平均餘命，會較實際上各年齡別的眞正壽命來得短一些。一般而言，0 歲平均餘命的長期趨勢變化量，遠比其他年齡別的平均餘命變化量來得大，這乃是導因於嬰兒死亡率的下降速度，遠高於其他年齡別死亡率的下降速度所致。

平均餘命之計算公式如下：

e_x^0：指年滿 x 歲者平均尚可期望生存之年數，故又稱爲「預期壽命」。

其計算式爲：$e_x^0 = \dfrac{T_x}{l_x}$

l_x 爲生存數，是指原一定之存活人數〔通常基數（l_0）設定爲 100,000 人，便於計算〕，其到達某個年齡（x 歲）時，仍存活的人數。

T_x 爲由 x 歲至所有以後各歲之定常人口總數。其計算式爲：

$$T_x = \int_0^{\infty} l_t dt = \sum_{t=x}^{\infty} L_t$$

通常俗稱之「平均壽命」是指零歲之平均餘命（life expectancy at birth）。它的基本定義是如果目前各年齡別死亡率一直保持不變，則各年齡層的世代，預期可以繼續存活的平均年數。平均餘命可作爲比較不同國家間或同一國家不同時間之綜合死亡率的重要指標。如以 0 歲年齡別來看，其平均餘命則爲該世代的預期壽命。然而因爲醫療水準會隨著時代而進步，所以此一出生時所作的平均餘命推估，理論上會較實際的壽命還要短些。

圖 2-2 所列爲臺灣地區民國 100~110 年間之平均餘命與死亡率 [7]，我們可以觀察到：臺灣地區的整體平均餘命從民國 100 年之 79.15 歲至 110 年增加至 80.86 歲，男性則由 75.96 歲增加爲 77.67 歲，女性則由 82.63 歲增加爲 84.25 歲，整體而言，女性之平均餘命較男性長 6.4~6.7 歲。

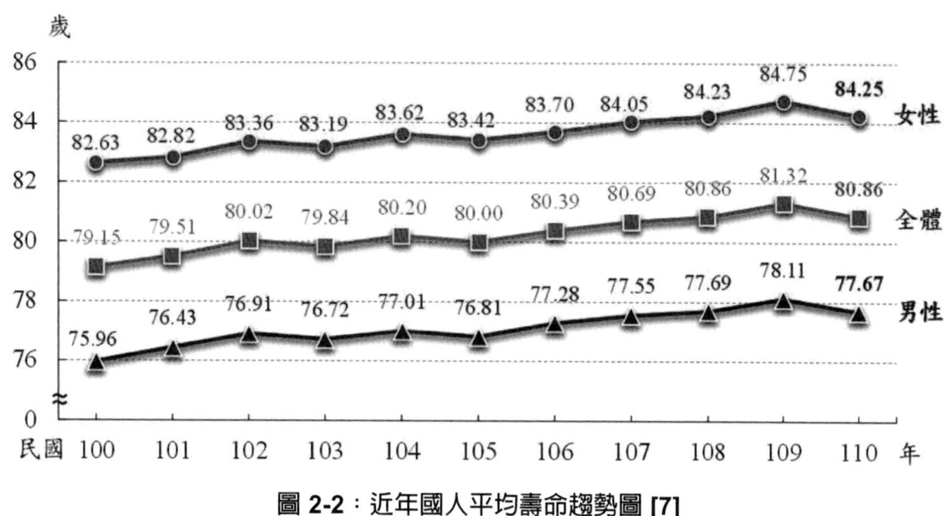

圖 2-2：近年國人平均壽命趨勢圖 [7]

平均餘命的應用

平均餘命常用來描述群體的健康狀態。由於平均餘命是一種人口概括性的測量值，因此，可以平均餘命來進行國際間健康狀態的比較。表 2-9 所列爲西元 2019 年全世界主要國家 0 歲的平均壽命排名 [8]，由其結果得知全世界之平均壽命男性爲 70.2 歲，女性爲 75.0 歲，其中全世界平均壽命最長且排名第一的國家是日本，男性爲 81.6 歲，女性則爲 87.7 歲；而臺灣之平均壽命男性爲 77.7 歲，女性爲 84.3 歲。由表 2-8 也可觀察到全世界主要的國家皆顯示女性的預期壽命比男性來得長。

表 2-9：西元 2019 年全世界主要國家平均壽命 [8]

國家別		資料年別	男性	女性	國家別		資料年別	男性	女性
全球		2019	70.2	75.0	歐洲	西班牙 *	2020	79.6	85.1
亞洲	**中華民國 ***	**2021**	77.7	84.3		瑞士 *	2020	81.0	85.1
	日本 *	2020	81.6	87.7		奧地利 *	2021	78.8	83.8
	新加坡 *	2021	81.1	85.9		德國 *	2018~2020	78.6	83.4
	南韓 *	2020	80.5	86.5		希臘	2019	79.8	84.7
	馬來西亞 *	2021	73.2	78.3		英國 *	2018~2020	79.0	82.9
	中國大陸	2019	74.8	79.2		義大利 *	2020	79.8	84.5
	印尼 *	2021	69.7	73.6		法國 *	2021	79.3	85.4
美洲	美國 *	2020	74.2	79.9		挪威 *	2021	81.6	84.7
	巴西 *	2020	73.3	80.3		瑞典 *	2021	81.2	84.8
	加拿大 *	2018~2020	79.8	84.1		荷蘭 *	2021	79.7	83.0
非洲	埃及 *	2021	73.4	75.9	大洋洲	澳大利亞 *	2018~2020	81.2	85.3
	南非 *	2021	59.3	64.6		紐西蘭 *	2019~2021	80.5	84.1

* 係參考該國最新統計資料進行更新（更新時間 2022 年 6 月 30 日）。
註：(1) 根據聯合國 2019 年世界死亡率資料手冊，香港男性 82.0 歲，女性 87.7 歲，為世界最長壽之地區，惟因非國家故不列入本表比較；(2) 馬來西亞 2021 年數據為估計值。

結　語

流行病學研究常會比較不同國家、地區、或群體的疾病率或死亡率，然而，若這些國家、地區、或群體的人口結構不同，如：年齡、性別分布不同時，直接以粗發生率或粗死亡率進行比較，可能會得到錯誤的結果，因此，爲避免得到錯誤的結果，必須使用標準化的率進行比較，這個單元介紹直接標準化及間接標準化的方法。直接標準化可得到標準化率比；間接標準化可得到標準化比值（standard morbidity or mortality ratio, SMR），若 SMR>1（或 100）表示第一個國家（地區或群體）疾病率或死亡率高於第二個國家（地區或群體）。

此外，流行病學在評估不同國家地區的醫療衛生保健水準時，常會使用平均餘命，平均餘命的估算則是利用生命表計算得來。這個單元，我們也介紹平均餘命的概念及如何計算生命表及平均餘命。藉由本章的介紹，將有助從事流行病學研究及公共衛生服務專業人員能熟悉疾病率或死亡率之標準化程序，與解讀生命表及平均餘命的意義，依據這些人口學指標及生命表的資料，可公正客觀瞭解不同國家、地區或群體的健康狀況及健康需求，進而評估其健康問題及需求之未來發展趨勢，最後擬訂適合當地之衛生政策及醫療照護計畫。

關鍵名詞

簡易生命表（simple life table）
世代平均餘命（cohort life expectancy）
粗率（crude rate）
當代平均餘命（current life expectancy）
直接標準化（direct standardization）
間接標準化（indirect standardization）
平均餘命（life expectancy）
平均壽命（life expectancy at birth）
生命表（life table）
生存數（number of survivors）
死亡數（number of death）
死亡機率（probability of death）
生存機率（probability of surviving）
標準人口（standard population）
標準化率（standardized rate）
標準化疾病比（standardized morbidity ratio, SMR）
標準化死亡比（standardized mortality ratio, SMR）
定常人口（stationary population）

複習問題

1. 試述直接標準化法與間接標準化法有何不同？並請說明這兩種方法的適用時機。
2. 請說明標準人口的選擇如何影響率的標準化過程。
3. 請說明生命表中定常人口的意義。
4. 請說明生命表中死亡機率的意義。
5. 請說明平均餘命的意義。

6. 試舉兩個例子說明生命表有哪些應用。

7. 下表為美國 1940 年與 1986 年癌症死亡人數的年齡分布表。

	1940 年		1996 年	
年齡別	人口（千人）	死亡人數	人口（千人）	死亡人數
0-4	10,541	494	18,152	666
5-14	22.431	667	33,860	1,165
15-24	23,922	1,287	39,021	2,115
25-34	21,339	3,696	42,779	5,604
35-44	18,333	11,198	33,070	14,991
45-54	15,512	26,180	22,815	37,800
55-64	10,572	39,071	22,232	98,805
65-74	6,377	44,328	17,332	146,803
75+	2,643	31,279	11,836	161,381
合計	131,670	158,200	241,097	469,330

(1) 請計算 1940 年與 1986 年美國癌症死亡率，並進行比較。

(2) 請分別計算 1940 年與 1986 年癌症死亡人口之年齡分布百分比，並說明兩個年代癌症人口年齡別分布是否有差異？

(3) 請計算兩個年代癌症年齡別死亡率，並說明年齡與癌症死亡率有關係嗎？

(4) 當我們在比較這兩個年代癌症死亡率時，是否需控制年齡的影響？並說明理由。

(5) 請以美國 1940 年的人口分布為標準人口，利用直接標準化法，分別計算兩個年代之癌症年齡別標準化死亡率，並比較其結果。

(6) 請以美國 1940 年的年齡別癌症死亡率為標準，利用間接標準化法，分別計算兩個年代之標準化死亡比，並比較其結果。

(7) 請說明以直接標準化與間接標準化法進行比較，是否得到一致的結論？

引用文獻

1. Waterhouse J, Muir C, Correa P, Powell J, eds. Cancer Incidence in Five Continents, Vol. III (IARC Scientific Publications No. 15). Lyon: International Agency for Research on Cancer, 1976.

2. Ahmad OB, Boschi-Pinto C, Lopez AD, et al. Age Standardisation of Rates: A New WHO Standard. GPE Discussion Paper Series: No.31. Geneva: World Health Organization, 2000.
3. Segi M. Cancer mortality for selected sites in 24 Countries (1950-57). Department of Public Health, Tohoku University of Medicine, Sendai, Japan, 1960.
4. Lin S-H, Lee H-Y, Chang Y-Y, Jang Y, Chen P-C, Wang J-D. Increased mortality risk for workers with a compensated, permanent occupational disability of the upper or lower extremities: a 21-year follow-up study. American Journal of Epidemiology 2010;**171(8)**:917-923.
5. 內政部：簡易生命表函數定義及編算方法。https://www.moi.gov.tw/cp.aspx?n=2909。
6. 內政部、衛生福利部統計處。
7. 內政部統計處。
8. 聯合國 2019 年世界死亡率資料手冊（United Nations: World Mortality 2019 Data Booklet）。

第二篇

建立假說及因果關係的判斷

第3章
疾病自然史與致病模式

翁瑞宏　撰

學習目標

一、理解疾病自然史原則，以瞭解疾病的發展型態

二、認識致病模式，包括三角模式、網狀模式、因果圓派模式、輪狀模式、生態模式、和螺狀模式

前　言

瞭解疾病自然史（natural history of disease）原則，對於疾病的早期預防和診斷、治療都有重要的意義；例如過往臺灣人常見慢性 B 型肝炎病毒感染〔chronic hepatitis B virus（HBV）infection〕，族群感染率高達 20% 以上，即需要理解相關疾病自然史。特別地，任何疾病的發生通常牽涉許多病因的互動。典型上，欲闡述病因之間的關係、以及病因與疾病的關係，說明病因的作用和解釋流行病學概念和原理，進而尋找新的病因，最終建立更周全且有效的疾病預防策略，往往透過建立致病模式來協助。在此，本章說明流行病學上經常被提及的致病模式。

第一節　疾病自然史

疾病自然史是一個學院派的名詞，指在沒有治療的狀態下，疾病從發生、進展至最終結果的完整過程。許多疾病具有其特徵，瞭解疾病自然史原則，對於疾病的早期預防和診斷、治療都有重要的意義。之所以稱爲疾病自然史，便是以自然史的觀點來認識疾病，也就是從生物學的觀點來理解疾病的自然發展，進而分析疾病的問題。以現代生物學的角度來說，即是要從生態學的觀點來認識疾病，因爲疾病是一種自然現象，是人和環境在互動中產生失調的問題。

一、疾病的發展與預防

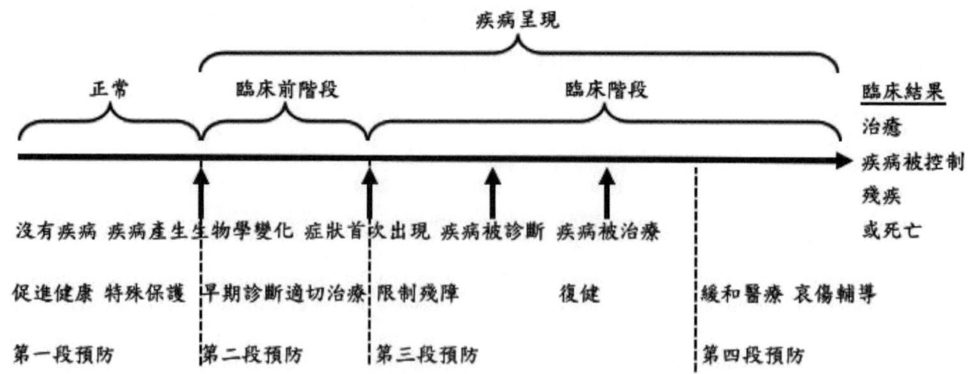

圖 3-1：疾病的發展時程與對應的預防階段

圖 3-1 顯示一個人身上一種疾病的發展時程與對應的預防階段。在 1950 年代，公共衛生學者即強調在疾病發展過程的每個階段都需要預防，因而根據疾病自然史原則，提出所謂「三段五級」的預防概念 [1]。起初，一個人是健康的，即沒有疾病；在某個時間點上，開始產生疾病的生物學變化，這可能是細胞裡的微小變化，例如在 DNA 序列上的變異，沒有去執行特定檢測通常是不會察覺的。因此，常人普遍不知道疾病開始發生的時間點。後來，疾病變得有症狀，即疾病進入臨床階段，導致患者尋求醫療照護。在特定情況下，可能需要住院，以便進行診斷或治療。然後可以產生幾種結果之一，即治癒、疾病被控制、殘疾或死亡。而在對應的「三段五級」預防概念中，第一段預防的重點是防止疾病發生，包括促進健康和特殊保護；由於在此階段並不存在疾病症狀，因此第一段針對的是一般健康族群或已知對於特定疾病或傷害具有高風險的健康族群。第二段預防是早期診斷適當治療，重點在於發現疾病和提供早期治療，以避免產生併發症、續發症以及殘障。第三段預防則包括限制殘障和復健，重點在於對於患者的治療、照護和復健，使病患早日痊癒，或使殘障者因復健而恢復機能。至今，「三段五級」的預防概念更被擴展爲「四段七級」，在第四段預防中納入了緩和醫療和悲傷輔導。進入疾病發展的末端，病人的身心遭受極大痛楚，家屬也隨之受苦；此時預防的重點在於減輕身體痛苦、加強心理社會支持及靈性的照護，目的在於讓病人可以平安善終，並且給予家屬心靈的撫慰。

症狀的出現，是疾病自然史的關鍵點。疾病出現的時期可分爲兩個階段，分別是疾病的前臨床階段（preclinical phase）和臨床階段（clinical phase）。從疾病產生生物學變化，到徵候和症狀出現的發展時期，即爲疾病的前臨床階段。當徵候和症狀出現發展至終，結果則可能是治癒、疾病得以控制、殘疾或死亡，這是疾病的臨床階段。額外要提醒的，疾病處於前臨床階段，是指尚未進入臨床階段，但日後會進展至臨床階段。相較之下，亞臨床階段（subclinical phase）是指疾病不會發展至臨床階段，這種疾病經常透過血清學（抗體）反應或培養有機體來檢測。

在冰洋裡，冰山只有尖端是可見的，絕大部分的冰體隱藏在水面下。疾病亦是如此，只有臨床階段是顯而易見，因爲體內細胞大多處於無明顯改變的階段，無法在早期被診斷察覺。圖 3-2 呈現疾病進展相對應的細胞和個體反應階段。然而，清楚瞭解疾病的非臨床階段，尤其對於傳染疾病之控制極爲重要。就像在 1982 年，臺灣爆發由小兒麻痺病毒（poliovirus）導致的小兒麻痺（poliomyelitis）

大流行；當年罹患數達一千餘例，遠高於過往每年約四百至七百例，關鍵在於多數群眾並未接種疫苗。然而，絕大多數感染者爲不明顯或無症狀的感染，小部分產生輕微症狀，如發燒、倦怠、噁心或無菌性腦膜炎（aseptic meningitis）等，但無任何痲痺症狀。儘管如此，感染者仍然能夠將病毒傳播給他人，這就造成公共衛生極大的挑戰。

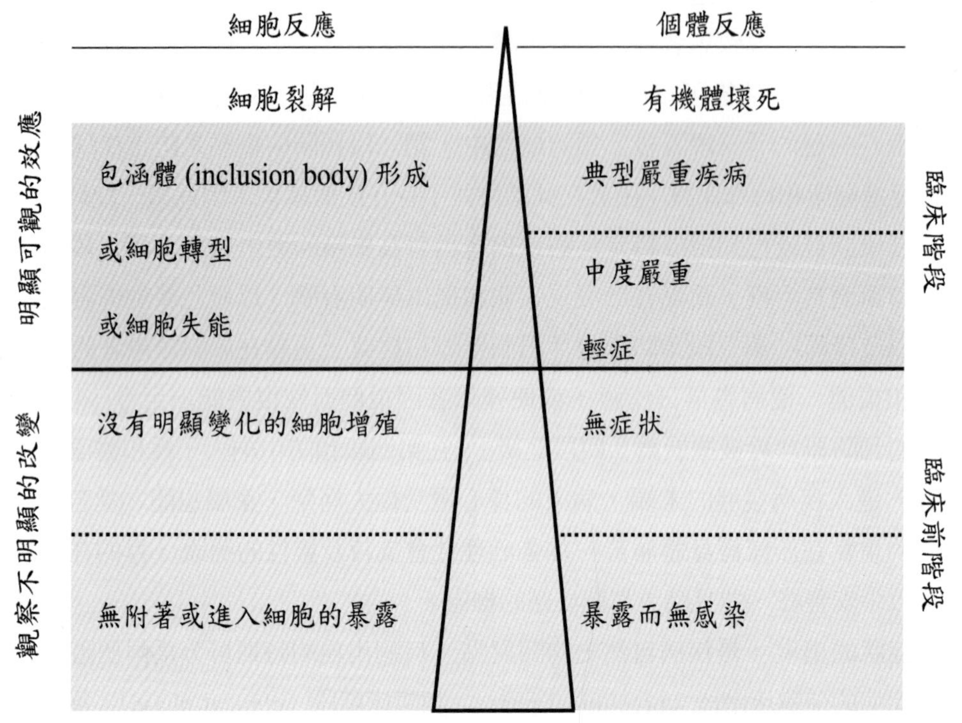

圖 3-2：疾病進展相對應的細胞和個體反應階段 [2]

二、B 型肝炎的疾病自然史

過往臺灣人常見慢性 B 型肝炎病毒感染，圖 3-3 呈現相關疾病自然史 [3]。臺灣人大多在周產期或兒童早期感染 HBV 病毒，此時對於 HBV 的免疫反應性有限；儘管此階段的病毒複製活躍，但肝病的進展緩慢。持續感染數年後，慢性 B 型肝炎進入第二個免疫清除階段，以前無症狀的帶原者可能開始急性肝炎發作。隨著受感染的肝細胞反覆遭受免疫調控的細胞激素（cytokine）攻擊，血清中丙氨酸氨基轉移酶（alanine aminotransferase, ALT）濃度升高，HBV 的 DNA 量則被抑制，這些患者可能發生 B 型肝炎 e 抗原（HBeAg）之血清轉換，而使 HBeAg 消

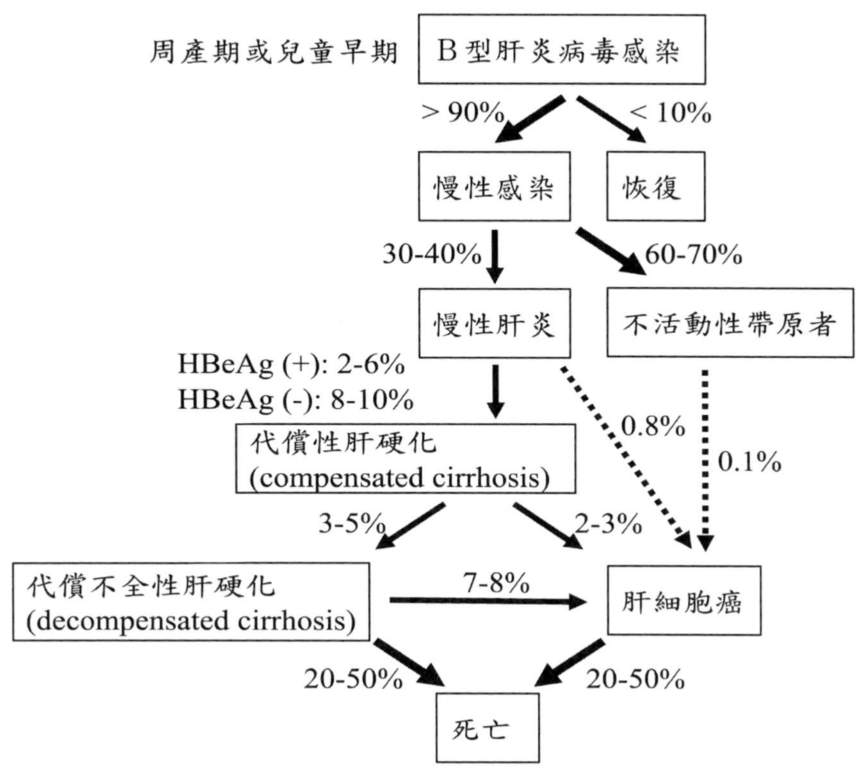

圖 3-3：臺灣人之慢性 B 型肝炎相關疾病自然史 [3]

失，隨後 HBe 抗體（anti-HBe）增強。在第三個低複製階段，HBV 的主動複製停止；然而，HBsAg 在包含整合的 HBV 基因組之肝細胞中持續表現。由於肝臟沒有活躍的 HBV 複製，肝細胞免於遭受免疫攻擊，患者處於不活動性 HBV 帶原狀態，此階段的特點是不存在 HBeAg、存在 HBe 抗體、ALT 濃度維持正常，並且血清中 HBV 的 DNA 量太低或檢測不到。若 HBsAg 的血清清除程度較高，則其預後通常良好；然而，很大比例的帶原者仍因肝硬化（liver cirrhosis）而發展爲肝細胞癌（hepatocellular carcinoma）。另一方面，HBeAg 陰性的 HBV 帶原者通常被認爲是非複製性的 HBV 感染，其血清 ALT 濃度正常或接近正常。相較之下，西方人通常在較年長時經水平感染而帶原，因而不像亞洲人具有較長的免疫耐受期，HBV 帶原者在持續感染不久後就進入免疫清除階段。因此，感染 HBV 的亞洲人和西方人呈現不同的臨床發展過程。

個體產生疾病的結果，必然要從前臨床階段進展至臨床階段。換句話說，絕大多數人不會無理由地會執行健康檢查。然而，愈來愈多證據顯示，某些特定疾病並非一定無情地就會從前臨床階段進展至臨床階段，或者進入臨床階段就會持續發展下去。舉例而言，圖 3-4 顯示臺灣人過往常因感染病毒性肝炎，而逐步進展出肝硬化和肝細胞癌。若期望減少病毒性肝炎感染個案，除了全面推廣疫苗注射計劃，現今也針對病毒感染者提供藥物治療，希望廓清病毒，也減少進展成為後續的肝病。所以，可能針對致病因子在處理，也是針對疾病在處理。

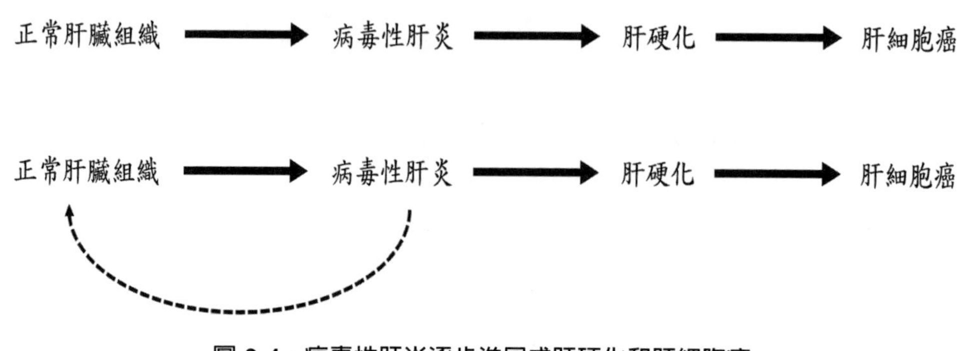

圖 3-4：病毒性肝炎逐步進展成肝硬化和肝細胞癌

第二節　致病模式

對於廣泛的公共衛生領域，流行病學提供眾多的功能。在早期，流行病學關心的議題主要是傳染病的原因，由於病因研究能確立預防方法，因而彰顯流行病學是重要的基礎工作。現今更清楚的是，任何疾病的發生通常牽涉許多病因的互動，一般稱之多重病因學（multifactorial etiology）。就像疾病經常因為遺傳和環境因子的交互作用（interaction）所導致，環境可以包括影響健康的各種生物性、物理性、化學性因子，然而更重要的是行為和生活方式，近來流行病學更加關注這些因子對於疾病的影響，以及評價促進健康的方法和其效果。典型上，欲闡述病因之間的關係、以及病因與疾病的關係，說明病因的作用和解釋流行病學概念和原理，進而尋找新的病因，最終建立更周全且有效的疾病預防策略，往往透過建立致病模式來協助。無疑地，致病模式根據當時學者對於病因的認識而提出，因此一個致病模式具有其時代性，新模式往往是舊模式的延續和改進。流行病學上經常被提及的致病模式，包括：（1）三角模式（epidemiological triangle）、（2）網狀模式（web of causation）、（3）輪狀模式（epidemiological wheel model）、（4）因果圓派模式（causal pie）、（5）生態模式（ecological model of causation）和（6）螺狀模式（epidemiological spiral model）。

一、三角模式

許多致病模式已在流行病學中被提出，其中最簡單的是三角模式，這是傳染病的經典模式。這個模式說明著，在病原（agent）可從一個來源傳播給宿主（host）的環境（environment）中，疾病是由病原和具易感受性（susceptibility）的宿主的交互作用所引起。三角模式將病原、宿主與環境視爲疾病產生的主要原因，三位一體；其關係用一個三角形的平衡關係來描述，表明在一定的時間框架裡，三者相互作用、相互制約，保持動態平衡，使疾病在人群的發生維持常態。

在歷史長河裡，人群面對疾病威脅主要是來自傳染病。因此，特定疾病來自特定傳染原的概念甚早即被形成，特別是經過亨勒（Henle）、柯霍（Koch）、巴斯特（Pasteur）等人在 19 世紀的努力。其中，經典的亨勒－柯霍法則包含四點：（1）在患病的病患或動物的罹病部位可以分離病原體，在健康者中找不到這些病原體；（2）病原體可在體外培養；（3）將培養的病原體接種至可患病的物種，可引發相同的病徵；（4）被接種的物種可再分離出相同特徵的病原體。即使亨勒－柯霍法則在現今已知存在缺陷，但仍引領科學在近代建立疾病和微生物之間的因果關係，並且擴展了傳染病的防治對策。因此，我們可以理解，病原最初是指傳染性微生物或病原體，例如病毒、細菌、寄生蟲或其他微生物。一般來說，疾病發生必須存在病原；然而，僅存在該病原並不總是足以引起疾病。多種因素會影響接觸病原能否導致疾病，包括病原的致病性（引起疾病的能力）和劑量。隨著時間的推移，病原的概念已經從生物性因子外擴，包括導致疾病或傷害的化學性和物理性因子。在生活中，導致疾病或傷害的化學性因子已是不勝枚數，特別受到關注的當屬菸草和酒精。在 1989 年，美國爆發一千多例嗜伊紅性白血球增多肌痛症候群（eosinophilia-myalgia syndrome, EMS），原因竟是市售營養補充劑中含有左旋色氨酸（L-tryptophan）的污染物 [4]。此外，導致疾病或傷害的物理性因子也日益受到重視，例如游離性和非游離性輻射。臺灣推行騎乘機車須配戴安全帽，即是防範在機動車意外中因重擊而導致頭部外傷。現代人無不使用電子產品，過度地重複手指操作，壓迫手腕內的正中神經（median nerve），因而導致腕隧道症候群（carpal tunnel syndrome），這亦屬於物理性病原所導致疾病或傷害。

簡單地說，宿主是指能夠得病的人；既然要能夠得病，也就是對於疾病會具有可感受性。眾多因素影響著個體對於病原的暴露、易感受性或是產生反應，包括年齡、性別、種族、婚姻狀態、宗教、生活習慣、教育程度、職業、遺傳背景、疾病史、營養、免疫、甚至是心理狀態……等等，然而暴露的機會通常和個人行爲、年齡和性別等特徵較爲有關。被西方譽爲「醫學之父」的希波克拉底斯（Hippocrates）就曾提出體液學說（Humorae theory），認爲血液、黏液、黃膽汁和黑膽汁等四種體液在人體內失去平衡就會造成疾病。如此說法強調著個體特質和疾病的關係，將宿主因素在疾病發展中的重要性更加形塑。

環境是指影響病原傳播和暴露機會的外在條件，包括溫度、濕度、雨量、輻射、地理高度、清淨水和空氣、噪音……等物理因素，傳播病原體的昆蟲等生物因素，以及人群擁擠、環境衛生和健康服務可近性等社會經濟因素。希波克拉底斯在其名著《空氣、水和地方》（*On Airs, Waters, and Places*）中就直指，疾病的發生與氣候、水質、土壤和風等物理環境有密切關係，強調環境對於疾病發生的重要性。有趣的是，在 19 世紀中期於英國倫敦爆發的霍亂流行中，威廉法爾（William Farr）依據瘴癘學說（Miasma theory），認爲霍亂和海拔高度有關，並透過空氣所傳播。然而，如此的猜想被否定，後續才由約翰史諾（John Snow）調查得知，倫敦的霍亂流行是由於飲用水遭受污染所導致。不論如何，在早期的流行病學調查中，環境衛生的概念普遍被用以解釋疾病的成因。

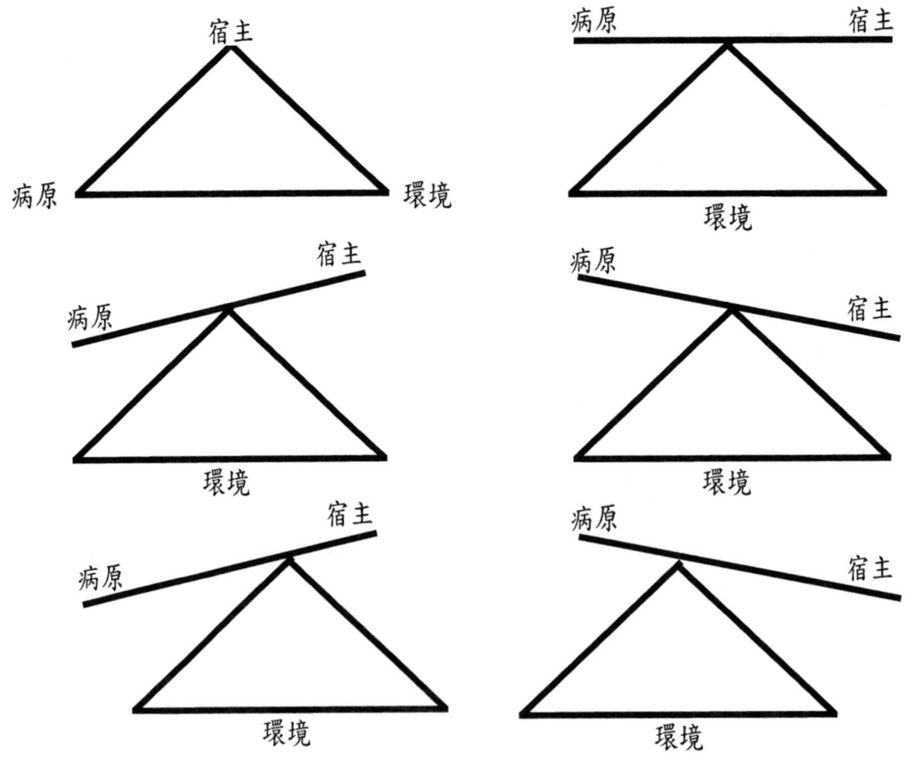

圖 3-5：三角模式之平衡與失衡

在三角模式的概念裡，病原、宿主和環境三個要素所組成的整體系統在人群的健康狀態下保持平衡；反之，若任一要素產生改變，破壞原有平衡，即會導致疾病的發生（圖 3-5）。例如病原的特性改變，如感染力增強、基因突變、抗藥性提高、毒性改變、免疫激發力減弱、病原體再活化等，即有可能使平衡狀況被破壞。同樣地，若環境的特性改變，如環境衛生欠佳、土壤與飲水產生污染、食物貯藏不當等等，亦會增加病原感染宿主的機會，而導致疾病發生。若宿主的特性改變，如產生不良的飲食習慣、缺乏休息與睡眠、服用免疫抑制劑、罹患慢性病等，也會使得疾病更加容易發生。但是，若三角模式之一個要素發生變化，而另外兩個要素具有一定的應變能力時，亦不會發生疾病；也就是說，若要導致疾病的發生，則要此系統的平衡產生不穩固，並且無法應變。

三角模式除了應用於說明個人層次發生疾病的原因，也可以用來闡釋社區層次的流行是如何蔓延的，像集團免疫力（herd immunity）即可視爲社區流行的宿主因素之一，此時重視的不再是個人免疫力之有無，而是整個族群有多少人具有免疫力。

三角模式可以作爲許多疾病的解釋模式，尤其是傳染病，特別能夠陳述病原、宿主與環境三者之間的互動關係。但是，三角模式並未將病原、宿主與環境彼此之間的特性和複雜性加以考慮。爲了強調病因的複雜性，其他的致病模式遂被提出。

二、網狀模式

疾病的多重因果關係是當前流行病學的關注重點，希望將許多相互關聯的危險和保護因子之複雜關係予以建構，藉以思考預防措施。

在 1960 年代，網狀模式的概念被提出 [5]。在此之前，「因果鏈」（chain of causation）被用以陳述病因和疾病之單一線性關係，但是一些因子對於發病的作用是直接的，一些是間接的；一些因子的作用是獨立的，更多是相互協同或拮抗的。此外，各因子也可能互爲因果，有些是原始病因，有些是繼發因子，他們相繼發生作用，最終導致疾病。例如，經濟發展和社會進步爲族群提供更豐足的食物，改變了飲食習慣，不良的飲食習慣卻可引起肥胖，肥胖導致脂肪肝，脂肪肝又可能誘發慢性肝炎（圖 3-6）。在此因果鏈中，經濟發展是慢性肝炎的遠端因子，飲食習慣是中間因子，脂肪肝是近端因素。概念上，在一條因果鏈中，去除任何一項病因，即可切斷整條因果鏈，從而預防疾病；亦即不須針對一條因果鏈上的所有因子進行介入，就能達到預防的效果。然而，因果鏈無法考量每條線性關係中可能存在更加複雜的交互作用，亦無法釐清直接或間接的關聯。因此，網狀模式進而取代單一因果鏈。

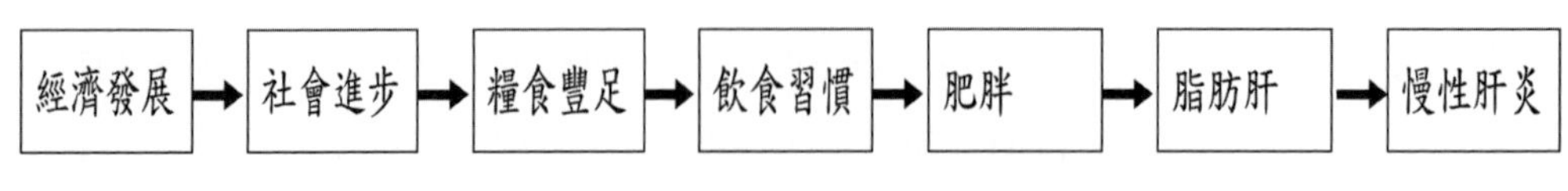
經濟發展
社會進步
糧食豐足
飲食習慣
肥胖
脂肪肝
慢性肝炎

圖 3-6：慢性肝炎的可能因果鏈

在網狀模式中，多條因果鏈彼此縱橫交錯，交織如網，尤其將生物醫學和社會學聯繫起來，理解疾病受到生物性因子和社會性因子共同影響。如此一來，網狀模式除了強調疾病的決定因素，還明顯建議在進行預防疾病時，須思考更大的社會性問題；也就是說，不能將社會因素排除在流行病學的關注範圍之外，例如社會不平等在疾病發展和健康維護中具有至關重要的角色。社會不平等會影響某些疾病的發生和延續，社會決定因素也明確影響著遺傳天賦，遺傳天賦又會影響其他決定因素，從而形成循環，具體影響結果。

概念上，網狀模式是由象徵著不同因果路徑的股線組成，連接起脈絡，呈現出各種特定因子或結果的多個交會點，如此呼應流行病學家尋找疾病的多重因子和其影響，考慮交互作用，並確定疾病的發展是經由多重路徑，而非單一路徑。更重要的是，透過網狀模式，愈來愈廣泛的科學內容被納入健康問題的思考中，各項因子可以獨立作用，也可以相互協同或拮抗地作用。

另一方面，網狀模式敦促我們應該去尋找疾病的「必要因子」(necessary cause)，據以提出最適當的介入。舉例來說，爲了預防傳染病，改善供水和根除昆蟲媒介比進行基因繁殖要容易得多，而這已經回應了公共衛生對於多重病因學的關注。在此模式中，每一個因子只能視爲疾病的一個原因，而非疾病的唯一原因。要有效地防治疾病，可利用各種方法來進行；關鍵的是，只要切斷網中的任何一條關連線，就可以避免疾病的發生，不一定要從直接的病原著手，提高預防方法推展的可行性。

相較於三角模式，網狀模式可以進一步地強調傳染病發生的複雜性，指出病原特性、環境衛生、感染來源、傳染途徑、宿主免疫力，以及醫療服務等層面都影響疾病的發生。多數慢性病屬於多階段的病理變化（multistage pathogenesis），如肝細胞癌（圖 3-7），每一階段的危險因子亦不盡相同，更有保護因子與危險因子在致病過程中相互抗衡。網狀模式強調疾病並非由單一因子所導致，因而更適於用來說明致病複雜性遠甚於傳染病的慢性病。即使如此，網狀模式並未指出各因子的相對重要性，也未指出各個因子的作用類型。此外，被置入網狀模式中的因子總是人爲給定的，在模式中也無法明瞭其起源，釐清各因子之間關係需要大量的流行病學研究。

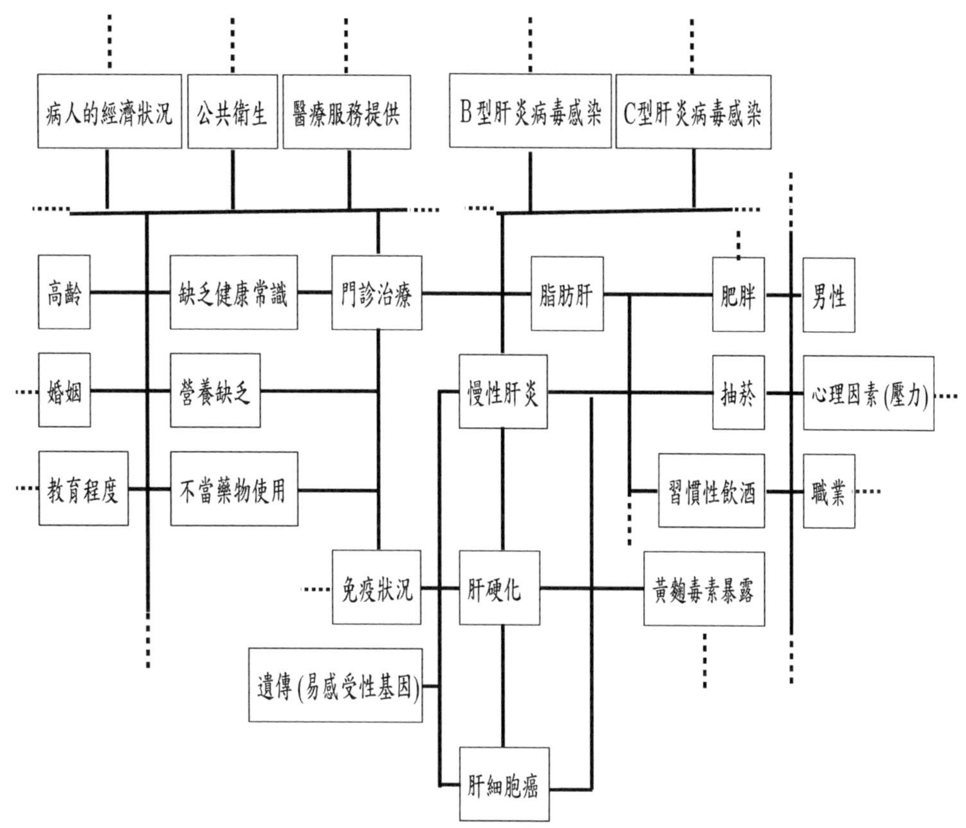

圖 3-7：肝細胞癌的可能網狀模式

三、因果圓派模式

爲了更清楚地闡述致病因子，學者進一步地提出因果圓派模式 [6]，更將網狀模式中的相關因子分成四類：必要且充分、必要但非充分、充分但非必要、既不必要也不充分。當某項因子必須存在，疾病才會發生，則此爲疾病的必要因子（圖 3-8）；但是有該因子，疾病並不一定會發生。當某項因子存在時，疾病一定會發生，則此為疾病的充分因子（sufficient cause）；但是沒有該因子，疾病也會發生。必要且充分因子和疾病是呈一對一的關係，亦即有該因子，疾病必會發生，疾病發生一定要有該因子。而非必要也不充分因子，即為有該因子，不一定會罹病，罹病也不一定要有該因子。

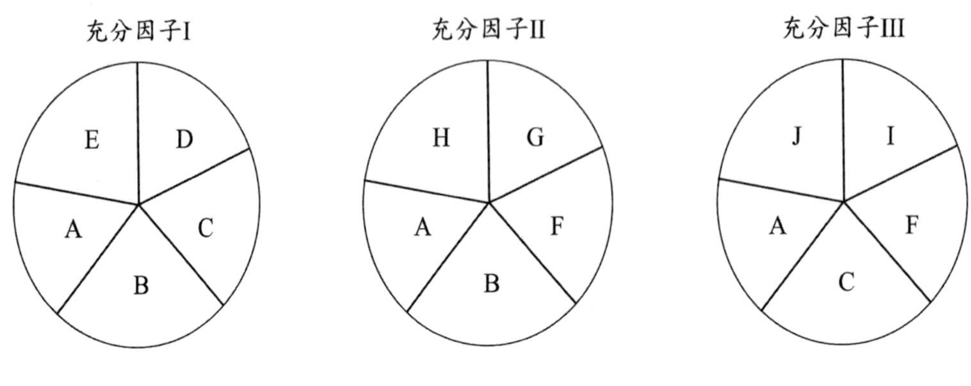

圖 3-8：必要因子與充分因子

充分因子在流行病學中是相當少見的，幾乎沒有任何生物性、物理性、化學性或社會性病原一定導致疾病產生。在罕見疾病中，HEXA 基因變異是戴薩克斯症（Tay-Sachs disease）的必要且充分因子，此基因變異者最終都會發展出戴薩克斯症，戴薩克斯症者也必然呈現 HEXA 基因變異，而無此基因變異者是絕對不會發展出該疾病，除非日後科學呈現新證據 [7]。結核桿菌（mycobacterium tuberculosis）是肺結核（pulmonary tuberculosis）的必要但非充分因子，一定要有結核桿菌才會發生肺結核；但是只有結核桿菌，並不一定會發生肺結核，必須要宿主免疫不佳、營養不良等其他因子輔助才會發病。斬首勢必死亡，然而還有其他方式可以導致人亡；因此，斬首是死亡的充分但非必要因子。絕大多數的因子都屬既非必要也非充分的，像吸菸之於肺癌，吸菸者不一定會發生肺癌，肺癌也並非要抽菸才會發生。這一類既非必要也非充分的因子，亦稱為輔助因子（contributory factor）。

四、輪狀模式

在 20 世紀中葉，非傳染性的慢性病成為人類健康的主要威脅。不像傳染病，慢性病並無存在明確的病原體，而且致病因子是多樣的，任何單一病因的作用相對較小。先前，三角模式把病原、宿主和環境各自置於一個獨立的位置，把它們等量齊觀，但是沒有區隔直接病因和間接病因，也無法顯示病因之間複雜的相互關係。

到了 80 年代，研究者更清楚遺傳基因對於疾病發展的角色。為了更明確地描述病因之間及其與疾病之間的關係，學者在三角模式的基礎上，延展出輪狀模式，如圖 3-9 所示。輪狀模式強調宿主受到環境中各項因素的影響而發病，因而把可患病的宿主置於輪軸位置，其軸心即是遺傳基因，其餘是宿主的特徵，如其生活型態、飲食習慣、性格、免疫能力等。環繞宿主四周則是環境因素，包括生物性環境、社會性環境以及物理性環境。特別一提的是，傳染病的致病因子只是生物性環境的一部分，重要性不如三角模式中的病原。

對於不同的疾病，輪狀模式的每一部分所占比例有所差別，以凸顯致病影響力的差異。以遺傳性疾病爲例，如葡萄糖 -6 磷酸脫氫酶缺乏症（glucose-6-phosphate dehydrogenase deficiency）和第一型糖尿病，基因軸心所占比例較多；就傳染性疾病而言，如麻疹（measles），宿主免疫力和生物性環境所占比例較大；舉事故傷害來說，宿主行爲、物理性環境和社會性環境所占比例較重。對於地方性疾病，人們居住的自然物理和化學環境具有關鍵作用。但是，癌症的病因眾多，似無單一病因呈現明確的主導作用。

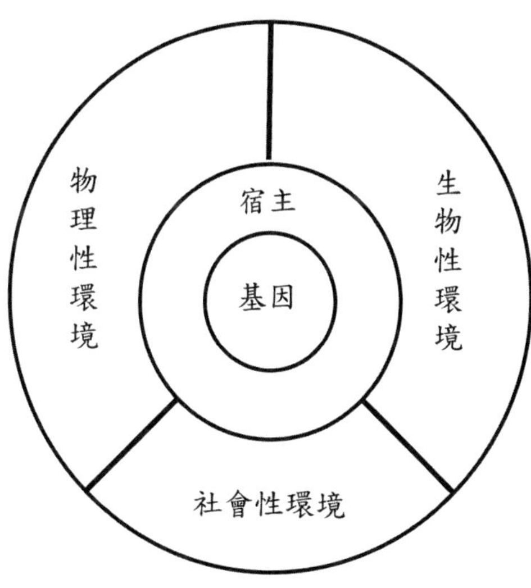

圖 3-9：輪狀模式

輪狀模式是三角模式的延伸，重新檢視病原、宿主和環境的關係，認爲三者並非對等和分離的關係，重要性也有主次之別，表示著直接病因和間接病因的存在。同時，輪狀模式也擴大了環境的概念，提示更多的環境因素可以致病，對於預防疾病指出更多的介入選擇。另一方面，相較於網狀模式，輪狀模式亦是重視致病因子的多重性；然而，輪狀模式偏重於生態平衡，網狀模式則強調致病因子和疾病之間彼此的交錯關係。

五、生態模式

流行病學重視人群的健康狀態，生態學注重生物之間的互動，因此流行病學亦關注著生態學中和健康有關的課題。到了 90 年代，學者再從社會的角度，將輪狀模式進一步地延伸，提出健康決定因子的生態模式，又稱彩虹模式，如圖 3-10 所示 [8]。不僅具有輪狀模式的基本特徵，健康決定因子的生態模式更凸顯著那些可影響健康但不影響發病的因子，如此擴大了病因的範疇，揭示更多可以用來提升健康、預防疾病的因子。

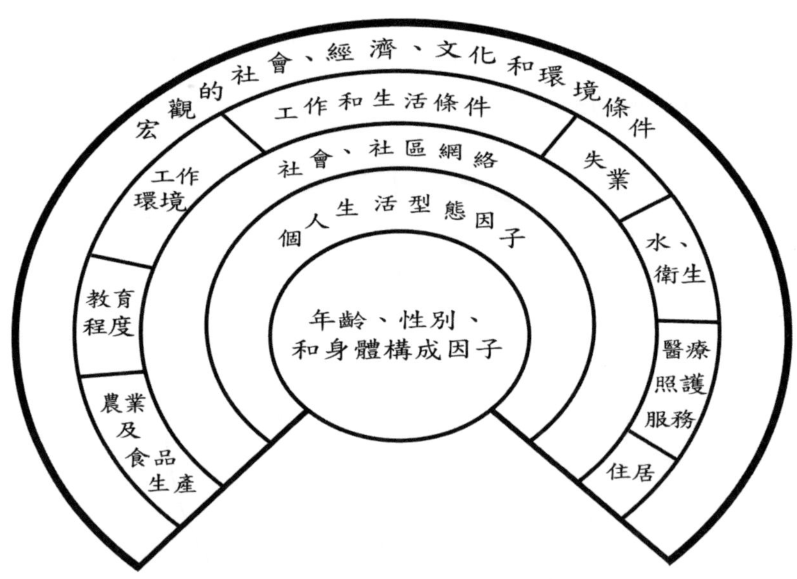

圖 3-10：健康決定因子的生態模式

健康決定因子的生態模式認同，宿主特徵是疾病發生的根本；因此，此模式的中心仍是宿主，包括人的性別、年齡、遺傳等特徵；例如，男性容易發生意外事故，年長者較易罹患心臟病，具有某些遺傳特徵者容易產生遺傳性疾病。然後，此模式將其他病因分類爲不同層次，每層又包含許多相關但不同的因子，並且強調各種因子的相互作用對於健康的影響。其中，生物性環境因子如細菌、病毒及其他微生物、寄生蟲、動物傳染源等是傳染性疾病的重要因素；物理性、化學性環境因子則包括氣候、地理、水質、空氣污染、輻射、噪音、天災人禍、食物、天然有毒動植物、微量元素……等等，眾多因子都和健康有關；社會性環境因子則包括人口、社會制度、家庭、經濟、醫療服務體系、文化、職業、宗教、風俗……等等，亦都會影響健康和疾病的發生和流行。而且，這些因子相互影響、相互作用，共同決定人群的健康程度。

在此模式的因子分類當中，包含各式各樣決定因子。這些因子亦可再被細分成前置因子（predisposing factor）、促進因子（enabling factor）、沈澱因子（precipitating factor）和加強因子（reinforcing factor）。前置因子也稱爲間接原因或遠因，它是指造成宿主易感受性的因素，如年齡、性別等。促進因子是指協助宿主發病的因素，如營養狀態、氣候等。沈澱因子也稱爲直接原因或近因，是指導致宿主發生疾病的因素，如病原感染、污染暴露等。加強因子是指惡化宿主病情的因素，如併發感染、重複暴露等。

健康決定因子的生態模式幫助我們拓展對於各種可能病因的認識，提示直接病因和間接病因的存在，展現不同病因與疾病遠近的現象，也揭示更多促進健康、預防疾病的方法，尤其強調人們共同暴露的社會生態因素，指明改善社會生態環境對於預防疾病的作用。但是，對於呈現病因之間的關係，生態模式還是籠統而不完善。

六、螺狀模式

不論何時，科學家總是致力於解決致病因果關係的神秘性。然而，在各種模式當中，提倡者總是簡化所研究之致病體系的複雜性，以便形成較明確的致病概念，相對地也就忽略其他重要現象。其中，極大部分的致病模式是以非進化（non-evolution）的角度來探討，也就是均未考慮時間因素在疾病發展過程中所扮演的角色。

多數疾病都要經過時間長度不一的潛伏期或誘導期，從病原進入人體，逐漸侵害更多的細胞、組織、器官、系統，擴大病理變化的範圍，最終導致疾病的發生。病灶由小擴大的整個進程，都會受到相同或不同的宿主與環境因子之交互作用所影響。以 HBV 感染引起慢性肝炎、肝硬化、以至於肝細胞癌的多階段致病機制爲例，不同時期都有不同的危險因子的交互作用存在（圖 3-11）。人體感染 HBV，病毒專一性地和肝細胞的細胞膜融合，藉以進入肝細胞。感染初期，HBV 的複製速度非常緩慢；須在 HBV 開始迅速複製後，才會使大量的肝細胞造成感染，進而導致對抗病毒的免疫力不足及缺陷，最終發病。病患感染了病毒，有可能傳染給家人，或因在醫院不慎因針扎或血液暴露而使他人感染，甚至感染社區群眾和國人。因此，HBV 感染的防治目標可以是從分子、細胞、組織、系統、個體、家庭、社區，直到整個國家；如同生態學上的演化過程，個人的基因、行爲、生物性環境、物理性環境、化學性環境、社會性環境都導致疾病在演化。

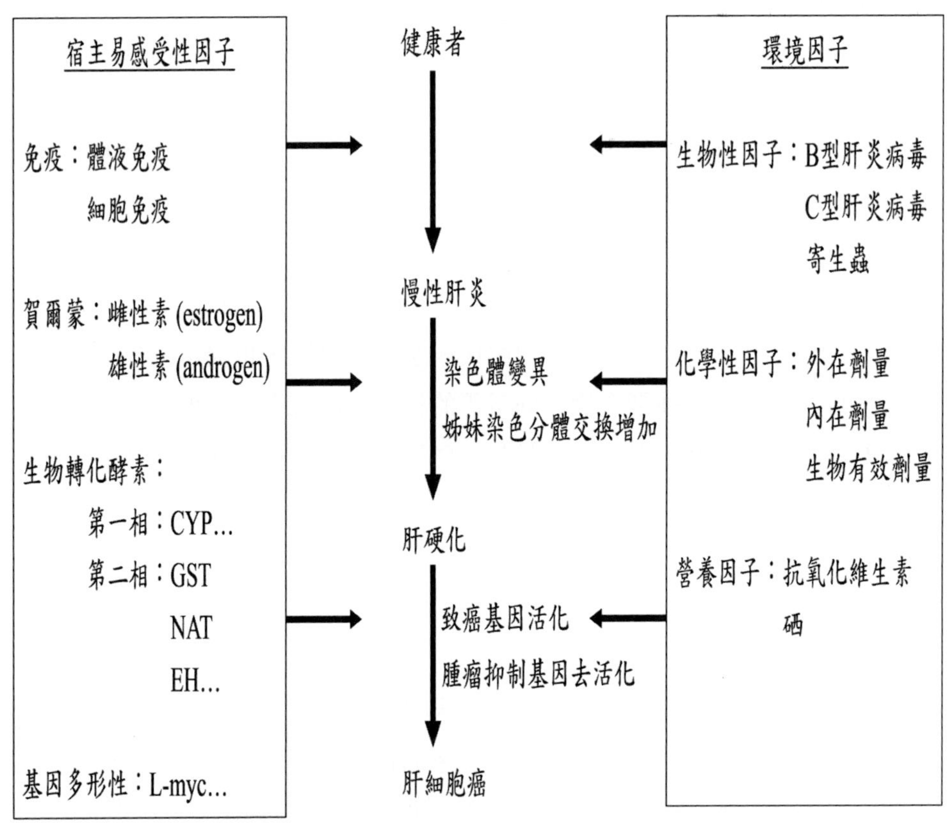

圖 3-11：B 型肝炎病毒感染引起肝細胞癌的多階段致病機制 [9]

以一項早期在臺灣所執行的 HBV 感染和肝細胞癌之相關性研究爲例 [10]，起初獲得的相對危險性（relative risk）達到 232 倍，如此數據在當時不僅使人震驚，還滋生疑竇。研究者持續追蹤個案，數年後所獲得的相對危險性則下降至 98 倍 [11]。有人會質疑，研究設計有疏漏，這卻也呈現時間相關的問題。即使研究相同群體，但觀察的時間階段不同，會使結果產生分歧。進一步地來說明，具有一定比例的慢性肝炎者呈現 HBeAg 陽性，但是具有肝硬化者呈現 HBeAg 陽性的比例較少，具有肝細胞癌者呈現 HBeAg 陽性則更少。要思考的是，HBeAg 陽性率隨著研究病患的年齡增長而減少，這攸關時間，似乎也相關於疾病的進展。同樣地，病毒是有生命的，個體的 HBV 之 DNA 量更是隨時間在變化，也影響著疾病的進展；體內病毒量低時，不易呈現出徵狀，反之亦然。甚至，個體在不同的疾病發展階段，基因被活化或去活化程度也不盡相同。

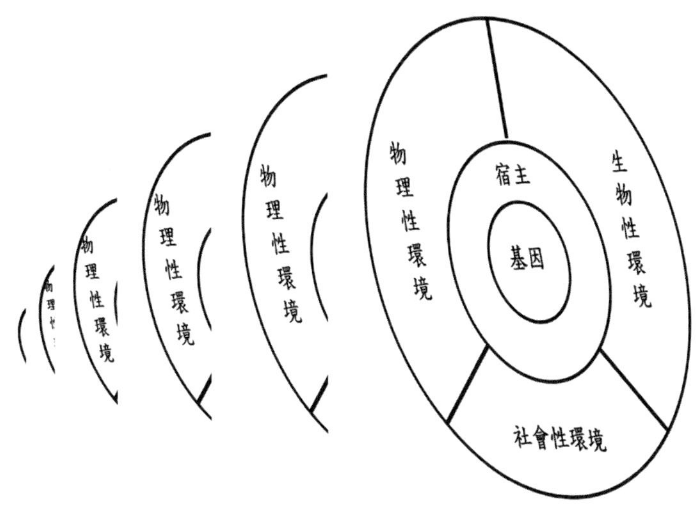

圖 3-12：螺狀致病模式 [12]

經由這些觀察和思考，陳建仁教授 [12] 提出螺狀致病模式（圖 3-12）。此模式亦是輪狀模式的延伸，其根基仍是來自三角模式。有趣的是，健康行爲領域在 80 年代提倡跨理論模式（Transtheoretical model），陳述行爲的改變並非單純的全有或全無現象，而是包含一系列的過程，個人行爲的改變依序前進或返回前一階段，呈現螺旋型態；所以，在行爲改變未達終止期的改變階段並非固定，經常摻雜著諸多影響因素 [13]。此般概念和螺狀致病模式有異曲同工之妙，後者回應著所有疾病在發展歷程中或多或少會遭受到不同因子所影響，符合輪狀模式的概念，加上疾病發展的時間向度因素，考量在不同階段的宿主與環境因子的交互

作用 [14]。因爲加上時間向量，宿主因子和環境因子彼此形成一個動態的交互影響，可用以說明多重病因在多階段致病進程中所扮演的互動角色。

結　語

本章已說明疾病自然史原則，並且闡述流行病學上經常被提及的致病模式，包括三角模式、網狀模式、因果圓派模式、輪狀模式、生態模式和螺狀模式。在流行病學的實踐層面，需要瞭解疾病自然史原則和致病模式，進而思索促進健康、預防疾病的有效方式，藉以造福群眾。考慮致病的原因與機制時，應就模式在當前社會的合適性加以評估。

關鍵名詞

疾病自然史（natural history of disease）
慢性 B 型肝炎病毒感染（chronic hepatitis B virus）
前臨床階段（preclinical phase）
臨床階段（clinical phase）
亞臨床階段（subclinical phase）
多重病因學（multifactorial etiology）
三角模式（epidemiological triangle）
網狀模式（web of causation）
因果圓派模式（causal pie）
輪狀模式（epidemiological wheel model）
生態模式（ecological model of causation）
螺狀模式（epidemiological spiral model）
病原（agent）
宿主（host）
環境（environment）

因果鏈（chain of causation）
必要因子（necessary cause）
充分因子（sufficient cause）
輔助因子（contributory factor）
前置因子（predisposing factor）
促進因子（enabling factor）
沈澱因子（precipitating factor）
加強因子（reinforcing factor）

複習問題

1. 說明新型冠狀病毒肺炎（COVID-19）之疾病自然史。
2. 說明應用三角模式、網狀模式、輪狀模式、以及生態模式時之考量。
3. 為何結核菌對於肺結核病的發生是必要因子？
4. 為何吸菸是肺癌發生的非充分且非必要因子？
5. 為何吸菸、肥胖、高血壓、高血脂等因子是冠狀動脈心臟病發生的輔助因子？
6. 為何探討社區、個人行為、臨床生化、基因對於疾病之致病危險性時，研究逐漸傾向使用螺狀致病模式？

參考答案

1. 新型冠狀病毒肺炎的疾病自然史描述著從感染進展至發病，後續轉而康復或死亡之過程。基本上，根據疾病的嚴重程度，COVID-19 的疾病自然史分為三個階段。第一階段與疾病的發作有關，此時可以在體內偵測到病毒的存在；一般呈現類似流行性感冒的症狀，以從輕度到中度發展為特徵，一些人可以康復，一些人則進入第二階段。在第二階段，可以檢測到類似肺炎的症狀，例如在胸部 X 光片中可見肺部混濁，或是在電腦斷層掃描中可察覺玻璃狀混濁。根據患者在第二階段的嚴重程度，插管和通氣可能是有必要的，雖然可以改善症狀，但也可能惡化。在第三階段，典型特徵是肺部過度發炎和敗血症，患者通常被轉入加護病房來治療；不幸的是，部分患者無法克服感染，終究死亡。

2. 三角模式可以作為許多疾病的解釋模式，尤其是傳染病，特別能夠陳述病原、宿主與環境三者之間的互動關係。但是，三角模式並未將病原、宿主與環境彼此之間的特性和複雜性加以考慮。網狀模式由象徵著不同因果路徑的股線組成，呈現出各種特定因子或結果的多個交會點，呼應疾病的多重因子和其影響，考慮交互作用，並確定疾病的發展是經由多重路徑，而非單一路徑。進一步地，只要切斷網中的任何一條關連線，就可以避免疾病的發生，提高預防方法推展的可行性。輪狀模式認為病原、宿主和環境三者並非對等和分離的關係，重要性也有主次之別，表示著直接病因和間接病因的存在。輪狀模式也擴大了環境的概念，提示更多的環境因素可以致病，對於預防疾病指出更多的介入選擇。另一方面，相較於網狀模式，輪狀模式亦是重視致病因子的多重性；然而，輪狀模式偏重於生態平衡，網狀模式則強調致病因子和疾病之間彼此的交錯關係。健康決定因子的生態模式是從輪狀模式所延伸，更加凸顯那些可影響健康但不影響發病的因子，如此擴大了病因的範疇，揭示更多可以用來提升健康、預防疾病的因子。

3. 結核菌必須存在，肺結核病才會發生；但是有結核菌，肺結核病並不一定會發生。因此，結核菌對於肺結核病的發生是必要因子。

4. 吸菸者不一定會發生肺癌，肺癌也並非要抽菸才會發生；因此，吸菸是肺癌發生的非充分且非必要因子。

5. 具有吸菸、肥胖、高血壓、高血脂等因子者不一定會發生冠狀動脈心臟病，冠狀動脈心臟病患者也並非要有吸菸、肥胖、高血壓、高血脂等因子才會發病；因此，吸菸、肥胖、高血壓、高血脂等因子是冠狀動脈心臟病發生的輔助因子。

6. 多數疾病都要經過時間長度不一的潛伏期或誘導期，從病原進入人體，逐漸侵害更多的細胞、組織、器官、系統，擴大病理變化的範圍，最終導致疾病的發生。病灶由小擴大的整個進程，都會受到相同或不同的宿主與環境因子之交互作用所影響。然而，極大部分的致病模式未考慮時間因素在疾病發展過程中所扮演的角色。螺狀模式回應著所有疾病在發展歷程中或多或少會遭受到不同因子所影響，考量在不同階段的宿主與環境因子的交互作用。因為加上時間向量，宿主因子和環境因子彼此形成一個動態的交互影響，可用以說明多重病因在多階段致病進程中所扮演的互動角色。

引用文獻

1. Leavell HR. The basic unity of private practice and public health. Am J Public Health Nations Health 1953;**43(12)**:1501-6.
2. Evans AS, Kaslow RA. Viral Infections of Humans: Epidemiology and Control. 4th ed. New York: Plenum, 1997.
3. Kao JH. Role of viral factors in the natural course and therapy of chronic hepatitis B. Hepatol Int 2007;**1(4)**:415-30.
4. Centers for Disease Control (CDC). Update: eosinophilia-myalgia syndrome associated with ingestion of L-tryptophan-United States, through August 24, 1990. MMWR Morb Mortal Wkly Rep 1990;**39(34)**:587-9.
5. Krieger N. Epidemiology and the web of causation: has anyone seen the spider? Soc Sci Med 1994;**39(7)**:887-903.
6. Lash TL, VanderWeele TJ, Haneuse S, Rothman, KJ. Modern Epidemiology. 4th ed. Philadelphia: Lippincott Williams & Wilkins, 2021.
7. Solovyeva VV, Shaimardanova AA, Chulpanova DS, et al. New approaches to Tay-Sachs disease therapy. Front Physiol 2018;**9**:1663.
8. Dahlgren G, Whitehead M. The Dahlgren-Whitehead model of health determinants: 30 years on and still chasing rainbows. Public Health 2021;**199**:20-4.
9. Chen CJ, Yu MW, Liaw YF. Epidemiological characteristics and risk factors of hepatocellular carcinoma. J Gastroenterol Hepatol 1997;**12(9-10)**:S294-308.
10. Beasley RP, Hwang LY, Lin CC, et al. Hepatocellular carcinoma and hepatitis B virus. A prospective study of 22 707 men in Taiwan. Lancet 1981;**2(8256)**:1129-33.
11. Beasley RP. Hepatitis B virus. The major etiology of hepatocellular carcinoma. Cancer 1988;**61(10)**:1942-56.
12. 陳建仁：流行病學：原理與方法。臺北市：聯經，1999。

13 DiClemente CC, Prochaska JO, Fairhurst SK, et al. The process of smoking cessation: an analysis of precontemplation, contemplation, and preparation stages of change. J Consult Clin Psychol 1991;**59(2)**:295-304.

14. Chen CJ. The evolutionary spiral: A time-dependent causation model for human diseases. The 149th Cutter Lecture on Preventive Medicine, delivered at the Harvard School of Public Health, Boston, 2009. http://webapps.sph.harvard.edu/content/CUTTERLECTURE_Unspecified_2008-12-03_04-05-PM.htm.

第4章
假說建立與因果關係的分析與判斷

賴錦皇　撰

學習目標

一、常見運用流行病學研究設計探討病因之步驟

二、觀察性研究中的真相關與假相關

三、因果關係中的必要充分條件

四、因果關係判定的準則

前　言

1848 年英國倫敦發生霍亂疫情，霍亂的最初症狀是嚴重腹瀉，接著是嚴重脫水現象導致肝功能衰竭，病人通常在發病後 48 小時死亡，在這個時代微生物的知識雖然突飛猛進，但是直到 1883 年才發現霍亂弧菌。當時的政府及醫療人員普遍認爲霍亂是吸入不潔空氣所造成，這個假說是由威廉法爾（William Farr）（1807-1883）所提出，這些官員提出防治的措施是採取噴灑石灰除臭的方法。由此可見不正確的假說建立，會影響霍亂的防治，當然也不見防治之成效。約翰史諾（John Snow）（1813-1858）是率先懷疑瘴癘理論的人，他收集證據提出霍亂的致病因與飲用的水源有關；史諾還成功的將布洛德街上的唧桶把手移除；短短幾天內這個疾病的發生率就大幅下降。

在臺灣西南沿海布袋、學甲、義竹、北門等四個鄉鎮地區，從 1950 年代以來發現許多會導致腳趾變黑壞死與周邊血管相關之烏腳病。陳拱北與吳新英兩位教授也發現使用地河井水的區域，烏腳病罹病率高，提出「烏腳病發生和地河井水有密切的關係」的假說。研究結果也建議地方或省政府與衛生機關提供當地居民安全衛生之飲用水源及提高自來水管線之裝置控制與預防烏腳病之問題。陳建仁教授等人的研究也發現飲用水中的砷含量與膀胱癌、腎癌、皮膚癌、前列腺癌、肺癌和肝癌的年齡調整死亡率之間存在顯著的劑量反應關係。影響後續各國制訂無機砷的飲用水濃度標準。

臺灣 RCA（臺灣美國無線電公司）未依規定進行三氯乙烯、四氯乙烯等有機溶劑廢水處理，導致廠區之土壤及地下水遭受嚴重污染之公害事件。陳保中教授除了進行相關流行病學研究證明這些有機溶劑污染事件及健康危害之因果關係，也開授流行病學概念的基本知識，包括研究設計、偏差和干擾因素以及因果推論之課程，讓審判的法官瞭解流行病學研究結果闡釋與限制。法官能夠以合理的方式裁定專家使用的方法是否遵循公認的「科學方法」。

在探討暴露是否是疾病的病因，需要先建立假說，運用流行病學研究設計觀察疾病與暴露之間是否存在相關性，另外，我們需要更進一步判別所觀察到的相關是否爲因果關係，運用因果關係判定的準則來評估因果關係，以進一步對發生的疾病提出有效的介入措施，控制及防治疾病的發生。

第一節　假說的建立

流行病學這一門科學，目的是研究特定的族群健康相關狀態或事件的分布及決定因素，並且運用這個研究結果，進一步控制及防治健康的問題。除了上述的定義，流行病學也是對人類疾病發生情況進行原始觀察（raw observation）並將其編織成有關該疾病原因的「推論鏈」的過程，在尋找疾病病因的過程，會運用現有的資料，可能是描述病人的人、時、地的分布，再運用統計分析、推論建立初步的假說。

首先以 1768 年愛德華詹納（Edward Jenner）觀察到擠牛奶的女工會患上了一種叫做牛痘的輕微疾病爲例，他觀察在天花爆發期間，該疾病似乎不會在擠牛奶的女工中傳播，這些數據是觀察結果，並非基於任何嚴格的研究，但詹納確信牛痘可以預防天花，並決定檢驗他的假設。

另外，再以尋找後天免疫缺乏症候群之病因爲例，美國疾病管制中心在發病率和死亡率周報（morbidity and mortality weekly report, MMWR）報告 1980 年 10 月至 1981 年 5 月期間，5 名年輕男性（年齡在 29 至 36 歲之間），開始出現免疫功能不全症候群的患者，他們都是活躍的同性戀者，在加利福尼亞州洛杉磯的 3 家不同醫院接受活檢證實肺囊蟲肺炎（Pneumocystis carinii pneumonia）的治療。肺囊蟲在健康人身上可能是無害的菌落，但是在免疫功能不全的病人身上就可能造成致命肺炎。肺囊蟲肺炎幾乎完全發生於嚴重免疫抑制患者；5 名既往健康且無臨床明顯潛在免疫缺陷的個體發生肺囊蟲肺炎是極度不尋常的。這些患者都是同性戀者這一事實表明，同性戀生活方式的某些方面或通過性接觸獲得的疾病與該人群中的肺囊蟲肺炎之間存在關聯 [1]。

同年七月，美國疾病管制中心也報告在 26 名男同性戀者中確診卡波西氏肉瘤（Kaposis sarcoma, KS），卡波西氏瘤是一種在美國罕見的惡性腫瘤，26 名患者的年齡範圍爲 26-51 歲（平均 39 歲）。紐約大學癌症登記處對 50 歲以下男性卡波西氏肉瘤的調查顯示，1970 年至 1979 年期間，Beilevue 醫院沒有病例，紐約大學醫院 1961 年至 1971 年期間該年齡組有 3 例病例。卡波西氏瘤主要影響老年男性（診斷時平均年齡 63 歲）。在年輕的同性戀男性中，30 個月內發生卡波西氏肉瘤病例被認爲是極不尋常的 [1,2]。

1983 年的 MMWR 報告 [3]，已經成功地從幾名 AIDS 患者的周邊血液 T 淋巴細胞中分離人類 T 細胞白血病病毒（human T-cell leukemia virus, HTLV）出來。

HTLV 核酸序列已通過 33 名 AIDS 患者中的兩名（6%）的淋巴細胞中的核酸雜交檢測到。美國國家衛生研究院於 1983 年啓動了多中心 AIDS 研究，確定 HIV/AIDS 病毒性疾病的危險因素並闡明該疾病的自然史。隨著 1996 年高效能抗愛滋病毒治療（highly active antiretroviral therapy, HAART），俗稱「雞尾酒療法」的出現，幾乎所有已經被感染的研究參與者都接受了治療，他們的免疫系統得到了重建。

一、科學研究假說建立使用的法則

科學研究假說建立多使用約翰史都華彌爾（John Stuart Mill, 1806-1873）建立的 Mill 法則，包括一致法（method of agreement）、剩餘法（method of residues）、類比法（method of analogy）、差異法（method of difference）、應變法（method of concomitant variation）。在這幾種方法中一致法、剩餘法、差異法、應變法都屬於歸納法；僅有類比法是屬於演繹法 [4,5]。

（一）一致法（method of agreement）

觀察相同的病患均出現相同一致的某種現象，因而進一步提出相同一致的條件爲致病因子的假說。例如無論是男性、女性；年輕人或長者或是不同種族，皆觀察到肺癌的病患皆一致有吸菸，因而提出吸菸造成肺癌的假說。

（二）剩餘法（method of residues）

任何現象的一部分通過先前的歸納而得知造成部分作用的結果，那麼，該現象的剩餘部分就是其餘原因的作用結果。例如發現大理石工廠的員工有聽力受損、下背痛、矽肺病等職業病。觀察他們工作的危險因子有噪音、人體工學、搬重物、粉塵等因素。而過去的研究結果已經知道噪音會造成聽力損失；人體工學搬重物姿勢不當會引起下背痛；但是矽肺病的病因並不清楚，應而在排除噪音、抬重物並非矽肺病的致病因子，建立粉塵會造成矽肺病的假設；此種就是利用剩餘法則建立假說。又如一項研究的結果估計 80% 的原發性肝細胞癌係由 B 型肝炎病毒所引起，因而推測 20% 的原發性肝細胞癌係由其他危險因子所造成，這也是剩餘法所推測建立的假說。

（三）類比法（method of analogy）

類比法是指研究現象的多數條件都和已知的另外一個現象相符合時，則已知現象中的其他條件也可能是研究對象的因或是果；因爲某疾病我們稱爲 X，其病因不清楚，但是 X 疾病的分布情形與已知疾病類似，因而推論已知疾病的致病因，可能也是 X 疾病病因的假說。陳建仁等研究發現無機砷的長期暴露既會誘發多重器官的癌症，也會導致動脈粥樣硬化。已知癌細胞爲單株增生，因而推測無機砷引起動脈粥樣硬化，是透過血管的中膜平滑肌細胞之單株增生的作用所造成 [4,6]。2003 年 3 月 SARS 爆發流行，科學家曾經根據病人類似非典型肺炎的症狀，嘗試從退伍軍人菌（Legionella）、黴漿菌（Mycoplasma）、披衣菌（Chlamydia）等現存非典型肺炎的病原中去尋找這種新興疾病的病原。這種檢驗研究假說的方法，符合 Mill 法則中的類比法（method of analogy）建立研究假說。

（四）差異法（method of difference）

觀察某現象有、無發生，除了某因素不同，其他的所有條件的分布都要相同。如果有發現兩個社區的民眾霍亂死亡率不同，研究者收集兩個社區的年齡、性別以及職業分布，均沒有發現明顯的差異；居民的飲食習慣與生活型態也極爲類似。唯一看到的差異就是飲水供應來源的不同，另外看到其中一個社區之供水的水源附近不乾淨，因此提出水源與霍亂有關的假說，這就是差異法。

（五）應變法（method of concomitant variation）

此法則又稱爲共同因子差異法，而且這個疾病率的高低會因假說的因子的量而變化，而有劑量效應之關係。「吸菸量愈高，肺癌危險性愈大」，血壓値越大中風的機率也越高；此假說屬於 Mill 的共同因子差異法，此方法屬於定量而非定性。

第二節　關聯與因果

一、暴露變項與疾病變項的關係

在其他章節會討論將流行病學研究設計比如橫斷性研究、病例對照研究、世

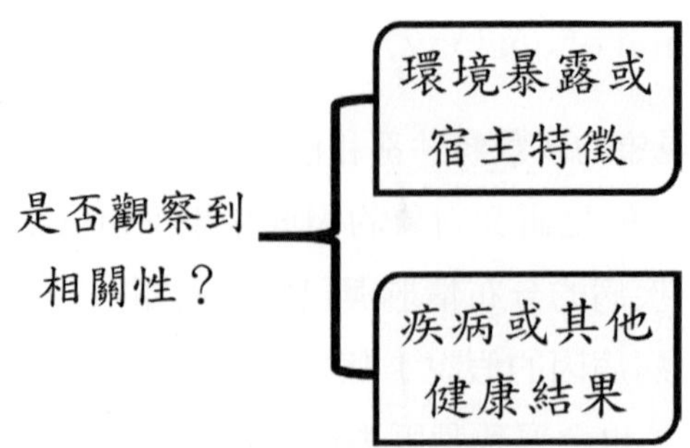

圖 4-1：確定暴露與疾病之間是否存在關係（association）

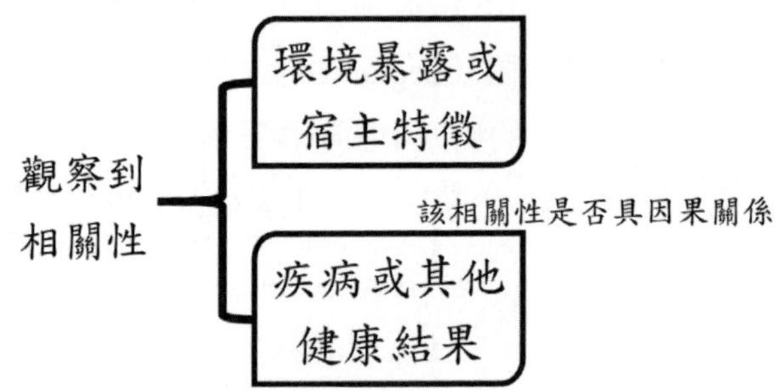

圖 4-2：確定暴露與疾病（健康結果）之間是否存在因果關係

代研究設計用於確定暴露與疾病或是健康結果之間是否存在相關（圖 4-1）。然後，在其他的章節討論了不同類型的相關指標用於定量表達暴露與疾病或是健康結果風險的關係；如果確定暴露與疾病相關，那麼下一個問題是觀察到的關聯是否反映了因果的關係（圖 4-2）。

在歷史曾發生的災害，流行病學家會使用所觀察到的現象及資料數據進行描述分析，分成爲有暴露的人群，另外也選擇沒有同樣暴露作爲對照組來進行比較，例如包括 1984 年在印度博帕爾的一家農藥製造廠受到毒氣洩漏災難影響的人，以及 1945 年投在日本廣島和長崎兩個城市的原子彈，針對兩個城市的居民的輻射暴露與健康危害之探討 [7]。如果沒有上述之災害發生，若我們對某種物質是否對人類造成健康效應感興趣，研究該物質影響的第一步可能是使用活體試驗，讓小鼠等動物在受控制的實驗室環境中接觸化學物質。儘管此類動物研究爲我們提供了精確控制暴露劑量和其他環境條件以及遺傳因素的機會，但在研究結束時，對於資料的解釋與運用面臨著跨物種，從動物到人類之數據外推的問題。而且，在動物試驗時都會使用較高的劑量來進行，從高劑量推估到低劑量也同樣會有外推的問題；在人類身上看到的某些疾病既沒有在動物身上發生，也沒有在動物身上產生。將動物劑量外推到人類劑量也很困難，而且物種的反應也不同。因此，儘管此類毒理學研究可能非常有用，但對於動物研究結果是否可以推論到人類仍然存在令人不確定性。另外還可以使用 in vitro 體外系統，例如細胞培養或器官培養。然而，由於這些是人工系統，會再次面臨從人工系統外推到完整人類有機體的困難。

在執行人類研究時候，研究的順序在最初的步驟納入有病個案的觀察，通常臨床醫師最先在臨床看診容易收集到這一種資料，或是集合所有相關的病例進行分析，例如前例後天免疫缺乏症候群之病因探索同性戀者之免疫功能不全症候群的患者病例報告。建立假說接著使用與流行病學相關的研究設計，例如病例對照研究法或是世代研究法，來判定暴露與疾病之間是否有相關性以及是否存在因果的關係。

如果病例對照研究所得到的結果，發現哪種暴露是可能的致病因子，接著會進行世代研究法來驗證，例如比較吸菸者與非吸菸者並確認得到肺癌的風險有何差異。儘管理論上，最後使用隨機試驗的設計方法來進行驗證暴露與疾病之因果關係，不過隨機臨床試驗會因爲倫理的因素，不會運用致癌物或是有害物質的讓受試者暴露；往往僅用在對於受試者有益的介入因子（暴露）進行研究。

在暴露與疾病的因果關係時序上，會利用流行病學者不同研究設計來探討，追蹤型研究會受到疾病潛伏期不確定的影響。回溯性的研究設計者會有累積暴露量難以估算的問題，應而在相關的計算，可以利用相對危險性可歸因危險性和相差危險性危險、勝算比來作爲疾病與暴露的相關指標，然而回溯性的研究，只能用勝算比來估算疾病與暴露的相關，或是進一步利用相對勝算來估算相差危險百分比。

在進行世代研究或是病例對照研究所觀察到的相關時，必須瞭解這一種相關到底是眞的相關還是假的相關。對於疾病病因提出猜測所建立的假說，經過流行病學研究設計實際進行資料收集與統計分析後，如果發現暴露與疾病有統計相關的假說，才有機會被接受爲病因，否則應該被否證，但是即使有統計相關的假說，也必須要釐清可能是假相關或稱爲人爲相關，這種假說中的病因並非疾病的暴露因子假說應該推翻。

如果觀察到的關聯是眞實的，它是因果關係嗎？圖 4-3 顯示了一種因果關係：觀察到暴露（Exposure）與健康結果（Health outcome）的關聯，健康結果可以是疾病的發生，也可以是疾病惡化、或死亡事件。暴露導致疾病發展，如箭頭所示。圖 4-4 顯示了觀察到的暴露和疾病的相同關聯，但它們之所以相關，只是因爲它們都與第三個因素相關，這裡稱爲因素 X。這種相關是干擾的結果，是一種非因果關係。圖 4-4 可以看到干擾因子與暴露是用雙箭頭方式表示，兩者的關係可能是非因果或是因果關係：但是干擾因子與疾病則是因果的關係，以單箭頭表示方向性；干擾因子不能是暴露與疾病的中間變項（中介變項）(intermediate variable, mediator)。如前所述，潛在的干擾因素不應該是疑似危險因子和結果之間因果關係路徑中的中間變項。舉例來說研究者想探討輪班工作與憂鬱之關係，但是輪班工作會引起睡眠剝奪；此外，睡眠剝奪會導致憂鬱。睡眠剝奪即是探討輪班工作與憂鬱或是自殺意念關係之中介變項，在資料分析可以使用徑路分析（path analysis）的結果顯示，透過睡眠剝奪的間接影響輪班工作對憂鬱之關係。第 12 章會詳細地討論干擾因子。

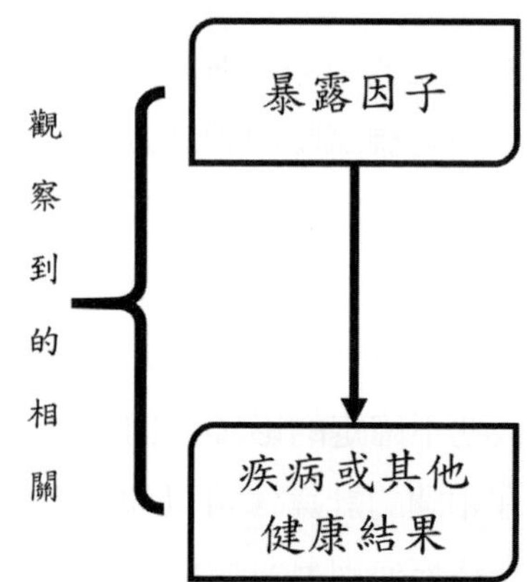

圖 4-3：觀察到暴露與疾病或是健康結果的關係是因果關係

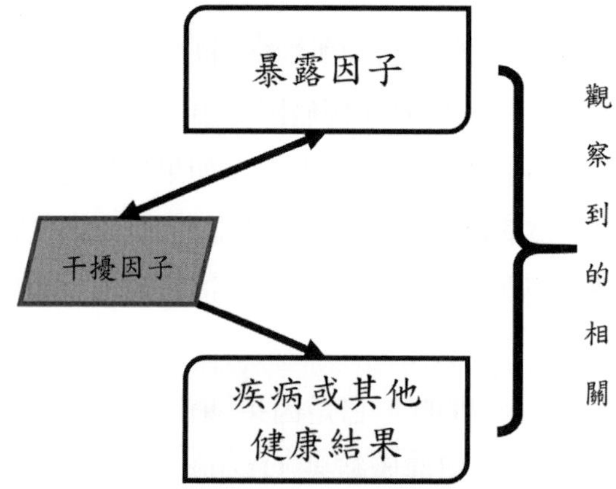

圖 4-4：觀察到暴露與疾病或健康結果的關係非因果關係，是因為干擾因子所造成

在流行病學研究，除了探討主要的暴露與結果之關係，會有另外的暴露因子存在；如果存在兩個以上的暴露因子，皆會與結果有因果關係，會因為其中一個暴露因子存在對結果作用產生不同的影響，這兩個暴露因子就會存在交互作用（interactive effect）；兩個暴露因子彼此互為修飾因子（modifying factor）。例如 B 型肝炎病毒感染會導致肝細胞癌，黃麴毒素的暴露也會造成肝細胞癌，研究也發現以 B 型肝炎表面抗原陽性作為 B 型肝炎病毒感染指標，相較於 B 型肝炎表面抗原陰性，得到肝細胞癌的風險為 7.3 倍，單獨有暴露黃麴毒素相較沒有黃麴毒素暴露得到肝細胞癌的風險為 3.4 倍；同時有 B 型肝炎病毒感染及黃麴毒素共同暴露，得到肝細胞癌的風險增加為 59.4 倍 [8] 。這樣的交互作用稱為協同性的交互作用，有關進一步協同性的交互作用是相加性或是相乘性，請見交互作用章節介紹。第 13 章會詳細地討論修飾（交互作用）與中介分析。

二、統計相關（statistical correlation）

如圖 4-5 所示，相關的類型可以分成有 、無統計相關，如有統計相關則需要進一步釐清是屬於眞正的因果關係，或者只是次級相關，還是假相關。在生物醫學領域，無論是基礎或是臨床醫學研究，皆會使用生物統計學中適合的統計方法進行資料之分析，除了估算相關指標的數值大小，還要運用統計考驗所得到之 P 值來檢視是否具統計的顯著意義，進行統計考驗時會先假定暴露因子與疾病間並無相關存在，這就是所謂的虛無假設（null hypothesis）；在虛無假設成立的狀況下，計算相關指標此一觀察值的機率數值 P 之大小；針對生物統計考驗，普遍設定會以 $\alpha = 0.05$ 作為達到顯著意義的水準，如果機率 P 數值很小，小於所設定的 0.05，這就表示在虛無假說成立的狀況下，觀察到該相關指標數值的可能性非常低，所以虛無假設必須被推翻；而認定對立假設（alternative hypothesis）是正確的。如果前述的虛無假設觀察到的相關指標數值發生的機率大於 0.05，就不會推翻虛無假設，即認定暴露因子與疾病間並無相關。

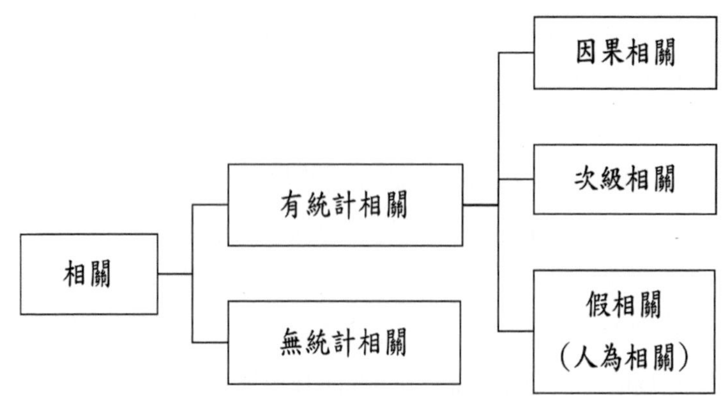

圖 4-5：相關的類型區分為有、無統計相關及因果相關、次級相關或假相關

在流行病學中的相關指標會用相關性指標相對危險性（relative risk）或是勝算比（relative odds, odds ratio）來描述暴露（因）與疾病（果）的關係，此一相關的數值可以是用點估計來表示，也可利用區間估計來計算相對危險性或是勝算比的 95% 的信賴區間（95% confidence interval），區間估計優於點估計來檢視有無統計的顯著意義；另外，在流行病學相關研究也同樣可以看到用粗相對危險性（crude relative risk）或是粗勝算比（crude relative odds, odds ratio）初步描述暴露（因）與疾病（果）的關係。再者，會更進一步運用多變項迴歸，如依變項是連續變項之線性迴歸、依變項是二類變項之邏輯式迴歸、存活分析之 Cox Proportional hazard 迴歸、依變項是含人時之發生率之 Poisson 迴歸，得到校正干擾因子後的調整的相對危險性或勝算比。

三、次級相關（secondary association）

次級相關是指如果事件 A 與事件 B 有統計相關，事件 A 與事件 C 不僅有統計相關且是因果關係；事件 A 的改變會造成事件 B 與事件 C 的改變；並且事件 B 與事件 C 有統計相關，所以事件 B 與事件 C 並無因果關係存在；兩者的關係是屬於次級相關。

例如喝酒習慣（事件 B）與肺癌（事件 C）之間存在統計關係，這也是次級相關的例子；飲酒習慣（事件 B）之所以與肺癌會有關係，其解釋是因爲有吸菸習慣者，通常也會有喝酒的習慣，因此呈現統計相關；但是吸菸才是肺癌的病因，所以飲酒習慣與肺癌之間的統計關係是次級相關不具有因果關係（如圖 4-6）。

以霍亂是空氣污染源或是水源污染之水媒疾病作爲例子，在本章引言中談到當時的政府及醫療人員普遍認爲霍亂是吸入不潔空氣所造成，威廉法爾提出居住所在地的高度與霍亂的流行（事件 C）有關，離海平面越高的地方，空氣越乾淨，而離海平面越近之處的空氣越髒，越容易罹患霍亂的瘴癘說，此例居住地海拔爲事件 B；而約翰史諾是率先懷疑臭氣理論（瘴癘說）的人，收集證據提出霍亂的起因與飲用的水源（事件 A）有關，所以居住地海拔（事件 B）與霍亂發生率（事件 C）之間的統計關係是次級相關不具有因果關係（請見圖 4-7）。

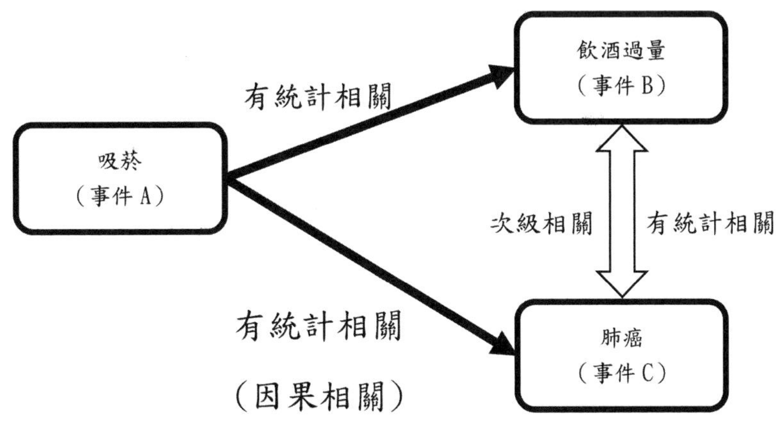

圖 4-6：吸菸和飲酒過量與肺癌發生的關係

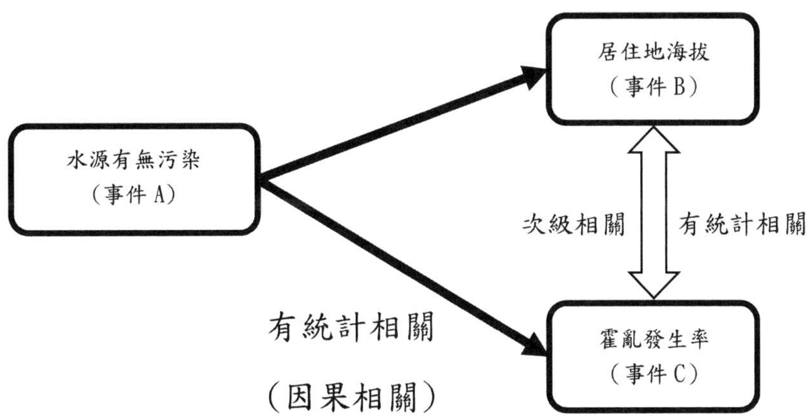

圖 4-7：水源有無污染和居住地海拔高度與霍亂發生的關係

四、人為相關或假相關（artifactual or spurious association）

人爲的相關或假相關可以是因機會或研究方法的偏差所產生的相關。偏差（bias）是一種系統誤差，它與隨機誤差（random error）不同，偏差並無法隨著樣本數的增加而減少；偏差可以發生在資料收集階段、分析階段、解釋、發表階段或文獻回顧的任何步驟，可能導致與事實有系統性差異的結論。這些偏差可能是選樣的偏差（selection bias）或是資訊偏差（information bias）（有關偏差的詳細內容請見後面章節的介紹）。

例如研究想探討吸菸喝酒嚼檳榔之危險因子與口腔癌的關係，運用病例對照研究法的設計，在資料收集的過程中，如果需要訪員進行調查病例組與對照組有無吸菸、喝酒、嚼檳榔的習慣；我們可能需要訓練訪員以及運用盲樣訪視（blind interview）的方法來避免訪視員知道受訪者是病例或是健康人，消除可能發生的調查偏差。例如訪視員在訪問病例與健康對照組研究對象，比較努力促成病例組回憶其家族的肺癌史，但並不會努力詢問對照組之家族病史；這樣的結果就會發現家族史與肺癌發生有統計的關係；這樣的差別訪視相關就是假相關。

第三節　因果關係

因果關係（causation）的類型可以分成是直接或是間接的關係，在直接的因果關係中，危險因子可以直接引起疾病並不需要有中間的步驟，在間接的因果關係中，危險因子必須透過一個或是數個的中間步驟才可以引起疾病，請見圖 4-8。

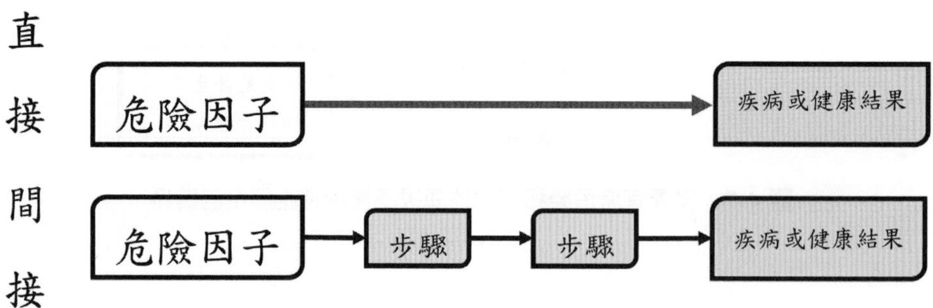

圖 4-8：因果關係的類型可以分成是直接或是間接的關係

一、因果關係的種類

如果是因果關係，則有四種可能的類型：

（一）必要且充分因子（necessary and sufficient cause）

在第一類因果關係中，必要且充分因子與疾病是一種一對一的關係，一個因素是產生疾病的必要和充分因素；沒有那個因素，疾病就不會發展（這個因素是必要的），而在那個因素存在的情況下，疾病總是會發展（這個因素就充分足夠了）；這種情況很少發生。在大多數傳染病中，有很多人會暴露，其中一些人會表現出這種疾病，而另一些人則不會。肺結核患者的家庭成員並非一律從指標病例中感染該病。如果假定暴露劑量相同，則其他一些因素例如免疫狀態、遺傳易感性等因素特徵可能存在差異，這些因素就會影響誰患該病和誰不患該病的結果。

（二）必要條件但非充分因子（necessary but not sufficient cause）

在必要但非充分的因子這一種模式，每一個因子都具備必要性，結果發生一定要有該因子，但單獨存在並不足以引起疾病；在傳染性疾病，病源是傳染病的必要但非充分因子。例如肺結核這一種傳染性疾病，肺結核桿菌顯然是一個必要條件，可是即使感染肺結核菌，也不一定會得到肺結核；所以肺結核桿菌是得到肺結核的必要條件但非充分因子。

（三）充分但非必要的因子（sufficient but not necessary cause）

在這個模型中，某個因子存在時，疾病一定會發生，這個因子就稱爲疾病的充分因子，此因子單獨的因素可以產生疾病，但其他單獨作用的因素也可以（圖4-9）。舉例來說，輻射暴露或苯暴露都可以導致白血病，輻射暴露或苯暴露可以在沒有另一個存在的暴露情況下產生白血病。然而，即使在這種情況下，並不是每個經歷過輻射或苯暴露的人都會罹患此癌症，因此儘管這兩個因素都不是必要的，但其他輔助因素可能是必要的；幾乎沒有任何物理、化學會使疾病一定發生，因此，充分因子在流行病學領域是相當少見的。

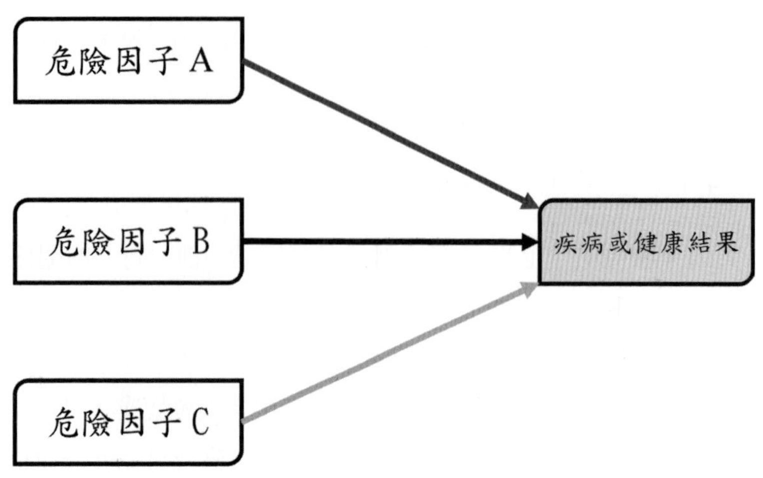

圖 4-9：充分但非必要的因子之因果關係

（四）非充分也非必要的因子（neither sufficient nor necessary cause）

大多的因子其與疾病的關係都是屬於這一類非充分也非必要。舉個例來說，吸菸會導致肺癌，但是並非有吸菸的人一定會發生肺癌，肺癌也不一定是吸菸才會發生造成，肺癌也可能是氡氣、廚房油煙、戶外空氣污染所造成。另外一個例子，高脂血症這一個因子對於心肌梗塞的關係爲一非充分非必要致因（即促成致因）；具有代謝症候群者已被證實比較容易罹患心血管疾病，但是具有代謝症候群者並非都會罹患心血管疾病。肥胖、高血脂、高血壓、高血糖等指標爲判定代謝症候群的條件，然而沒有這些因子者也有可能會罹患心血管疾病。因此，這些因子是心血管疾病的促成致因（contributing causes）；同樣例子，發生冠狀動脈心臟病（coronary heart disease, CHD）的不同患者，危險因素群也通常不重疊一樣。例如，如果個人有吸菸習慣、糖尿病病史和低高密度脂蛋白（HDL）或高膽固醇血症、高血壓和缺乏身體活動的組合等暴露因子，他們可能會罹患冠狀動脈心臟病；這些冠狀動脈心臟病風險因素中的因子每一個都不是充分的，也不是必要的（圖 4-10）。

羅斯曼（Rothman）曾提出了一個與圖 4-10 一致的模型，在這個模型裡疾病是由多個成分因子（component causes）組成的圓餅圖，代表充分因子（sufficient cause），又稱爲因果派模式（causal pie model）。因此，充分因子實際上是一組成分因子。這是一個更複雜的模型，它可能最準確地代表了在大多數慢性病中作用的因果關係。例如用羅斯曼定義的動脈粥樣硬化疾病的兩個「充分原因」的假設示意圖，可以看到圖 4-11 左與右圖都是充分因子，每一個充分因子都是由一系列風險因素（成分因子）形成 [9]。

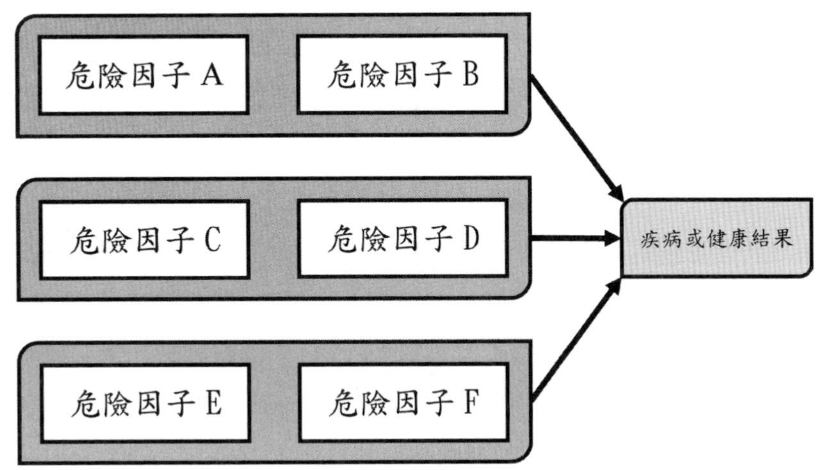

圖 4-10：非充分且非必要因子之因果關係

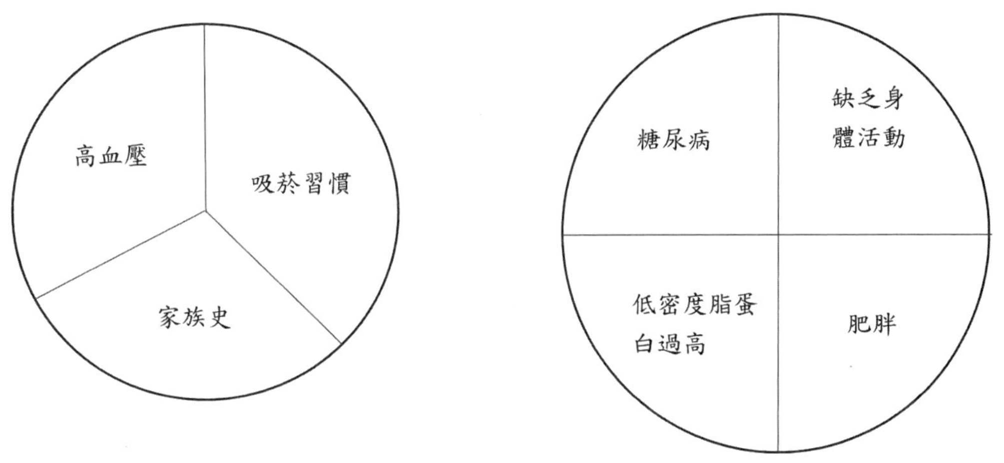

圖 4-11：左圖與右圖，為冠狀動脈心臟病與不同危險因子組合而成之充分因子

二、因果關係原則演進與建立

1876 年柯霍（Koch）根據 Henle 提出著名的柯霍假說（Koch's postulate），描述疾病與微生物的關係，包括下列幾項：

1. 感染疾病的動物體內必定有某種致病微生物的存在，健康動物體內則不會有。
2. 從患病的動物體內可以分離出致病微生物。

3. 把分離出的致病微生物培養後卻接種到實驗的動物身上會發生相同的疾病。
4. 人工接種的方式到動物體內可以再次分離出同樣一種致病微生物。

這個假說運用在傳染性疾病非常有用；但是，在 20 世紀中葉非傳染性疾病變得越加盛行與重要，出現了運用此一假說的問題，即在通常不是傳染源的疾病中，沒有辦法在動物身上培養出生物有機體，找到可以代表的因果關係證據。

1965 年，奧斯汀布拉德福德希爾爵士（Sir Austin Bradford Hill）向新成立的職業醫學科發表了首任理事長演講，該演講發表在《皇家醫學會學報》上。希爾指出如果沒有確定哪些職業危害最終導致疾病和傷害的依據，如何能夠有效地實施預防性職業醫學？希爾問道：「在什麼情況下，可以從觀察到的關係，轉變爲對因果關係的判斷？」希爾接著提出了評估傳統流行病學數據的九個「關聯」。這些已成爲流行病學因果推斷的基本原則，通常被稱爲 Bradford Hill 標準。希爾在他的演講中談到的九個關聯（相關的強度、一致性、特異性、時間性、生物梯度、合理性、連貫性、實驗和類比）已被用於評估職業、環境暴露以及疾病結果之間的假設關係 [10]。

美國衛生署長（US Surgeon General）關注吸菸與肺癌之間可能存在的關係，也任命了一個專家委員會來審查證據，以下也顯示因果關係準則。

三、因果關係判定準則

在探討疾病的致病因子時必須要先建立假說，再檢定危險因子和疾病是否有統計相關，在統計所用的相關（correlation）一詞，可以使用相關係數或是迴歸分析來描述探討自變項與依變項的關係。流行病學所探討的相關（association），強調的是暴露（因）與疾病（果）的關係，因而會使用流行病學的研究設計，這些研究設計著眼於資料收集時，疾病與暴露資料收集時間點或是先後次序來分，有橫斷性研究法、病例對照研究法、世代研究法、實驗性研究；上述的研究設計，各有優缺點包含是否符合因果關係判定時序性此一必要條件之限制。所以在探討暴露（因）與疾病（果）的關係，會用相關性指標如相對危險性（relative risk）或是勝算比（relative odds, odds ratio）來描述此一關係數值大小與方向性，表明關係的強度是危險因子或是保護因子。不管是流行病學用的相關（association）或是生物統計所用的相關（correlation），都不意味是因果關係（causation），而是提供繼續進行更多的研究動機，鑽研暴露（因）與疾病（果）的眞正因果關係之探討。

(一) 相關合理的時序性 (temporal relationship)

這是因果關係判定準則的必要條件，必須要暴露 (因) 在先，疾病 (果) 發生在後，除了先後的關係，還需要合理的時間讓疾病發生，這個合理的時間在傳染病需要有致病原的暴露及潛伏期 (incubation period)，讓病原在體內繁殖。在慢性病如職業性癌症的發生，需要暴露化學物質有足夠的誘導時間 (induction period)，方能在體內對細胞造成不正常的增生。因果關係具有方向性或時序性而且兩者發生的時間間隔要大於疾病的潛伏期和誘導期。

在暴露與疾病的因果關係時序認定上，我們會利用流行病學不同研究設計來探討。有關追蹤型研究會受到疾病潛伏期不確定的影響，在回溯性的研究設計者則會有累積暴露量難以估算的問題，所以在相關的計算我們可以利用相對危險性、可歸因危險性、相差危險性或是危險勝算比來作為疾病與暴露的相關指標；然而回溯性的研究只能用勝算比來估算疾病與暴露的相關，或是進一步利用相對勝算來估算相差危險百分比。

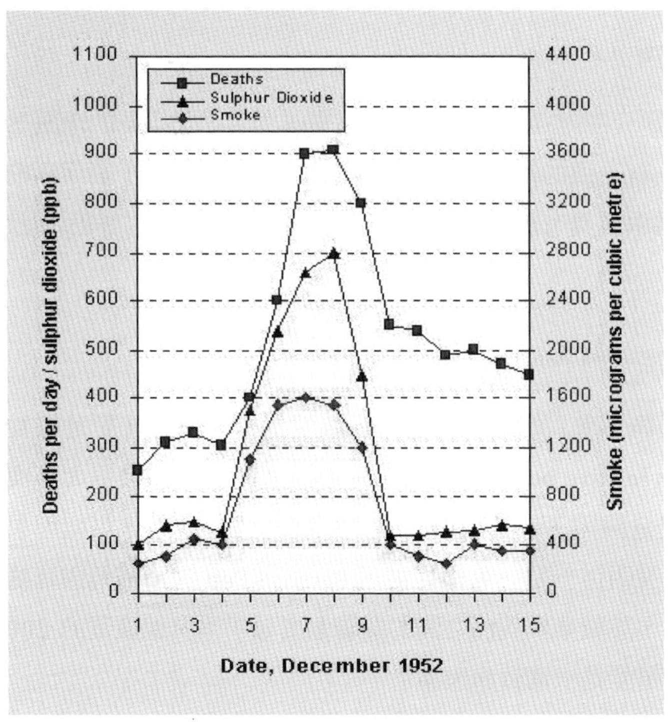

圖 4-12：1952 年倫敦大霧倫敦每天空氣中粒狀污染物的平均濃度與死亡人數之關係

資料來源：http://www.portfolio.mvm.ed.ac.uk/studentwebs/session4/27/greatsmog52.htm 。

圖 4-12 顯示了 1952 年 12 月初倫敦每天的死亡人數和空氣中粒狀污染物的平均濃度。粒狀污染物濃度上升後死亡率上升，隨後粒狀污染物濃度下降後死亡率下降的模式強烈支持了由於空氣污染的增加，死亡率也增加。這個例子顯示了使用生態學數據來探索時序關係。進一步的調查顯示，死亡率的增加幾乎完全由呼吸和心血管死亡組成，並且在老年人中最高。

（二）劑量效應關係（dose-response relationship）

在流行病學中暴露與劑量常常被混用，然而在環境職業領域中則有清楚的定義；暴露通常是指人體的屏障比如皮膚、呼吸道、或消化道接觸到這些污染物，外在環境污染物濃度可以是空氣中、水中或是食物中毒性物質濃度，劑量是指上述所指空氣、水、食物穿過人體外在屏障進入到人體的濃度。在探討劑量效應關係時，暴露與劑量皆可以作爲暴露指標，劑量效應的關係可能是一個線性關係；也有可能是指數型的關係或是呈現 J 型曲線，也可能是有閾值（threshold）的線性關係。研究人員常會運用統計趨勢檢定此劑量效應是否呈現統計顯著意義。

（三）相關的一致性（correlation consistency）

科學的證據需要不同的研究團隊運用不同的流行病學研究方法在不同的地區、不同的人群作爲研究對象，有一致的研究結果。針對某假說中致病因子與疾病的關係進行否證，均一致因爲兩者具有統計相關而否證失敗，則該假說中病因與疾病的因果關係當更爲確立。

（四）相關的強度（strength of association）

在探討暴露（因）與疾病（果）的關係會運用相關性指標，例如相對危險性（relative risk）或是勝算比（relative odds, odds ratio）來描述此一關係數值大小與方向性，表明關係的強度是危險因子或是保護因子。相關的強度越大，可能因果關係的程度也會越高。爲了說明這一點，希爾提供了 Percival Pott 在清掃煙囪時檢查陰囊癌發病率的經典例子，該職業與疾病之間的關聯強度幾乎是其他職業的 200 倍，導致人們確定煙囪煙灰可能是一個致病因素。

（五）相關的特異性（correlation specificity）

相關的特異性指的是疾病的發生原因歸因於少數的危險因子，甚至是單一的危險因子，如果特異性是發生的原因，甚至是造成疾病的一對一關係，就可以說該發生的原因是疾病的必要充分因子。暴露與結果如果存在特異性，越有可能是因果關係。所以相關的特異性雖然可以支持因果關係，可是在判定因果關係的時候，如果不存在相關的特異性也不能排除因果的關係。

（六）生物的贊同性（biological plausibility）

如果找到危險因子與疾病有相關，並且在目前的科學知識可以找到支持的生物醫學證據，則因果關係的相關可能性就會更大；但是沒有找到符合現有的知識也不能完全排除因果相關的可能性。在生物醫學知識可能需要基礎與臨床相關的知識研究證據來做支持，例如 in vitro 細胞實驗，讓細胞暴露有害的物質瞭解細胞層次的變化提供可能的生物機轉，另外可以運用動物實驗如大鼠、小鼠、兔子，在活體的動物看到同樣暴露，在相同的實驗室條件，是否可以看到造成相同的結果和疾病。以吸菸與肺癌的關係爲例，吸菸會有致癌物質產生，我們可以分析香菸煙霧中的化學成分以及讓實驗動物同樣進行吸菸的暴露，讓實驗結果證實實驗動物也會有肺癌的發生。

（七）排除人為假相關確認是真的因果關係

在得出結論認爲觀察到的暴露與結果之間的關聯是眞正的因果關係之前，應該要排除至少以下問題，因爲這會造成人爲假相關：

1. 觀察到的關係可能是由於選擇和追蹤受試者的方式，或從他們那裡獲得訊息方式的系統錯誤（偏差）所得到的結果嗎？簡單來說要排除選擇性的偏差或是資訊偏差。
2. 會不會是機率所造成？
3. 可能是由於在分析中未測量或考慮的第三個子因（干擾因素）的分布存在組間差異嗎？
4. 最後，觀察到的關聯就可能是因果關係。

四、因果關係判定的實例與運用

以下利用三個例子說明流行病學假說的確立以及因果關係推論的實例，闡述在不同歷史時空背景所發生的健康事件，這些學者專家在不同健康事件根據自己的初步觀察所建立的假說、因果關係推論或是在疾病防治推出有效的介入措施，控制及防治疾病的發生。

(一) 霍亂病因的探討

19 世紀的英國倫敦是霍亂橫行的時代，倫敦的人口加倍成長，老舊污水系統不敷使用，這些陰溝與導水管原來的功能是用來排放雨水，不是用來排放川流不息的廢物與污水，加上一種新發明的抽水馬桶讓這個狀況每況愈下，老舊的排水系統連結倫敦的河川，當傾盆大雨落下時這些下水道就無力接納額外增加的污水量，於是污水回流至住屋的排水管，淹沒住家的地下室，沒有實際可行的方案可以將污水排出倫敦之外。這段時間霍亂正在流行，人們相信是天空的一層濃霧在散播這些疾病，稱此現象爲臭氣瘴癘（Miasma），該學說認爲霍亂或黑死病是因爲 "Miasma" 所引起。Miasma 代表希臘文「污染」的意思，連南丁格爾與其他醫療相關官員，包括威廉法爾（Willian Farr，生命統計的專家）也認爲這股臭氣存在於四周，氣味都是病源，這個假說根據他的觀察建立（請見表 4-1）。他觀察倫敦 1948-1949 年每十萬居民居住地距離海平面的高度（英尺）與霍亂死亡之關係，從表中可以看到隨著住家距離海平面的高度（英尺），因霍亂死亡的人數也隨之增加。

表 4-1：倫敦 1948-1949 年每 100,000 居民居住地距離海平面的高度（英尺）與霍亂死亡之關係

距離海平面的高度（英尺）	死亡數目
<20	120
20-40	65
40-60	34
60-80	27
80-100	22
100-120	17
340-360	8

對於霍亂的恐懼，在當時對於霍亂是什麼？它是一種細菌、一種昆蟲、一股臭氣，還是一種電波干擾？是臭氧出了問題，還是人體內部腸道穢物引發病變？經過種種猜測依然沒有結論。霍亂重挫維多利亞時代優秀的醫師，但是蘇活區的一名醫師約翰史諾（John Snow）是率先懷疑臭氣理論的人，史諾是麻醉學與流行

病學的先驅，他也收集證據提出對霍亂起因的看法，然而有些人卻認爲史諾這套飲水傳播理論太過荒謬，因此當史諾呈報給衛生當局的官員時立刻遭到駁回，投不信任票的人包括法爾。法爾沒有辦法接受他的說法，史諾認爲舒活地區幫浦飲水水質只是幫兇，因爲霍亂是由街上有毒的氣體造成，儘管遭到官員們的反對，史諾還是成功的將布洛德街上的幫浦把手移除，短短幾天內這個疾病就從當地消失匿跡。但他並沒有停止調查，他利用這次疫情爆發來研究霍亂傳播的途徑。史諾利用地圖將 8 月 19 日至 9 月 30 日間圍繞在幫浦附近的 Golden Square、St. James 及 Berwick Street 的 616 件死亡病例描繪出來，霍亂病例的分布與幫浦供水來源利用點圖（spot map）描繪如圖 4-13。另外，他也按照不同供水公司及使用家戶數與霍亂病例死亡數、死亡率的分布（表 4-2）進行分析，可以看到南華克和沃克斯豪爾公司（Southwark and Vauxhall Co.）相較其他兩家供水公司有較高的死亡率 [11]。

同樣時代，1856 年約瑟夫巴扎爾蓋特（Joseph Bazalgette）（1819-1891）擔任倫敦工程委員會設計新下水道系統，他的任務是以工程改善的辦法，讓廢污水不會排到泰晤士河；利用山谷的地形以及重力的原理設計將污水排放到倫敦這個大都會外面，這個下水道工程影響後來倫敦的現代化，也無心插柳讓霍亂的疫情得以有效的控制 [12]。

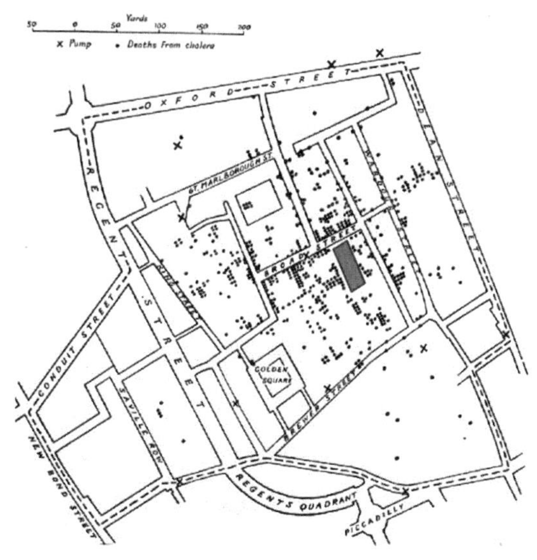

圖 4-13：John Snow 利用點圖描繪霍亂病例的分布與幫浦供水來源

表 4-2：不同供水公司及使用家戶數與霍亂病例死亡數、死亡率的分布

Water Supply	Number of Houses 家戶數	Deaths from Cholera 霍亂死亡數	Deaths per 10,000 Houses 死亡率
Southwark and Vauxhall Co.（南華克和沃克斯豪爾公司）	40,046	1,263	315
Lambeth Co.（蘭貝斯公司）	26,107	98	38
倫敦其他區域	256,423	1,422	56

（二）烏腳病病因的探討

烏腳病（Blackfoot disease）與飲水中砷的關係

臺灣南部布袋、學甲、義竹、北門等四個鄉鎮居民（請見圖 4-14），從 1950 年代以來發現許多會導致腳趾變黑壞死的周邊血管疾病。

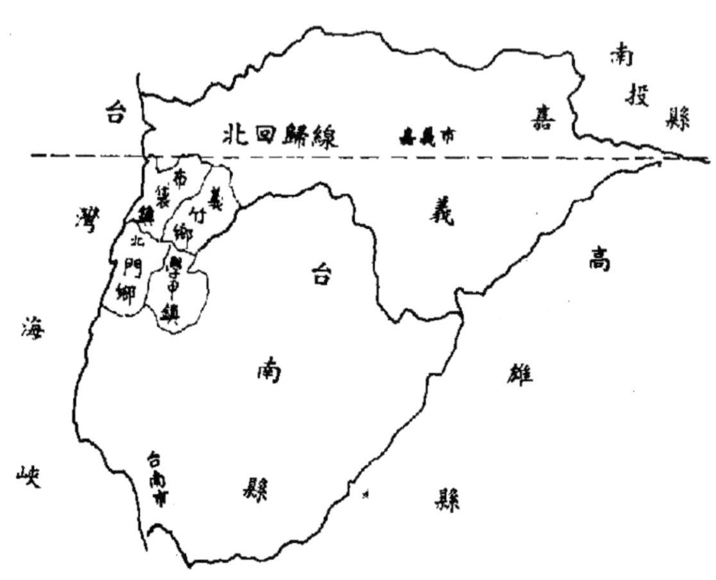

圖 4-14：臺灣烏腳病流行區域圖

陳拱北（Chen, Hong-bei）（1917-1978）與吳新英兩位教授針對烏腳病之流行病學研究，探討飲水源與烏腳病之關係，該研究著重於調查臺南、嘉義兩縣流行鄉鎮的地河井 331 個、鼓井水及地上水井 575 個，與 372 名烏腳病患者的飲水源關係探討 [13]。

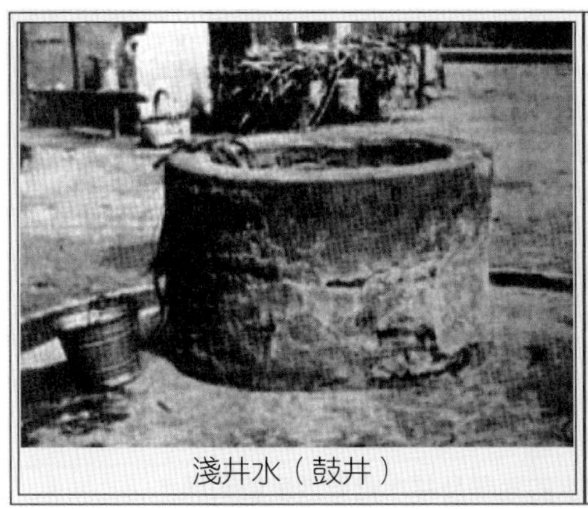
淺井水（鼓井）

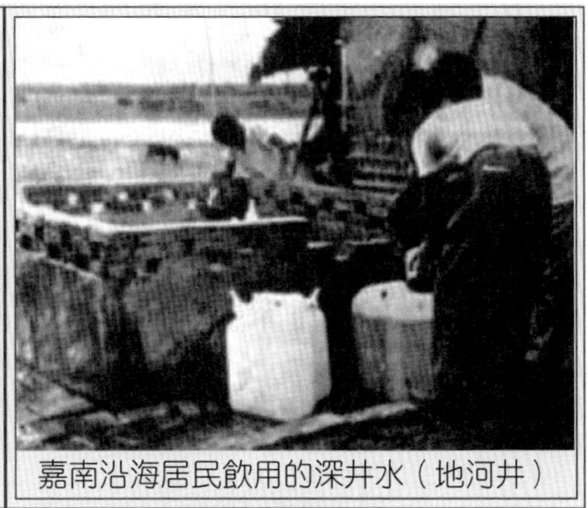
嘉南沿海居民飲用的深井水（地河井）

圖 4-15：烏腳病流行地區使用之淺井水與深井水之樣貌圖

資料來源：http://www.blackfoot.org.tw/know/know.html 。

研究發現使用地河井水的區域，烏腳病患病率高，使用鼓井水及地上水的區域並沒有發生烏腳病的個案，因而提出「烏腳病發生和地河井水有密切的關係」的假說。再進一步的調查可證實，在這五個鄉、鎮中使用河井水有烏腳病患者的比率在 8.3% 至 78.3% 之範圍，但是沒有一個患者發生在使用鼓井水及地上水的區域（表 4-3）。研究人員檢視臺灣有關烏腳病的研究文獻，認為地河井水來源是最主要的環境因子。兩位教授建議地方或省政府與衛生機關預防烏腳病最有效的方法應該早期設置有地上水和鼓井水為水源的自來水廠，或由地方裝置導水管代替地河井水的使用。

表 4-3：飲用水來源和不同地區病患的關係

鄉鎮	自流井			淺井			地表水			盛行率（‰）
	總數	有病例的井數	罹病率	總數	有病例的井數	罹病率	總數	有病例的井數	罹病率	
北門	46	36	78.3	9	0	0	2	0	0	5.57
學甲	71	36	50.7	148	0	0	0	0	0	3.87
布袋	129	34	26.4	81	0	0	0	0	0	2.02
義竹	73	11	15.1	250	0	0	0	0	0	0.64
下營	12	1	8.3	87	0	0	0	0	0	0.14
合計	331	118	35.7	575	0	0	0	0	0	2.10

曾文賓教授也於 1977 年發表砷對皮膚癌和烏腳病的影響及劑量反應關係之研究，他發現皮膚癌和烏腳病發生率隨著年齡的增長而上升，烏腳病的發生率隨著井水中砷濃度的增加而上升，並且烏腳病與井水飲水之期間（duration）呈現劑量反應關係（請見表 4-4）。此外，患者功能永久性損傷的程度與飲用砷水的持續期間以及發病時飲用的持續時間直接相關。皮膚癌和烏腳病病患者最常見的死因是多部位癌。美國環保署引用曾文賓教授的研究數據，修定飲用水的砷含量標準爲 50 ppb 。

表 4-4：烏腳病發生率與飲用含砷水的期間及井水含砷濃度的關係 [a]

飲用含砷水的期間（年）	烏腳病發生率			
	低砷（0-0.29ppm）	中砷（0.30-0.59ppm）	高砷（>0.60ppm）	合計
<20	7	41	36	84
20-39	15	101	78	194
>40	77	284	164	525
Total	99	426	278	803

[a] $\chi^2 = 11.53$, n = 4, $0.025 < p < 0.01$.

陳建仁教授等人也根據 1973 年至 1986 年觀察到的 899,811 人年，分析了烏腳病流行區居民的癌症死亡率 [14] 。研究人群根據飲用水中的砷含量分爲三個層級（0.30 ppm 以下 、0.30-0.59 ppm、和 0.60 ppm 或以上）。研究人群的所有死亡證明均從登記資料獲得，並確定了 1,031 例癌症死亡。使用 1976 年的世界人口作爲標準人口，計算了經年齡調整的癌症死亡率。在烏腳流行區的居民中觀察到各種癌症的年齡調整死亡率顯著高於臺灣一般族群（請見表 4-5）。此外，飲用水中的砷含量與膀胱癌、腎癌、皮膚癌、前列腺癌、肺癌和肝癌的年齡調整死亡率之間存在顯著的劑量反應關係。除了皮膚癌外，砷還與致命的內臟器官癌相關，這篇研究也影響美國環境保護署制訂無機砷的飲用水濃度標準，再進行健康風險評估和成本效益分析後，重新訂定飲用水砷含量標準，由原本的 50 ppb 降爲 10 ppb 。

呂鋒洲教授曾針對烏腳病的致病因子假說進行猜測與否證，他認爲深井水內含有螢光物質、腐植酸可能是烏腳病的致病因子 [15,16]；他觀察烏腳病流行區內深井水含砷烏腳病罹患率和含砷量並不成正相關，烏腳病患者的症狀和慢性砷中毒症狀並不完全一樣，沒有角化症或是皮膚色素沉著，慢性砷中毒的流行區和烏腳病流行區並不十分一致；世界其他飲水或土壤中含砷的地方並無發生烏腳病，有些物質如深井水中的螢光物質和烏腳病的發生也有統計學的相關，臺灣有些地區深井水含砷量比烏腳病流行區爲高但並無烏腳病之發生，烏腳病病人體內含砷量不見得比居住於烏腳病流行區而沒得烏腳病的居民高等觀察論點。不過這個假說並沒辦法得到充分的證據推翻烏腳病與飲水中砷的關係。

表 4-5：多種癌症之年齡標準化死亡率（每十萬人）

罹癌部位	性別	烏腳病流行區域			臺灣人口
		≧0.60*	0.30-0.59*	<0.30*	
全部部位	男	434.7	258.9	154.0	128.1
	女	369.4	182.6	113.3	85.5
肝臟	男	68.8	42.7	32.6	28.0
（155）	女	31.8	18.8	14.2	8.9
肺臟	男	87.9	64.7	35.1	19.4
（162）	女	83.8	40.9	26.5	9.5
皮膚	男	28.0	10.7	1.6	0.8
（173）	女	15.1	10.0	1.6	0.8
前列腺（185）	男	8.4	5.8	0.5	1.5
膀胱	男	89.1	37.8	15.7	3.1
（188）	女	91.5	35.1	16.7	1.4
腎臟	男	21.6	13.1	5.4	1.1
（189）	女	33.3	12.5	3.6	0.9

* 井水砷含量濃度（ppm）。

（三）臺灣 RCA（臺灣美國無線電公司）污染事件及訴訟

臺灣美國無線電公司（Radio Corporation of America，簡稱 RCA），1967 年在桃園市設立臺灣總廠生產電子產品、電器產品、電視機之電腦選擇器。

RCA 公司的生產作業過程及產品清洗使用大量的三氯乙烯、四氯乙烯、三氯乙烷、二氯甲烷等有機溶劑，但是該工廠並未建立有機溶劑回收機制，並且使用後的有機溶劑隨意傾倒於廠房的空地處或倒入水井中，導致廠區之土壤及地下水遭受嚴重污染。除了工廠員工暴露於有機溶劑污染的作業環境，勞工也會使用井水作爲飲用水；附近社區居民包括 RCA 廠外的員工宿舍的飲用水及日常生活用水的水源大多爲地下水。1994 年當時的立法委員、前行政院環境保護署署長趙少康召開記者會，舉發 RCA 長期挖井傾倒有機溶劑等有毒廢料污染土壤及地下水；1998 年媒體報導多位 RCA 員工及當地居民罹患癌症或死亡。

在 RCA 案中，政府部門委託的相關研究計畫，包括勞委會、環保署與衛生署等，其研究結果經同儕審查，發表在國際學術期刊的論文、勞委會三年研究計畫的期末成果報告、碩博士論文。

爲了瞭解電子廠女工在這 23 年追蹤資料的期間，其罹患乳癌的風險是否有任何的增加，必須要重建暴露世代；但是由於發生員工及當地居民發現罹患癌症 RCA 已關廠，人事資料無法獲得，個人暴露資料取得困難，所以從勞工保險局 1973 年至 1997 年的投保資料庫，回溯找出曾受僱於此電子工廠的 63,982 位女性勞工的投保資料；將她們的資料與衛生署癌症登記中心資料互相連結以追蹤截至 2001 年爲止乳癌等癌症之發病資料，並且以一般族群癌症的發生率作爲對照，計算出不同類型癌症之標準化發生率比（standard incidence ratio, SIR）。在這 63,982 位女性勞工中，共有 286 位罹患乳癌，在調整年代、年齡後，標準化發生率比的 SIRs 値趨近於 1。以 1974 年（有機溶劑中毒預防規則開始控管有機溶劑的使用）作爲分層後發現，在 1974 年以前就受僱的女工，其乳癌標準化發生率比增加至 1.38（95% 信賴區間爲 1.11 至 1.70），而 1974 年後才受僱的女工則無發現類似的結果。若以工作年資 10 年作分層時，工作 10 年以上女工的乳癌標準化發生率比則上升至 1.62。這些罹患乳癌的女工當中，在 1974 年之前就第一次入廠工作的人年紀都比較輕，且工作的年資也都比較長。而先前與女工進行的質性訪談結果顯示，她們都曾短期但高劑量地接觸到氯化烷及氯化烯類化合物，在 1974 年以前尤其是以三氯乙烯爲最多，而勞動檢查記錄亦能證明該工廠曾經使用多種有機溶劑，至於其他種類的癌症則未觀察到類似的情形。暴露於三氯乙烯及 / 或混合之有機溶劑的女工，於 1974 年前就開始受僱者具有較高之乳癌發生風險 [17]。

2007 年由法律扶助基金會、臺北律師公會、民間司法改革基金會、及臺灣人權促進會等多位律師共同籌組了義務律師團，除以 RCA 爲被告外，並將奇異公司及湯普笙公司列爲被告，透過法律訴訟爭取賠償 [18]。2009 年 11 月 11 日，臺北地方法院首次傳喚受害人出庭作證，RCA 案正式進入訴訟程序。2015 年 4 月 17 日，臺北地方法院一審宣判自救會勝訴，RCA、湯姆笙公司須賠償新臺幣 5 億 6,445 萬元。

2018 年 8 月 16 日，最高法院判 RCA、奇異等 4 家業者須連帶賠償其中 262 位員工或家屬共 5 億餘元確定，另 246 求償案發回更審，全案部分確定。

陳保中（Chen, Pau-Chung）教授自 2013 年 7 月 4 日至 2014 年 1 月 10 日，總共出庭 7 天 14 次，筆錄記載高達 50 小時。針對「因果關係」部分，除了進行相關流行病學研究證明這些有機溶劑污染事件及健康危害之因果關係，也在法庭上說明流行病學概念的基本知識，包括研究設計、偏差和干擾因素以及因果推論之觀念，讓審判的法官瞭解流行病學研究結果闡釋與限制 [16]。RCA 研究限制首要提及的是，早期非電腦化的建檔，使得病例和病史資料不全，死因登記也只留單一病名（underline cause），因癌病逝者也可能有糖尿病等病史，在 RCA 案件中非癌症傷病的分析變得十分困難。

然而就研究結果推論，RCA 桃園廠員工除使用受污染的地下水外，也在工作環境中暴露於有機溶劑，增加癌症及非癌症如生育危害的健康風險。直接剔除資料不全的部分、增加暴露評估考量、把追蹤時間增長四年；員工以外居民也是很重要的佐證，透過桃園市政府重新將居民的死因資料拷貝出來，進行地下水上下游區的死因分類，同時將多重死因納入比對，明顯可見社區地下水氯化烴污染男性肝癌死因勝算比升高。陳教授團隊也在動物實驗「小鼠氯化烴氯化烯混合物慢性毒性研究」中支持上述流行病學證據。有害人體之物質無法在人體中作實驗，只能透過長期觀察來追溯因果，於是有所謂的疫學手法。主持以流行病學爲主要證據來源的審判法官需要具備流行病學概念的基本知識，包括研究設計、偏差和干擾因素以及因果推論，使他們能夠以合理的方式裁定專家使用的方法是否遵循公認的「科學方法」。

結　語

本章介紹假說之建立與因果關係的分析與判斷準則；在得出結論認爲觀察到的暴露與結果之間的關聯是眞正的因果關係之前，應解決以下問題：

1. 觀察到的關係可能是由於選擇和追蹤受試者的方式或從他們那裡獲得訊息方式的系統錯誤（偏差）嗎？
2. 會不會是機率所造成？
3. 可能是由於在分析中未測量或考慮的另一個變量（干擾因素）的分布存在組間差異嗎？
4. 最後，觀察到的關聯就可能是因果關係。

就疾病預防的角度來說，並非一定要找到最終的致病因，方能提出預防的策略與方法。以吸菸爲例，吸菸會增加肺癌、心血管疾病的發生率，我們無須非常精確知道香菸中哪個化學物質是主要關鍵的致病因，即可提出有效的預防措施。戒菸、避免暴露二手菸都可以是預防吸菸導致肺癌或是心血管疾病的有效措施。

我們在 19 世紀倫敦霍亂流行看到「瘴癘說」與「水源說」對於霍亂防治措施之效果；更令人訝異的是，同樣一個時代，工程師約瑟夫巴扎爾蓋特無心插柳地讓廢污水的排放不至於污染供水水源，使霍亂的疫情得以有效的控制。相同的，陳拱北教授等建議政府與衛生機關爲了預防烏腳病最有效的方法應該早期設置乾淨的水源的自來水廠、增加自來水的管線接管率，皆提出了有效的疾病防治或防制方法；陳保中教授等學者在 RCA 職災及公害集體訴訟，提供有利之科學證據讓法官作判定。流行病學研究要能解決疾病或衛生的問題，並非單獨一己力量就能完成，需要與各個領域專業人員相互努力配合，進行病因的探討與衛生政策的介入。

關鍵名詞

假說（hypothesis）
原始觀察（raw observation）
推論鏈（chains of inferences）
肺囊蟲肺炎（Pneumocystis carinii pneumonia）
卡波西氏肉瘤（Kaposis sarcoma, KS）
愛德華詹納（Edward Jenner）
彌爾法則（Mill's Methods）
一致法（method of agreement）
剩餘法（method of residues）
類比法（method of analogy）
差異法（method of difference）
應變法（method of concomitant variation）
統計相關（statistical correlation）
次級相關（secondary association）
人爲的相關或假相關（artifactual or spurious association）
偏差（bias）

隨機誤差（random error）

選樣的偏差（selection bias）

資訊偏差（information bias）

必要且充分因子（necessary and sufficient cause）

必要條件但非充分因子（necessary but not sufficient）

充分但非必要的因子（sufficient but not necessary cause）

非充分也非必要的因子（neither sufficient nor necessary cause）

促成致因（contributing causes）

假相關（spurious association）

因果關係（causal relationship）

因果（causality）

相關時序性（temporal relationship）

相關的強度（strength of association）

劑量效應關係（dose-response relationship）

相關的特異性（correlation specificity）

相關的一致性（correlation consistency）

生物的贊同性（biological plausibility）

干擾因子（confounding factors）

Hill 之因果關係準則（Hill's criteria for causation）

美國衛生署長因果關係準則（US surgeon general guidelines on causality）

柯霍假說（Koch’s postulate）

羅斯曼概念：充分因子與成分因子（Rothman’s concept of sufficient cause and component cause）

陳建仁（Chen, Chien-Jen）

陳拱北（Chen, Hong-bei）

曾文賓（Tseng, Wen-Ping）

霍亂（Cholera）

烏腳病（Blackfoot disease）

臺灣美國無線電公司（Radio Corporation of America, RCA）

陳保中（Chen, Pau-Chung）

複習問題

選擇題

1. 研究發現「吸菸量愈高，肺癌危險性愈大」，此假說屬於 Mill 的五大原則中的哪一項？
   (A) 類同法（method of agreement）
   (B) 差異法（method of difference）
   (C) 剩餘法（method of residue）
   (D) 共變法（method of concomitant variation）
2. 以下哪個法則並非 John Stuart Mill 提出，用以推論因果關係的邏輯法則？
   (A) 一致法（method of agreement）
   (B) 共變法（method of concomitant variation）
   (C) 差異法（method of difference）
   (D) 演繹法（method of deduction）
3. 針對充分致因（sufficient cause）及必要致因（necessary cause）之敘述下列何者為不正確？
   (A) 暴露於結核菌與肺結核病為一充分致因（sufficient cause）
   (B) 暴露於結核菌與肺結核病為一必要致因（necessary cause）
   (C) 高脂血症與心肌梗塞為一非充分非必要致因（即促成致因）（neither sufficient nor necessary）（contributing causes）
   (D) 胃癌皆與幽門螺旋桿菌（HP）感染有關，雖然 HP 的相對危險性大約只有 1.5 倍，但 HP 是胃癌的必要致因（necessary cause）。
4. 下列因果關係判定的準則中哪一個條件是確定因果相關性的必要條件？
   (A) 相關的強度
   (B) 相關的一致性
   (C) 相關的特異性
   (D) 相關的時序性
5. 作為某暴露因子與某疾病之間相關強度（Strength of association）最好的指標為下列哪一個指標？
   (A) 母群體中該疾病之盛行率

(B) 母群體中該疾病之發生率
(C) 相對危險性（relative risk）
(D) 可歸因危險性（attributable risk）

6. 吸菸、有高血壓、高血脂等危險因子比較容易罹患冠狀動脈心臟病，但不一定都會罹患冠狀動脈心臟病，對於沒有這些因子者也有可能罹患冠狀動脈心臟病，則這些因子是冠狀動脈心臟病的：
(A) 充要因子（sufficient and necessary causes）
(B) 充分因子（sufficient causes）
(C) 必要因子（necessary causes）
(D) 貢獻因子（contributing causes）

問答題

1. 請回答因果關係判斷的準則有哪些？
2. 請問在得出結論認為觀察到的暴露與結果之間的關聯是真正的因果關係之前，需要先排出哪些重要的問題？

參考答案

選擇題

1.(D)　2.(D)　3.(A)　4.(D)　5.(C)　6.(D)

問答題

1. 因果關係判定準則主要包括下列幾項
(1) 相關合理的時序性（temporal relationship）
(2) 劑量效應關係（dose-response relationship）
(3) 相關的一致性（correlation consistency）
(4) 相關的強度（strength of association）
(5) 相關的特異性（correlation specificity）
(6) 生物的贊同性（biological plausibility）

2. 得出結論認為觀察到的暴露與結果之間的關聯是真正的因果關係之前，需要回答是否是下列的因素造成。
   (1) 觀察到的關係可能是由於選擇和追蹤受試者的方式或從他們那裡獲得訊息方式的系統錯誤（偏差）嗎？
   (2) 會不會是機率所造成？
   (3) 可能是由於在分析中未測量或考慮的另一個變量（干擾因素）的分布存在組間差異嗎？
   (4) 最後，觀察到的關聯可能是因果關係嗎？

引用文獻

1. MMWR. 1981 June 5;30:250-252.
2. MMWR. 1981 July 5;30:305-307.
3. MMWR. 1983 May 13;32:233-234.
4. 陳建仁：第三章流行病學方法綜述。流行病學：原理與方法。臺北，聯經，1999。
5. 魏美珠：第二章流行病學假說與因果關係推論。流行病學。第三版。臺中，華格那，2015。
6. 陳建仁：烏腳病的奧秘——多階段、多因子致病機轉的探討。科學月刊 1989；**20**（**238**）：758-763。
7. Gordis L. Ch 14. From association to causation deriving inferences from epidemiologic studies. In: Epidemiology. 5th ed. Philadelphia, PA: WB Saunders, 2014.
8. Qian GS, Ross RK, Yu MC, Yuan JM, Gao YT, Henderson BE, Wogan GN, Groopman JD. A follow-up study of urinary markers of aflatoxin exposure and liver cancer risk in Shanghai, People's Republic of China. Cancer Epidemiol Biomarkers Prev 1994;**3(1)**:3-10. PMID: 8118382.
9. Lash TL, VanderWeele TJ, Haneuse S, Rothman KJ. Modern Epidemiology. 4th ed. Wolters Kluwer, 2021.
10. Hill AB. The environment and disease: association or causation? Proc R Soc Med 1965;**58**:295-300.
11. Bingham P, Verlander NQ, Cheal MJ. John Snow, William Farr and the 1849 outbreak of cholera that affected London: a reworking of the data highlights the

importance of the water supply. Public Health 2004;**118(6)**:387-94. doi: 10.1016/j.puhe.2004.05.007. PMID: 15313591.

12. Cook GC. Joseph William Bazalgette (1819-1891): a major figure in the health improvements of Victorian London. J Med Biogr 1999;**7(1)**:17-24. doi: 10.1177/096777209900700104. PMID: 11623636.
13. 陳拱北、吳新英：烏腳病之流行病學研究，2. 關於飲水源與烏腳病之關係。台灣醫誌 1962；**61**（**7**）：611-618。
14. Chen CJ, Kuo TL, Wu MM. Arsenic and cancers. Lancet 1988 Feb 20;**1(8582)**:414-5.
15. 呂鋒洲：烏腳病地區飲水中螢光物質之研究及烏腳病致病原因之再檢討。科學發展 1978；**6**（**4**）：388-403。
16. 呂鋒洲：螢光物質、腐植酸與烏腳病之相關研究。中華公共衛生雜誌 1996；**15**（**3**）：139-149。
17. 陳保中：職災及公害集體訴訟相關法律問題探討。台灣法學雜誌 2015；**293**：109-115。
18. 洪玉盈：「職災及公害集體訴訟相關法律問題探討——從 RCA 案談起」研討會摘要紀實。法扶 2016；**49**：3-14。

第5章
評估遺傳與環境因子在疾病因果關係中的角色

陳爲堅 撰

學習目標

一、瞭解遺傳變異的特性和定型方法，以及如何利用資料分析評估定型的品質

二、瞭解全基因體關聯分析與多基因風險分數

三、瞭解孟德爾隨機分派分析如何用來評估環境暴露與疾病的因果關係

四、瞭解基因與環境可能的交互作用模式及檢定策略

五、認識因基因體學刺激而蓬勃發展出來的各種體學研究

前言

流行病學在研究某一暴露與疾病的關係時，一開始往往並不知道、也不需要知道從暴露到疾病的機轉爲何。以約翰史諾關於飲用水來源與霍亂的研究爲例，他並不知道有霍亂弧菌的存在。但是當倫敦市區一處手壓汲水井的手把被移除後（意味民眾無法從該口被污染的汲水井取得飲用水），該區的疫情得以減少，即證實了這種關聯的因果性質。這種忽略作用機轉的「黑箱取向」，曾經被認爲是流行病學研究的一種優勢。但是不同個體身上所帶的酵素、蛋白質、或基因調控因子，可能因爲個體帶有不同遺傳變異的緣故而有所不同。換句話說，同一種環境暴露對於疾病的效應大小，可能要視遺傳因子而定。另一方面，時序性一直是因果關係裡最基本的一環。但在常見的病例對照研究中，暴露往往是以回溯方式取得，時序性不容易確認。例如，病人住院時的生化變化或飲食習慣，到底是在疾病之前即已存在，或是生病之後才發生的，常常難以區別。如果探討的暴露是遺傳變異，由於是與生俱來的，時序性就不會有疑問。但是評估遺傳標誌與疾病的關係，卻容易受另一種因素的干擾，即人口群分層所導致的偏差。隨著遺傳學的快速進展，特別是基因體學的成熟，各種遺傳變異的測量準確性與通量都大爲提高，同時也帶動環境因子的蒐集與測量方式進展，於是有各種「體學」（-omics）的興起，使得當代流行病學的研究開始有機會使用到複雜的遺傳與環境因子的評估，以及兩者與疾病之因果關係的推論。本章將介紹遺傳變異的種類，接著說明如何評估遺傳變異與疾病的關聯，尤其是全基因體關聯分析與多基因風險。另外，本章也會介紹如何藉由孟德爾隨機分派來評估環境暴露是否具有因果效應，以及如何評估基因與環境的交互作用。最後，則對各種體學的進展以及在流行病學上的可能應用，做一些簡介。

第一節　遺傳變異

一、遺傳變異的種類

遺傳變異（genetic variants）指的是 DNA 序列上的變異。對於遺傳變異，依照原始的孟德爾遺傳觀點，可把不同的對偶基因（allele）分成野生型（wild-type）

與突變（mutant）。一般而言，突變在人口群中的頻率很低，大都不到 1%。後來的研究發現，一個基因座可以有不只兩種的對偶基因。對於存有多種類型之對偶基因的現象，稱之為多型性（polymorphisms）。實務上，一個基因座如果含有頻率大於 1%（或 < 99%）的對偶基因，我們便稱為多型性（polymorphic）基因變異。

針對 DNA 標誌的鑑定或定型（genotyping），從限制性片段長度多型性（restriction fragment length polymorphism, RFLP）、變異性重複序列（variable number of tandem repeat, VNTR）、微衛星多型性（microsatellite polymorphism），到單一核苷酸多型性（single nucleotide polymorphism, SNP）與拷貝數變異（copy number variation, CNV）等不同類型的變異，所使用的定型技術也從重組 DNA 技術開發出的雜合顯示法，演變到以聚合酶鏈反應為主的基因型鑑定陣列法（genotyping arrays），到最新的次世代定序法（next-generation sequencing）。

眾多遺傳變異中，目前以單一核苷酸多型性的分布與應用最廣，在此多做一些介紹。產生單一核苷酸變異的機制，最常見的是取代（substitution），但也可能是插入（insertion）或刪除（deletion）。單一核苷酸多型性是人類遺傳變異中最常見的形式，平均每 1,000 個鹼基就有一個 [1]。大約 90% 的人類基因序列差異，是由 SNP 所造成 [2]。依千人基因體計畫（1000 Genomes Project）的報告，全世界登錄的 SNP 數目已超過 8 千萬個，但是頻率 >5% 的 SNP 約只有 8 百萬個 [3]。

SNP 若發生在編碼區（coding regions）內，可分成非同義突變（nonsynonymous mutation；或稱誤義突變〔missense mutation〕）與同義突變（synonymous mutation）。SNP 若發生在非編碼區（non-coding regions），可能會在基因間區、5' 或 3' 未轉譯區、內插子區、或轉錄因子的結合區。根據一項實證研究，將近 50% 的 SNP 發生在非編碼區，另有 25% 的 SNP 會導致誤義突變，而剩下的 25% 的 SNP 則是同義突變 [4]。

一般認為非同義突變的 SNP，會改變胜肽的構造，因而比較會影響基因功能與外表型。而同義突變的 SNP 不會改變胜肽的構造，因而常被稱為「沉默突變」。但是愈來愈多證據顯示，SNP 造成的同義突變也有可能產生功能上的改變，例如：打亂 mRNA 剪接、影響 mRNA 的穩定性、影響 mRNA 的次級結構、或影響蛋白質的折疊。因此，研究上不容忽視 SNP，也不宜稱之為沉默突變 [5]。在一些罕見的孟德爾遺傳疾病，依單一核苷酸變異所在的位置而定，也有可能造成蛋白質結構或功能上的改變，因而改變外表型 [6]。

二、哈溫平衡在遺傳變異定型品質上的應用

對於一個只有二種對偶基因（A 與 a）的基因座而言，若對偶基因 A 的頻率爲 p，則對偶基因 a 的頻率爲 1-p。如果它的三種基因型的頻率，可以用對偶基因之頻率預測如下：$p\,(AA)=p^2$，$p\,(Aa)=2p(1-p)$，$p\,(aa)=(1-p)^2$，則這個基因座被稱爲處於「哈定－溫伯格平衡」（Hardy–Weinberg Equilibrium），簡稱「哈溫平衡」。換句話說，只要一個參數（p）就可以估出原本需要二個參數的基因型頻率之分布。這在一些有關遺傳數學模式的建構上，就能減少參數的需求（也使得計算簡化）。

一般可用卡方或費雪恰當檢定（Fisher's exact test）來檢測是否偏離哈溫平衡。若樣本中的基因型分布明顯偏離哈溫平衡，原因可能很多：包括基因定型的技術性失誤造成，或是突變、天擇、小樣本、與非隨機交配，或是該標誌眞的與疾病的風險有關。實務上，尤其是在標誌數目極多的關聯分析中，哈溫平衡的檢定被當成是基因定型的品質篩檢。爲了避免剔除眞正與疾病有相關的標誌，可以只在對照組中檢定哈溫平衡。在全基因體關聯分析中，由於標誌數目龐大，因此，哈溫平衡的檢定有不同的篩選閥值，可以從比較嚴格的閥值 $<5.7\times10^{-7}$（因此排掉的標誌較少）[7] 到比較寬鬆的閥值 <0.001（因此排掉的標誌較多）[8] 都有人做。只是採用寬鬆閥值 <0.001 的研究，往往是搭配人工檢查；若是標誌的基因定型穩定者，仍會保留在後續分析中。

三、連鎖不平衡及其應用

假設有兩個基因座，分別是基因座 A（有 A 與 a 兩種對偶基因）與基因座 B（有 B 與 b 兩種對偶基因）。若有一個人是雙重異型合子（doubly heterozygous），其基因型爲 AaBb，則他的半套體（haplotype）組成有兩種可能：AB / ab（可稱爲結伴型，coupling）或 Ab / aB（可稱爲互斥型，repulsion）。如果沒有上一代的資訊，一般我們是無法確知這個人的連鎖相位（linkage phase）是兩者中的哪一型。

令 P_{AB} 代表半套體 AB 的頻率，如果 $P_{AB}=P_AP_B$，則說這兩個基因座構成的半套體頻率處於連鎖平衡。因此，$P_{AB}-P_AP_B$ 可以代表不平衡的程度。在遺傳學上，連鎖不平衡（linkage disequilibrium, LD）係數 D 被定義爲 $D=P_{AB}P_{ab}-P_{Ab}P_{aB}$。一般來說，第 t 代的連鎖不平衡係數可以寫成：$Dt=(1-r)^t\,D_0$，其中 D_0

代表初始不平衡的程度，r 代表兩個基因座之間的遺傳距離（即重組型分率）。

初步看來，若係數 D 等於零，表示 A 與 B 兩個基因座已處於連鎖平衡狀態，意思就是說它們之間所構成的各種半套體之頻率，完全可以由個別之對偶基因之頻率來預測，不因它們在遺傳距離上的相近而有所失眞。

反之，係數 D 若不等於零，表示其半套體之頻率不能只憑對偶基因之頻率來預測，而其原因則有幾種可能；（1）一開始的不平衡程度很大，需要較多時間才能沖淡。（2）A 與 B 之間的重組型分率 r 的大小。如果 r 很大（最大値爲 0.5，即沒有連鎖），則其配子中有一半是重組型，不平衡程度在一代之後馬上就掉到原有的一半。（3）距離突變的時間長短。如果距離突變發生的時間已經很久，則不平衡程度因以指數方式遞減，有可能已降至接近零的程度。

由於係數 D 的可能變動範圍受到組成之對偶基因頻率的限制，實務上常先計算出 D 可能的極大值 D_{max}，然後利用 D_{max} 來把 D 標準化，求得 $D'=D/D_{max}$ [9]。其中 Dmax 的算法會因 D 是正値或負値有所不同：$D_{max}=\min(P_AP_b, P_aP_B)$ if $D>0$；$D_{max}=\min(P_AP_B, P_aP_b)$ if $D<0$。因此，D′ 可說是一種相對的連鎖不平衡係數，變化範圍介於 −1 與 1 之間。它讓研究人員更能直接判斷實際觀察到的不平衡程度，是否已達對偶基因頻率所能容許的極限，因而是否尙處於不平衡的初期階段。

第二節　評估遺傳變異是否與疾病相關

如何評估一種遺傳變異是否與疾病（或性狀）有關，要先看所蒐集的樣本是家族樣本或無血緣關係的病例－對照樣本。若是前者，往往牽涉到遺傳學處理家族結構的一些特殊分析，比如以家庭爲基礎的遺傳連鎖分析（linkage analysis）、病人－無病雙親之三元體的傳遞／不平衡檢定（transmission/disequilibrium test, TDT）、或家族關聯檢定（family-based association test, FBAT）等，需要比較多的遺傳學背景知識，不在本章的介紹範圍，有興趣的人可以參考這方面的專書 [10]。這裡我們著重在無血緣關係的病例－對照樣本。

一、候選基因關聯研究

當遺傳標誌數目不是很多時，病例對照研究很常採用的一種策略是所謂的候選基因（candidate genes）策略。研究人員根據當時對於某一疾病的最佳知識，選定某些基因座已知的變異，然後比較病例組與對照組在特定遺傳變異的頻率是否不同。尤其是具有功能上差異的遺傳變異，像是血管張力素轉換酵素（angiotensin-converting enzyme）的插入／刪除多型性會造成酵素濃度的差異，被發現與心肌梗塞的風險有關 [11]，或是酒精代謝酵素的遺傳變異中，會導致有毒中間代謝物乙醛堆積者與較低之酒精使用疾患風險有關 [12]。由於已有先前的相關知識，這類關聯的可信度往往比較高。雖然遺傳標誌與疾病的關聯沒有時序性上的疑義，但是比較病例組與對照組的基因頻率時，必須留意二組間是否來自不同人口群分層（population stratification）而致兩組基因頻率分布不同。實務上，往往難以找到好的指標來區別人口群的分層。

這類關聯分析的另一個明顯限制，則是候選基因的選擇受限於當時的生物醫學知識，不同研究挑選候選基因的原則也可能極爲不同，結果這些被檢測的遺傳變異與疾病有關聯的事前機率常常不高。結果造成許多候選基因與疾病的關聯報告，往往無法被其他研究再現（replicate）。

二、全基因體關聯研究

隨著單一核苷酸多型性標誌數目的快速增加，可以高密度地涵蓋每一個染色體，一個合理的作法是不再依賴事前的假說挑選標誌，而是把全基因體上的多型性標誌都納入病例對照樣本的基因定型，進行所謂的全基因體關聯分析研究（genome-wide association study，簡稱 GWAS）。對於可能來自人口群分層的干擾，則將大量遺傳標誌進行主成分分析（principal component analysis），然後將所占分率較高的幾個主成分當成共變項予以控制，可以有效排除人口群分層的干擾。而對於這種類型的全基因體關聯分析，一般使用羅吉斯迴歸（logistic regression）即可，用勝算比（odds ratio）來呈現 SNP 與疾病的關聯大小。

這個研究策略，對於複雜性疾病的基因蒐尋會碰到的一個挑戰，是標誌的密集程度。爭論點在於需要掃瞄多少 SNP 標誌才足夠，不同的估計從數十萬到數百萬都有 [13]。後來研究人員陸續發現 LD 在人類染色體上相當常見，而且呈現島嶼式的區塊（block）結構 [14,15]。位於同一區塊的眾多基因標誌，往往呈現高度的連鎖不平衡，只需少數幾種單套型即足以標幟該區塊（haplotype-tagged SNPs）。因此，有了比較樂觀的一些估計：對於歐裔族群的全基因體掃瞄仍需進行 500,000 到 1,000,000 個 SNP 的基因定型；對於非裔族群，則需二倍的 SNP 數目，而亞裔族群所需數目也許介於其中 [16,17]。隨著 International HapMap Project [18] 與 1000 Genome Project [19,20] 的完成，要取得足夠數目的 SNP 標誌已不是問題。目前的幾個常用平台，一片小小晶片即可定型近百萬個 SNP 基因標誌（像 Affymetrix 6.0, Illumina 1M 等）。全基因體關聯研究會風行一時，很大部分是受英國 Wellcome Trust 推動的全基因體關聯研究聯盟（consortium）的影響。該聯盟在 2007 年發表在 *Nature* 的一篇全基因體關聯論文 [7]，開創多項特色：（1）一口氣探討了七種常見的重大疾病，每一種疾病的病人數都超過 2,000 人。能夠有數量這麼龐大的病人數，靠的是結盟策略，讓多家醫院 / 中心共同合作，擴大研究樣本數。（2）共用一組健康對照組，納入條件是不具備這七種疾病及其他重大身體疾病。（3）對超過 10 萬個基因標誌進行定型。（4）利用主成分分析，有效控制病例－對照關聯分析最受詬病的罩門：人口群分層。這些作法，開啓了新一代的關聯分析研究。

此後，類似的 GWAS consortium 有如雨後春筍紛紛成立。到了 2017 年時，有一系列論文在討論這 10 年的 GWAS 研究，到底帶給我們什麼新知 [21]。據 2019 年初的一篇論文統計，到 2018 年 10 月爲止，已有 3,639 篇 GWAS 論文發表，處理了 3,508 種不同的疾病 / 性狀；平均每篇文發現的關聯標誌數是 15.3 [22]。因此，理解 GWAS 的研究結果，已變成公共衛生與生物醫學各個領域都需要有的知識修養。

三、多基因風險分數

針對複雜性疾病的基因研究，研究人員藉由國際合作，累積了樣本數動輒上萬的全基因體關聯研究。當樣本數持續增大後，達顯著相關的位點數也跟著增加。只是這些位點的關聯強度都相當弱小，勝算比（odds ratio）常不到 1.3。以思覺失調症的研究爲例，它是最早的全球性關聯研究聯盟之一，稱爲精神基因體學研究聯盟（Psychiatric Genomics Consortium，簡稱 PGC）（http://www.med.unc.edu/pgc）。它在 2007 年成立時，只有 3,322 名病例與 3,587 名對照。於 2009 年發表的關聯分析結果，沒有任一個位點達全基因體顯著水準 [23]。但是當它累積了 36,989 名病例與 113,075 名對照後，於 2014 年發表的關聯分析結果，則找到 128 個 SNP 已達全基因體顯著水準。再經由連鎖不平衡分析，將這些 SNP 歸整成 108 個獨立的基因座（loci）[24]。其中，有 83 個基因座是之前未曾被報告過的。只是，這 108 個顯著基因座所能解釋的外表型變異量只有 3.5%。

不過，大量未達全基因體關聯顯著水準的基因標誌，並非毫無用處。其中最重要的一種應用，是將這些常見基因變異納入多基因風險分數（polygenic risk score）的估算 [25]。其實，費雪早在 1918 年的一篇經典論文中，就已提出多基因模式 [26]。他當時稱這種由大量、但微效的基因來影響疾病或性狀的遺傳模式爲「無限微小模式」(infinitesimal model)。人口群中每個人所帶微效基因數的分布，會呈現常態分布。換句話說，帶中等數目之微效基因的人，佔最多數；而帶極少或極多微效基因數者，只有少數。這個模式要眞正有實證資料來佐證，卻要等到 91 年後的第一個大型 GWAS 研究 [23] 才獲實證支持。雖然該研究沒有任一個位點單獨達全基因體顯著水準，研究人員改嘗試將眾多 SNP 納入多基因風險分數的估算後，結果可以有效區別病人與健康對照 [23]。

針對全基因體關聯分析所含的眾多基因變異，研究人員常先選取某一 P 值當閥值，再將比閥值小的基因變異組成多基因風險分數，用以解釋疾病及其相關的性狀或共病 [27]。典型的作法，是把樣本分成學習與驗證二套樣本。先在學習樣本中，針對個別的 SNP 進行羅吉斯迴歸分析。接著把某一 P 值閥值以下的 SNPs 選出，乘上其對應的權重（weight）後再累加，即可在驗證樣本中得到多基因風險分數。令 G 代表多基因風險分數，則：

$$\hat{G} = \sum_{i=1}^{m} \hat{b}_i x_i$$

其中 m= 標誌數目，x_i 爲第 i 個標誌的目標對偶基因數（一般選用較罕見的對偶基因來計算，其值可以爲 0, 1 或 2)。而 $\hat{b}_i$ 代表第 i 個標誌從學習樣本中估得的效應大小；一般是將對應的勝算比取對數，即 ln（OR)，作爲權重。如果結果變項是連續的，則可以先進行個別標誌的線性迴歸，再用線性迴歸係數 β 當權重 [28]。由於 GWAS 中所用的標誌，部分會有連鎖不平衡。因此，在納入多基因風險分數計算之前，還必須進行 LD 剪裁（pruning，選定某一 r^2 值爲閥值，例如 0.2，大於閥值者皆去掉）或是 LD 凝聚（clumping，每一 LD 區塊裡只保留最顯著者)。

一旦算出多基因風險分數 G，可以比較病例組的 G_{case}，是否高於對照組的 $G_{control}$。這種作法，最早是在思覺失調症的全基因體關聯研究中，被試用過 [23]。只是當時的樣本數仍不夠大，多基因風險分數只能解釋外表型變異量的 5%。等到累積了更大量樣本（36,989 名病例與 113,075 名對照）後，多基因風險分數能解釋外表型變異量的百分率（pseudo-r^2）就提高到 19% [24]。

這個大幅增加的 r^2，也促成後來更多的研究人員，直接拿 PGC 的統合分析（meta-analysis）的摘要性勝算比（summary odds ratio）來當學習樣本。再將這些權重結合測試樣本中定型出來的基因型，把算出的 PRS 拿來預測疾病相關性狀或共病等新的用途 [27,29]。

目前研究人員對於如何估算多基因風險分數，並沒有清楚共識。一般都是挑用幾個不同的 p 值閥值，像是 0.05, 0.1, 或 0.5，然後分別呈現這些閥值下之多基因風險分數，對於疾病或性狀的預測準確程度。但是如何評估預測是否良好，目前常用的方法是計算 ROC 曲線下的面積。不過，陸續有新的方法被提出。

對於常見複雜性疾病而言，多基因風險分數提供了多種新的應用。第一，藉由多基因風險分數，可以協助臨床上做決定，或作爲預後代替指標。比如，帶有最高的冠心病多基因風險分數者，可能是最易受惠於 statin 治療的病人 [30]。再如，以思覺失調症病人身上所帶多基因風險分數大小來分的話，帶有最高風險分數者，對抗精神病藥物的反應最不好 [31]。

第二，多基因風險分數有助於找出適合篩檢的次人口。以往的疾病篩檢，往往會因疾病的盛行率太低，以致於陽性預測值不高，而有僞陽性過高的缺點。像攝護腺特定抗原（prostate-specific antigen, PSA），由於過高的僞陽性，並不被推薦用於一般人口的攝護腺癌篩檢 [32]。但是最近的研究顯示，多基因風險分數可辨識出一群易罹患進展快速之攝護腺癌的人。對這些人而言，PSA 會是有用的篩檢工具 [33]。同樣地，乳癌多基因風險分數可用來將女性的罹癌風險分層，有助於選擇那些人進行乳房攝影篩檢 [34]。

第三，多基因風險分數也開啓了許多跨性狀的探索。比如，思覺失調症的多基因風險分數，被研究人員用來預測一般人罹患酒精使用疾患的風險 [35]，或是神經認知功能的減損程度 [36,37]。

第四，在評估非遺傳性基因變異的效應時，多基因風險分數可用來排除家族遺傳效應。例如，男性生育年齡愈高，精子因減數分裂而累積的全新突變（de novo mutation）數目也愈多，被懷疑會增加子代罹患早發型思覺失調症的風險。

但是，較晚生育小孩的男性，也有可能導因於雙親較高的思覺失調症之多基因負荷。利用單發性思覺失調症病患及其無病雙親的全基因體關聯分析晶片的基因定型資料，研究人員在控制了父親與母親各自的思覺失調症多基因風險分數後，發現父親較高的生育年齡，仍然與子代的早發型思覺失調症的風險增高有關；但母親的生育年齡則無此關聯 [38]。

第三節　孟德爾隨機分派

隨著基因體研究的拓展，孟德爾遺傳定律在流行病學方法上有一個意外的應用：將遺傳變異看成環境暴露量的指標，進行所謂的孟德爾隨機分派（Mendelian randomization），以評估這些環境暴露對疾病是否具因果效應（causal effect）[39-41]。許多關於生物標誌濃度或營養素攝取高低，是否與疾病的風險變化有關的流行病學研究結果，常會被質疑是否受到干擾因子的影響，或是反向的因果關係。於是有研究人員想到，孟德爾的遺傳定律中，不同配子的結合基本上是隨機的。針對爭論中的暴露，例如 C 反應蛋白（C-reactive protein, CRP）或葉酸濃度，若能找到與之相關的基因變異，研究人員可以比較不同基因型者之間，其疾病風險是否有差異。由於不同基因型的組合是隨機的，因此不會與眾多干擾因子相關。若身上所帶基因變異量較大的人，得病風險也較高，而基因變異量的大小又與該暴露大小有關，表示原來的暴露與疾病關係是眞相關，而非受干擾後的假相關。反之，如果基因變異量的大小與得病風險無關，表示原來的暴露與疾病關係是受到干擾後產生的假相關。

用流行病學的概念來說，研究人員懷疑 X 變項與 Y 變項有關聯。假設其原因是 X 變項（暴露變項）造成 Y 變項（結果變項）。而 X 與 Y 之間，另有干擾因子 U 存在。因此，若有一個變項 Z 會改變 X，則 Z 也會透過此路徑改變 Y。在這種應用中，關鍵是找到合適的 Z 變項，讓 Z 具備工具變項（instrumental variable）的三種特性：(1) Z 與 X 有方向已知的相關；(2) Z 與干擾因子 U 沒有關聯；(3) Z 與 Y 的關係，在給定 X 與 U 後，會是無關聯的。在這過程中，並不需要找出眞正影響 X 的基因，只要這些基因與 X 之間有連鎖不平衡即可。

我們舉一個例子來說明。爲了評估 C 反應蛋白是否會增加冠狀動脈心臟病（CHD）的風險，研究人員選用 4 個會影響 CRP 濃度的 SNP [42]。個別 SNP 的次要對偶基因（minor allele）可以解釋的 CRP 變異量從 14% 到 30%，但是它們都與傳統的風險因子或發炎標誌沒有關聯。這些 SNP 在控制 CRP 濃度與傳統風險因子後，也與 CHD 沒有關聯。因此，這些 SNP 可以當成工具變項來分析。首先，估計暴露變項（X）對單一工具變項（Z）的迴歸係數 $\hat{\beta}_{ZX}$，即每增加一個 SNP 的風險對偶基因（risk allele），CRP 濃度的變化量。再來，估計結果變項（Y）對工具變項（Z）的迴歸係數 $\hat{\beta}_{ZY}$，即每增加一個 SNP 的風險對偶基因，所對應的 CHD 風險比（risk ratio）。在此情況下，透過工具變項所估出 X 對 Y 的「因果效應」，$\hat{\beta}_{IV}$，即每單位暴露 X 的改變造成 Y 的改變，可用下列式子來顯示：

$$\hat{\beta}_{IV} = \frac{\hat{\beta}_{ZY}}{\hat{\beta}_{ZX}}$$

這裡用來估計 $\hat{\beta}_{IV}$ 的，僅限於 Y 的變異中，來自於單一工具變項 Z 所引發的變異（因此不受干擾因子影響）[40]。

如果不只一個工具變項，則常使用兩階段最小平方差法（two-stage least squares, 2SLS）來估計。第一階段，以最小平方差法將 X 對 IV（s）Z 進行迴歸。第二階段，以最小平方差法將 Y 對第一次迴歸的預測值，即給定各種 IV 變異值後所預測的 X 值，進行迴歸 [40]。以 CRP 的例子來說，每增加 CRP 濃度一個標準差，CHD 的風險比 RR＝1.49(1.40－1.59)；但是利用 4 個 SNP 當工具變項後，這些遺傳變異所導致的 CRP 升高，預測 CHD 的風險比 RR＝1.00(0.90－1.13)。因此，CRP 並非 CHD 的成因 [42]。

另外，被懷疑會增加 CHD 風險的生物標誌還包括 interleukin 6（IL6）濃度與 interleukin-1 receptor antagonist（IL-1Ra）濃度。因爲阻抗 interleukin-6 receptor（IL6R）的藥可以降低全身性發炎，已被用以治療類風濕關節炎。研究人員選擇會影響 IL6R 的一個 SNP（rs7529229）來當工具變項，進行孟德爾隨機分派分析 [43]。結果該 SNP 會提高 IL6 的濃度，型態與阻抗 IL6R 的藥 tocilizumab 的效果類似。而該 SNP（rs7529229）也與 CHD 風險的降低有關，每一個對偶基因的 OR＝0.95（0.93-0.97），表示 IL6R 的訊息傳遞與 CHD 風險是有因果關係 [43]。

在評估 IL-1Ra 的濃度與 CHD 的關係時，研究人員選擇 IL-1Ra 的編碼基因 IL1RN 的 SNP 來當工具變項，然後進行孟德爾隨機分派分析 [44]。研究人員選出二種 SNP，會提高 IL-1Ra 濃度的對偶基因頻率分別爲 30%（rs6743376）與 50%（rs1542176）。由二者組合而成的基因風險分數，與 IL-1Ra 濃度的對數值呈現線性關係。而這個 IL1RN 的基因風險分數，也與 CHD 風險呈現線性關係。使用 *IL1RN* 的基因風險分數預測的 IL-1Ra 濃度來估計 CHD 風險時，OR＝1.03(1.02－1.04)，表示 IL-1Ra 濃度與 CHD 風險是有因果關係的 [44]。

新的一種應用是雙向性孟德爾隨機分派分析，用來評估兩個變項是否互爲因果關係。這種作法是同時評估兩者輪流擔任暴露與結果變項的兩種模式，即（1）變項 A 導致變項 B；（2）變項 B 導致變項 A，然後再看何者的 $\hat{\beta}_{IV}$ 爲顯著。例如，研究人員爲了瞭解是肥胖引起兒童氣喘，還是兒童氣喘引起肥胖，因而進行了這種雙向的孟德爾隨機分派。該研究分別使用 BMI 的 24 個 SNP 來組成一個加權基因風險分數，同時用氣喘的 16 個 SNP 組成氣喘發炎與抗氧化二組加權基因風險分數。結果顯示只有肥胖引起氣喘的方向是顯著的，而氣喘引起肥胖的方向則不顯著 [45]。

隨著 GWAS 研究的進展，許多生物指標背後往往代表有某種程度的多基因風險。如何利用穩健方法（robust methods），例如正則化方法（regularization methods）或 MR-Egger method，是孟德爾隨機分派分析接下來的挑戰 [46]。

第四節　基因與環境的交互作用

探討環境暴露對於個體罹病或性狀的影響時，遺傳易感受性可能會放大或減少該環境暴露的效應。反過來說，探討基因對於個體罹病或性狀的影響時，環境暴露可能刺激或抑制基因表現而影響該基因的效應。換句話說，基因與環境的交互作用對基因（或環境）的效應，要看是處於哪種環境（或基因）而定。隨著基因體學的快速進展與環境暴露測量的日益精細，基因－環境交互作用成爲日益受重視的議題，有人特別將這類研究稱爲生態基因體學（ecogenomics）[47]。以下就基因環境交互作用在統計分析方法上的進展做介紹。

一、累乘式與累加式基因環境交互作用

要研究基因與環境是否有交互作用時，最直覺的資料呈現方式是依疾病狀態（有、無）及基因－環境組成的四種暴露狀態（G＋E＋、G＋E－、G－E＋、G－E－）做成 2×4 列聯表，分別評估基因與環境之個別及聯合的效應 [48]。底下舉一個單純的情境，假設基因（G）、環境（E）、與結果變項（D）都是二分式，四

種暴露狀態之結果可以如表 5-1 所示：

表 5-1：在病例對照研究中呈現基因與環境因子的效應

基因 G	環境 E	病例組	對照組	勝算比（OR）	說明
+	+	a	b	$ah/bg=OR_{GE}$	基因環境聯合效應
+	−	c	d	$ch/dg=OR_G$	單獨基因效應
−	+	e	f	$eh/fg=OR_E$	單獨環境效應
−	−	g	h	1	共同參考組

對於表 5-1 的資料，通常有二種方式來檢定基因與環境的交互作用。第一種是檢定 OR_{GE} 是否偏離 $OR_G \times OR_E$ 的預測，即所謂的累乘式交互作用（multiplicative interaction）。第二種是檢定 OR_{GE} 是否偏離 OR_G+OR_E-1 的預測，即所謂的累加式交互作用（additive interaction）。此外，當基因與環境暴露在來源人口群中是相互獨立，則可以採用單純病例（case only）研究，檢定 $OR=ag/ce$ 是否偏離 1，相當於檢定累乘式交互作用 [48]。

二、檢定交互作用的統計模型

對應於列聯表的直覺式呈現交互作用，我們也可以利用統計模型來控制可能的干擾因素後，檢定基因與環境兩者是否有交互作用。

（一）統計模型裡的交互作用

首先，我們在評估是否有基因的邊際效應時，常須控制可能的干擾因子（C）。因此，可以採用多變項羅吉斯迴歸來進行分析 [49]。若只考慮控制了干擾因子之後基因的邊際效應，模型如下：

$$\text{Logit}(\Pr(D=1|G,C)=\mu_0+\mu_G G+\mu_C C$$

若要檢定基因的邊際效應，可以令虛無假說 H_0：$\mu_G=0$，其中 μ_G 代表基因在不同環境暴露下的平均效應。

接著把環境因子納進來，並考慮基因與環境的交互作用，模型如下：

$$\text{Logit}(\Pr(D=1|G,E,C)=\beta_0+\beta_G G+\beta_E E+\beta_{G\times E} G\times E+\beta_C C$$

相較於未暴露且未帶基因者（E=0, G=0），OR_G 的大小（e^{β_G}）測量的是單獨基因的主效應（E=0, G=1），而 OR_E 的大小（e^{β_E}）測量的是單獨環境的主效應（E=1, G=0）。當 G=1 且 E=1 時，OR_{GE} 的大小（$e^{\beta_G} \times e^{\beta_E} \times e^{\beta_{G\times E}}$）測量的是基因環境聯合效應。因此，交互作用項的勝算比 OR_{GxE} 的大小（$e^{\beta_{G\times E}}$）則是測量 OR_{GE} 偏離兩種主效應相乘的程度。換句話說，這是在檢定累乘式交互作用。如果要檢定累加式交互作用，則可以用下列式子來表示：$G \times E_{ADD} = OR_G \times OR_E \times OR_{GxE} - OR_G - OR_E + 1$。

若是世代研究，可以估出相對風險（relative risk, RR），則上述式子中的 OR 可用 RR 代換。如果偏離累加性，代表一旦把某一風險因子（例如：環境暴露）從人口群中去除，則所能降低的風險大小，要看另一風險因子的暴露量（例如：提高風險的基因變異是否存在）。

比較累乘式與累加式這兩種交互作用模式 [49]，如果達「超越累乘式基因環境交互作用」（supermultiplicative G×E），即交互作用項的勝算比 $RR_{GxE}>1$，則自動會達「超越累加式交互作用」（superadditive G×E），即 $RR_{GE}>RR_G+RR_E-1$。反之，如果只達「超越累加式交互作用」，則不一定能達「超越累乘式交互作用」。如果沒有基因或環境的主效應，則累乘式模型會與累加式模型相等。由於全基因體關聯研究裡的 SNP 常常效應很小，因此難以區別這兩種模型。

舉一個實證的例子來說，新生兒臍帶血中 IgE 的濃度若高過 0.5 IU/mL，日後罹患過敏性疾病的機會大增。研究人員想要瞭解 IL-13 基因的三種單一核苷酸變異（rs1800925、rs20541、和 rs848），對臍帶血高 IgE 的影響，是否會受到環境因子所調控 [50]。以二分類臍帶血高 IgE 當結果變項，來進行多變項羅吉斯迴歸分析，結果發現 rs20541 與臍帶血高 IgE 只在二手菸暴露者中有顯著相關，意即 rs20541（基因）與二手菸暴露（環境）的交互作用變項達統計顯著水準。如果同時對嬰兒性別與二手菸暴露進行分層，rs20541 與臍帶血高 IgE 只在男嬰、且有二手菸暴露者中有顯著相關。因此，IL-13 基因變異是否會增加臍帶血高 IgE 的風險，要看是否爲男嬰、家中有無二手菸暴露而定。

（二）可塑性基因

有時候基因對於個體罹病狀態或性狀的影響，還會因環境暴露的有無而方向相反，成爲所謂的可塑性基因（plasticity gene）。例如，當研究人員擴大前述臍帶血高 IgE 的樣本數，將免疫調控有關的 IL4/IL13 路徑基因中的五個 SNP（IL-

13 rs1800925、rs20541、和 rs848、IL4 rs2243250 與 STAT6 rs324011）納入分析 [51]。結果發現，孕婦在家裡如果暴露於孳生過敏的環境，像是二手菸（化學性）與潮濕引發之霉味、長霉、與壁潮（生物性），則臍帶血中高 IgE 的風險就會增加。但是，這個效應，只有對男嬰比較明顯。反之，如果家裡完全沒有任何一種不利之環境，即沒人抽菸，也沒有霉味、長霉、與壁潮，結果臍帶血中高 IgE 的風險反而減少。因此，對男嬰而言，*STAT6* 基因的 T allele 可好可壞：當不利環境因子全無，會是好基因；若不利環境因子全有，就成了壞基因。換句話說，*STAT6* 是一種可塑性基因（plasticity gene）。

（三）全基因體關聯交互作用研究

若是要在 GWAS 中偵測基因－環境交互作用，可以採用前述公式，直接檢定 $\beta_{G\times E}$ 是否爲 0。但是這種作法，往往需要大量的樣本 [52]。尤其對複雜性疾病而言，常見 SNP 的相關強度往往很小，更不容易檢定基因－環境交互作用。由於基因的效應有可能只在特定環境暴露下才存在，換句話說 $\beta_G=0$ 但 $\beta_{G\times E}$ 不等於 0。因此，有一種檢定方法是進行聯合式二自由度檢定（joint 2-df test）[53]，令 H_0：$\beta_G=\beta_{G\times E}=0$。模擬分析發現這種方法比單獨檢定 $\beta_{G\times E}$ 有較高的統計檢力，某種程度等於利用交互作用來找到效應不強的基因。由於這種方法同時檢定 SNP 的主效應和 SNP 與環境的交互作用，有人稱這種作法爲「全基因體關聯交互作用研究」（Genome-wide association and interaction study, GWAIS）[54]。

聯合式二自由度檢定的方法，曾被成功應用在巴金森氏症的研究，找到與咖啡因有交互作用的全新易感受性基因。由於之前的研究顯示，咖啡的使用會降低罹患巴金森氏症的風險，因此研究人員蒐集了 1,458 位巴金森氏症病人與 931 位健康對照，以 GWAIS 從 81 萬個 SNP 中發現靠近 GRIN2A 基因（爲 NMDA 接受器的次單位）的一個區塊的 SNP 有很強的關聯，其強度超過當時已知的巴金森氏症易感受性基因 [54]。

（四）單純病例模型

當基因與環境在來源人口群中彼此獨立時，單純病例研究（case-only study）可以提供基因－環境交互作用的檢定 [55]。若風險對偶基因（risk allele）的效用不只二分法，則可以採用多項式羅吉斯迴歸模型如下：

$$\text{Logit}(\Pr(G = g|E, \boldsymbol{C}, D = 1) = \gamma_g + \gamma_{gE}E + \gamma_{gc}^T E,\ \ g = 1, 2$$

其中 g＝1 代表攜帶風險對偶基因的異型合子，g＝2 代表攜帶風險對偶基因的同型合子，相對於未攜帶風險對偶基因的同型合子的效應。若基因與環境在來源人口群中彼此獨立的假設可以成立，則在虛無假說 H_0：$\gamma_{1E} = \gamma_{2E} = 0$ 之下可以檢定累乘式交互作用。若是考慮基因劑量效應，可以令 $\gamma_{1E} = \gamma_E$，$\gamma_{2E} = 2\gamma_E$，然後檢定 H_0：$\gamma_E = 0$。不過，單純病例研究的限制是無法估算主效應 β_G 與 β_E。

第五節　各種體學的衝擊

由於基因體學所採取的系統性策略成功地帶動遺傳標誌的應用，也促成了各種體學研究的興起。像是測量細胞質中所有基因表現的轉錄體學（transcriptomics），測量所有蛋白質的蛋白質體學（proteomics），測量位於基因外但可調控基因表現的表觀基因體學（epigenomics），測量細胞中代謝過程所產生的各種大小分子的代謝體學（metabolomics）等。

以基因表現爲例，細胞中由基因體轉錄而來的所有成品及其數量，稱爲轉錄體。如果能瞭解轉錄體，有助於解讀基因體在特定組織中表現出來的功能。原本轉錄體學的測量，使用的是以雜合爲基礎的微陣列法 [56]，但是缺點是易有交叉雜合及背景雜訊高。後來針對轉錄體學發展出來的高通量定序法，稱爲核糖核酸定序法（RNA-seq）[57]。它的原理是先把全體的 RNA 轉成片段性的互補 DNA 庫（cDNA library）。每段 cDNA 再加上轉接子，然後進行短讀定序。針對定序後的短讀，再跟參考基因體或轉錄體比對，產生解析度達單一鹼基的基因表現側影。相較於雜合爲基礎的微陣列，核糖核酸定序法有下列優點：不限於已知的轉錄體、背景雜訊低、並且所需要的 RNA 量較少。利用單一細胞的 RNA-seq，研究人員甚至可以在發育中之組織找出不同的細胞群 [58]。

從因果推論的角度來看，這些從基因體學衍生出來的不同體學，它們代表的意義已不再是與生俱來、終生不改的遺傳資訊。DNA 變異在時序性上的明確性，並不適用於其他體學。以轉錄體學來說，某一時間點上的全部基因表現，其實是個體與生俱來之基因對於外在環境反應後產生的共同效應。換句話說，基因表現本身是基因－環境互動後的產物。因此，在暴露到疾病的致病時間軸上，

DNA 組成可看成暴露，而基因表現則是中介因子，因而更靠近結果的發生（疾病）。從這個角度來看，基因表現量的差異，有時可以提供我們對於疾病致病過程（pathophysiology）的瞭解。像是使用肺癌細胞中五個基因的偏差表現（aberrant expression），可以有效預測病人的存活率 [59] ，或是觀察能調控基因表現的微小核醣核酸（microRNAs, miRNA）的表現量高低，也可以預測病人的存活率與復發 [60] 。但是基因表現不同於 DNA 的另一特性，則是不同組織的基因表現並不相同。這也使得有些疾病的基因表現研究不易進行，因為病發器官的組織難以取得，例如大腦。

從基因體學得到的靈感，對於人的各種環境暴露，也有一種企圖將所有可能的暴露經驗都記錄的學問，稱為暴露體學（exposomics）。隨著地理資訊系統（Geographic Information System）與各種穿戴式感應器的發展，為環境暴露的測量創造了新的機會。在一篇文獻回顧中，這些測量可以從微觀到巨觀 [61] ，包括：（1）微生物體學（microbiome）;（2）質譜儀測量的生物標誌或代謝體學;（3）行為評估;（4）食物攝取;（5）身體活動評估;（6）職業暴露評估;（7）空污監測;（8）全球定位系統;和（9）個人式感應器。這些不斷創新的環境暴露測量，大大豐富了基因－環境交互作用的可能性。

結　語

許多疾病常與各式各樣的遺傳因子或環境因子有關聯，但是要評估這些關聯是否有因果關係存在，並不是一容易的事。本章有五項重點：

1. 介紹遺傳變異的種類與定型的方法，以及如何從資料分析的角度，確保這些實驗數據的品質可以接受。
2. 評估特定基因標誌與某種疾病是否有關聯時，針對不同的標誌選擇方式（候選基因或全基因體多型性標誌）與樣本是否受人口群分層影響，分別有哪些挑戰與可用的分析策略。其中，特別針對近年來益形普遍的全基因體關聯分析，從研究設計的執行與資料分析，給予較詳細的說明。
3. 在評估一些環境暴露量與疾病之關聯是否具有因果效應時，現在有一種新而有效的孟德爾隨機分派分析。主要是要能找到與暴露相關的基因變異，若該基因變異與疾病風險相關，則表示原來的暴露與疾病關係是眞相關，而非受干擾後的假相關。

4. 基因與環境因子之間可能存在一些交互作用，會使得基因（環境）的效應，要看是處於哪種環境（基因）而定。而這種交互作用的檢定，分別有累乘式與累加式兩種交互作用模式。
5. 當體學從全面測量基因的 DNA 序列變異之基因體學，進展到所有基因表現的轉錄體學、所有蛋白質的蛋白質體學、所有細胞中代謝過程所產生的各種大小分子的代謝體學、甚至到所有環境暴露的暴露體學，大大豐富了探討基因－環境交互作用的各種可能性。

關鍵名詞

遺傳變異（genetic variants）

單一核苷酸多型性（single nucleotide polymorphism）

哈定－溫伯格平衡（Hardy–Weinberg Equilibrium）

半套體（haplotype）

連鎖不平衡（linkage disequilibrium）

人口群分層（population stratification）

全基因體關聯分析（genome-wide association study, GWAS）

多基因風險分數（polygenic risk score）

孟德爾隨機分派分析（Mendelian randomization analysis）

基因環境交互作用（gene-environment interaction）

可塑性基因（plasticity gene）

基因體學（genomics）

轉錄體學（transcriptomics）

暴露體學（exposomics）

複習問題

1. 遺傳變異有哪些類型？其中被用來進行全基因體關聯分析的是哪一種？
2. 利用多種遺傳標誌進行基因關聯分析時，在完成基因定型後，為何要進行哈溫平衡檢定？
3. 以病例對照研究來探討基因標誌與疾病的關係時，為何要控制人口群分層？
4. 在全基體關聯分析中，要如何控制人口群分層？
5. 估算多基因風險分數時，要如何決定納入哪些 DNA 標誌來估算？個別標誌的權重，要如何決定？
6. 多基因風險分數有哪些用途？
7. 孟德爾隨機分派的用途為何？在這種研究中，能被選用的基因標誌，要具備哪些條件？
8. 在評估基因－環境交互作用時，累乘式交互件用與累加式交互作用各要如何檢定？
9. 病例對照樣本與單純病例樣本，在評估基因－環境作用時，有何相同與相異之處？
10. 轉錄體學與基因體學這種測量，測量所需的檢體有何差別？它們測量值所代表的意義為何？

引用文獻

1. Altshuler D, Pollara VJ, Cowles CR, Van Etten WJ, Baldwin J, Linton L, et al. An SNP map of the human genome generated by reduced representation shotgun sequencing. Nature 2000;**407**:513-516.
2. Collins FS, Brooks LD, Chakravarti A. A DNA polymorphism discovery resource for research on human genetic variation. Genome Res 1998;**8**:1229-1231.
3. The 1000 Genomes Project Consortium, Auton A, Abecasis GR, Altshuler DM, Durbin RM, Abecasis GR, et al. A global reference for human genetic variation. Nature 2015;**526**:68-74.

4. Halushka MK, Fan JB, Bentley K, Hsie L, Shen N, Weder A, et al. Patterns of single-nucleotide polymorphisms in candidate genes for blood-pressure homeostasis. Nat Genet 1999;**22**:239-247.

5. Hunt R, Sauna ZE, Ambudkar SV, Gottesman MM, Kimchi-Sarfaty C. Silent(synonymous)SNPs: should we care about them? Methods Mol Biol 2009;**578**: 23-39.

6. Shastry BS. SNPs: Impact on gene function and phenotype. Methods Mol Biol 2009;**578**:3-22.

7. Wellcome Trust Case Control Consortium. Genome-wide association study of 14,000 cases of seven common diseases and 3,000 shared controls. Nature 2007;**447**: 661-678.

8. Meyre D, Delplanque J, Chevre JC, Lecoeur C, Lobbens S, Gallina S, et al. Genome-wide association study for early-onset and morbid adult obesity identifies three new risk loci in European populations. Nat Genet 2009;**41**:157-159.

9. Lewontin RC. On measures of gametic disequilibrium. Genetics 1988;**120**:849-852.

10. 陳為堅：遺傳流行病學原理。臺北：臺大出版中心，2022。

11. Cambien F, Poirier O, Lecerf L, Evans A, Cambou JP, Arveiler D, et al. Deletion polymorphism in the gene for angiotensin-converting enzyme is a potent risk factor for myocardial infarction. Nature 1992;**359**:641-644.

12. Chen WJ, Loh EW, Hsu Y-P P, Chen C-C, Yu J-M, Cheng ATA. Alcohol-metabolising genes and alcoholism among Taiwanese Han men: independent effect of ADH2, ADH3 and ALDH2. Br J Psychiatry 1996;**168**:762-767.

13. Weiss KM, Terwilliger JD. How many diseases does it take to map a gene with SNPs. Nat Genet 2000;**26**:151-157.

14. Daly MJ, Rioux JD, Schaffner SF, Hudson TJ, Lander ES. High-resolution haplotype structure in the human genome. Nat Genet 2001;**29**:229-232.

15. Gabriel SB, Schaffner SF, Nguyen H, Moore JM, Roy J, Blumenstiel B, et al. The structure of haplotype blocks in the human genome. Science 2002;**296**:2225-2229.

16. de Bakker PIW, Yelensky R, Pe'er I, Gabriel SB, Daly MJ, Altshuler D. Efficiency and power in genetic association studies. Nat Genet 2005;**37**:1217-1223.

17. Barrett J, Cardon L. Evaluating coverage of genome-wide association studies. Nat Genet 2006;**38**:659-662.

18. International HapMap C, Frazer KA, Ballinger DG, Cox DR, Hinds DA, Stuve LL, et al. A second generation human haplotype map of over 3.1 million SNPs. Nature 2007;**449**:851-861.

19. 1000 Genomes Project Consortium. A map of human genome variation from population-scale sequencing. Nature 2010;**467**:1061-1073.

20. 1000 Genomes Project Consortium. An integrated map of genetic variation from 1,092 human genomes. Nature 2012;**491**:56-65.

21. Thomsen SK, Gloyn AL. Human genetics as a model for target validation: finding new therapies for diabetes. Diabetologia 2017;**60**:960-970.

22. Mills MC, Rahal C. A scientometric review of genome-wide association studies. Commun Biol 2019;**2**:9.

23. International Schizophrenia Consortium. Common polygenic variation contributes to risk of schizophrenia and bipolar disorder. Nature 2009;**460**:748-752.

24. Schizophrenia Working Group of the Psychiatric Genomics Consortium. Biological insights from 108 schizophrenia-associated genetic loci. Nature 2014;**511**:421-427.

25. Maier RM, Visscher PM, Robinson MR, Wray NR. Embracing polygenicity: a review of methods and tools for psychiatric genetics research. Psychol Med 2018;**48**: 1055-1067.

26. Fisher RA. The correlation between relatives on the supposition of Mendelian inheritance. R Soc(Edinbergh)Trans 1918;**52**:399-433.

27. Wray NR, Wijmenga C, Sullivan PF, Yang J, Visscher PM. Common disease is more complex than implied by the core gene omnigenic model. Cell 2018;**173**:1573-1580.

28. Yang J, Benyamin B, McEvoy BP, Gordon S, Henders AK, Nyholt DR, et al. Common SNPs explain a large proportion of the heritability for human height. Nat Genet 2010;**42**:565-569.

29. Purcell SM, Moran JL, Fromer M, Ruderfer D, Solovieff N, Roussos P, et al. A polygenic burden of rare disruptive mutations in schizophrenia. Nature 2014;**506**: 185-190.

30. Knowles JW, Ashley EA. Cardiovascular disease: The rise of the genetic risk score. PLoS Med 2018;**15**:e1002546.

31. Zhang J-P, Robinson D, Yu J, Gallego J, Fleischhacker WW, Kahn RS, et al. Schizophrenia polygenic risk score as a predictor of antipsychotic efficacy in first-episode psychosis. Am J Psychiatry 2019;**176**:21-28.

32. US Preventive Services Task Force, Grossman DC, Curry SJ, Owens DK, Bibbins-Domingo K, Caughey AB, et al. Screening for prostate cancer: US Preventive Services Task Force recommendation statement. JAMA 2018;**319**:1901-1913.

33. Seibert TM, Fan CC, Wang Y, Zuber V, Karunamuni R, Parsons JK, et al. Polygenic hazard score to guide screening for aggressive prostate cancer: development and validation in large scale cohorts. BMJ 2018;**360**:j5757.

34. Maas P, Barrdahl M, Joshi AD, Auer PL, Gaudet MM, Milne RL, et al. Breast cancer risk from modifiable and nonmodifiable risk factors among white women in the United States. JAMA Oncol 2016;**2**:1295-1302.

35. Hartz SM, Horton AC, Oehlert M, Carey CE, Agrawal A, Bogdan R, et al. Association between substance use disorder and polygenic liability to schizophrenia. Biol Psychiatry 2017;**82**:709-715.

36. Nakahara S, Medland S, Turner JA, Calhoun VD, Lim KO, Mueller BA, et al. Polygenic risk score, genome-wide association, and gene set analyses of cognitive domain deficits in schizophrenia. Schizophr Res 2018;**201**:393-399.

37. Wang SH, Hsiao PC, Yeh LL, Liu CM, Liu CC, Hwang TJ, et al. Polygenic risk for schizophrenia and neurocognitive performance in patients with schizophrenia. Genes Brain Behav 2018;**17**:49-55.

38. Wang SH, Hsiao PC, Yeh LL, Liu CM, Liu CC, Hwang TJ, et al. Advanced paternal age and early-onset of schizophrenia in sporadic cases: not confounded by parental polygenic risk to schizophrenia. Biol Psychiatry 2019;**86**:56-64.

39. Davey Smith G, Ebrahim S. 'Mendelian randomization': can genetic epidemiology contribute to understanding environmental determinants of disease? Int J Epidemiol 2003;**32**:1-22.

40. Lawlor DA, Harbord RM, Sterne JA, Timpson N, Davey Smith G. Mendelian randomization: using genes as instruments for making causal inferences in epidemiology. Stat Med 2008;**27**:1133-1163.

41. Davey Smith G, Hemani G. Mendelian randomization: genetic anchors for causal inference in epidemiological studies. Hum Mol Genet 2014;**23**:R89-98.

42. C Reactive Protein Coronary Heart Disease Genetics Collaboration(CCGC). Association between C reactive protein and coronary heart disease: mendelian randomisation analysis based on individual participant data. BMJ 2011;**342**:d548.

43. Interleukin-6 Receptor Mendelian Randomisation Analysis Consortium. The interleukin-6 receptor as a target for prevention of coronary heart disease: a mendelian randomisation analysis. Lancet 2012;**379**:1214-1224.

44. Interleukin 1 Genetics Consortium. Cardiometabolic effects of genetic upregulation of the interleukin 1 receptor antagonist: a Mendelian randomisation analysis. Lancet Diabetes Endocrinol 2015;**3**:243-253.

45. Chen YC, Fan HY, Huang YT, Huang SY, Liou TH, Lee YL. Causal relationships between adiposity and childhood asthma: bi-directional Mendelian Randomization analysis. Int J Obes 2019;**43**:73-81.

46. Burgess S, Foley CN, Zuber V. Inferring causal relationships between risk factors and outcomes from genome-wide association study data. Annu Rev Genomics Hum Genet 2018;**19**:303-327.

47. Garantziotis S, Schwartz DA. Ecogenomics of respiratory diseases of public health significance. Annu Rev Public Health 2010;**31**:37-51.

48. Botto LD, Khoury MJ. Commentary: facing the challenge of gene-environment interaction: the two-by-four table and beyond. Am J Epidemiol 2001;**153**:1016-1020.

49. Gauderman WJ, Mukherjee B, Aschard H, Hsu L, Lewinger JP, Patel CJ, et al. Update on the state of the science for analytical methods for geneenvironment interactions. Am J Epidemiol 2017;**186**:762-770.

50. Chen C-H, Lee YL, Wu M-H, Chen P-J, Wei T-S, Wu C-T, et al. Environmental tobacco smoke and male sex modify the influence of IL-13 genetic variants on cord blood IgE levels. Pediatr Allergy Immunol 2012;**23**:456-463.

51. Chen CH, Lee YL, Wu MH, Chen PJ, Wei TS, Chen PC, et al. Sex-moderated interactions between IL4/IL13 pathway genes and prenatal environment on cord blood IgE levels. Clin Exp Allergy 2019;**49**:1128-1138.

52. Thomas D. Gene-environment-wide association studies: emerging approaches. Nat Rev Genet 2010;**11**:259-272.

53. Kraft P, Yen Y-C, Stram DO, Morrison J, Gauderman WJ. Exploiting gene-environment interaction to detect genetic associations. Hum Hered 2007;**63**:111-119.

54. Hamza TH, Chen H, Hill-Burns EM, Rhodes SL, Montimurro J, Kay DM, et al. Genome-wide gene-environment study identifies glutamate receptor gene GRIN2A as a Parkinson's disease modifier gene via interaction with coffee. PLoS Genet 2011;**7**:e1002237.

55. Piegorsch WW, Weinberg CR, Taylor JA. Non-hierarchical logistic models and case-only designs for assessing susceptibility in population-based case-control studies. Stat Med 1994;**13**:153-162.

56. Bertone P, Stolc V, Royce TE, Rozowsky JS, Urban AE, Zhu X, et al. Global identification of human transcribed sequences with genome tiling arrays. Science 2004;**306**:2242-2246.

57. Wang Z, Gerstein M, Snyder M. RNA-Seq: a revolutionary tool for transcriptomics. Nat Rev Genet 2009;**10**:57-63.

58. Treutlein B, Brownfield DG, Wu AR, Neff NF, Mantalas GL, Espinoza FH, et al. Reconstructing lineage hierarchies of the distal lung epithelium using single-cell RNA-seq. Nature 2014;**509**:371-375.

59. Chen H-Y, Yu S-L, Chen C-H, Chang G-C, Chen C-Y, Yuan A, et al. A five-gene signature and clinical outcome in non-small-cell lung cancer. N Engl J Med 2007;**356**:11-20.

60. Yu S-L, Chen H-Y, Chang G-C, Chen C-Y, Chen H-W, Singh S, et al. MicroRNA signature predicts survival and relapse in lung cancer. Cancer Cell 2008;**13**:48-57.

61. Patel CJ, Kerr J, Thomas DC, Mukherjee B, Ritz B, Chatterjee N, et al.

Opportunities and challenges for environmental exposure assessment in population-based studies. Cancer Epidemiol Biomarkers Prev 2017;**26**:1370-1380.

第三篇

流行病學研究方法及相關性估計

第 6 章　描述性流行病學

第 7 章　分析性流行病學：橫斷研究與生態研究

第 8 章　分析性流行病學：世代研究法

第 9 章　分析性流行病學：病例對照研究法

第 10 章　實驗性流行病學：社區介入與臨床試驗

第6章 描述性流行病學

王姿乃　撰

學習目標

一、瞭解描述性流行病學的目的

二、瞭解描述性流行病學的三綱——人、時、地，進行疾病率的描述與比較

三、可以瞭解年齡效應、年代效應及世代效應對於疾病率的影響

四、可以辨別疾病率年齡曲線的不同，包括有當代年齡曲線（current age curve）及世代年齡曲線（cohort age curve），以及當代年齡曲線可能產生的偏差

五、能列舉描述性流行病學可能產生的優缺點

前　言

描述性流行病學目的是探討群體疾病率或危險因子在人、時、地的分布情形，可以用來評估不同群體間疾病發生率、盛行率或死亡率的差異，作爲探討疾病危險因子的線索，是一種群體層次的相關研究。只單純調查疾病率的描述性流行病學較少，通常會再進一步依照不同的人、時、地相關因素來比較疾病率的不同，提供危險因子假說建立之參考數據，例如分析女性不同年齡層或縣市別的乳癌發生率或長期趨勢，或進行國際比較：或是探討各縣市別的口腔癌發生率，以及調查各縣市別抽菸、喝酒、嚼檳榔率的不同，提供疾病危險因子的相關線索。因此描述性流行病學目的包括可以用來評估不同群體健康狀況，以及建立疾病發生原因的假說，決定分析性流行病學進一步研究的主題，並可提供擬定國家衛生保健政策的參考。

第一節　常見描述性資料

一、病例報告與病例系列

病例報告（case report）是對於單一病例來進行詳細描述和解釋的文章，經常描述無法用已知疾病來解釋的特殊或罕見病例，可提供第一線證據發現新問題。病例系列（case series）則是對於一小群相同疾病的病人進行研究，可提供有關疾病呈現、危險、預後與治療想法的來源，但沒有與對照組進行比較。因此，病例報告或病例系列研究可以幫助識別新趨勢或疾病，但未具有足夠證據進行相關或因果推論。例如最早於 1981 年發表有關 AIDS 患者的病例系列報告，在紐約市有八名年輕同性戀男性被診斷罹患卡波西氏肉瘤（Kaposi's sarcoma）。由於卡波西氏肉瘤非常罕見，過去主要發生在老年患者的下肢；而這群年輕男性的卡波西氏肉瘤遍及全身，並且存活率要低得多，因而引起廣泛注意。這是在發現 HIV 或使用 AIDS 一詞之前，最早發表有關 AIDS 患者的文章 [1]。

二、病例登記與調查

衛生資料的收集、統計和分析是描述性流行病學研究的基礎，並可提供研究假說的擬定及社區疾病型態的描述。衛生資料的來源可分為主動性與被動性，例如政府流感監測計畫透過配合的定點醫師來主動通報病例，或進行登革熱盛行率或病媒蚊密度調查都是屬於主動性資料；病例登記（case registry）進行有系統且長期持續性的資料收集與紀錄，通常屬於被動性的資料來源，例如醫師或醫院依法進行法定傳染病通報，或是死因統計檔、癌症登記（cancer registry）等皆屬於被動性的資料。

以癌症登記為例，是根據癌症病患的各項特質，進行有系統且持續性的收集、存儲和管理的數據。我國自 1979 年起開始針對全國 50 床以上醫院辦理癌症登記系統，許多先進國家以立法來確立癌症資料收錄的強制性，我國也於 2003 年 5 月公布《癌症防制法》，明確規範醫院應定期提報癌症個案相關診斷、期別與治療資料，自此確立了我國癌症防制的法源依據。自 1995 年起全民健保開辦，納保率接近 100%，使癌症個案更易接受完整治療，因此分析癌症登記資料以 1995 年後所收錄資料為佳。完善的癌症登記資料庫，不僅提供可靠數據作為癌症監測與研究的基礎，更提供國家規劃癌症防治策略與評估診療品質的重要依據 [2]。

除此之外，政府單位也常會自行或委託專業團體進行調查（survey）或監測（surveillance），而這些調查或監測的結果，也常是描述性流行病學研究的資料來源。在下一節的例子中，就會有許多這種類型的資料。

第二節　描述性流行病學三大要素

一、人的分布

（一）年齡

年齡是影響身體健康最重要的因素之一，圖 6-1 是我國民眾西元 2020 年重要死因的年齡別死亡率，可以發現全死因、心臟疾病、肺炎都呈現 J 分布，在嬰幼兒時期有比較高的死亡率，先逐漸下降到了 5 到 14 歲為最低，之後再隨著年齡增加而死亡率提高，並呈現幾何級數增加；惡性腫瘤的年齡別死亡率曲線則是隨著年齡增加而增加；事故傷害在青少年和老年期呈現雙高峰的曲線 [3]。但是年齡不同會影響疾病的發生，也會影響疾病的嚴重度、就醫率與致死率，因此在解釋年齡的差異時，也需要考慮是否受到上述的因素影響，例如解釋癌症死亡率的年齡差異，有可能來自於發生率的不同，亦有可能受到疾病的嚴重度以及就醫情況的情況不同所影響，另外也可能受到不同年齡層的死亡診斷及死因分類不同所導致。

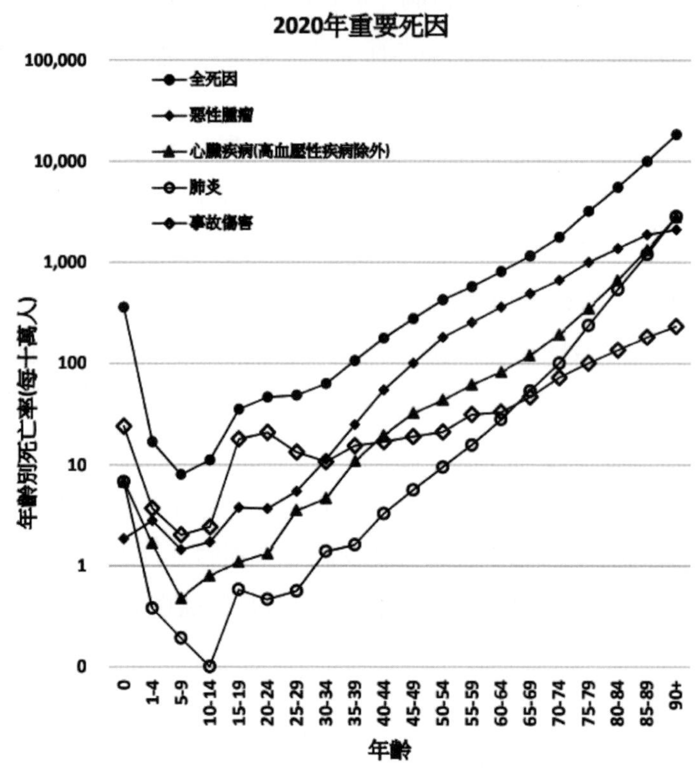

圖 6-1：西元 2020 年臺灣民眾重要死因年齡別死亡率 [3]

圖 6-2 顯示民國 107 年臺灣女性侵襲性乳癌發生率及死亡率的年齡高峰有明顯不同，40 至 55 歲是女性乳房發生率的高峰，但死亡率隨著年齡增加而上升 [4]，這可能與不同年齡層的女性乳癌致死率不同有關，以該年代而言 40 至 55 歲女性乳房致死率較低；而老年婦女發生率雖較低但是致死率卻明顯增加，此外，但也有可能是中年發生乳癌患者，經過治療後存活到年老時，因爲轉移或復發而死亡。

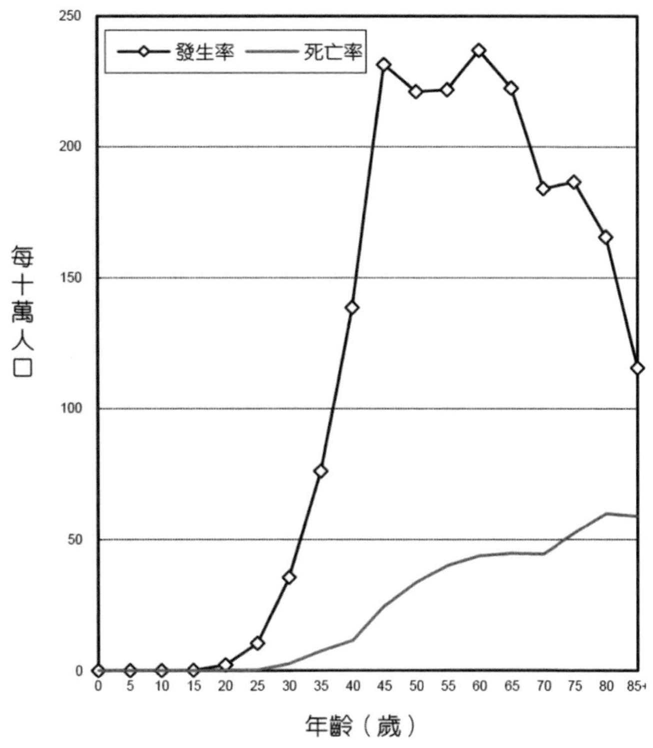

圖 6-2：民國 107 年臺灣女性侵襲性乳癌發生率及死亡率年齡別曲線 [4]

我國兒童近視率是一個相當值得注意的問題，106 年國健署的視力調查發現（圖 6-3），5 歲兒童近視率已接近 10% ，進入國小之後，近視就快速的增加，國小一年級近視率就接近 20% ，到了國小中高年級達 60-70% ，近視率明顯的惡化，進入國中後達到 80% 以上，到高中整體近視率也維持在 80 到 90% 之間。此外，超過 500 度以上的高度近視，在國小高年級有 10% ，到國中三年級已接近 3 成，到高三重度近視比例高達 35% [5] 。顯示臺灣民眾視力惡化是從小就開始，尤其現在幼兒使用 3C 產品十分普遍，因此對於近視的防治應該從小做起，需要由家庭、學校與政府共同努力。

許多傳染病的發生率也會有年齡的差異，圖 6-4 是近 5 年來全國侵襲性肺炎鏈球菌感染症的年齡別發生率呈現雙峰曲線，5 歲以下的幼兒以及 65 歲以上的老人有顯著較高的發生率 [6] 。傳染病的年齡差異，可能與幼兒免疫系統尚未發展成熟，以及老年人因為老化程度和合併慢性病有關，使得不同年齡層族群在受到感染後，或是接受疫苗所產生的免疫力不同，特別是幼兒與老年人的發病率及嚴重度可能較高。

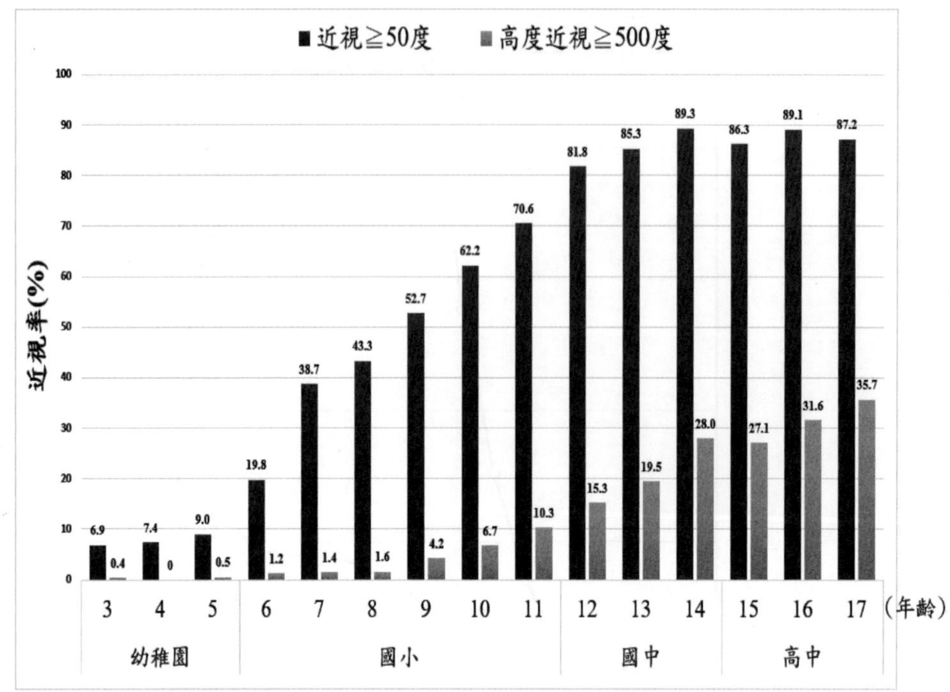

圖 6-3：106 年國健署的兒童青少年視力調查 [5]

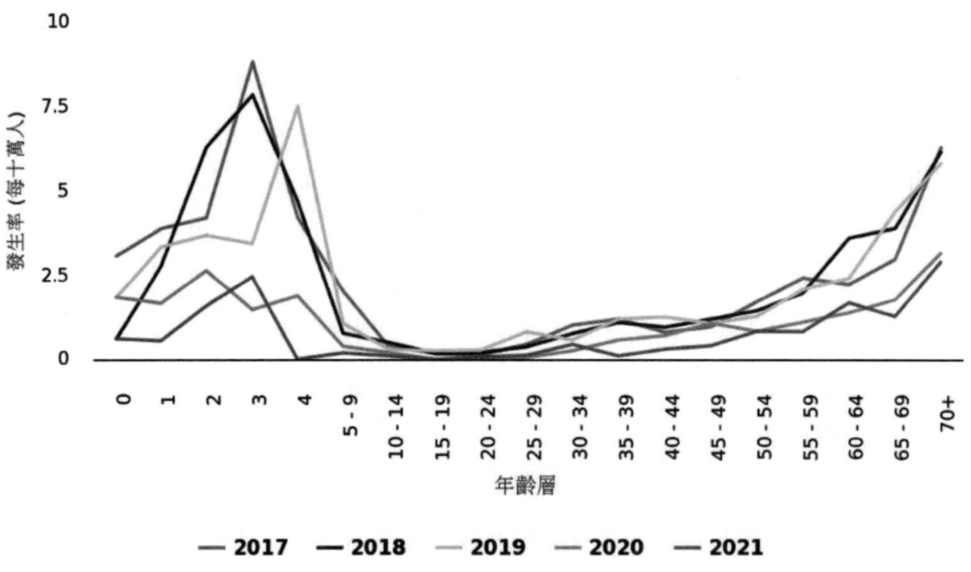

圖 6-4：2017 年至 2021 年全國侵襲性肺炎鏈球菌感染症的年齡別發生率 [6]

（二）性別

性別也是影響疾病發生率和死亡率的重要危險因素之一，疾病的性別差異主要與下列四個因素有關，性荷爾蒙的差異、遺傳基因的不同、環境暴露的差異以及生活習慣不同所導致。乳癌的發生率在性別上有顯著的不同，主要與乳腺組織受到雌激素的刺激以及遺傳基因有關；男性肝細胞癌發生率是女性的 2.64 倍，並且男性 B 型肝炎帶原者的肝細胞癌發生率也高於女性 B 型肝炎帶原者，這可能與男性荷爾蒙、男女的生活習慣和環境暴露不同所致；男性的口腔癌食道癌發生率遠高於女性達 10.7 倍（表 6-1）[4]，這也和男性有較高抽菸、喝酒、嚼檳榔的習慣有關。

表 6-1：2018 年臺灣男女性之重要癌症別年齡標準化發生率及性比例 [4]

癌症別	年齡標準化發生率（1/10 萬人口）		
	男性	女性	性別比（男 / 女）
結直腸癌	51.17	33.55	1.53
肺、支氣管及氣管癌	44.88	33.69	1.33
肝及肝內膽管癌	42.33	16.02	2.64
口腔、口咽及下咽癌	42.15	3.92	10.75
胃癌	12.18	6.76	1.80

註：年齡標準化發生率是以 WHO 2000 之世界標準人口為基準。

表 6-2 是西元 2020 年臺灣民眾十大死因的年齡標準化死亡率 [3]，十大死因的性比例皆是男性高於女性，糖尿病的性比例是 1.43 倍，癌症的性比例爲 1.76 倍，腎炎、腎病症候群及腎病變的性比例有 3.30 倍。此外，男性的事故傷害顯著高於女性達 2.73 倍，可能與男性的生活習慣及行爲方式，如喝酒和開快車，或與工作環境的風險不同有關。

表 6-2：2020 年臺灣男女性十大死因年齡標準化死亡率及性比例 [3]

（單位：人，每十萬人口）	男性		女性		性比例 *（男／女）
死亡原因	粗死亡率	標準化死亡率 [a]	粗死亡率	標準化死亡率 [a]	
惡性腫瘤	258.8	152.6	167.4	86.7	1.76
心臟疾病	101.0	57.9	72.7	31.0	1.87
肺炎	70.3	36.5	46.4	18.1	2.02
腦血管疾病	59.3	33.7	42.5	18.6	1.81
糖尿病	45.0	25.6	41.1	17.9	1.43
事故傷害	40.6	29.9	27.7	11.0	2.73
高血壓性疾病	35.0	18.2	21.4	9.2	1.99
慢性下呼吸道疾病	29.2	16.0	17.0	11.1	1.45
腎炎、腎病症候群及腎病變	24.6	16.3	13.6	4.9	3.30
慢性肝病及肝硬化	21.8	12.0	13.1	5.3	2.27

* 性比例以標準化死亡率計算。
[a] 標準化死亡率以 2000 年 WHO 世界人口年齡結構為基準。

（三）婚姻

研究也指出不同的婚姻狀態與疾病發生或死亡有關，一般來說離婚者疾病率最高、其次爲喪偶、單身，而已婚者最低。由於婚姻狀態具有高度的自我選擇性，如果原本有身體及精神疾病者，比較不容易找到結婚對象或者是維持婚姻，或是生活環境經常暴露於危險因子的人，也比較容易離婚或保持單身；但也可能是因爲在不同的婚姻狀況下由於生活方式或危險因素不同，所以導致疾病發生的情況也有所差異。圖 6-5 是 2018 年臺灣 18 歲以上民眾不同婚姻別吸菸盛行率 [7]，發現離婚者的吸菸率最高，已婚和未婚者的吸菸率較低，顯示不同婚姻狀態的族群在危險因子的暴露情形有所不同。此外，研究指出婚姻狀態與重度憂鬱症呈現雙向的關係，分居或離婚的人重度憂鬱症的盛行率較高，這可能是由於重度憂鬱症患者婚姻破裂的風險增加，以及離婚或分居婚姻狀況的壓力使罹患重度憂鬱症的風險提高 [8]。

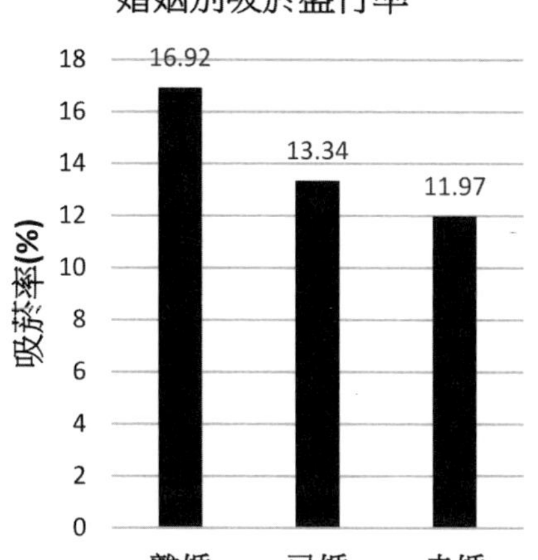

圖 6-5：2018 年臺灣 18 歲以上民眾婚姻別吸菸盛行率 [7]

（四）職業

職業上的特殊暴露也常造成特定疾病的發生，由於經年累月的工作環境下，員工受到職場上暴露劑量明顯高於一般族群。如石綿工人容易得肺部間皮細胞瘤，異氰酸酯類（TDI）接觸工人引起職業性氣喘，接觸游離輻射線工人易得白血病，農夫容易農藥中毒，長期工作於全身垂直振動工人易有腰椎間盤突出 [9]。此外，美國無線電公司（RCA）在臺灣發生重大污染事件，該公司在 1970 至 1990 年於桃園市設立並生產電子產品，長期傾倒多種有揮發性的含氯有機化合物，造成廠區土壤及地下水嚴重污染的公害事件，由於員工長期暴露在高度致癌風險之工作環境，以及 RCA 桃園廠勞工在廠區及宿舍內使用的水都是地下水，因此勞工容易暴露在大量高致癌性之有機溶劑。此污染事件經過長期訴訟下，在 2017 年法院宣判 RCA 公司須連帶賠償數百位受害人。

不同職業民眾也經常有不同的生活習慣及危險因子的暴露，圖 6-6 為 2002 年調查不同職業別檳榔嚼食盛行率不同 [10]，其中以農林漁牧者盛行率最高、專門服務業者最低，由於不同職業的社會經濟地位及生活習慣往往有差異，因此探討職業與疾病相關時，也要釐清是否與生活習慣有關。

此外，在探討職業暴露與疾病的相關時也必須要考量到「健康工人效應」

（healthy worker effect）所產生的問題，「健康工人效應」是指一個人的健康狀況會影響他本人的職業選擇，理想的職業往往是健康良好的人才能爭取到（稱爲 healthy worker hire effect），通常也是健康良好的人會長期地從事該職業（稱爲 healthy worker survivor effect）。如果研究發現工人死亡率較一般族群爲低，並不一定是因爲從事這些工作而降低死亡率，例如過去 RCA 研究及聚氯乙烯工人工廠研究，曾分析工廠勞工總死因的標準化死亡比（standardized mortality ratio, SMR）顯著低於一般人口 [11]，這也是因爲「健康工人效應」所造成的選擇性偏差。

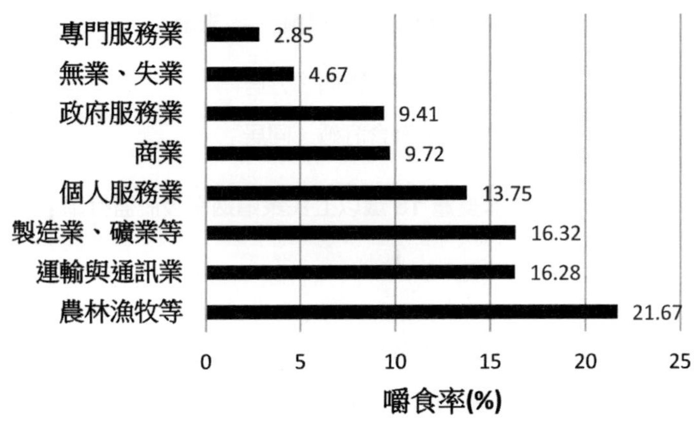

*農林漁牧業包含狩獵業

*製造業、礦業等包含營造業、公共事業

圖 6-6：2002 年臺灣民眾職業別檳榔嚼食盛行率 [10]

（五）教育程度

疾病的發生率或死亡率也與教育程度有關，不同的教育程度族群有不同經濟條件、生活習慣與健康識能。圖 6-7 是 2018 年臺灣 18 歲以上男女性教育程度別吸菸盛行率，以國中吸菸率最高、高中職次之、大學及研究所以上最低 [7]。此外，國中學歷族群的嚼檳榔率也是最高（12.8%），其次爲高中職（9.2%），大學以上教育程度的嚼檳榔率最低，僅 1.7% [12]。健康識能是指民眾獲得、理解、評判與應用健康資訊的工具或資源的能力，教育程度越高者可具有更良好的健康識能來管理自我的健康及使用醫療資源，過去研究也指出教育程度較高的父母，其子女有較低自殺率 [13]，有可能因爲教育水準較高而更容易察覺健康問題而提早就醫治療。

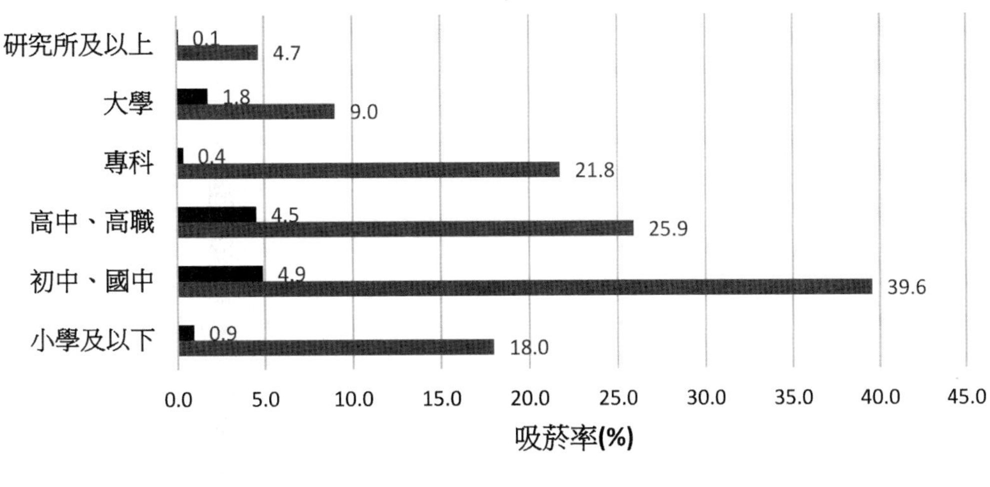

圖 6-7：2018 年臺灣 18 歲以上民眾不同教育程度吸菸盛行率 [7]

另以 C 型肝炎爲例，高雄市梓官區是 C 型肝炎高盛行率地區，過去曾高達 4 成，該地 C 肝高盛行率可能與早期公衛醫療資源不足、民眾生病習慣點滴注射、針頭器械消毒不徹底或輸血感染等因素，導致 C 型肝炎流行，因此，C 型肝炎盛行率與教育程度有關。研究顯示，未受教育族群 HCV 感染率達到 40.9%，明顯高於小學水平人群的 28.5%，國高中族群感染率 8%，大學以上族群感染率小於 4% [14]。

（六）族群

族群是指擁有相同的血統、風俗習慣和宗教信仰的一群人。不同族群的疾病發生率和死亡率的差異，可能由遺傳因素、醫療資源、生活環境與行爲習慣的不同所造成。圖 6-8 顯示臺灣民眾男性吸菸率明顯高於女性，在族群別的吸菸率比較，原住民男性吸菸率最高，客家、閩南及新住民則相近 [7]。原住民有較高吸菸率、喝酒率及嚼檳榔率，且在惡性腫瘤、心臟疾病、慢性肝病及肝硬化、事故傷害、呼吸道疾病等年齡標準化死亡率均高於全國（圖 6-9）[15]，民國 108 年原住民平均餘命低於全體國民有將近 7.76 歲之差距 [16]。另外，蠶豆症（G-6-PD 缺乏症）和地中海貧血症在客家族群發生率較高，特別是梅州地區的客家人，早期客家人因居住於嶺南嶺東山區地處熱帶潮濕地區，南方山區蚊蟲多，罹患瘧疾機率高，由於有缺陷的紅血球不適合瘧原蟲生存，爲抵抗瘧疾而演化產生的基因變異；此外，客家人的民族性較團結，過去較少和外族通婚，因此有地中海貧血的基因比較容易保留下來代代相傳。

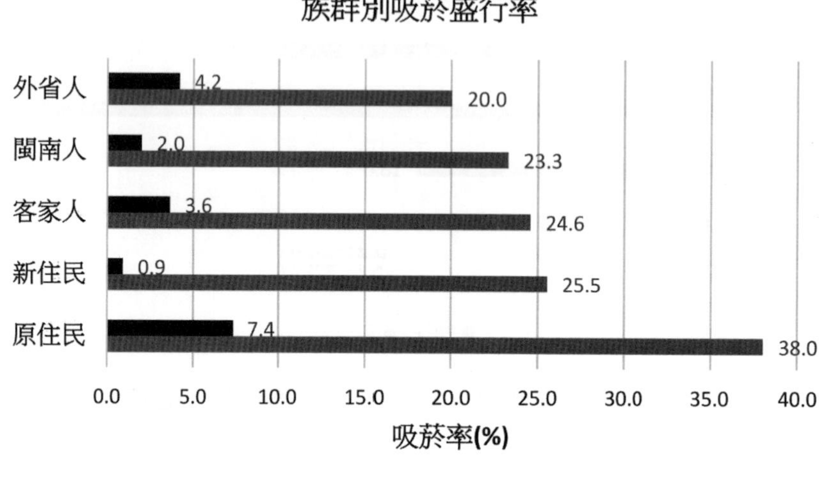

*新住民含原大陸、港澳地區及原外國籍

圖 6-8：2018 年臺灣 18 歲以上民衆族群別吸菸盛行率 [7]

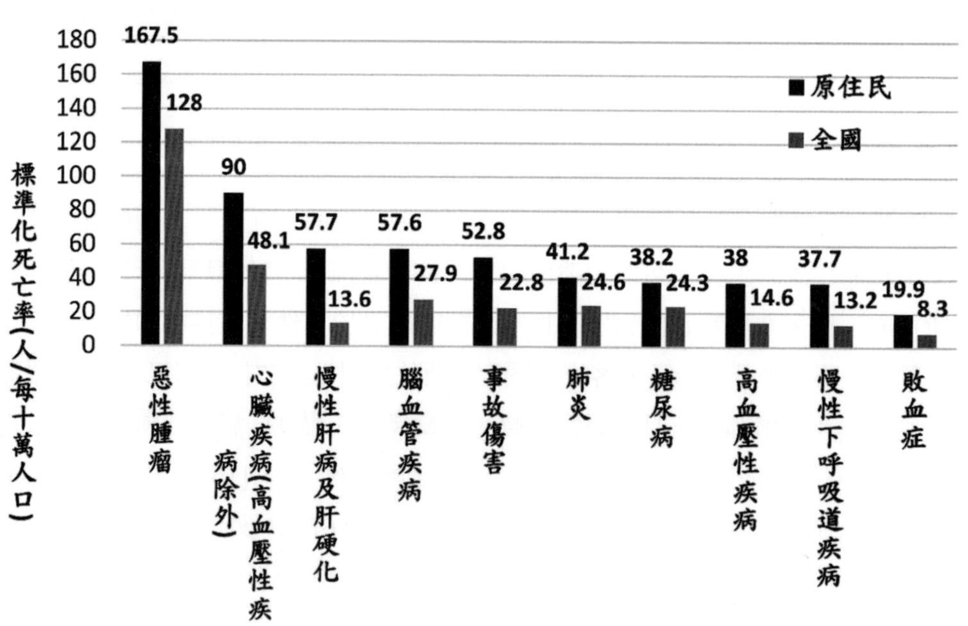

圖 6-9：2019 年原住民族十大死因與全國之標準化死亡率比較 [15]

二、時的分布

（一）點流行

點流行（point epidemic）是指一群人在短時間內，同時暴露於同一傳染源或污染源所導致的爆發性流行。點流行可以是傳染病或非傳染病，傳染病點流行是指一群人受到相同傳染性因子暴露所造成，且只包含一次潛伏期，例如食物中毒或急性傳染病等；如果是非傳染性疾病，例如短時間內發生嚴重空氣污染，造成氣喘或心肌梗塞的發作也屬於點流行。

（二）時間聚集

時間聚集（time clustering）是指病例發生數特別集中在某一個時段的現象，有兩種情形：一是這段時間是指疾病發生的時間，在某年、某月、某日或某時；二可以是指疾病發生距離某一個特定事件的時間間隔，例如暴露於危險因子之後的幾年、幾月、幾日或幾時。第一種時間聚集現象以嚴重急性呼吸道症候群（SARS）爲例，SARS 在 2002 年 11 月至 2003 年 9 月間於 29 個國家發生流

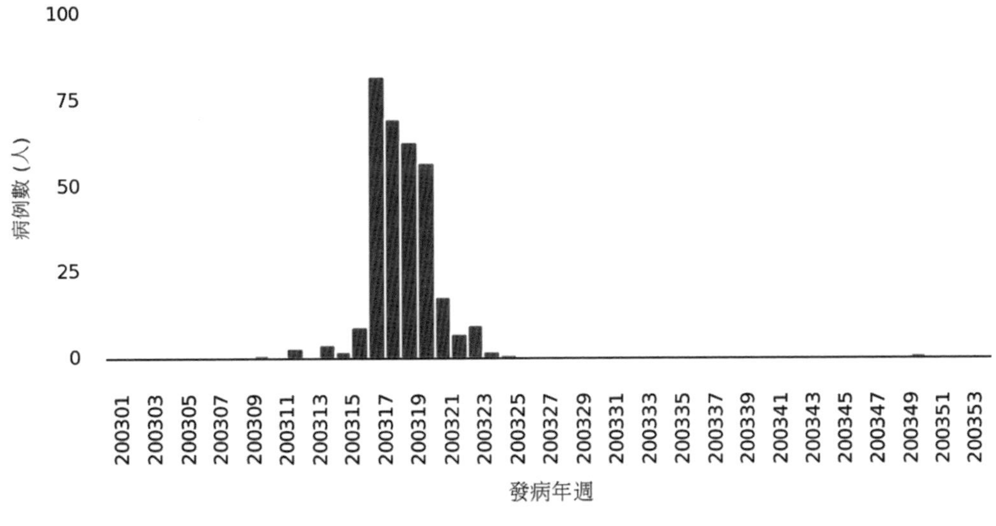

圖 6-10：2003 年嚴重急性呼吸道症候群（SARS）時間聚集現象 [6]

行，此疫情造成全球超過 8,096 人感染，其中 774 例病人死亡；在臺灣 SARS 集中流行於 2003 年 3 月到 6 月之間（圖 6-10）[6]，流行期間發生臺北和平醫院院內感染及封院處置，疫情也由臺北市擴散至中南部地區，最後導致我國 347 人染病，73 人死亡。2003 年 7 月 5 日臺灣從 WHO 的 SARS 感染區除名，但同年 12 月有 1 例實驗室感染病例。第二種時間聚集現象以婦女產後憂鬱症爲例，產後憂鬱症發生機率約 10% 至 15%，高峰期是產後 4 周到 6 周，但產後一年內都可能發生，這種現象是指疾病發生距離某一個特定事件的時間間隔。

（三）長期趨勢

長期趨勢（secular trend）是指一段時間內疾病率的變化情形，慢性病通常會統計數年或數十年，如果是傳染病則以每日或每周通報感染人數進行統計；疾病率

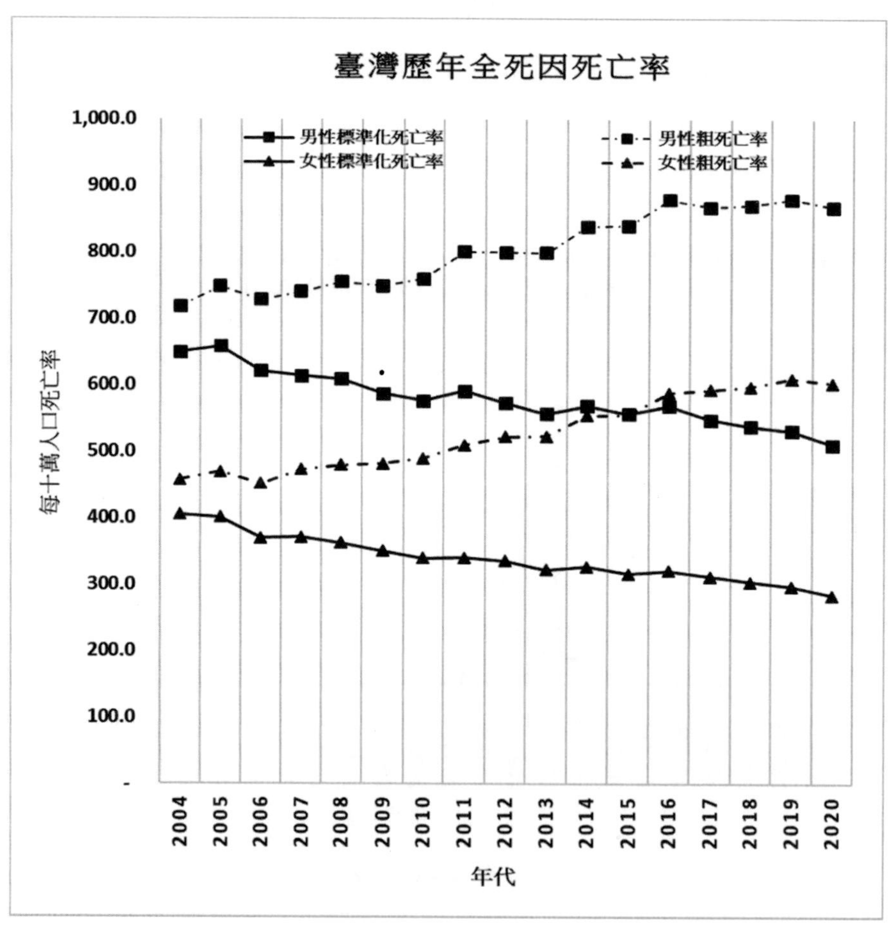

圖 6-11：臺灣民衆 2004-2020 年全死因年齡標準化死亡率及粗死亡率 [17]

的長期趨勢與危險因子暴露有關，但也受人口年齡結構、診斷技術、疾病分類、醫療科技、環境變化、社會經濟水準的提升所影響。圖 6-11 是臺灣 2004 年到 2020 年來全死因的標準化死亡率及粗死亡率的長期趨勢 [17]，發現無論男性或女性的粗死亡率都有隨著年代而上升的趨勢，但是年齡標準化死亡率男女性都呈現下降的情形，由於粗死亡率的增加與年齡結構的老化有密切關係，所以經過年齡標準化調整之後，近 20 年來臺灣的死亡率則是逐年下降，顯示臺灣地區的醫療技術進步、環境衛生改善、社會經濟水準的提升，使得臺灣年齡標準化死亡率有明顯下降的趨勢。

圖 6-12 為臺灣民眾 2004 年到 2020 年重要死亡原因的年齡標準化死亡率 [17]，可以發現全死因有明顯下降趨勢，惡性腫瘤、事故傷害及肺結核有逐漸下降的情形，心臟性疾病沒有明顯上升或下降趨勢。

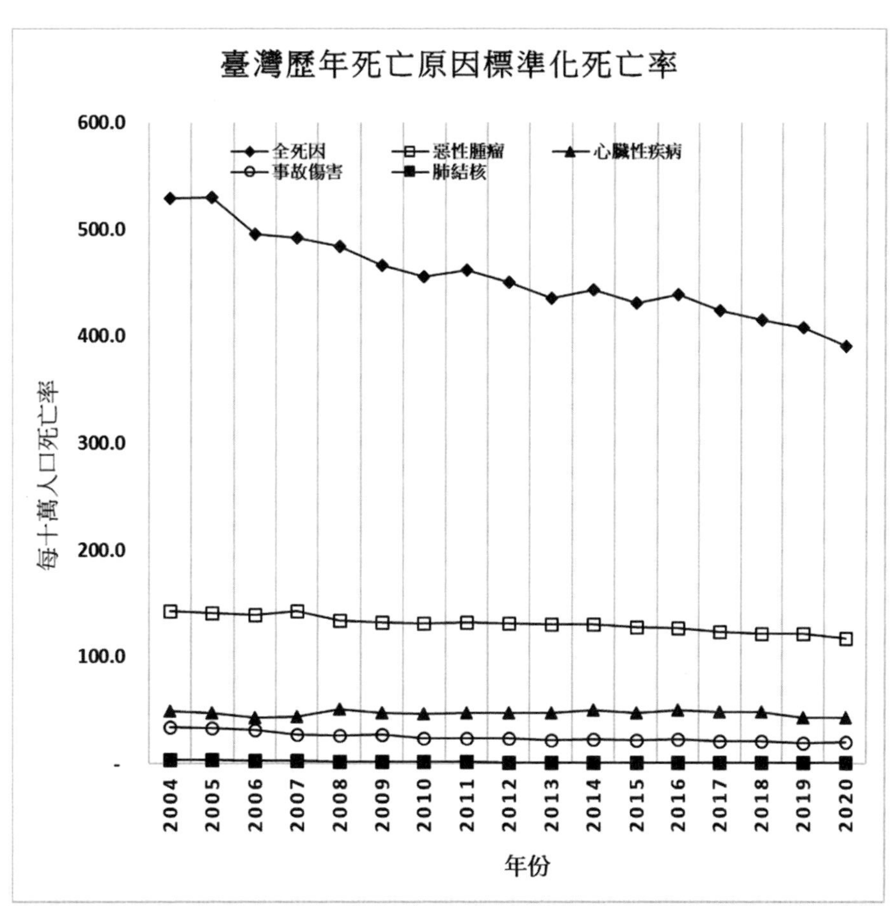

圖 6-12：臺灣民眾 2004-2020 年各死亡原因之年齡標準化死亡率 [17]

在 2019 年底於中國武漢陸續有不明病毒性肺炎個案傳出，並快速傳至世界各國，2020 年 1 月 31 日世界衛生組織宣布新冠肺炎（Coronavirus 2019, COVID-19）爲「國際公共衛生緊急事件」，直到 2020 年 3 月 11 日公布新冠肺炎爲世界大流行（Pandemic），至 2022 年 1 月底全球已有 3.63 億人感染及 563 萬人死亡，各國感染人數如圖 6-13 [18]，但世界各國醫療資源及篩檢政策不同可能造成確診人數的低估。新冠肺炎的感染力高，快速蔓延至世界各國，並加上病毒株變異快，世界衛生組織至今已公布下列令人高關注變異株（Variants of Concern, VOC），包括出現在英國肯特的 Alpha、南非的 Beta、巴西的 Gamma，和印度的 Delta 以及目前高度流行的非洲 Omicron 變異株（2022 年 1 月），分別在世界各國造成多波次大流行。2020 年 12 月英國首先批准 COVID-19 疫苗使用，各國也實施大規模疫苗接種計劃，使得各國確診人數，如英國、美國在 2021 年 2 月以後有大幅趨緩的現象，然而在 2021 年 4 月印度的 Delta 大流行之後，使得各國疫情又再度上揚；2021 年 12 月 Omicron 在非洲發現，短時內已成爲強勢變異株，世界各國感染人數以幾何級數增長，2022 年 1 月時美國單日曾達百萬人及法國單日達 50 萬人確診（圖 6-14）[18]。流行初期以及幾波大流行後使新冠肺炎致死率（case fatality rate）超過 2.0% 以上，但由於新冠肺炎致死率（case fatality rate）計算是以死於新冠肺炎的人數除以確診人數，然由於確診人數不代表眞正感染人數，所以可能無法代表眞正致死率。但目前數據顯示 Omicron 造成的重症率及致死率較低，截至 2022 年 1 月 26 日全球的致死率約爲 0.29%（圖 6-15）[18]。

所幸臺灣在中國武漢陸續傳出不明病毒性肺炎病人之後，及早在 2019 年 12 月 31 日規定武漢直航抵臺班機須登機檢疫，並在 2020 年 1 月 15 日正式公告「嚴重特殊傳染性肺炎」（新冠肺炎，COVID-19）爲第 5 類法定傳染病；在中央流行疫情指揮中心帶領下，防堵疫情於邊境之外，未讓大量感染者進入社區，並以精準防疫進行確診者疫調及接觸者匡列，再加上國人充分配合防疫新生活運動，勤洗手、戴口罩、保持社交距離及實名制政策等「非藥物介入措施」（Non-Pharmaceutical Interventions, NPL），從 2020 年 4 月至 10 月間達 200 多天本土零確診；在沒有疫苗及治療藥物下，許多國家實施封城及停止上班上課的高強度防疫政策，我國民眾仍可保有如常的生活。在 2021 年 4 月發生諾富特機場飯店及萬華群聚感染事件爆發，多數受感染者都曾處於空氣不流通密閉空間、人群密集擁擠環境、以及密切接觸的情形。我國於 2021 年 5 月 19 日將防疫警戒提升爲第三級警戒，這也是 COVID-19 流行以來臺灣最嚴重的社區傳播（community spread）

事件，約有 1 萬 4 千多人染疫，8 百多人死亡，後來因疫情控制良好於 2021 年 7 月 27 日將疫情警戒調降爲第二級。

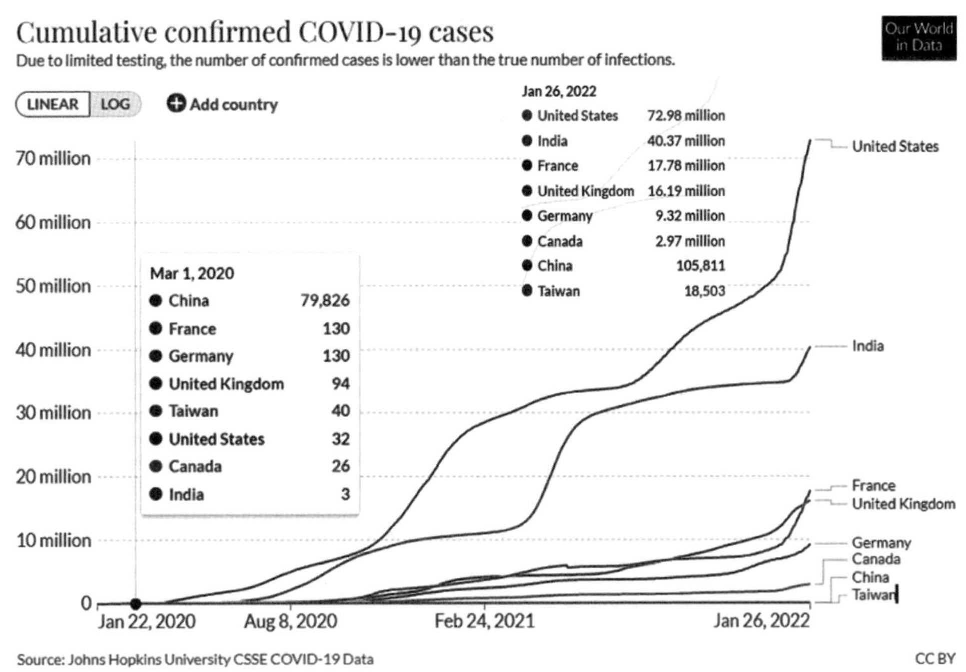

圖 6-13：各國新冠肺炎（COVID-19）累積確診總人數 [18]

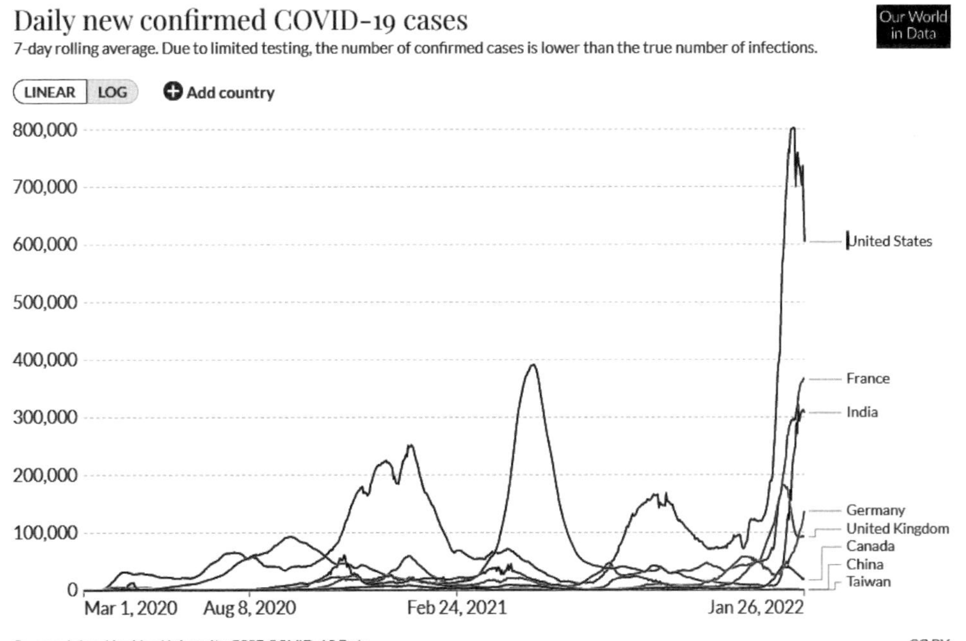

圖 6-14：各國新冠肺炎（COVID-19）每日確診人數（7 日平均值）[18]

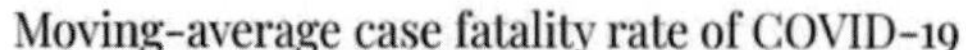

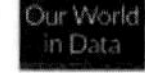

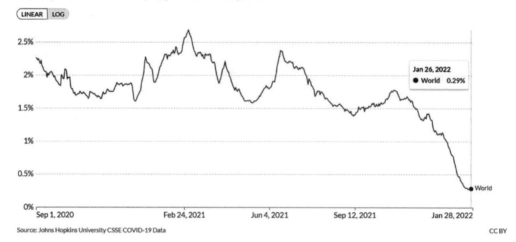

圖 6-15：全球新冠肺炎（COVID-19）致死率（7 日平均值）[18]

註：新冠肺炎致死率的計算是以七日平均死於新冠肺炎的人數除以十天前的七日平均確診人數。

（四）週期循環

週期循環（cyclic fluctuation）是指疾病的發生呈現了週期性的循環現象，週期循環與宿主的集團免疫力、病原的感染力以及環境衛生有關；當有效接觸率低、預防接種率高、病原特性穩定下，週期循環比較規則且間隔較長；如果有效接觸率高、預防接種低、病原經常突變的情況下，週期循環比較短或不規則。季節變動（seasonal variation）也是週期循環的一種，以腸病毒爲例，人類是腸病毒唯一的傳染來源，主要經由腸胃道（糞口、水或食物污染）或呼吸道（飛沫、咳嗽或打噴嚏）傳染，腸病毒適合在濕、熱的環境下生存與傳播，臺灣地處亞熱帶，全年都有感染個案發生，圖 6-16 顯示每年腸病毒門診與急診就診比率在 4 月（第 16 周）起逐漸增加，5 月到 6 月達到高峰，之後流行會逐漸降溫，到 9 月開學時會再出現一波流行 [6]。

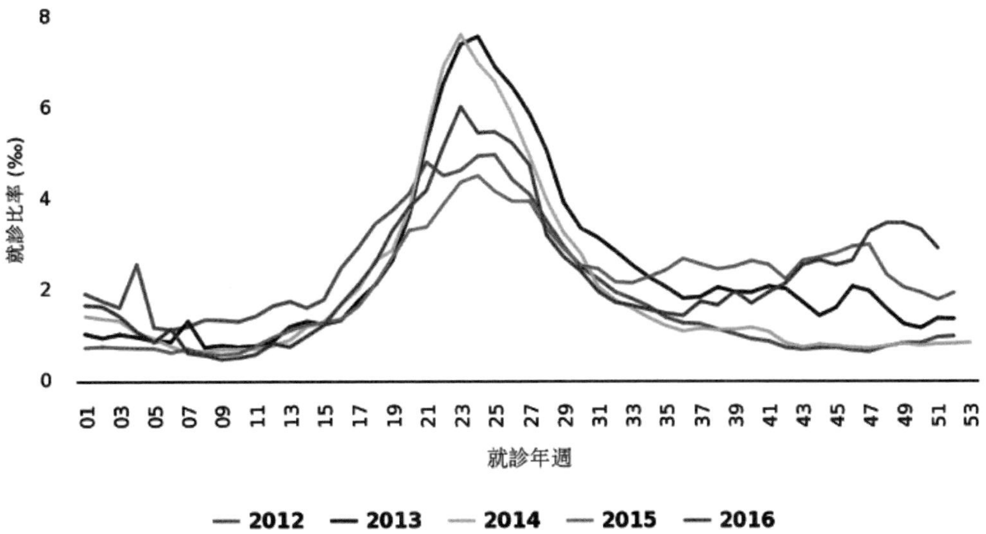

圖 6-16：全國 2012 年至 2016 年的腸病毒門診與急診就診比率（1/1000）[6]

三、地的分布

（一）地方聚集

民國 103 及 104 年在南臺灣高雄市及臺南市爆發了嚴峻的登革熱疫情，具有明顯地方聚集現象，高雄市在民國 103 年登革熱病例數達 14,999 例，有 20 例死亡病例（圖 6-17），疫情持續蔓延，在民國 104 年 19,723 例確診，且有 112 例的死亡病例（圖 6-18）；疫情也於民國 104 年陸續擴大到臺南市，造成臺南市 22,760 例登革熱病例，112 人死亡，是全國縣市最高的兩個地區（圖 6-18）[6]。地方聚集現象也經常以熱點圖（Hot spot map）來呈現流行現象，高雄市民國 103 年 5 月起陸續有登革熱個案確診，然因防治不當造成大爆發，由熱點圖也可觀察到疫情由高雄市陸續擴大到臺南市（圖 6-19）[6]。由於高雄市及臺南市位於北回歸線以南，且夏季高溫、潮濕，加上人口密集，十分適合登革熱疫情的傳播媒介埃及斑蚊及白線斑蚊的孳生。此外，由於受到全球暖化及氣候變遷的影響，因此登革熱的流行地區也由南部逐漸擴散至中北部，民國 107 年臺中市有 113 位及新北市有 44 位登革熱確診病例。除了地方政府做好清除病媒孳生源防治工作，個人應做好環境自主管理，清除室內外積水容器，登革熱的防治工作需要政府、社區與民眾凝聚共識，避免流行再度發生。

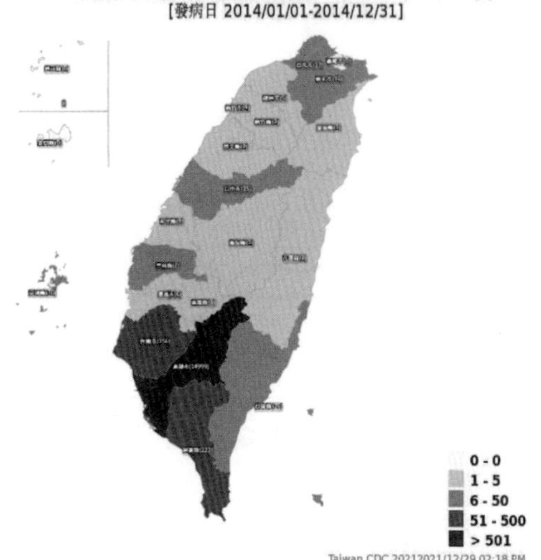

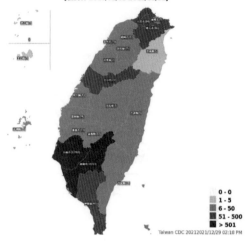

圖 6-17：民國 103 登革熱疫情的地理分布

圖 6-18：民國 104 登革熱疫情的地理分布

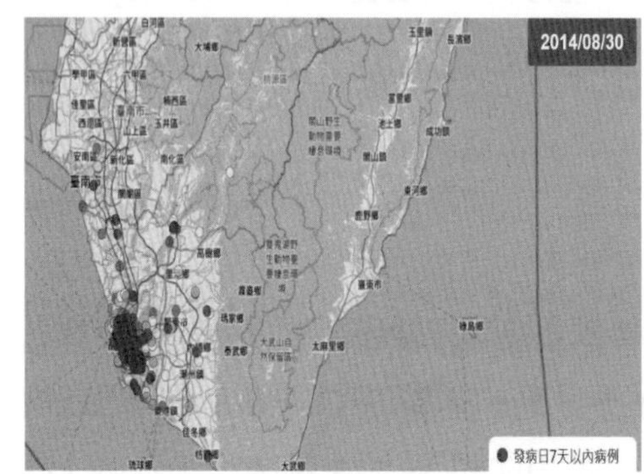

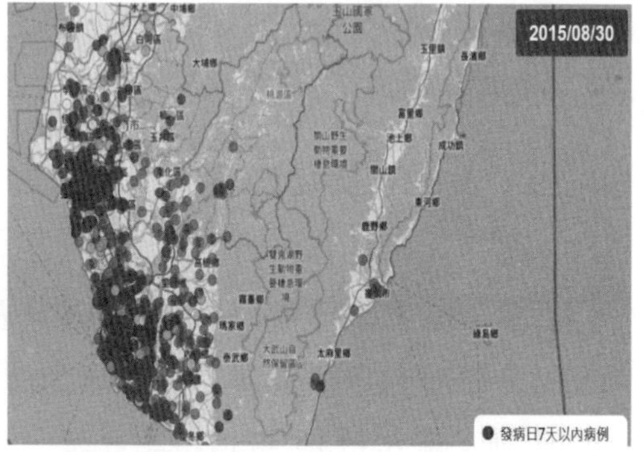

圖 6-19：民國 103.8.30（左圖）及 104.8.30（右圖）登革熱病例熱點圖 [6]

（二）城鄉差異

城鄉差異的比較可用來作爲分析社會經濟發展和自然環境對疾病的影響；疾病的城鄉差異與許多因素有關，包括醫療資源、環境衛生、職業型態、教育程度、社經地位、生活與飲食習慣不同所造成。以 1999-2001 年與 2014-2016 年嬰兒死亡率來進行城鄉差異的比較，可以觀察到 1999-2001 年山地鄉的嬰兒死亡率（約爲 13 人 / 每千活產數），明顯高於都會區、縣轄市、鎮以及平地鄉的嬰兒死亡率（約 6 人 / 每千活產數）（圖 6-20）[19]。如果以 15-19 歲族群死亡率來進行城鄉差異的比較，可以發現 2014-2016 年的 15-19 歲青少年族群的死亡率相較於 1999-2001 年已有明顯降低，但仍以山地鄉青少年族群死亡率最高，其次爲平地

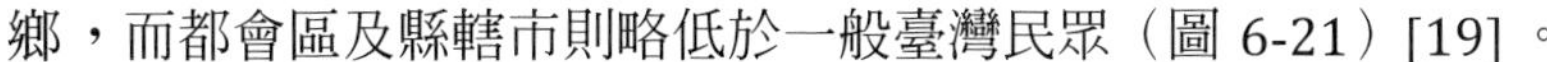

鄉，而都會區及縣轄市則略低於一般臺灣民眾（圖 6-21）[19]。

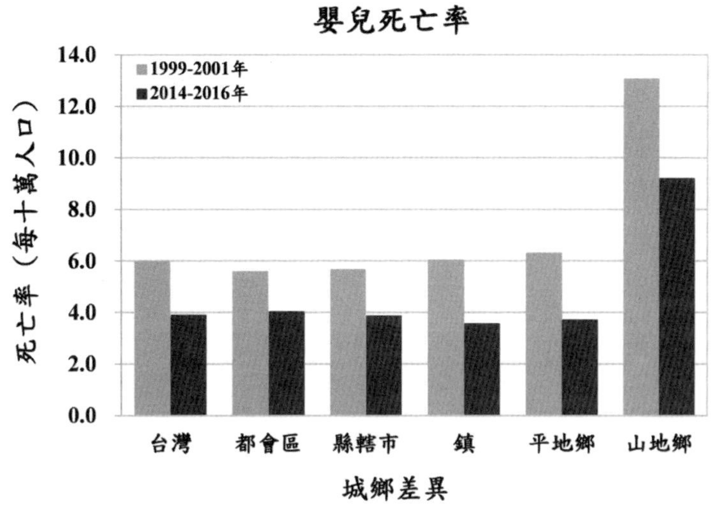

圖 6-20：1999-2001 年與 2014-2016 年嬰兒死亡率（單位：1/ 每千活產數）[19]

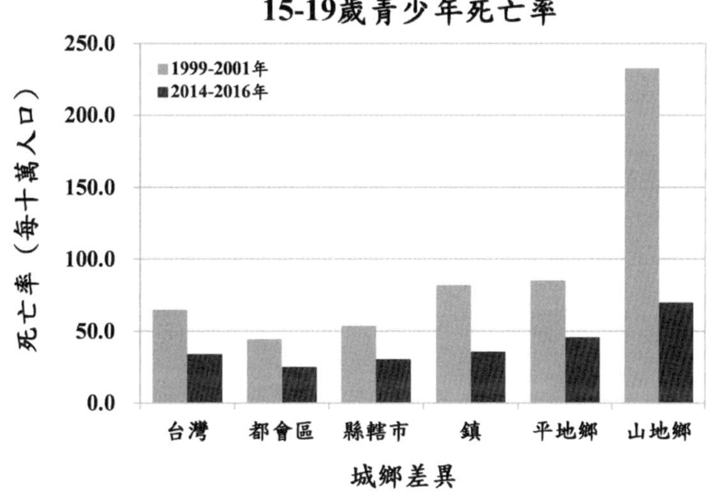

圖 6-21：1999-2001 年與 2014-2016 年 15-19 歲青少年死亡率（單位 :1/ 每十萬人）[19]

民國 109 年我國死亡人數共 17 萬 3,067 人，粗死亡率爲每十萬人口 733.9 人，以 WHO 2000 年世界人口結構調整後之標準化死亡率爲每十萬人口 390.8 人，十大死因依序爲（1）惡性腫瘤（癌症）（2）心臟疾病（3）肺炎（4）腦血管疾病（5）糖尿病（6）事故傷害（7）高血壓性疾病（8）慢性下呼吸道疾病（9）腎炎腎病症候群及腎病變（10）慢性肝病及肝硬化 [3]。以臺北市、新北市、臺中市、高雄市、屏東縣及臺東縣進行縣市差異比較，所有死因的年齡標準化死亡率以臺東縣最高，其次是屏東縣和高雄市，最低是臺北市。其他各死亡原因也是以臺北市最低，臺東縣與屏東縣的十大死因皆有較高的死亡率，臺東縣的心臟疾病死亡率是臺北市的 6 倍，腦血管疾病及事故傷害死亡率是臺北市的 5 倍（表 6-3）[3]；由於臺灣東部及南部縣市醫療資源不及於北部，縣市別疾病死亡率除了與環境暴露、生活習慣、職業型態、教育程度、社經地位不同有關，也與醫療資源差異有密切關係。

表 6-3：2020 年臺灣民衆十大死因年齡標準化死亡率之縣市差異（單位：1/10 萬）[3]

死亡原因	臺北市	新北市	臺中市	高雄市	屏東縣	臺東縣
	標準化死亡率	標準化死亡率	標準化死亡率	標準化死亡率	標準化死亡率	標準化死亡率
所有死亡原因	289.6	361.5	387.4	427.6	506.8	545.2
惡性腫瘤	92.9	106.5	122.1	131.4	139.1	140.8
心臟疾病	16.3	53.0	32.4	38.5	45.9	99.0
肺炎	9.1	29.3	26.5	28.4	33.7	31.5
腦血管疾病	6.0	21.4	24.5	27.8	35.2	34.2
糖尿病	4.3	18.7	26.1	25.7	32.6	19.0
事故傷害	8.4	14.0	20.6	21.3	33.9	42.6
高血壓性疾病	5.8	7.3	16.1	15.8	22.4	10.7
慢性下呼吸道疾病	2.7	9.9	11.7	10.8	13.9	12.5
腎炎、腎病症候群及腎病變	7.4	9.2	13.0	11.7	11.6	14.1
慢性肝病及肝硬化	4.5	7.5	8.9	10.3	20.0	31.1

註：以 WHO 2000 年世界人口調整。

圖 6-22 分別爲 2006 年、2011 年及 2016 年各縣市的口腔癌年齡標準化發生率 [20]，國人目前每年分別有 7 千多人罹患和 2 千多人死於口腔癌。歷年來臺東縣的口腔癌發生率爲全國排名第一位，臺東縣、雲林縣、屏東縣、嘉義縣、彰化縣五縣市在 2011 年與 2016 年皆是排名爲全國前五名。口腔癌最低的兩個縣市則爲澎湖縣及臺北市，臺東縣的口腔癌標準化發生率約爲臺北市的 3 倍。國健署調查發現嚼檳榔率雖然已有逐年下降趨勢，106 年度男性嚼檳榔率最高的前 5 縣市分別爲臺東縣（19.2%）、嘉義縣（13.7%）、花蓮縣（13.4%）、南投縣（10.2%）、雲林縣（10.1%），顯著高於全國嚼檳榔率，而這些縣市也是屬於檳榔產量比較高的地區，愈往中南部、東部的縣市，嚼檳榔率也較高；嚼檳榔率較低的縣市，以

金門縣最低（3.1%），另外都會型縣市嚼檳榔率也較低，如臺北市（4.2%）與臺中市（4.3%）[12]。由地理分布來看，高檳榔種植縣市有較高的嚼檳榔率，可能是導致口腔癌發生的重要原因之一。

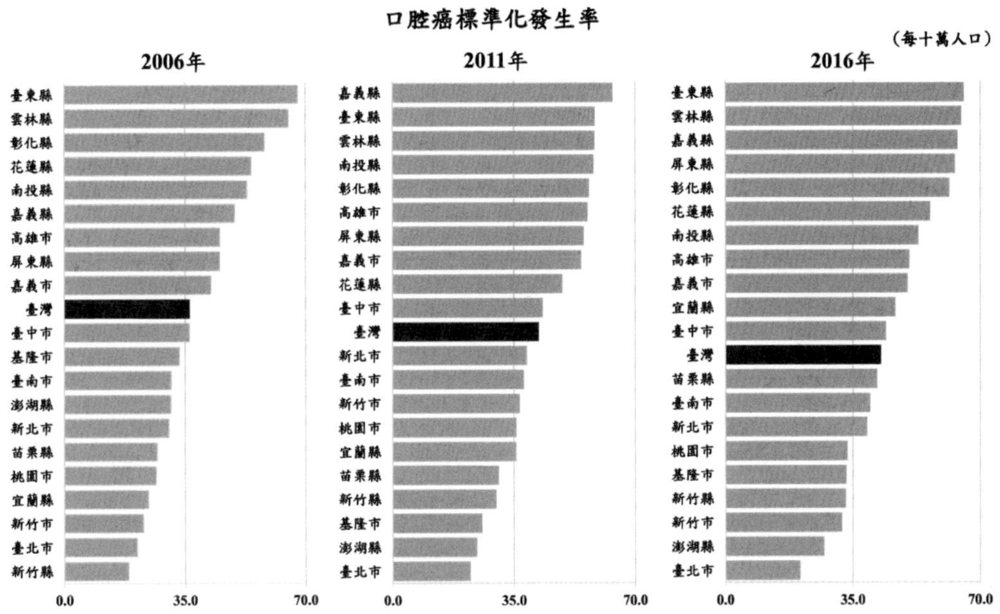

圖 6-22：2006 年、2011 年及 2016 年各縣市的口腔癌年齡標準化發生率比較（單位：1/每十萬人口）[20]

圖 6-23 分別爲 2006 年、2011 年及 2016 年各縣市的女性乳癌年齡標準化發生率 [20]，顯示乳癌有逐年增加的趨勢。目前乳癌是女性癌症排名第一，2018 年有 14,217 位女性罹患乳癌和 2 千多人死於乳癌。城鄉年齡標準化發生率發現，歷年來臺北市乳癌發生率皆全國排名第一位，其次爲新北市、嘉義市、臺中市、新竹市及基隆市有較高的乳癌發生率，皆高於臺灣平均發生率；乳癌最低的縣市排序則爲澎湖縣、臺東縣、雲林縣及嘉義縣等。經由城鄉差異的比較，發現都市化越低的縣市乳癌發生率也較低，顯示乳癌可能與都市生活型態及環境、哺乳率不同、飲食西化或疾病診斷技術有關。

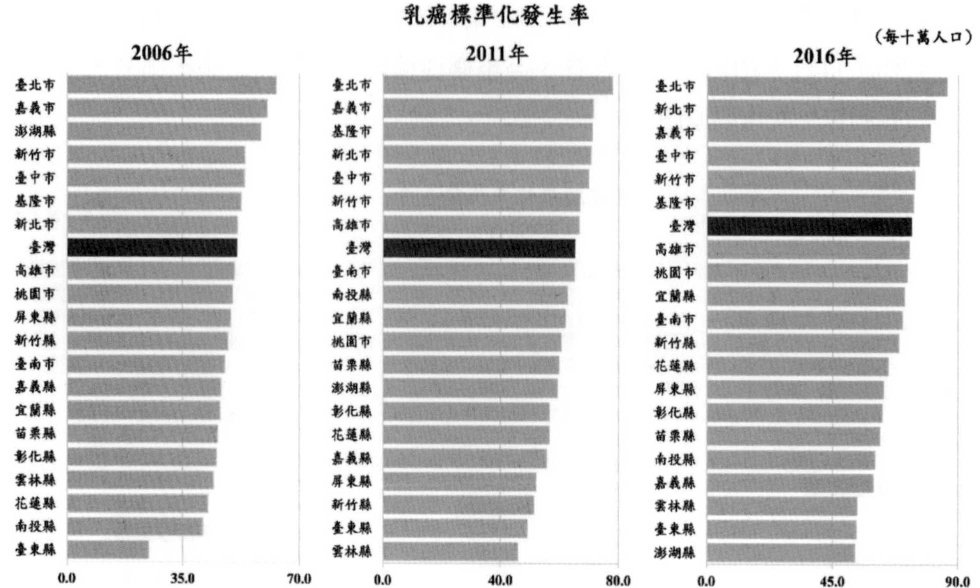

圖 6-23：2006 年、2011 年及 2016 年各縣市的女性乳癌年齡標準化發生率比較（單位：1/ 每十萬人口）

（三）國際比較

進行國際間的疾病率和死亡率比較，可以用來評估各國衛生保健工作的成效，及提供疾病的流行狀況及危險因子探討的線索。圖 6-24 是 2018 年經濟合作暨發展組織（OECD）的會員國及我國的惡性腫瘤的年齡標準化死亡率之國際比較 [20]，我國死亡率是 205.9 / 每十萬（男性爲 268.1 / 每十萬、女性爲 152.2 / 每十萬），相較於其他亞洲國家，如韓國（154.3 / 每十萬）、日本（164.1 / 每十萬）高出許多，也較美國（178.3 / 每十萬）、澳大利亞（180.2 / 每十萬）、瑞士（167.1 / 每十萬），及許多歐盟國家如芬蘭、瑞典、西班牙及德國等國都來得高，顯示我國在癌症的防治上仍有相當的努力空間。

另以新冠肺炎（COVID-19）爲例，根據 Johns Hopkins University 統計資料，新冠肺炎（COVID-19）在 2020 年 3 月 1 日前在中國爆發累積有 79,826 名確診個案爲全球最高；然而新冠肺炎快速蔓延至世界各國，在 2020 年 3 月下旬美國及義大利感染人數已超過中國，到 2020 年 12 月底全球已有 8 千多萬人感染，188 萬人死亡，其中美國、印度、俄羅斯及巴西等國確診人數最高；雖然許多國家推動大型疫苗注射計畫，但世界各國疫苗覆蓋率有很大落差，以及加上病毒變異株因爲免疫逃脫產生的突破性感染，在 2022 年 1 月底全球仍快速增加爲 3 億 6 千

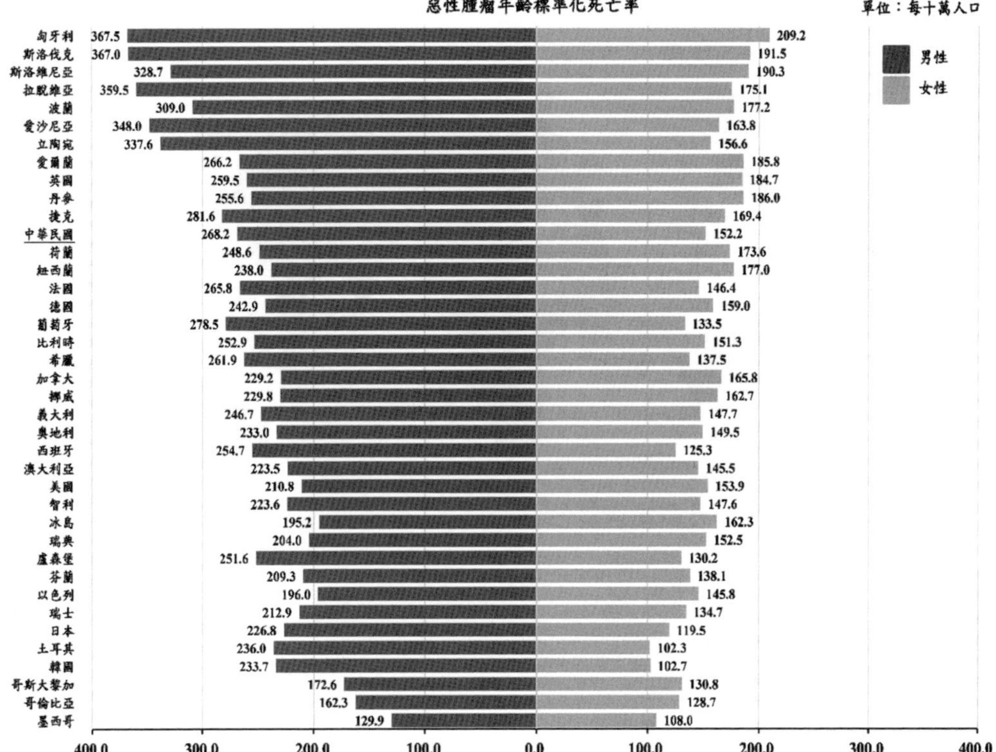

圖 6-24：2018 年經濟合作暨發展組織（OECD）會員國與我國之惡性腫瘤標準化死亡率 [20]

註：1. 標準化死亡率是依照 OECD 2010 標準人口計算。

2. 此表為各國 2018 年或最近年份之數據（如無 2018 年資料，以最近可獲得資料年度代替）。

萬人感染，造成 560 萬人死亡，以美國、印度、俄羅斯及巴西等國確診人數最高（圖 6-25）[18]；若以每百萬人確診率來看，則以歐洲國家排名較高，如法國、丹麥、比利時等國迄今已超過 25% 以上的人口感染；若以每百萬人累積死亡率來看，祕魯、保加利亞及匈牙利等國爲最高（圖 6-26）（2022 年 1 月 26 日資料）[18]。

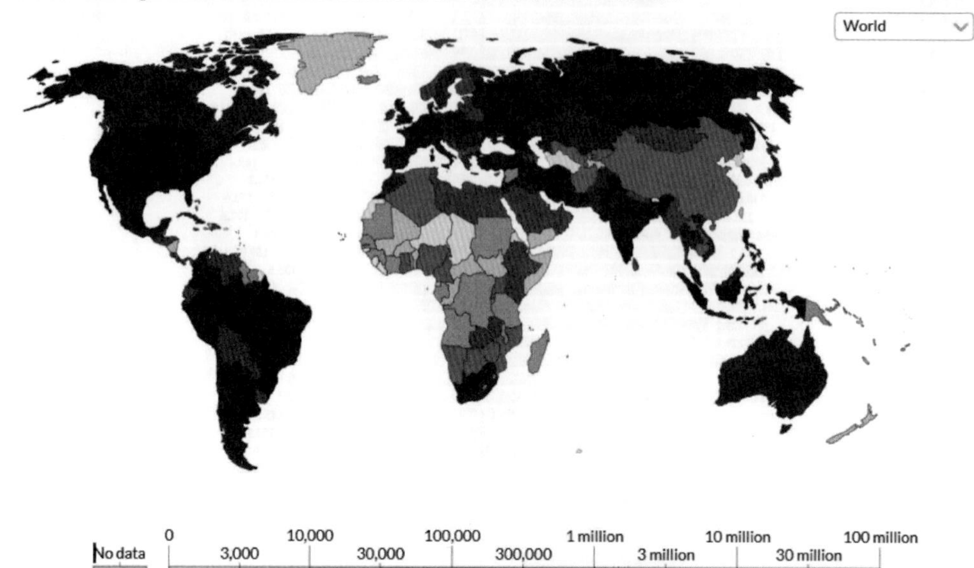

圖 6-25：2022/1/26 世界各國新冠肺炎（COVID-19）累積確診人數 [18]

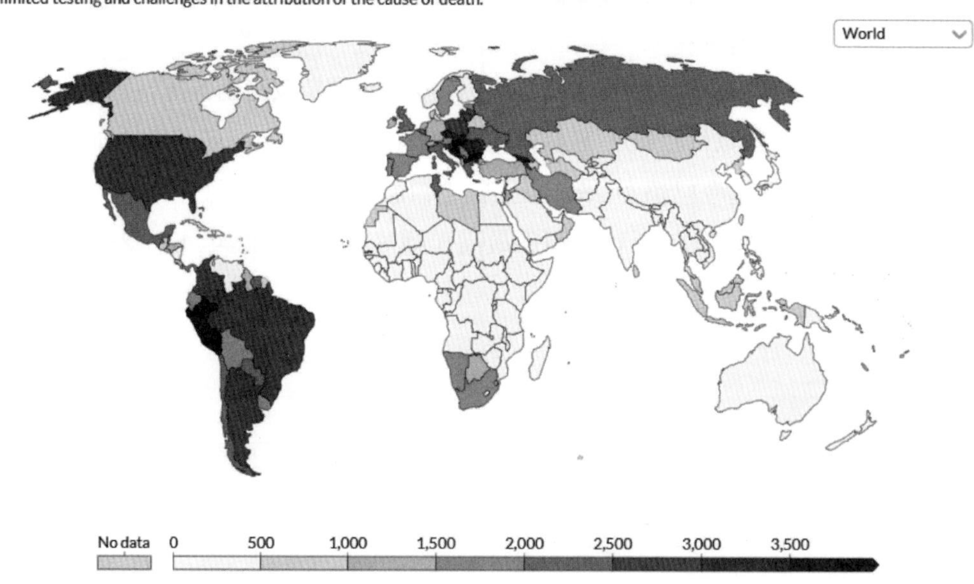

圖 6-26：2022/1/26 世界各國新冠肺炎（COVID-19）累積死亡率（單位：1/ 百萬人）[18]

四、人地、時地、人時的分布

（一）人地─移民團體

人地研究主要是探討移民團體的疾病率的變化情形，來辨明移民團體的疾病是否受到遺傳、環境或文化因素的影響。如果疾病主要受遺傳因素影響，在未通婚情形下，移民團體疾病率仍與原地的死亡率接近；如果疾病容易受到遷居地的環境、生活習慣及醫療條件的影響，移民團體會逐漸與遷居地的死亡率接近，但進行移民團體研究也需要考慮移民的代表性，例如臺灣早期移民可能因為經濟與生活問題到其他國家開拓新的機會，現在的移民族群可能有較高的教育程度與經濟能力到國外深造或置產。1984-1988 年間，澳洲針對 35-74 歲的移民團體進行乳癌年齡標準化死亡率（age-standardized mortality rates）的研究（圖 6-27）[21]，英國人的乳癌死亡率是香港人的 3 倍以上，英國與香港移民到澳洲後，會因為與移民的國家其飲食和生活方式逐漸接近，使得英裔澳洲人乳癌死亡率逐漸降低而港裔澳洲人逐漸上升，雖然乳癌死亡率與澳洲逐漸趨近但仍未完全相同，顯示乳癌可能受到遺傳、環境或飲食習慣的共同影響。

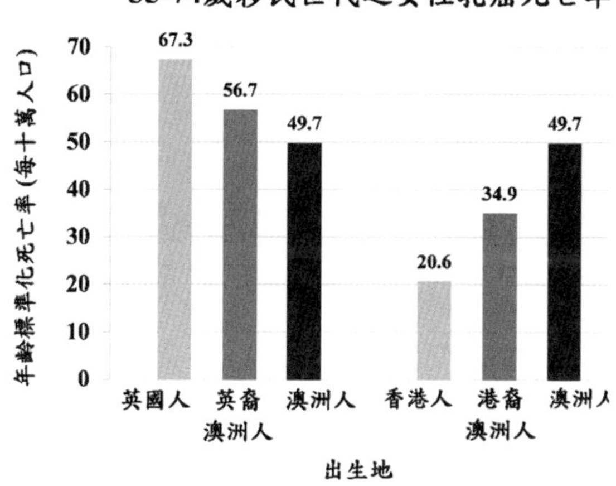

圖 6-27：1984-1988 年澳洲移民團體的女性乳癌年齡標準化死亡率（1/10 萬人口）比較 [21]

圖 6-28 是非洲男性遷居至比利時的第一代及第二代移民世代的心血管疾病、癌症及傳染性疾病的直接年齡標準化死亡率比（Standardized rate ratio, SRR）的比較 [22]，可以發現相較於比利時當地居民，非洲男性第一代移民遷居 0-9 年內的

心血管疾病的 SRR 爲 0.74 倍最低，其次是遷居 10 年以上移民，第二代移民的心血管疾病 SRR 最高爲 1.58 倍；遷居 9 年內及 10 年以上的第一代移民族群具有相同遺傳因素，但是環境因子暴露的時間不同，例如飲食或生活習慣的改變；第二代移民則是在比利時出生成長的非洲移民的子女，因此由非洲移民至比利時之後，會隨著移民時間增加而提高心血管疾病的風險。此外，非洲男性第一代移民遷居 0-9 年內癌症的 SRR 僅有 0.39 倍最低，其次是遷居 10 年以上移民，第二代移民的癌症 SRR 最高爲 1.26 倍，同樣也顯示由非洲移民至比利時之後，因環境因素、生活習慣的改變或診斷技術進步，隨著移民時間增加而提高癌症的風險。在傳染病的部分，發現隨著移民時間增加而使傳染病的風險遞減，但仍未與當地民眾完全相同，這可能與非洲移民族群的生活習慣、環境衛生或經濟因素尙未完全改變有關，因此，即使風險雖下降卻仍高於比利時當地居民。

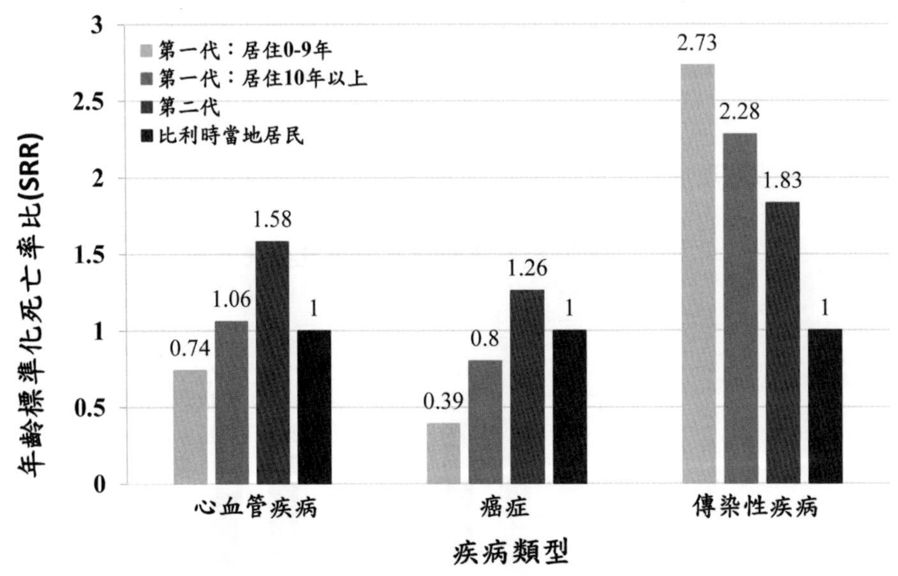

圖 6-28：2001-2011 年比利時當地之 25-54 歲的非洲男性移民世代直接年齡標準化死亡率比（Standardized rate ratio, SRR）[22]

（二）時地聚集

時地聚集是傳染病常見的特徵，由於傳染病聚集現象相當明顯，所以可以用來辨明傳染病原和傳染途徑，更有助於疾病流行的控制。以嚴重急性呼吸道症候群（SARS）爲例，重症者感染特點爲發生瀰漫性肺炎及呼吸衰竭，因較過去所知病毒、細菌引起的非典型肺炎嚴重，因此取名爲嚴重急性呼吸道症候群（Severe

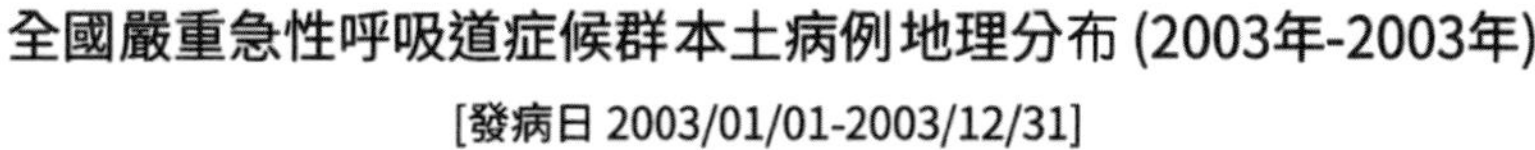

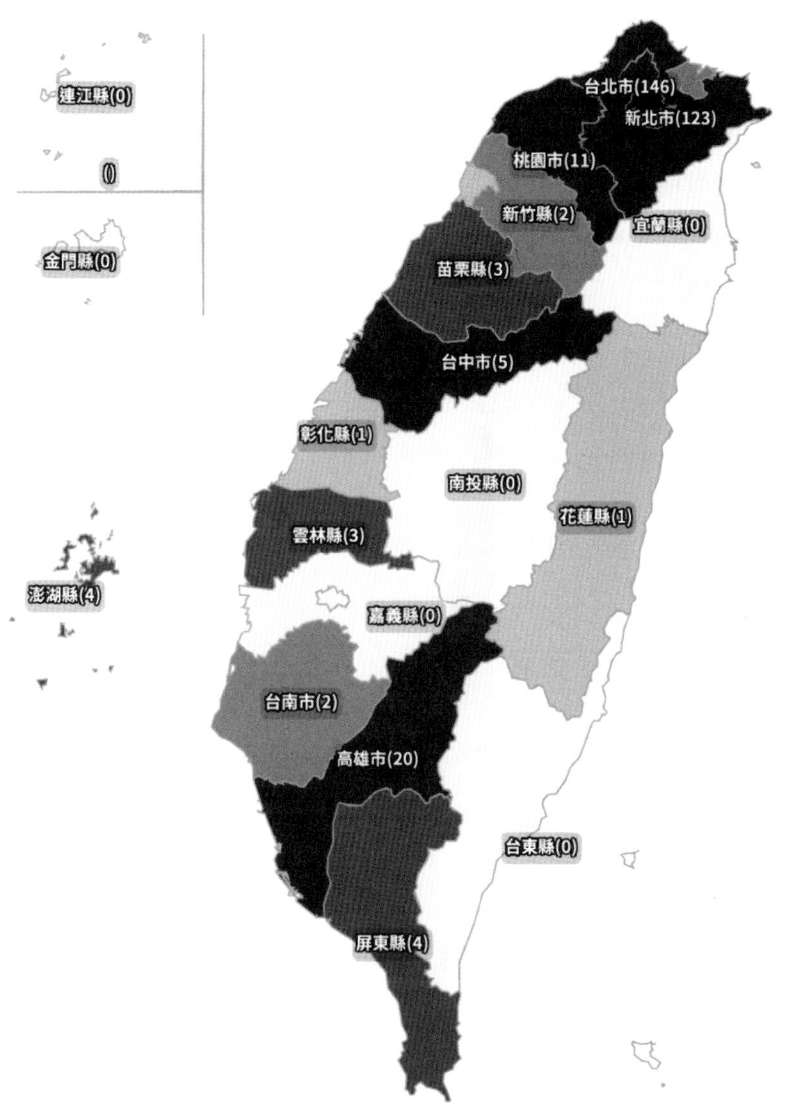

圖 6-29：臺灣嚴重急性呼吸道症候群（SARS）2003 年本土案例的縣市別分布情形 [6]

Acute Respiratory Syndrome, SARS），病人主要症狀爲發高燒（體溫 >38 度）、咳嗽、呼吸急促或呼吸困難，可能伴隨其他症狀，包括：頭痛、肌肉僵直、食慾不振、倦怠、意識紊亂，胸部 X 光檢查可發現肺部病變。SARS 潛伏期約 2~10 天左右，是被病人近距離接觸時傳染，需接觸到患者呼吸道分泌物、體液及排泄物狀況下才可能遭受感染。由於發燒是 SARS 病人會不會傳染給他人最重要的指標，在尚未發燒時，SARS 病毒是不會傳染給他人，因此各國機場入境旅客進行測量耳溫及相關防疫措施。

在臺灣 SARS 流行於 2003 年 3 月到 6 月之間共有 346 人感染，12 月有 1 例實驗室感染病例。其中 328 人為本土案例，其他為境外移入；各縣市本土感染病例人數如圖 6-29，依照疾管署將全臺劃分為六區，包括臺北地區、北區、中區、南區、高屏地區及東區，本土案例中臺北區感染人數最多共有 271 人感染，包括臺北市 146 人、新北市 123 人及基隆市 2 人，疫情也擴散至中南部及高屏地區（圖 6-30）[6]。

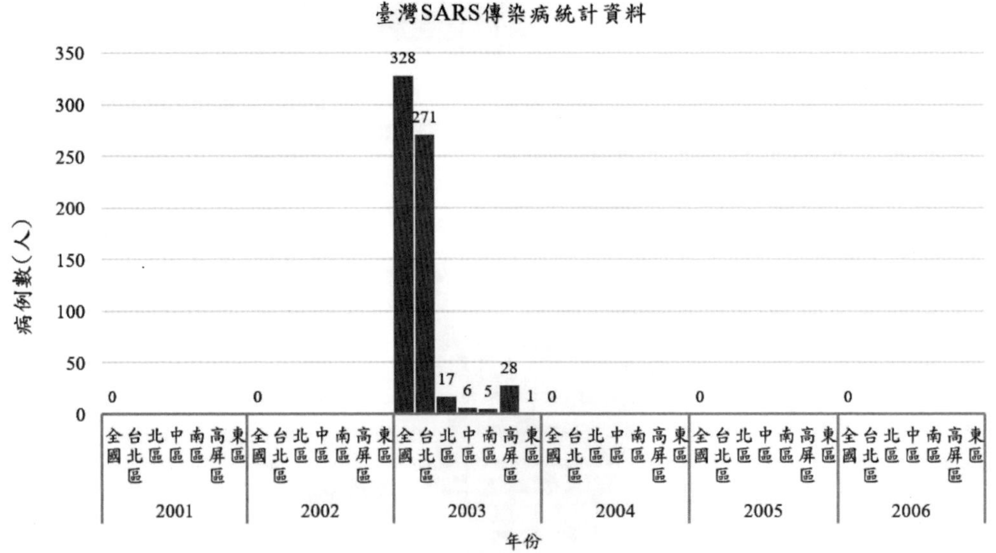

圖 6-30：臺灣嚴重急性呼吸道症候群（SARS）本土案例各區域及時間分布情形 [6]

如果疾病或暴露因子會在不同時間侵襲不同地區發生時地聚集現象，這樣的病原最可能是傳染性病原，但是非傳染性病原例如物理、化學性、風俗飲食習慣等因子，只有暴露因子會在不同時間移動至不同地區才會造成時地聚集現象，此外非傳染性病原的時地聚集現象比較不明確，例如小兒癌症或先天異常等疾病，危險因子的判定不易，且容易受其他干擾因子所影響。

（三）人時—世代效應

所謂出生世代（birth cohort）是指一群在相同年代出生的人，具有相同的社會、文化、經濟、環境暴露等成長背景；利用世代分析是以相同出生世代的人進行長期追蹤的分析，可以作疾病發生率或死亡率的年齡曲線比較，瞭解是否年齡因素或是相同世代的共同暴露影響了疾病率。世代效應（cohort effect）是指一群在相同年代出生的人，可能在出生前後在相同的年齡時，共同受到當時環境危險因子暴露的影響所產生的效應，如果暴露後對疾病作用具有長期性或累積性，則世代效應的影響會更加明顯，但是世代效應並不是只有在特定世代存在，更有可能是在不同出生世代有不同程度的影響，隨著暴露程度上的不同而使世代效應逐漸上升或下降。例如男性口腔癌發生率，若按年份來進行統計，發生率似乎在 55-59 歲達到高峰，60-70 歲以後降低了；但用世代分析的方法則可看到相同年代出生的出生世代，其口腔癌死亡率是隨年齡增加而增加，並沒有下降的情形，並且早期出生世代的年齡別發生率低於晚期出生世代；顯然前一種情況中看到年齡增加口腔癌死亡率卻降低的結果，是受到不同出生世代的暴露因素的差異所導致的世代效應影響。因此以描述性流行病學或橫斷型研究來探討年齡對疾病率的影響時，需要注意是否有世代效應的產生。

第三節　年齡、年代、與世代的複雜關係

一、三種不同但有相關的效應

當探討某年代、某年齡的疾病發生率或死亡率時，要注意疾病率經常會受到年齡（age）、年代（period）、及出生世代（cohort）三種因素的影響。年齡效應（age effect）就是疾病發生率或死亡率與年齡有特定的關係，例如疾病率隨著年齡增加而上升或是下降，或者是在特定的年齡層有比較高的疾病發生率，例如惡性腫瘤死亡率隨著年齡增加而上升，或是腸病毒好發在 5 歲以下幼童居多，約占所有重症病例 90%。年代效應（period effect）就是疾病率受到某個年代的影響，所以在某個年代各年齡層均有一致增加的情形，例如臺灣在 2003 年發生 SARS 流行，因此 2003 年代各年齡層民眾都有感染 SARS 的可能。

如果疾病率只受到年齡（age）的影響，則無論某一個年代或某一世代的年齡別疾病率都應該相同；如果疾病率只有受到某個年代（period）的影響，只有在某個年代各年齡層疾病率都有一致的增加；如果疾病率只有受到世代（cohort）的影

響，只有特定的出生世代的疾病率有一致增加的情形。圖 6-31 是年齡效應、年代效應以及世代效應簡化的虛擬圖示，圖 6-31-1 是指年齡效應（age effect），可以發現不管是在 1970、1980 及 1990 年出生的三個世代，都有隨著年齡增加而疾病率

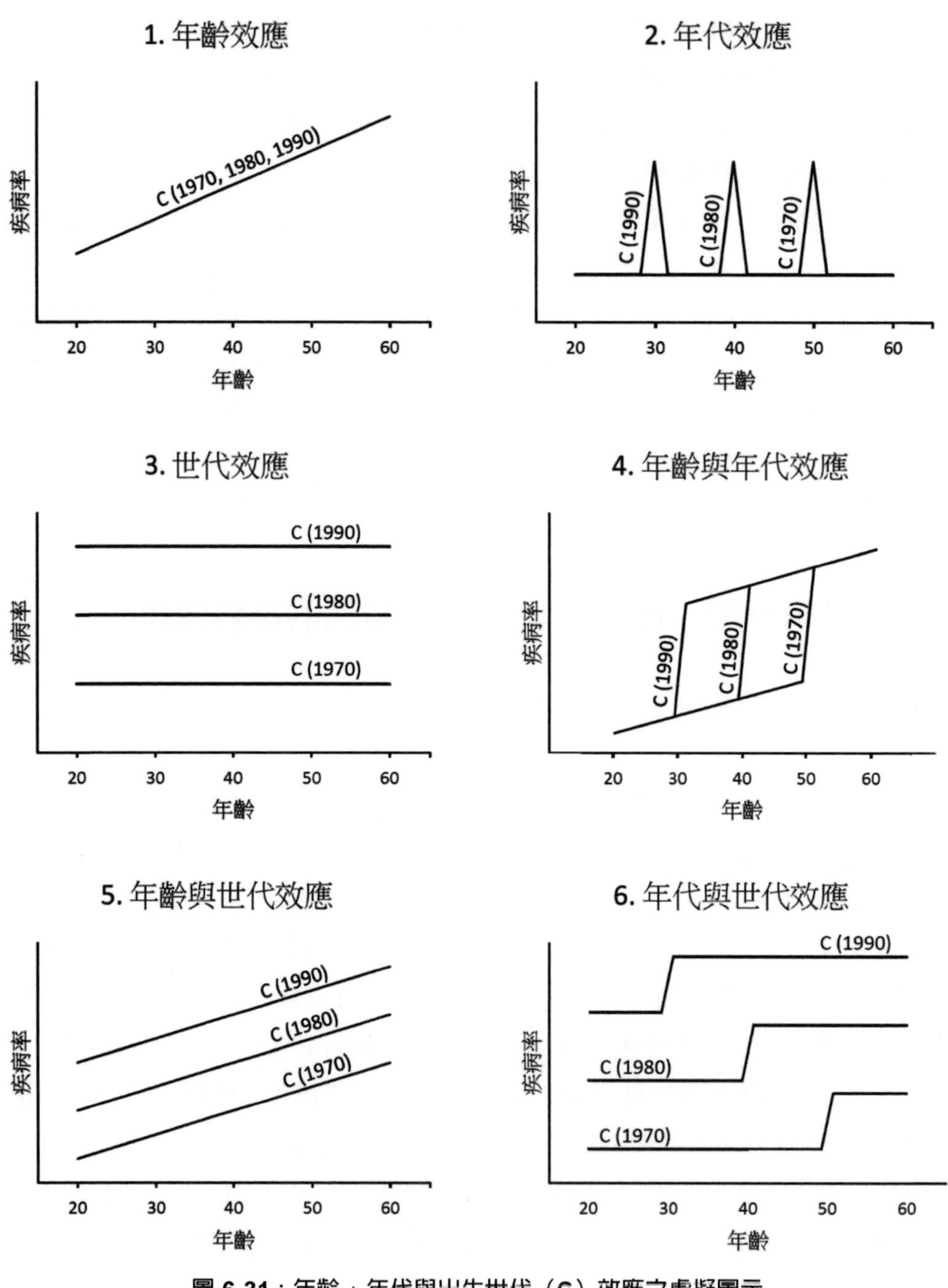

圖 6-31：年齡、年代與出生世代（C）效應之虛擬圖示

上升的情形。圖 6-31-2 是年代效應（period effect），可以發現在 1970 年代出生的人在 50 歲有疾病的高峰，在 1980 年出生的族群在 40 歲時有疾病的高峰，在 1990 年出生的族群在 30 歲時有疾病的高峰，可以觀察到疾病的高峰剛好都是發生在 2020 年時，顯示 2020 年有年代效應的發生。圖 6-31-3 是世代效應（cohort effect），顯示 1990 年出生的世代，疾病率高於 1980 年也高於 1970 年出生的世代，顯示越早期出生世代是屬於疾病的低風險世代，越晚出生的世代如 1990 年出生世代則爲疾病的高風險世代。

但更常見的情形是疾病率不只受到單一因素的影響，圖 6-31-4 則顯示年齡與年代的共同效應，首先可以發現不管是哪一個出生世代，都有隨著年齡增加疾病率上升的情形，此外也可以發現 1970 年出生世代在 50 歲有疾病的高峰，1980 年出生在 40 歲有疾病的高峰，1990 年出生世代在 30 歲有疾病的高峰，而這些剛好都是發生在 2020 年代，所以這是一個年齡與年代的共同效應。圖 6-31-5 是年齡與世代的共同效應，不管是在哪一個出生世代都有隨著年齡增加疾病率上升的情形，此外，也可以發現越晚出生的世代（如 1990 年出生世代）相較於早期出生世代的疾病率較高，所以這是一個年齡與世代的共同效應。圖 6-31-6 是年代與世代的共同效應，首先可以發現越晚出生的世代（如 1990 年出生世代）相較於早期出生世代的疾病率較高（世代效應），並且也可以發現 1970 年出生世代在 50 歲有疾病的高峰，1980 年出生在 40 歲有疾病的高峰，1990 年出生世代在 30 歲有疾病的高峰，而這些剛好都是發生在 2020 年代（年代效應），所以這是一個年代與世代的共同效應。

二、年齡曲線：當代年齡曲線及世代年齡曲線

疾病率的年齡曲線包括有當代年齡曲線（current age curve）及世代年齡曲線（cohort age curve）。當代年齡曲線指的是在某一年代某疾病的年齡別疾病發生率或死亡率的曲線，例如分析西元 2020 年時女性乳癌的各年齡別發生率或死亡率的曲線。世代年齡曲線指的是以相同年代出生的一群人爲對象，分析在不同年齡時的疾病發生率或死亡率的年齡曲線，這種曲線需要有長期追蹤的資料才可得，例如以西元 1931 到 1935 年出生的女性，分析不同年齡時的乳癌發生率（表 6-4 有底線數字）。

表 6-4 呈現在不同年代（1981-1985, 1986-1990, 1991-1995, …, 2011-2015

表 6-4：臺灣女性乳癌不同年代的年齡別發生率 [20]

女性乳癌年齡別發生率										
診斷年代	40-44	45-49	50-54	55-59	60-64	65-69	70-74	75-79	80-84	85+
2011-2015年	132.15	197.72	200.11	198.93	205.67	199.24	166.45	149.96	114.50	84.82
2006-2010年	118.81	167.28	167.36	173.58	169.58	151.83	123.81	99.22	94.50	83.21
2001-2005年	94.99	128.42	128.67	133.03	118.44	103.90	84.08	79.19	72.10	60.89
1996-2000年	80.48	106.54	104.54	97.53	85.17	72.51	72.59	63.55	57.05	44.89
1991-1995年	57.72	71.92	73.41	70.07	57.66	56.23	49.86	45.76	31.41	17.05
1986-1990年	42.08	50.86	47.39	46.18	43.28	42.00	34.11	25.73	17.45	20.88
1981-1985年	33.92	42.41	37.61	41.81	38.73	34.94	26.72	24.57	18.55	9.68

註：1. 此為侵襲癌發生率數據，且採用年中人口數來計算。
2. 底線數字是指 1931-1935 年的出生世代由 50-54 歲至 80-84 歲的乳癌年齡別發生率。

年代）及不同年齡層（40-44, 45-49, …, 80-84, 85 歲以上）的女性乳癌發生率。圖 6-32 則以上述資料來繪製女性乳癌發生率的當代年齡曲線，可以看到各年代的乳癌年齡別發生率隨著年代增加明顯上升趨勢，也就是越晚的年代（如 2011-2015 年）乳癌年齡別發生率最高。此外，各年代的年齡發生率曲線，在 40 到 44 歲有急速增加的情形，並且到 60 歲到 64 歲達到高峰；但卻在 65 歲以後隨著年齡增加乳癌發生率卻有顯著下降趨勢，到 85 歲爲最低。圖 6-33 也是以表 6-4 資料來製作臺灣女性乳癌發生率的世代年齡曲線，可以發現不同的世代年齡曲線，隨著出生世代往後推移，乳癌發生率隨著出生世代增加而上升。例如，1951-1955 年較晚的出生世代的乳癌發生率相較於 1946-1950 年、1941-1945 年…或 1926-1930 年出生世代皆來的高；此外，各出生世代的乳癌發生率年齡曲線都是隨著年齡增加而上升並在 85 歲以上達到高峰，並沒有在 65 歲以後產生下降的情形。

圖 6-34 則是將女性乳癌發生率的當代年齡曲線與世代年齡曲線合併在一起探討，若以 1931 到 1935 年的出生世代爲例（表 6-4 有底線數字），當活到 70 歲時，就是 2001 到 2005 的那個年代；而活到 80 歲時，則是 2011 到 2015 的那個年代，乳癌發生率是隨年齡增加而上升。但在當代年齡曲線觀察到 65 歲以後乳癌發生率下降的假象，是因爲這些年紀大的人都是屬於早期出生世代，不同出生世代的生活環境背景及暴露因子不同，由於早期的出生世代是屬於乳癌的低暴露世代，這可能是由於當時經濟環境尚未起飛，或是飲食尚未受到西化的影響，或者是生活方式尚未受到工業發展的影響，所以當代年齡曲線的結果可能是世代效應造成的偏差所導致。此外，由世代年齡曲線來看，可以觀察到後來的出生世代的乳癌發生率，相較於早期出生世代的乳癌發生率是逐漸增加，並且各出生世代的乳癌年齡別發生率是隨著年齡增加而有明顯的上升趨勢。

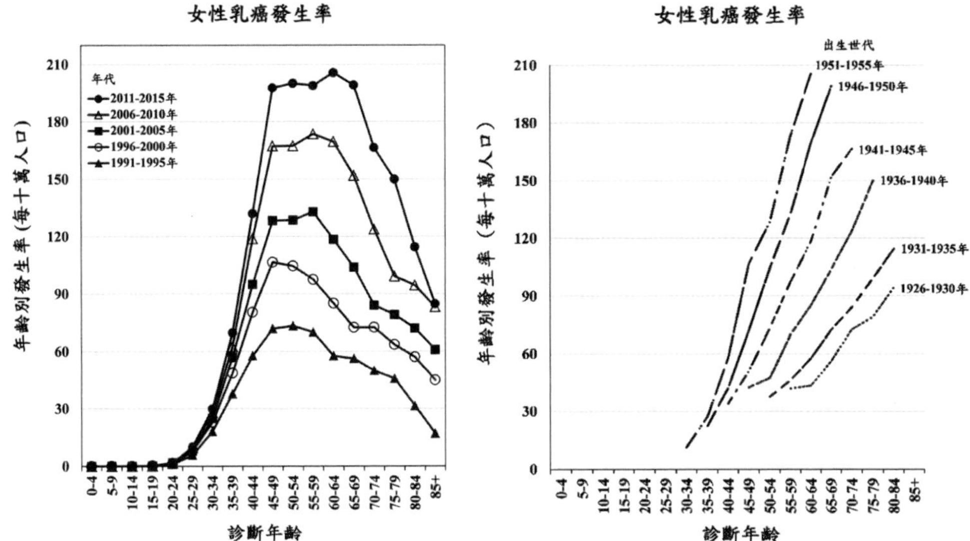

圖 6-32：臺灣女性乳癌發生率之當代年齡曲線（實線）

圖 6-33：臺灣女性乳癌發生率之世代年齡曲線（虛線）

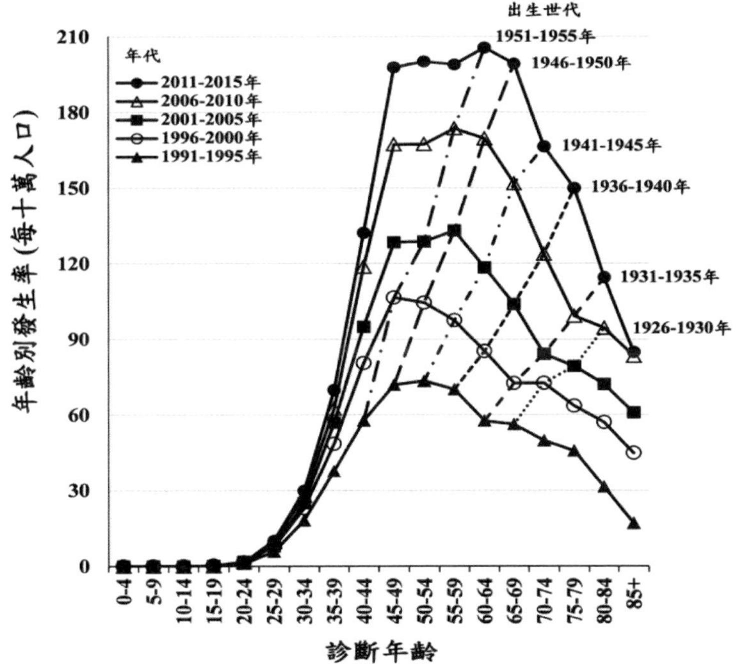

圖 6-34：臺灣女性乳癌發生率之當代年齡曲線（實線）和世代年齡曲線（虛線）

第四節　描述性流行病學的優缺點與應用範例

一、描述性流行病學的優缺點

描述性流行病學的優點包括：研究所需時間較短；經濟可行；可以提供人、時、地分布的資料，提供假說之擬定及進一步分析性研究之參考，以及作爲國家預防保健、衛生政策之參考。缺點包括：比較不適用於稀有疾病之探討；要注意是否受到世代效應的影響；無法用來預測疾病之發生，以及也無法辨認危險因子與疾病的因果關係。

二、研究範例

（一）範例一、C 型肝炎感染之地方聚集及防治策略探討

B 型肝炎在多年來實施新生兒 B 型肝炎免疫球蛋白注射政策後，使我國 B 型肝炎帶原率獲得良好控制。此外，C 型肝炎也是臺灣的重要肝病之一，全國感染率約爲 3.3%，但 C 型肝炎感染盛行率也具有地方聚集的現象（圖 6-35）[23]，例如高雄市梓官區 C 型肝炎盛行率過去曾高達 40%，且該地區肝癌病人有 90% 歸因於 C 型肝炎病毒（HCV）所導致。多年來於該地區實施 C 型肝炎健康照護及篩檢計畫，盛行率目前已降至 17% 左右 [14]。

C 肝是臺灣的國病之一，所幸 C 肝已可治癒，我國亦於 2017 年 1 月起，將 C 肝口服新藥納入健保給付。衛福部「國家消除 C 肝辦公室」爲了找出高盛行地區優先進行 C 肝篩檢及治療，將各鄉鎮市區分爲 0-7 級，依據 C 肝風險潛勢等級，分爲「高風險」、「中高風險」、「低風險」三種風險層級，建議的公衛篩檢強度說明如下：

高風險地區：6-7 級之地區屬高風險層級，建議有大規模篩檢活動，大約每篩檢 10-20 位 30 或 40 歲以上的居民可以找出一位需要治療的病患，如雲林縣元長鄉、台西鄉、西螺鎮等，及嘉義縣太保市、民雄鄉及竹崎鄉等，及臺南市下營區、安平區及新營區等，以及高雄市梓官等社區，都是屬於高風險地區。

中高風險地區：4-5 級之地區屬中高風險層級，該鄉鎮市區可能僅有其中的部分村里是 C 肝的較高盛行地區，建議先針對該鄉鎮市區進行初步普篩（如各村里

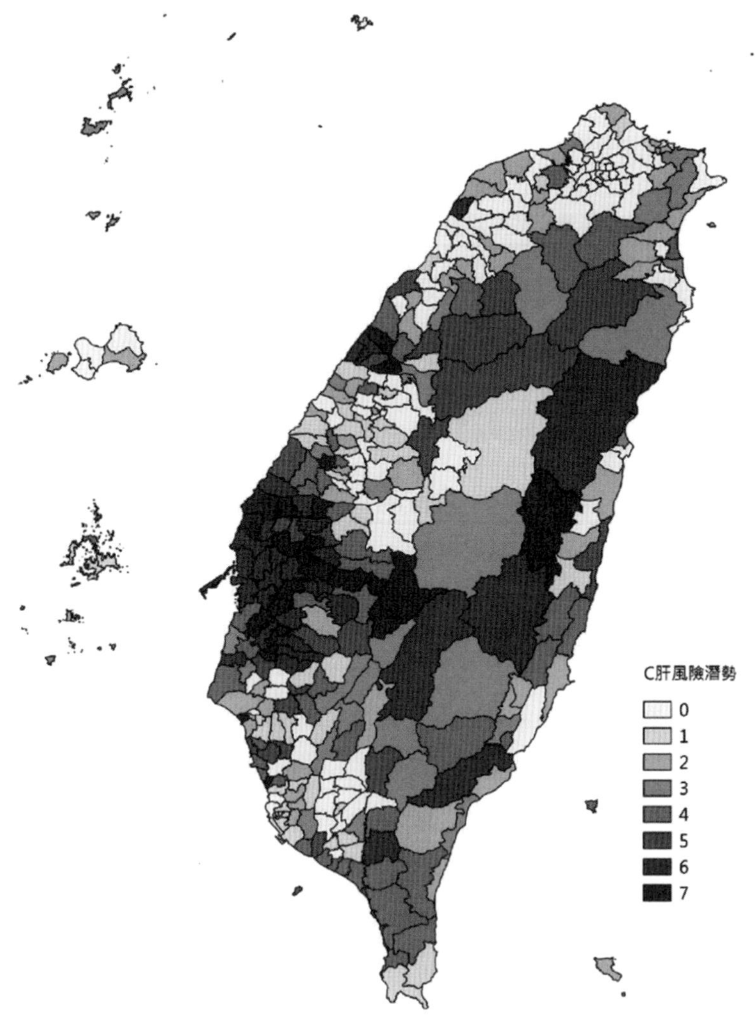

圖 6-35：臺灣 C 肝風險潛勢地圖 [23]

約各篩檢 50-100 人），以找出高盛行的村里，第二階段再進一步針對這些盛行率較高的村里加強篩檢，提高篩檢涵蓋率，中高風險層級鄉鎮市區整體篩檢的效益大約每篩檢 30-40 人可找到一位需治療個案，若是針對高盛行的村里，則其篩檢效率約等同於 6-7 級鄉鎮。

低風險地區：0-3 級可當作一般低風險地區，建議建立一定之篩檢策略以監測高盛行村里，以避免低風險鄉鎮中有少數高盛行村里被忽略。如經調查後，仍屬低風險地區，建議該地區醫療院所可運用就醫系統或健檢機構應用管理系統，警示有肝功能異常者或過去已知的 C 肝篩檢陽性個案，請醫師主動告知民眾並轉介至肝膽胃腸科或消化系科就醫。亦建議可鼓勵民眾利用自身方便的管道篩檢 C 肝，例如民間團體辦理之篩檢活動、公司體檢或自費健檢……等，對於已知自身有 C 肝但尚未治療者，建議盡早至醫療院所就醫 [23]。

（二）範例二、臺灣男性口腔癌的世代年齡曲線及當代年齡曲線分析

表 6-5：臺灣男性口腔癌不同年代的年齡別發生率 [20]

診斷年代	40-44	45-49	50-54	55-59	60-64	65-69	70-74	75-79	80-84
2011-2015年	52.76	70.87	88.57	90.50	90.87	81.00	68.27	57.02	39.21
2006-2010年	51.49	67.63	78.93	81.24	80.00	73.45	55.36	39.51	33.12
2001-2005年	40.71	59.04	67.61	67.95	65.41	55.49	37.87	28.45	26.17
1996-2000年	32.62	45.28	55.67	55.29	47.74	34.03	29.56	26.26	23.09
1991-1995年	20.44	29.56	31.16	31.25	27.08	21.44	20.76	19.41	15.84
1986-1990年	12.31	16.48	19.72	18.13	13.57	16.32	17.92	16.80	12.34
1981-1985年	7.26	9.84	10.89	10.66	11.73	16.04	12.70	11.15	13.59

註：1. 此為侵襲癌發生率數據，且採用年中人口數來計算。
2. 底線數字是指 1931-1935 年的出生世代由 50-54 歲至 80-84 歲的男性口腔癌年齡別發生率。

表 6-5 呈現在不同年代（1981-1985, 1986-1990, 1991-1995, …, 2011-2015 年代）及不同年齡層（40-44, …, 80-84 歲）的男性口腔癌發生率，圖 6-36 是當代年齡曲線（實線）與世代年齡曲線（虛線）合併在一起探討，可以觀察到當代年齡曲線（實線）的發生率在 65 歲以後產生下降的情形；而各出生世代發生率的年齡別曲線（虛線），都是隨著年齡增加而上升，並沒有在 65 歲以後高齡者產生下降的情形。兩者的差異是因爲這些高齡者是屬於早期出生世代，由於越早期出生世代相較於晚期出生世代族群的生活習慣不同，可能由於早期抽菸、喝酒及嚼檳榔比率較低，所以早期出生世代屬於口腔癌的低暴露世代，因此當代年齡曲線（實線）的結果可能是世代效應造成的偏差所導致。此外，由世代年齡曲線來看，可以觀察到後來的出生世代的男性口腔癌發生率，相較於早期出生世代的男性口腔癌發生率是逐漸增加，並且各出生世代的男性口腔癌年齡別發生率還是隨著年齡增加而有明顯的上升趨勢。

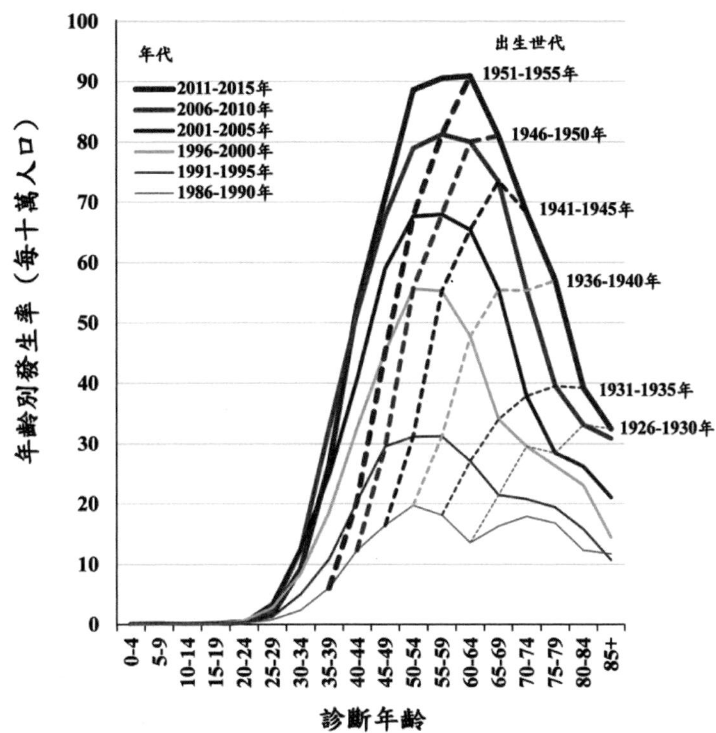

圖 6-36：臺灣男性口腔癌發生率之當代年齡曲線（實線）和世代年齡曲線（虛線）

結　語

透過描述性流行病學可以探討疾病在人、時、地的分布情形，以瞭解不同群體間疾病率分布的差異，找出潛在的高危險族群，並提出可能危險因子的假說。描述性流行病學是以團體層次為研究對象，沒有明確的時序性，在解讀結果時要注意世代效應對於疾病率的影響，分析結果可以進一步決定分析性流行病學研究的主題，並可提供疾病防治及衛生保健政策的參考。

關鍵名詞

健康工人效應（healthy worker effect）
時間聚集（time clustering）
季節變動（seasonal variation）
長期趨勢（secular trend）
週期循環（cyclic fluctuation）
地方聚集（place clustering）
移民團體（immigrant groups）
年齡效應（age effect）
年代效應（period effect）
世代效應（cohort effect）
當代年齡曲線（current age curve）
世代年齡曲線（cohort age curve）

複習問題

1. 如果疾病或暴露因子會在不同時間侵襲不同地區發生時地聚集現象，這樣的病原最可能是 (A) 傳染性病原 (B) 社會病原 (C) 物理性病原 (D) 化學性病學
2. 學者分析臺灣女性乳癌發生率的長期變化，發現近 20 年來有顯著上升的情形，請問這是屬於何種流行病學研究？(A) 描述性 (B) 前瞻性 (C) 實驗性 (D) 回溯性
3. 研究指出建築工人的心臟病年齡標準化死亡率低一般民衆，是否可推論從事建築工作可降低心臟病的死亡率？(A) 可以，因為建築工人體力活動量較大有助預防心臟病 (B) 可以，因為已經進行年齡調整 (C) 不可以，要注意健康工人效應產生 (D) 不可以，因為不能以死亡率來進行比較
4. 下列那一種研究不屬於描述性流行病學？(A) 南部縣市登革熱感染率調查 (B) 環境荷爾蒙對女性乳癌的風險評估 (C) 進行癌症發生率之國際比較 (D) 分析兒童感染腸病毒之季節變動

5. 下列何者不是描述性流行病學的主要目的？(A) 用來評估不同群體健康狀況 (B) 建立疾病發生原因的假說 (C) 提供擬定國家衛生保健政策的參考 (D) 決定因果關係

6. 下圖是我國各年代的男性口腔癌年齡別發生率曲線，可以觀察到 55 歲到 59 歲達到高峰，但在 65 歲以後隨著年齡增加發生率卻有顯著下降趨勢。由此是否可以推論我國男性在 55-65 歲最容易得到口腔癌，試述你的看法？

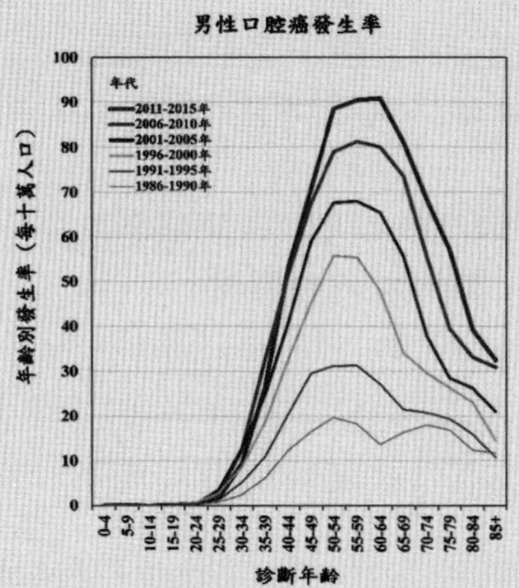

7. 經由調查發現某疾病在 2020 年的年齡別死亡率如下表：

年齡	死亡率（1 / 10000）
20-29	20
30-39	30
40-49	50
50-59	70
60-69	65
70-79	55
>=80	45

根據上表數據，研究者推論此疾病的危險性隨年齡增加而增加，但 60 歲以後反下降。你認為此研究的推論是否正確？試述你的看法。

參考答案

1.(A)　2.(A)　3.(C)　4.(B)　5.(D)

引用文獻

1. Hymes KB, Cheung T, Greene JB, Prose NS, Marcus A, Ballard H, William DC. Laubenstein LJ. Kaposi's sarcoma in homosexual men–a report of eight cases. Lancet. 1981;**2(8247)**:598-600.
2. 賴美淑：台灣癌症登記發展與沿革。台灣癌症登記中心，2020。
3. 衛生福利部：109 年死因統計年報。2021 年 11 月查詢。
4. 衛生福利部國民健康署：107 年癌症別發生率統計。2021 年 11 月查詢。
5. 衛生福利部國民健康署：106 年國健署兒童青少年視力調查計畫。2021 年 11 月查詢。
6. 衛生福利部疾病管制署：傳染病統計資料查詢系統。2021 年 11 月查詢。
7. 行政院性別平等會：18 歲以上人口吸菸率。2021 年 11 月查詢。
8. Bulloch AG, Williams JV, Lavorato DH, Patten SB. The relationship between major depression and marital disruption is bidirectional. Depress Anxiety 2009;**26(12)**:1172-7.
9. 勞動部職業安全衛生署：職業病認定參考指引。2021 年 11 月查詢。
10. 台灣地區行業與職業別檳榔嚼食率及吸菸盛行率比較。The Taiwan J Oral Med Sci 2008;**24**:182-204.
11. Wong RH, Chen PC, Du CL, Wang JD, Cheng TJ. An increased standardised mortality ratio for liver cancer among polyvinyl chloride workers in Taiwan. Occup Environ Med 2002;**59**:405-409.
12. 衛生福利部國民健康署：106 年度檳榔防制現況與分析及縣市別嚼檳率。2021 年 11 月查詢。
13. Chen VC, Kuo CJ, Wang TN, Lee WC, Chen WJ, Ferri CP, Tsai D, Lai TJ, Huang MC, Stewart R, Ko YC. Suicide and other-cause mortality after early exposure to smoking and second hand smoking: a 12-Year population-based follow-up study. PLoS One 2015;**10(7)**:e0130044.
14. Tsai PC, Huang CI, Yeh ML, Huang CF, Hsieh MH, Yang JF, Hsu PY, Liang PC, Lin YH, Jang TY, Hsieh MY, Dai CY, Lin ZY, Chen SC, Huang JF, Yu ML, Chuang WL, Chang WY. Significant amelioration of hepatitis C virus infection in a hyperendemic area: longitudinal evidence from the COMPACT Study in Taiwan. BMJ Open 2021;**11(3)**:e042861.
15. 原住民族委員會：108 年原住民族人口及健康統計年報。2021 年 12 月查詢。
16. 內政部：108 年原住民簡易生命表提要分析。2021 年 11 月查詢。
17. 衛生福利部：93 年－109 年死因統計表。2022 年 1 月查詢。

18. Our world in data. https://ourworldindata.org/covid-cases. 2022 年 1 月查詢。

19. 衛生福利部統計處：79 年－105 年死因統計資料庫。2021 年 11 月查詢。

20. 台灣癌症登記中心：癌症登記年度報告。2021 年 12 月查詢。

21. Kliewer EV, Smith KR. Breast cancer mortality among immigrants in Australia and Canada. J Natl Cancer Inst 1995;**87(15)**:1154-61.

22. Vandenheede H, Willaert D, De Grande H, Simoens S, Vanroelen C. Mortality in adult immigrants in the 2000s in Belgium: a test of the 'healthy-migrant' and the 'migration-as-rapid-health-transition' hypotheses. Trop Med Int Health 2015;**20(12)**:1832-45.

23. 衛生福利部國家消除 C 肝辦公室。2021 年 12 月查詢。

第 7 章
分析性流行病學：橫斷研究與生態研究

葉志清　撰

學習目標

一、瞭解橫斷研究與生態研究的基本特徵

二、瞭解橫斷研究與生態研究的適用時機

三、瞭解橫斷研究中樣本選擇和回應率的考量

四、瞭解生態研究中的研究類型與測量類型

五、瞭解橫斷研究與生態研究的優點與缺點

前　言

描述性流行病學（**descriptive epidemiology**）是描述疾病的發生並產生有關病因的假說和想法。傳統上，是根據人、時間和地點的流行病學特徵來描述疾病的發生。與描述性流行病學相比，**分析流行病學**（**analytical epidemiology**）從關於病因的特定假說開始，然後設計其研究來驗證這些特定假說。因此分析性流行病學研究針對特定假說，而描述性流行病學研究更具探索性或「產生假說」。

描述性流行病學通常使用來自常規收集的數據。常見的數據來源包括病例系列（case series）、監測系統（surveillance systems）、生命統計（vital statistics）和國家健康調查等。在現代流行病學研究中，觀察單位通常是個體水平；但是，也可以是群體層級的測量。基於群體水平變項的流行病學研究稱為**生態研究**（**ecological study**）。分析性流行病學藉著比較分析病例組與對照組的過往暴露經歷，或是追蹤暴露組與非暴露組的疾病發生率，來支持或推翻致病機轉的相關假說。常見的方法有**橫斷研究**（**cross-sectional study**）、世代研究（cohort study）和病例對照研究（case-control study）。

因此，在這一章節中我們將接續上一章節：描述性流行病學，先介紹當中的生態研究，接著說明分析流行病學中的橫斷研究。

第一節　生態研究

一、背景

生態研究（ecological study）也稱為**相關研究**（**correlational study**），是一項**觀察性研究**（**observational study**），由分析數據的大小層級定義，即在族群或群體層級，而不是在個人層級。生態研究通常用於衡量疾病的盛行率（prevalence）和發生率（incidence），特別是在疾病罕見的情況下。由於使用常規收集的數據，它們價格便宜且易於執行，但是容易產生偏差（bias）和干擾作用（confounding）。此外，由於它們是區域層級的研究，因此在外推到測量區域層級內的個人或更高的族群層級時必須小心。儘管其他研究設計通常被認為在因果關係推斷方面更為可靠，但是在探討族群層級疾病的危險因子時，有關個人特徵的族群背景已被證明比個人層級的危險因子更爲有用。

二、生態研究的例子

1. Prentice 等人（1998）[3] 報導 21 個國家的飲食攝取（各種熱量來源）與乳癌發生率之間存在很強的相關性（圖 7-1）。他們發現，乳癌發生率與這些國家人均膳食脂肪攝取量的估計值有很強的相關性。然而，他們沒有發現其他形式的熱量攝取（如蛋白質和碳水化合物）與乳癌之間存在任何關係。

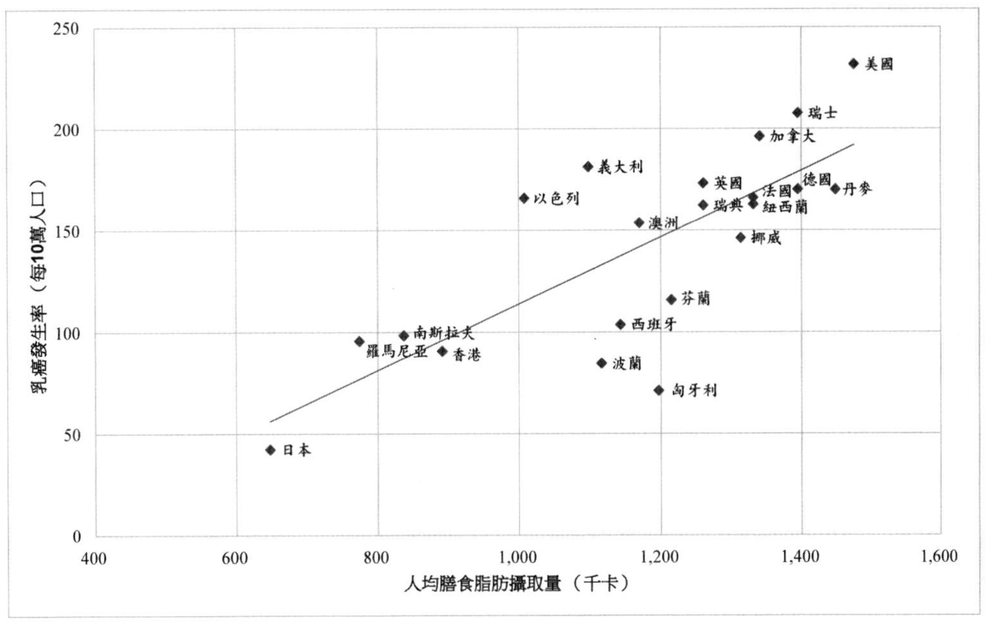

圖 7-1：飲食攝取與乳癌發生率之相關性

2. Pascal 等人（2013）[4] 評估了法國南部一個工業區因心血管疾病、呼吸系統疾病和癌症而住院的情況（表 7-1）。暴露量爲該地區 29 個行政區二氧化硫（SO_2）年平均濃度。他們發現，與生活在低 SO_2 濃度的參考地區相比，生活在高或中等 SO_2 濃度地區的人因心肌梗塞住院的風險更高。但是，沒有發現任何呼吸道疾病的額外風險。他們的結論是，工業空氣污染對心血管系統有影響；因此，需要改善該地區的空氣品質。

表 7-1：成人心肌梗塞住院的相對風險（RR）和 95% 的信賴區間

	男性	女性
SO_2 濃度	RR（95%CI）	RR（95%CI）
低	1	1
中	1.13（0.94-1.37）	1.38（1.04-1.83）
高	1.26（1.02-1.57）	1.54（1.14-2.10）

3. Parkhurst 等人（2010）[5] 評估 12 個非洲國家的人類免疫缺乏病毒（human immunodeficiency virus, HIV）盛行率和社會經濟指標的關係。他們發現，隨著財富的增加，HIV 的盛行率增加（如圖 7-2 所示）；這種趨勢在低收入國家尤爲明顯。在幾乎所有國內生產毛額（gross domestic product, GDP）低於 2,000 美元的國家中，財富的五分位數與 HIV 盛行率均呈現顯著趨勢。然而，在 GDP 高於 2,000 美元的國家中，沒有這種一致的關係。研究的結論是，由於財富和貧窮都會導致行爲改變，因此介入措施應針對特定風險背景的族群。

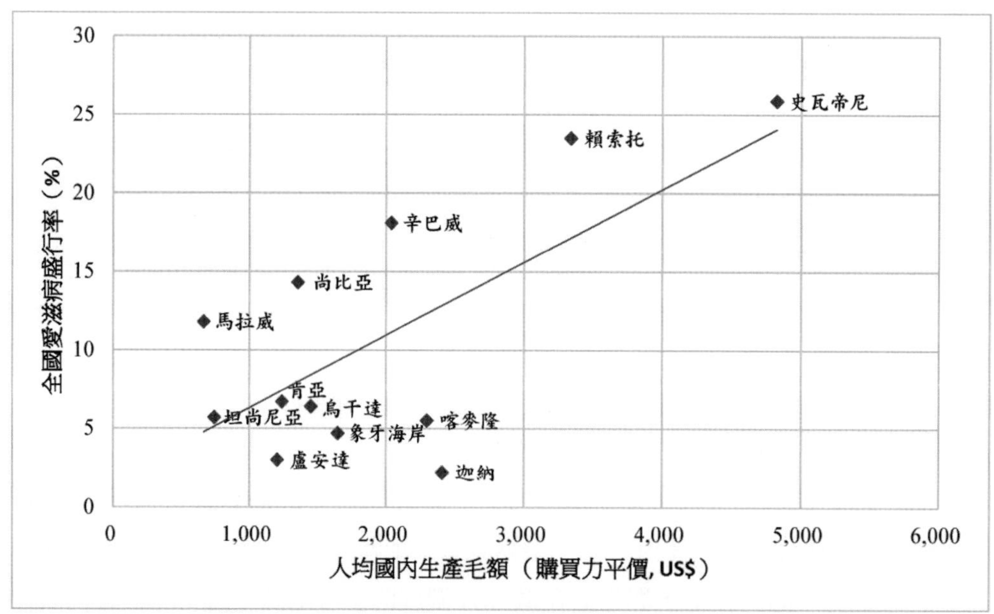

圖 7-2：非洲國家的人類免疫缺乏病毒（human immunodeficiency virus, HIV）盛行率和社會經濟指標〔國內生產毛額（gross domestic product, GDP）〕的關係

三、生態研究的應用情境

一般會使用生態研究設計的情境，以下列情況居多：

1. 研究的目的是監測族群健康，以便制定和指導公共衛生政策。
2. 研究的目的是進行大範圍的比較，例如國家之間的比較。
3. 研究的目的是研究族群層級中暴露於危險因子與疾病之間的關係，或爲了瞭解危險因子對族群的背景影響；這些研究可能有助於產生假說。例如，在第一個例子中，作者發現人均膳食脂肪攝取量與乳癌發生率之間存在相關性。這可用於進行臨床研究或分子研究，以評估脂肪與乳癌之間的關聯性。
4. 無法獲得個人層級的測量，例如，保密性要求，透過將數據匯總到小區域層級來隱匿個人資訊。有時候，這是唯一可用的資料選項。例如，如果想研究各國 GDP 與 HIV 盛行率（這是一個假設的例子）之間的關係，將會使用生態層級的數據，也就是生態研究。
5. 所研究的疾病是罕見的，因此需要匯總數據以進行分析。

四、生態研究中的測量類型

在生態研究中，健康結果是個人健康數據的集合，例如：盛行率、發生率和疾病率等。生態的風險（risk）或暴露（exposure）數據採用以下一種或多種形式：

1. **聚集測量**（aggregate measure）：聚集測量是從每一組中的每一個人得到的觀察結果的摘要。這些數據是個人層級數據的摘要。例如，在第一個例子中，群體變項（group variable）是人均膳食脂肪攝取量。這一測量可能是根據一些營養調查中，個人報告的飲食攝取量總計計算得到的。其他一些例子像是平均齲齒指數（decayed, missing, and filled teeth, DMFT）、無蛀牙兒童百分比、地區層級的剝奪指數（deprivation index）、每天抽菸的中位數、地區移民比例或城市中少數民族的比例等。
2. **環境測量**（environment measure）：環境測量是每個群體成員生活或工作地點的物理特徵。需要注意的是，每個環境測量在個人層面上都有一個相似的濃度；雖然未測量，這些個人的暴露或劑量通常在每個組的成員之間有所不同。在第二個例子中，群體變項是 SO_2 的平均濃度。其他一些例子像是平均每年暴露氟化物的濃度、水的硬度、其他空氣污染物的濃度或日照時間等。

3. **全球測量**（global measure）：全球測量是群體或地點的特性，與聚集測量或環境測量不同，在個人層面上沒有一個明顯的相似濃度。例如，人口密度、人類發展指數（human development index, HDI）、性別平權指數（gender equity index, GEI）和國內生產毛額（gross domestic product, GDP）等。其他一些例子像是國家的現有法律（存在死刑）、現行政策（例如，小學義務教育、愛滋病毒感染者免費抗逆轉錄病毒治療）等。

五、生態研究的類型

1. **地理**（geographical）：這種類型的研究通過評估每個地區的人口健康狀況來比較一個地區和另一個地區的差異。地理暴露也可以被測量並包含在分析中，以及其他潛在的干擾變項，如人口和社會經濟資訊。
2. **縱向**（longitudinal）：監測人群以評估疾病隨時間的變化。同樣地，干擾因子通常包括在分析中。
3. **移民**（migration）：收集和分析移民人口的數據。感興趣的單位既不是時間也不是地點，而是人口類型。

六、生態研究的優點

1. 所使用的聚集數據通常是立即可用的，因此它們既快速又便宜。
2. 它們對於早期探索相關性（correlation）很有用，以便產生研究假說。
3. 他們可以比較更廣泛的人群和地點的現象。
4. 一些感興趣的暴露只能透過總體族群層級數據進行研究，例如禁菸令的影響和心臟病發生率。

七、生態研究的缺點

1. 對於個體造成影響的暴露，暴露和影響必須發生在同一個人身上，但生態研究沒有關於個體的數據，因此人們不知道患病的人是否受到了暴露。由於沒有任何有關個人的危險因子狀態或結果狀態的訊息，因此無法直接將危險因子與疾病聯繫起來。這被稱爲「**生態偏差**」（**ecological bias**）或「**生態謬誤**」（**ecological**

fallacy）。後面會再詳細介紹生態謬誤。

2. 沒有有效的方法來考慮或調整影響結果的其他因素，也就是干擾因子。因此，在闡述明顯相關性或缺乏相關性時可能會產生誤導。例如，人們可能會發現不同國家的平均看電視小時數與冠狀動脈心臟病（coronary heart disease, CHD）、簡稱冠心病的發生率之間存在很強的相關性。然而，這並不一定意味著電視本身就是冠心病的危險因子。人群之間可能存在許多與更高的電視收視率相關的其他差異：例如，更高的工業化程度、更少的運動、更多的加工食品和飽和脂肪的供應等等。相反的，缺乏相關性並不一定意味著沒有關聯性。
3. 在評估非線性關係時，生態研究可能會產生誤導，如下面例子所示。
一項生態研究探討不同國家的人均飲酒量與冠心病死亡率的關聯性，如圖 7-3 所示，似乎存在相當顯著的負相關 [6]。

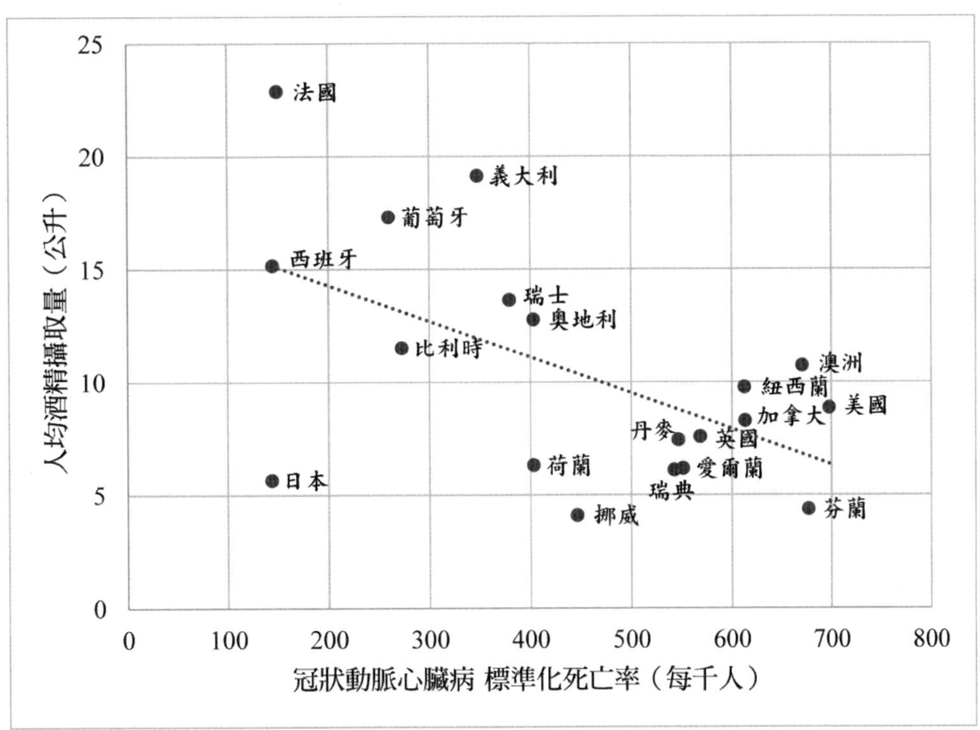

圖 7-3：人均飲酒量與冠心病死亡率的關聯性

然而，Dyer 等人（1980）[7] 的一項世代研究發現，個人飲酒量與冠心病死亡率存在 J 型關係。適度飲酒的人的死亡率低於完全不飲酒的人，但在個人飲用量較高的族群中，死亡率呈顯著的線性增長，如圖 7-4 所示。

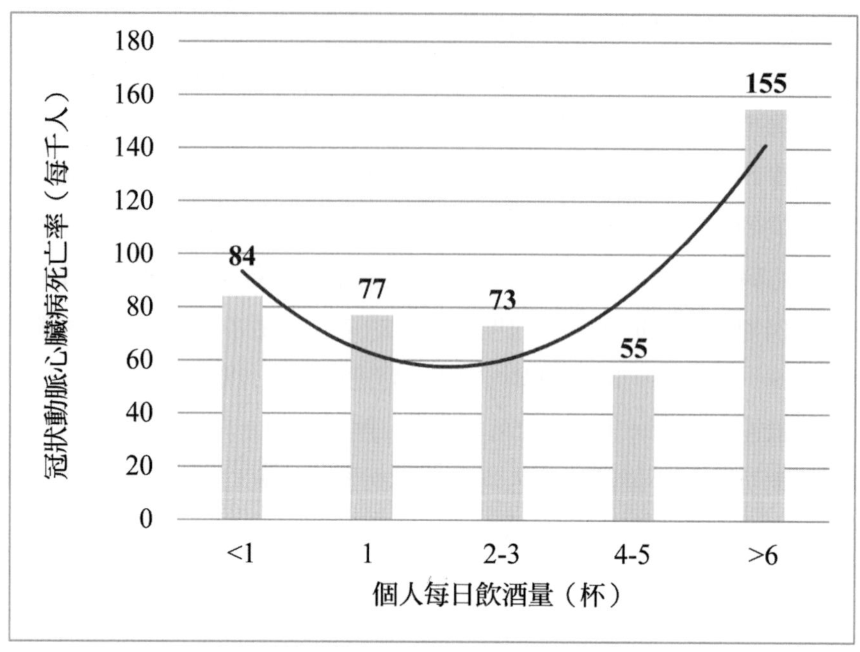

圖 7-4：個人飲酒量與冠心病死亡率的關係

眞正的問題是，大量飲酒的人的死亡率是否高於或低於適度飲酒的人，但生態研究得出了一個錯誤的結論，因爲它是基於聚集資料所下的結論。實際上，多數人是適度飲酒的，但只有少數人會大量飲酒，其死亡率要高得多。生態研究的誤導性結論是生態謬誤的一個例子。

八、生態謬誤

生態謬誤，也稱爲聚集偏差（aggregation bias），是生態研究特有的一種干擾因子。當假設存在於群體的關係也適用於個人時，就會發生這種情況。例如，女孩佔多數的地區的平均齲齒指數可能高於男孩佔多數的另一個地區的平均齲齒指數，因此，可能推測女孩的齲齒指數高於男孩。這種推論有兩種潛在的干擾作用。第一個是所有觀察性研究共有的干擾作用，即由於所研究地區的未知特徵：例如，第一個地區可能比第二個地區具有更高的剝奪程度。因此，可能推測來自貧困地區的兒童具有更高的齲齒指數。第二種干擾作用就是所謂的「生態謬誤」。即使調整了所有干擾因素，此類研究的性質也無法說明人群中誰具有高齲齒指數。雖然第一個群體中只有幾個男孩，但也許這些男孩是唯一患有齲齒且齲齒率非常高的孩子，使得平均值高於第二個群體的平均值。如果這是真的，那麼先前的推測將會不正確，甚至可能在進一步的個人層級的研究時被推翻。

九、生態數據分析

與所有觀察性研究一樣，為了克服干擾作用，一般建議進行回歸分析。目前已經開發了多層級建模（multilevel modelling）技術，分析中納入個人和族群層級的數據，因此克服了生態謬誤並能夠探討背景的影響。在個人層級的數據未知的情況下，例如數據只能以聚集形式獲得的情況下，由於聚集偏差或生態謬誤，在進行因果推斷時必須小心。

第二節　橫斷研究

一、背景

橫斷研究（cross-sectional studies）是在一個時間點或短時間內進行的研究（圖 7-5）。它們通常用於估計特定人群感興趣的結果的流行情況，常常是為了公共衛生計畫的目的，還可以收集有關個人特徵的數據，包括暴露於危險因子的情況，以及有關結果的資訊。透過這種方式，橫斷研究在特定時間點提供了結果及其相關特徵的「快拍」（snapshot）。

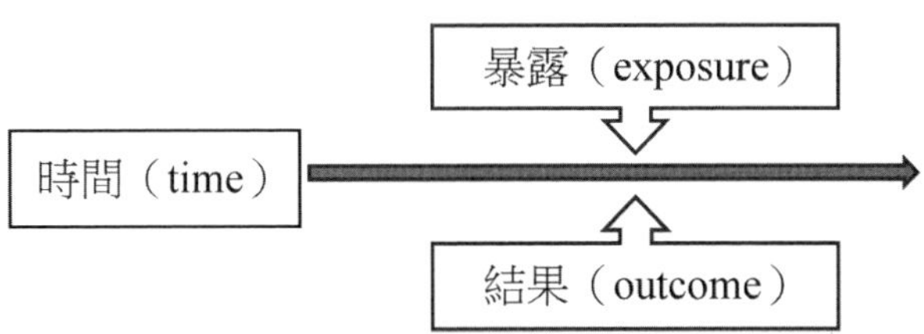

圖 7-5：橫斷研究設計

二、橫斷研究的例子

1. **臺灣 B 型肝炎病毒（HBV）帶原率的長期趨勢**。B 型肝炎病毒感染是導致慢性肝炎、肝硬化和肝細胞癌的主要原因，是全球公共衛生一項重要威脅。臺灣在全球首先於 1984 年推行全國 B 型肝炎疫苗接種計畫。胡等人 [10] 調查 2005-2016 年間 17,611 名大學新生體檢的數據，評估 B 型肝炎疫苗接種計畫 30 年後的長期療效。發現慢性 HBV 感染（HBsAg 陽性）率從 1974 年 6 月之前出生的大學生的 9.7% 下降到 1992 年之後出生的學生的 < 1.0%。顯示 B 型肝炎疫苗接種是預防 HBV 感染最有效的策略之一。

2. **代謝症候群與 B 型肝炎病毒感染之間的關聯性**。一項以人群爲基礎的橫斷研究設計，在 1999-2002 年期間收集 53,528 名 30-79 歲參加基隆社區進行的綜合多重疾病篩檢計畫的民眾 [11]。發現 HBsAg 陽性患者同時具有代謝症候群的可能性低於 HBsAg 陰性患者（8% 比 10.9%），校正的勝算比（OR）爲 0.84（95% 信賴區間爲 0.76-0.93）。相似的，高血壓和高三酸甘油脂與 HBsAg 陽性率呈負相關（OR 分別爲 0.89 和 0.65）。
3. **臺灣代謝症候群盛行率的變動趨勢**。葉等人 [12] 進行了一項重複的橫斷面調查，研究是根據分別於 1993-1996 年和 2005-2008 年進行的臺灣國民營養健康狀況變遷調查（Nutrition and Health Survey in Taiwan, NAHSIT），分析臺灣過去 12 年代謝症候群的趨勢。他們發現在兩次調查之間，代謝症候群盛行率大幅增長，從 13.6% 增加到 25.5%。

三、為什麼要進行橫斷研究？

在以下情況下使用橫斷研究設計：

1. 橫斷研究設計可用於以族群爲基礎的調查。研究的目的是描述性的，經常採取調查的形式。不需要假說，其目的是描述一群人或一個次族群關於一個結果和一組危險因子的狀況。

   例如：研究者有興趣知道臺灣地區慢性腎臟病（chronic kidney disease, CKD）的盛行率。溫等人收集 462,293 名年齡大於 20 歲來自全臺灣的民眾，他們在 1994-2006 年期間參加了一個健康管理機構提供的標準醫學篩檢計畫，發現慢性腎臟病的盛行率爲 11.93%。
2. 橫斷研究也可用於估計臨床研究中的疾病盛行率。研究的目的是找出在特定時間點的人群或次族群中，感興趣的結果的流行狀況。

   例如，如果希望瞭解性傳播感染患者的人類免疫缺乏病毒（human immunodeficiency

virus，簡稱 HIV）感染盛行率如何？研究評估了 300 名性傳播感染門診的患者。記錄疾病史、臨床檢查，並在患者第一次到門診就醫時測試他們的 HIV 抗體（使用 ELISA）。研究結果發現這些人中有 60 人感染了 HIV。因此，性傳播感染患者中有 20% 的 HIV 感染盛行率。這種類型的研究將被歸類爲橫斷研究。由於這是一項以臨床爲基礎的研究，它可能具有臨床研究的所有局限性。因此，這些盛行率數據的外推性可能會受到限制。

3. 橫斷研究也可用於計算結果與暴露之間的相關性，可以計算勝算比（odds ratio, OR）。

例如：研究者想瞭解性別與 HIV 感染狀況之間的關聯性，將上述的橫斷研究建立一個 2×2 列聯表（表 7-2）。在評估的 300 人中，共招募了 200 名男性和 100 名女性參與者。在 60 名 HIV 感染者中，男性 50 人，女性 10 人。2×2 表如下：

表 7-2：疾病與暴露之間的相關性，以 2×2 列聯表呈現

	有暴露	沒暴露	合計
有病	A	B	m1
無病	C	D	m0
合計	n1	n0	N

	HIV 陽性	HIV 陰性	合計
男性	50	150	200
女性	10	90	100
合計	60	240	300

勝算比（OR）是 AD/BC 或 50×90/10×150。因此，OR 爲 3.0。對這個 OR 的解釋是，與女性相比，男性感染 HIV 的機率更高。由於 OR > 1，與未暴露的人（女性）相比，暴露者（男性）的結果更有可能。但是，對結果的解釋需要信賴區間來進一步解釋 OR 的結果。

有時進行橫斷研究的目的在調查危險因子與感興趣結果之間的關聯性。然而，因爲它們是在一個時間點進行，並且沒有給予事件先後順序的指示——是否暴露發生在疾病結果發生之前、之後還是期間，因此推論受到限制，也就無法推斷因果關係。儘管如此，橫斷研究發現的關聯性可能眞實存在，因此有助於爲未來的研究提出假說。

四、樣本選擇和回應率

用於選擇樣本的樣本架構和**回應率**（**response rates**）決定了將結果推廣到整個人群的程度。大型橫斷研究中使用的樣本通常取自整個人群。若不是，如果樣本是使用隨機方式選擇的，它仍然很有可能具有高度代表性。然而，爲了使結果能夠代表族群，不僅所選樣本必須具有代表性，並且回應者也必須具有代表性。無回應是大規模調查中常見的問題；盡量減少無回應的技術包括：電話和郵件提示、第二次和第三次郵寄調查、提醒回覆的重要性的信件和一系列獎勵措施。

雖然無回應的比例會是一個問題，但更大的問題仍然是有偏差的回應，當一個人具有某特定特徵或一些特徵時，他們更有可能做出回應。當所討論的特徵在某種程度上與產生結果的可能性相關時，就會出現偏差。例如，一項針對特定疾病的挨家挨戶訪談調查的回應率可能在老年人和失業者中最高，因爲這些族群白天更有可能待在家中。這兩組人也更有可能罹患更嚴重的疾病，因此使結果偏差。

五、測量結果和暴露

在橫斷研究中可以收集到很多關於潛在危險因子的訊息。失去追蹤（loss to follow-up）是縱向研究中普遍關注的問題，用於克服這一問題的策略之一是盡量減少收集的訊息量，但在橫斷研究設計中，這將不會是一個問題。

在橫斷研究設計之時，建議仔細考慮可能相關的內容，因爲這是可以廣泛瞭解具有或不具有感興趣結果研究對象的知識基礎的一個很好的機會。但是維持最佳的回應率也很重要。另外，使用橫斷研究很難確立結果與長期暴露之間的關聯性。

六、橫斷研究的優點

1. 相對快速且便宜；通常可以相對較快的進行且成本低廉，尤其是與世代研究比較時。
2. 估計感興趣結果或暴露的盛行率；可以在規劃世代研究之前或世代研究基線（baseline）時進行，將提供我們有關結果或暴露的盛行狀況資訊，這些資訊有助於設計世代研究。

3. 可以同時評估許多結果和危險因子。
4. 有助於公共衛生規劃、監測和評估；對於公共衛生規劃、瞭解疾病病因和產生假說等面向皆有助益。
5. 無失去追蹤的問題；失去追蹤（loss to follow-up）是縱向研究中普遍關注的問題，橫斷研究是在一個時間點或短時間內進行的研究，沒有這個問題。

七、橫斷研究的缺點

1. 難以進行因果關係推斷；由於這是對暴露和結果的一次性測量，因此很難從橫斷分析中得出因果關係。
2. 只是一個快拍；如果選擇了另一個時間框架，情況可能會產生不同的結果。
3. 盛行率－發生率偏差（prevalence-incidence bias），也稱為內曼偏差（Neyman bias），是一種選樣偏差（selection bias）。出現在排除患有嚴重或輕度疾病的患者時，而導致暴露與結果之間的估計關聯性出現錯誤。排除已經死亡的患者會使疾病看起來不那麼嚴重；排除已經康復的患者會使疾病看起來更嚴重。暴露和調查之間的時間越長，意味著個體死亡或從疾病中恢復的可能性越大，因此被排除在分析之外，而且這種偏差更有可能影響慢性疾病而不是急性疾病。

八、另外的觀點

可以進行重複或多個的橫斷研究以進行類似縱向研究，來評估特定人群中暴露和結果的變化，其中研究中的個體可以來自相同的抽樣架構，或者來自不同的抽樣架構。一個例子是英國社區牙科研究協會的調查，每年檢查並記錄 5 歲兒童的齲齒盛行率。隨著時間的經過監測該年齡組的齲齒盛行率，並將此資訊用於公共衛生政策規劃和發展目標策略。

另一個例子：國民營養健康調查（原國民營養健康狀況變遷調查）是「連續橫斷研究」或「連續調查」的一個例子。衛生福利部國民健康署指出，本調查為瞭解國人營養、健康、飲食及生活型態及其相關性，建立長期、穩定且具國家代表性之營養及健康監測機制。且每次報告之結果作為政府擬訂飲食營養、健康促進及預防疾病等相關政策依據，以幫助改善民眾健康狀況，並預防未來可能之健康問題。

國民營養健康狀況變遷調查使用多階段分層集束抽樣設計，樣本族群為全年齡層人口。第五次國民營養健康狀況變遷調查，合併民國 102 至 105 年爲期四年的資料，就各年齡層問卷資料、二十四小時飲食回憶資料及體檢資料，針對國人社經地位狀況、六大類食物攝取情形、飲食熱量及各營養素攝取狀況、營養相關健康問題、疾病與慢性病盛行率等進行詳細的分析與報告，以即時提供給公共衛生、食品營養等單位所需。以代謝症候群爲例，根據報告內容可以發現，民國 82-85 年 19 歲以上男性代謝症候群盛行率爲 9.8%，94-97 年爲 25.7%，102-105 年爲 34.8%，顯示出國人的健康狀況有日益嚴重的現象（圖 7-6）。因此，重複的橫斷面調查有助於監測一段時間內的趨勢。

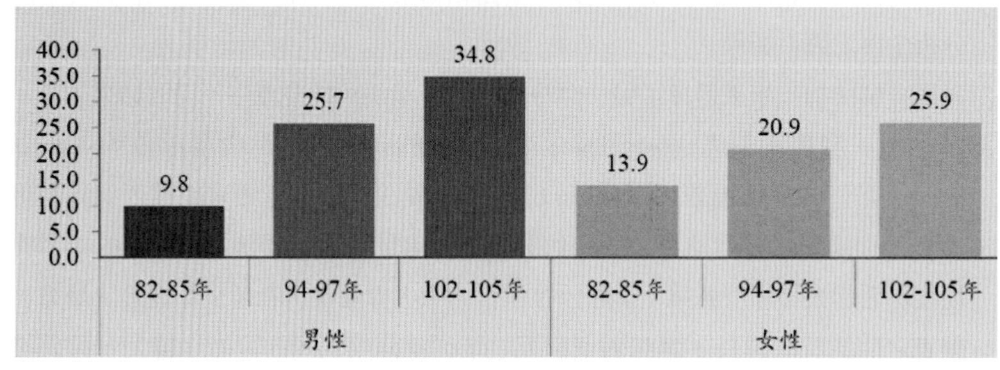

圖 7-6：民國 82-85 年、94-97 年與 102-105 年 19 歲以上國人代謝症候群盛行率（%）
資料來源：國民營養健康狀況變遷調查 2013-2016 年成果報告。

結　語

在生態研究中，分析單位是一個群體或集合體，而不是個體。它可能是地區、州或國家的特徵，例如：各國的人均收入、各地區的收入五分位數以及各州的大學畢業生比例。如果數據已經存在（例如全球疾病的程度和盛行率、臺灣的國民健康訪問調查、人口普查數據等），那麼生態研究具有成本低且數據易於收集的好處。但是需要注意「生態謬誤」的偏差，研究人員不應由個人層面解釋生態研究的結果。

橫斷研究設計是一種觀察性研究設計。在一項橫斷研究中，研究者同時測量研究參與者的結果（outcome）和暴露（exposure）。與病例對照研究（根據結果狀態選擇參與者）或世代研究（根據暴露狀態選擇參與者）不同，橫斷研究中的參與者選擇只是根據為研究而設定的納入和排除標準來選擇。一旦參與者被選中進行研究，研究者將接著評估暴露和結果狀況。橫斷設計適用於以族群為基礎的調查和評估臨床樣本中疾病的盛行率，這些研究通常可以相對較快地進行並且價格低廉，它們可以在規劃世代研究之前或世代研究的基線調查時進行，這種類型的設計將提供有關結果或暴露的流行狀況資訊；這些資訊將有助於設計世代研究。然而，由於這是對暴露和結果的一次性測量，因此很難從橫斷分析中得出因果關係。但是在橫斷研究中，我們除了可以估計疾病的盛行率，我們還能夠估計勝算比（odds ratios）以研究暴露與結果之間的關聯性。

關鍵名詞

描述性流行病學（descriptive epidemiology）
分析流行病學（analytical epidemiology）
生態研究（ecological study）
橫斷研究（cross-sectional study）
相關研究（correlational study）
觀察性研究（observational study）
相關性（correlation）
生態謬誤（ecological fallacy）
偏差（bias）
干擾（confounding）
盛行率（prevalence）
發生率（incidence）
抽樣（sampling）
勝算比（odds ratio）
回應率（response rates）
失去追蹤（loss to follow-up）
基線（baseline）
選樣偏差（selection bias）

複習問題

1. 以下敘述是對還是錯？在生態研究中可以觀察到，在特定的人群中，導致健康結果的暴露必須在結果發生之前。
2. 以下敘述是對還是錯？一旦數據被記錄在一個群體層級上，它們就不能被分解來說明個人的狀況。
3. 什麼是生態相關性（ecological correlation）？
4. 以下敘述是對還是錯？通常需要進行額外的研究來釐清通過生態相關性確定的因素的影響。
5. 什麼是生態謬誤（ecological fallacy）？
6. 「當前健康狀況」是縱向變項還是橫斷變項？
7. 是什麼原因讓研究採取縱向而不是橫斷？
8. 一項橫斷研究旨在評估工作壓力對血壓的影響。這項研究包含測量 18-30 歲男性在單個時間點的靜止時的血壓，並填寫一份經過驗證的關於工作壓力相關因素的問卷。研究發現工作壓力與血壓升高之間存在統計學顯著關聯性。請問以下哪些是本研究的缺點而可能影響結果推論？
   (1) 由於這是一項調查，研究人員沒有隨著時間的推移追蹤受試者的高血壓發展。
   (2) 每個受試者只進行一次血壓測量。
   (3) 該研究僅限於 18-30 歲的男性，因此結果不能推廣到女性或老年男性。
   (4) 這些人在被僱用從事目前的工作之前可能患有高血壓。
   (5) 工作壓力大、患上高血壓的男性可能會被建議辭職並另謀高就。如果工作壓力與患高血壓的風險之間存在關聯性，這將導致低估關聯性的強度。

參考答案

1. ×
2. ○
3. 生態相關性是一種相關性，其中觀察單位基於群體特徵而不是個人特徵。
4. ○
5. 當在聚集數據中看到的關聯不適用於個人時，就會出現生態謬誤。
6. 橫斷變項
7. 縱向研究隨著時間的推移監測個人經歷。橫斷研究在單個時間點或短時間內處理受試者，並且不允許對個體內的事件進行準確的時間排序。
8. 全部皆是

引用文獻

1. Levin KA. Study design VI-Ecological studies. Evid Based Dent 2006;**7(4)**:108. doi: 10.1038/sj.ebd.6400454. PMID: 17187048.
2. Setia MS. Methodology Series Module 7: Ecologic Studies and Natural Experiments. Indian J Dermatol 2017;**62(1)**:25-28. doi: 10.4103/0019-5154.198048. PMID: 28216721; PMCID: PMC5286749.
3. Prentice RL, Kakar F, Hursting S, Sheppard L, Klein R, Kushi LH. Aspects of the rationale for the Women's Health Trial. J Natl Cancer Inst 1988;**80(11)**:802-14. PubMed: 3292773.
4. Pascal L, Pascal M, Stempfelet M, Goria S, Declercq C. Ecological study on hospitalizations for cancer, cardiovascular, and respiratory diseases in the industrial area of Etang-de-Berre in the South of France. J Environ Public Health 2013. 2013 328737. PMCID: PMC3706020; PubMed: 23864868.
5. Parkhurst JO. Understanding the correlations between wealth, poverty and human immunodeficiency virus infection in African countries. Bull World Health Organ 2010;**88(7)**:519-26. PMCID: PMC2897986; PubMed: 20616971.
6. LaPorte RE, Cresanta JL, Kuller LH. The relationship of alcohol consumption to atherosclerotic heart disease. Prev Med 1980;**9(1)**:22-40. doi: 10.1016/0091-

7435(80)90057-2. PMID: 6987640.

7. Dyer AR, Stamler J, Paul O, Lepper M, Shekelle RB, McKean H, Garside D. Alcohol consumption and 17-year mortality in the Chicago Western Electric Company study. Prev Med 1980;**9(1)**:78-90. doi: 10.1016/0091-7435(80)90060-2. PMID: 7360732.

8. Levin KA. Study design III: Cross-sectional studies. Evidence-Based Dentistry 2006;**7**:24-25. doi: 10.1038/sj.ebd.6400375.

9. Setia MS. Methodology Series Module 3: Cross-sectional Studies. Indian J Dermatol 2016;**61(3)**:261-4. doi: 10.4103/0019-5154.182410. PMID: 27293245; PMCID: PMC4885177.

10. Hu YC, Yeh CC, Chen RY, Su CT, Wang WC, Bai CH, Chan CF, Su FH. Seroprevalence of hepatitis B virus in Taiwan 30 years after the commencement of the national vaccination program. PeerJ 2018;**6**:e4297. doi: 10.7717/peerj.4297. PMID: 29472994; PMCID: PMC5817935.

11. Jan CF, Chen CJ, Chiu YH, Chen LS, Wu HM, Huang CC, Yen MF, Chen TH. A population-based study investigating the association between metabolic syndrome and hepatitis B/C infection(Keelung Community-based Integrated Screening study No. 10). Int J Obes(Lond)2006;**30(5)**:794-9. doi: 10.1038/sj.ijo.0803204. PMID: 16404404.

12. Yeh CJ, Chang HY, Pan WH. Time trend of obesity, the metabolic syndrome and related dietary pattern in Taiwan: from NAHSIT 1993-1996 to NAHSIT 2005-2008. Asia Pac J Clin Nutr 2011;**20(2)**:292-300. PMID: 21669598.

13. Wen CP, Cheng TY, Tsai MK, Chang YC, Chan HT, Tsai SP, Chiang PH, Hsu CC, Sung PK, Hsu YH, Wen SF. All-cause mortality attributable to chronic kidney disease: a prospective cohort study based on 462 293 adults in Taiwan. Lancet 2008;**371(9631)**:2173-82. doi: 10.1016/S0140-6736(08)60952-6. PMID: 18586172.

14. 衛生福利部國民健康署：國民營養健康調查。https://www.hpa.gov.tw/Pages/List.aspx?nodeid=3998。

第 8 章
分析性流行病學：世代研究法

王豐裕　撰

學習目標

一、能知道世代研究的類型及其分類依據

二、能知道世代研究的執行流程

三、能知道世代研究可計算之疾病率、相關性及影響量數指標

四、能知道世代研究所符合之機率分配

五、能知道世代研究對等之研究假說及虛無假說

六、能知道世代研究假說檢定方法

七、能知道世代研究之偏差

八、能知道世代研究之優、缺點

九、能知道世代研究之適用時機

前 言

「世代」(cohort) 即「同歷群」，指有共同特徵或特性的一個群體。在人體研究中，即指有共同特徵或特性，並參與同一項研究的一群人。共同特徵或特性可以是同一個出生年代（即出生世代）、居住於同一個地理或行政區域、有相同的暴露經驗（如於二次大戰末期居住於日本廣島或長崎，暴露到原子彈爆炸時散發輻射線的存活居民；喝到同一批受到污染的配方奶粉的嬰兒，或使用到同一批受到污染的血液製劑等）；於性質相近的企業或機構工作（如皮革廠、農化廠、煉鋼廠）；或看到人體研究招募廣告參與研究者等。因此世代研究（cohort study）即是探討這一群有共同特徵或暴露經驗的一群人，相較於參考族群的疾病發生情形，以建立共同特徵或暴露與疾病的關聯性。

世代研究是基礎人體觀察性研究法（human observational study）之一。相對於其他人體觀察性研究，世代研究通常較耗費研究資源，需較大研究樣本數及較長的研究時間，因此世代研究較為少見。世代研究可搭配其他研究設計，形成複合型研究設計，如巢式病例對照研究法（nested case-control study）及病例世代研究（case-cohort study）（請參考第 9 章「分析性流行病學：病例對照研究法」）。重要的是，一旦完成世代的建置，研究樣本可用於多重疾病之相關研究（association study on multiple diseases），甚或多種暴露與多重疾病之相關研究上（association study on multiple exposures with multiple diseases）。

第一節　世代研究類型及執行流程

一、世代研究類型

世代研究依其研究開始的時間點，主要結果變數（即疾病發生）的資訊是否已經產生，可區分為「前瞻性世代研究」(prospective cohort study) 及「回溯性世代研究」(retrospective cohort study)。如研究起始時，疾病尚未發生，而需持續追蹤觀察世代成員之疾病發生情形，視為前瞻性世代研究（圖 8-1A）。反之，研究起始時，世代成員的罹病資料已經存在，則為回溯性世代研究（圖 8-1B）。但是當疾病發生數不夠大時，回溯性世代研究可能會持續追蹤世代成員，以獲得更大的疾病發生數（圖 8-1C）。在圖 8-1C 情況下，因包含回溯性及前瞻性兩種設計，故有學者稱之「雙向世代研究」（ambidirectional cohort study），但基本上仍是回溯性世代研究。前瞻性世代研究亦稱為同期世代研究（concurrent cohort study），回溯性世代研究則稱為非同期世代研究（non-concurrent cohort study）。

因前瞻性世代研究多於研究開始之後，才開始蒐集及測量研究有關的資料，且當研究主要結果變項的誘導期相當長（多數的退化性疾病，如惡性腫瘤、心血管疾病等），或是當疾病發生頻率不高，屬稀有疾病時，相較於回溯性世代研究或其他觀察性人體研究，前瞻性性世代研究通常需花費較長的觀察時間，才能觀察到研究因子暴露所產生的效應。

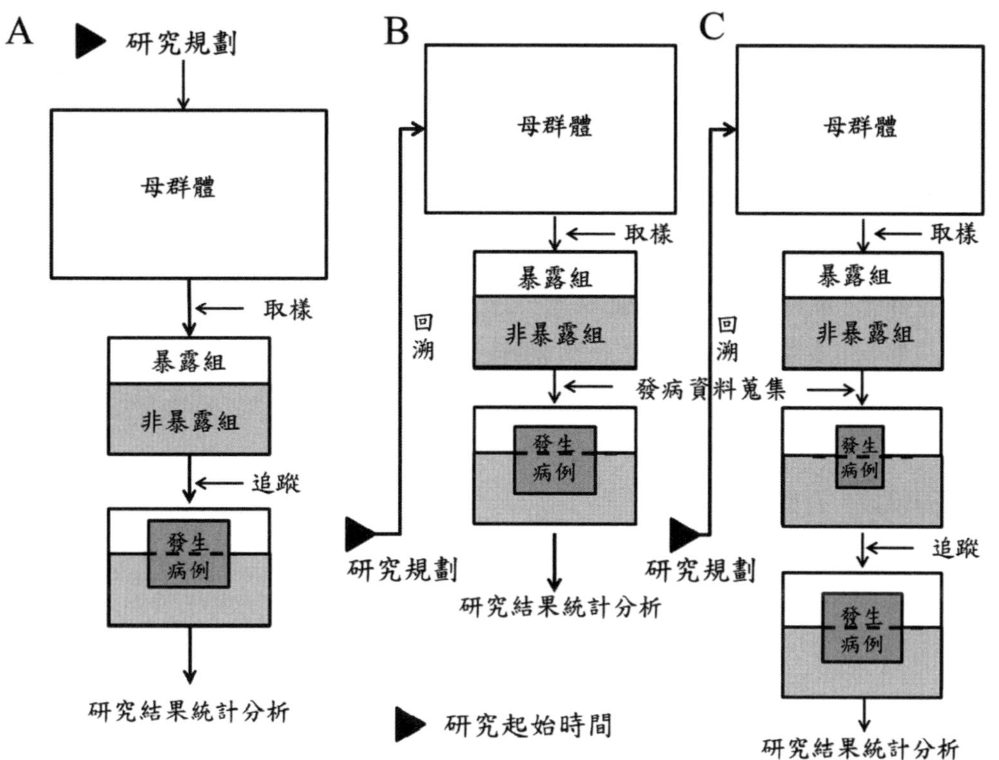

圖 8-1：前瞻性世代研究及回溯性世代研究

二、世代研究執行流程

世代研究執行流程可大致區分為四大階段，分別為（1）計畫規劃；（2）篩檢（screen）；（3）追蹤（follow-up）；及（4）追蹤結果統計分析等。

第一階段計畫規劃主要目的是定義研究因子、結果變項、及其他可能對觀察結果產生影響的其他外在因子（或稱第三因子），以及定義研究對象之納入及排除條件；第二階段篩檢主要目的爲篩除已經罹患主要研究結果變項的對象，即所謂盛行個案（prevalent case）；第三階段追蹤的主要目的，是確認研究對象之主要研究結果變項的發生情形；第四階段主要目的，是選擇正確的統計方法進行資料分析，將研究結果以適當指標呈現，並合理說明與解釋。「前瞻性世代研究」及「回溯性世代研究」之執行步驟略有不同，分述如下：

（一）前瞻性世代研究

執行流程通常包括下列步驟：

- 第一階段：計畫規劃

  步驟 1：定義研究因子、結果變項、及主要外在因子及其測量方式。

  步驟 2：定義研究對象之納入及排除條件。

  步驟 3：規劃招募方式、追蹤方式及頻率、樣本數估算。

- 第二階段：篩檢

  步驟 4：進行研究對象招募。

  步驟 5：蒐集參與者資料、生物檢體採集及進行相關測量。

  步驟 6：篩選研究對象，排除盛行個案。

  步驟 7：建構研究世代。

- 第三階段：追蹤

  步驟 8：依規劃追蹤方式及頻率，進行世代成員追蹤。

  步驟 9：蒐集世代成員於追蹤期間，主要研究結果變數的發生情形，研究因子、主要外在因子的變化情形等資料。

- 第四階段：追蹤結果分析

  步驟 10：估算研究因子不同分層之主要研究結果變項的發生情形。

  步驟 11：比較完成追蹤者及追蹤期間退出者之特性。

  步驟 12：統計分析及研究結果解釋。

（二）回溯性世代研究

本類型世代研究於研究起始時，主要結果變項多數資料已經產生，即所謂的既有資料或二手資料，因此執行步驟較前瞻性世代研究少。本類型世代研究通常涵蓋下列步驟：

- 第一階段：計畫規劃

  步驟 1：定義研究因子、結果變項、及主要第三因子。

  步驟 2：定義研究對象之納入及排除條件。

- 第二階段：篩檢

  步驟 3：進行既有資料摘錄與串聯。

  步驟 4：篩選研究對象，排除盛行個案，建構研究世代。

- 第三階段：追蹤

  步驟 5：蒐集世代成員於追蹤期間主要研究結果變項的發生情形，研究因子及主要外在因子的變化情形等資料。

- 第四階段：追蹤結果分析

  步驟 6：估算研究因子不同分層之主要研究結果變項的發生情形。

  步驟 7：比較完成追蹤者及追蹤期間退出者之特性。

  步驟 8：統計分析及研究結果解釋。

第二節　世代研究之測量指標

世代研究均可計算三大類指標，包括疾病率指標（measures of morbidity）、相關性指標（measures of association）及影響量數指標（measures of impact）。依追蹤結果之呈現可分爲兩種類型，包括累積發生型（cumulative type）及發生密度型（density type）。這二種結果呈現方式之適用時機，受到三項因素的影響，包括研究者所要獲得的疾病發生率指標爲何、完成追蹤的比率及世代成員追蹤觀察時間長短的變異性。

疾病發生率指標包括發生危險性（incidence risk）及發生比率（incidence rate）兩類，發生危險性定義爲在特定期間內，一群具感受性的個體中，在不死於其他疾病的情形下，發生特定疾病的機率 [1,2]。發生比率則是定義爲在特定時間，單位時間內之健康狀態改變的瞬間變化量 [2]。發生危險性是分率，沒有單位，其值介於 0~1，以累積發生率（cumulative incidence, CI）估計。發生比率不是分率，其單位爲時間的倒數，以發生密度（incidence density, ID）估計。因此，當要直接獲知疾病的發生危險性，可使用累積發生型。使用發生密度型追蹤研究時，可獲知發生密度，並間接估計發生危險性。

世代研究於追蹤過程中，會因諸多因素使得世代成員未能持續參與整個追蹤期，即發生追蹤漏失（loss of follow-up）。造成發生追蹤漏失的因素，包括研究負擔過重（如追蹤頻率過於頻繁、交通不便、追蹤檢查費時、追蹤檢查項目屬侵襲性或過於繁重等）、難以配合追蹤檢查時間、罹患其他疾病或死亡、搬離研究地區等。追蹤漏失會造成無法判定世代成員是否罹患疾病，因此追蹤漏失的程度，影響研究結果之呈現，與後續統計分析方法。當知道絕大多數世代成員的罹病資訊，兩類型追蹤研究皆適用；當追蹤漏失的比率高，以致於無法得知許多的世代成員的罹病資訊，此時較適合發生密度型。

世代成員追蹤觀察時間長短的變異性，也是考慮適用累積發生型或發生密度型追蹤研究的主要因素。當世代成員追蹤觀察期間長短屬低變異性時，兩類型追蹤研究皆適用。如規劃之起始至截止追蹤之間的時間間隔爲 5 年，除了發生個案之外，其餘未發病世代成員之追蹤觀察期間均爲 5 年或接近 5 年。然而，當規劃之追蹤觀察期間爲 5 年，排除發生個案之後，只有部分未發病世代成員之追蹤觀察期間爲 5 年或接近 5 年，少於 5 年者占有高比率時，應使用發生密度型追蹤研究。

一、累積發生型追蹤研究之測量指標

這類型追蹤研究於起始追蹤時，符合世代成員條件之研究參與者共有 n 人，依研究因子之有無，分爲暴露組及非暴露組。從開始追蹤至追蹤截止時間，暴露組及非暴露組中均有部分世代成員，於追蹤觀察期間發生疾病或產生健康狀態改變。可將世代成員之暴露與發病資料，整理如表 8-1：

表 8-1：累積發生型追蹤研究之資料呈現格式

研究因子暴露	追蹤起始人數	疾病發生	
		是	否
有	n_1	a	b
無	n_0	c	d
合計	n	m_1	m_0

（一）疾病率指標

可估算在追蹤觀察期間，暴露組及非暴露組之累積發生率，並可進一步計算暴露組及非暴露組之相差發生危險性（risk difference），其計算公式如下：

$$\text{累積發生率} = \frac{\text{追蹤期間發病人數}}{\text{追蹤起始具罹病風險人數}}$$

暴露組累積發生率 (CI_1) 爲條件機率，可以 $P(D|E)$ 表示，如以表 8-1 資料格式表示即等於 a/n_1。非暴露組累積發生率 (CI_0) 亦爲條件機率，可以 $P(D|E')$ 表示，即等於 c/n_0。

相差發生危險性則是定義爲暴露組與非暴露組累積發生率的差 ($CI_1 - CI_0$)，即等於 $P(D|E) - P(D|E')$，或等於 $(a/n_1) - (c/n_0)$。

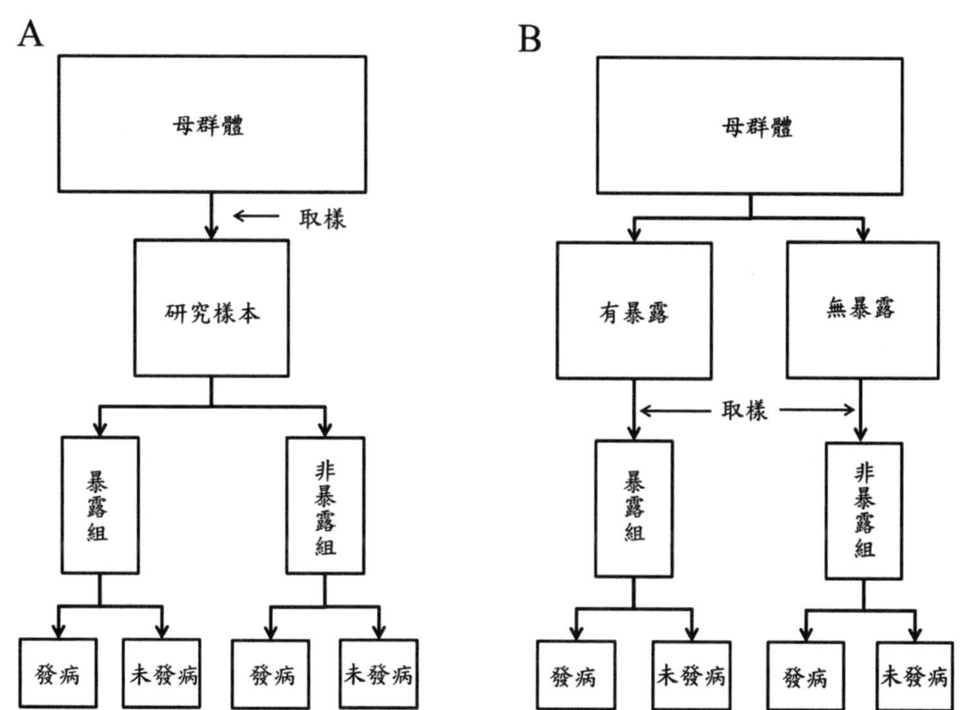

圖 8-2：研究樣本之選樣方法

如何估算世代成員所來自的母群體之累積發生率 (CI) 呢？母群體累積發生率之估算，與選樣的方法密切關聯：當暴露組及非暴露組世代成員，並不是從有暴露的群體及沒有暴露的群體分別取樣時，而是從一個具罹病風險的母群體，隨機選出一個具代表性的研究樣本，再進一步依研究因子暴露的定義區分爲暴露組及非暴露組時（圖 8-2A），可以 m_1/n 估算母群體的累積發生率。但當暴露組是從有研究因子暴露的群體中隨機隨取，且非暴露組是從另一個沒有研究因子暴露的群體中隨機選取時（圖 8-2B），不能直接以 m_1/n 來估算母群體之累積發生率。此時，應參考其他具代表性之調查結果，以獲得母群體之暴露率數據，再以群體暴露率爲加權值估算。例如，某項具代表性的調查發現，母群體中符合該特定暴露的比率爲 p，未暴露的比率爲 (1 − p)，則估算方式如下：

$$
\begin{aligned}
\text{母群體累積發生率(CI)} &= p \times P(D|E) + (1-p) \times P(D|E') \\
&= p \times CI_1 + (1-p) \times CI_0 \\
&= p \times (a/n_1) + (1-p) \times (c/n_0)
\end{aligned}
$$

（二）相關性指標

累積發生型追蹤研究，可計算相對危險性（relative risk 或 risk ratio, RR）及危險對比值（odds ratio, OR）等二項反映暴露與疾病相關強度（strength of association）的指標。

相對危險性定義：指暴露組與非暴露組累積發生率的比值，計算公式如下：

$$
\text{相對危險性} = \frac{\text{暴露組累積發生率}}{\text{非暴露組累積發生率}} = \frac{P(D|E)}{P(D|E')} = \frac{CI_1}{CI_0} = \frac{a/n_1}{c/n_0}
$$

危險對比值定義：指暴露組勝算（odds）與非暴露組勝算的比值，而暴露組勝算爲暴露組中發病機率相對於未發病機率之比值，非暴露組勝算則爲非暴露組中發病機率相對於未發病機率之比值。

暴露組中，發病機率爲 P(D|E)，未發病機率爲 P(D′|E)，其比值爲 P(D|E)/P(D′|E)。

非暴露組中，發病機率爲 P(D|E′)，未發病機率爲 P(D′|E′)，其比值爲 P(D|E′)/P(D′|E′)。

因此，危險對比值計算公式如下：

$$
\text{危險對比值} = \frac{\text{暴露組中發病相對於未發病機率之比值}}{\text{非暴露組中發病相對於未發病機率之比值}} \frac{\frac{P(D|E)}{P(D'|E)}}{\frac{P(D|E')}{P(D'|E')}} = \frac{\frac{a/n_1}{b/n_1}}{\frac{c/n_0}{d/n_0}} = \frac{ad}{bc}
$$

（三）影響量數指標

影響量數係指當以適當介入措施，以改變群體中研究因子暴露的分布情形，預期可以達到何種成效。影響量數可分爲二類，分別爲致病分量（etiologic fraction）及預防分量（prevented fraction）。

致病分量適用於當研究因子暴露提高疾病發生危險性時，即有研究因子暴露者之相對發生危險性大於 1.0 時。以吸菸與冠狀動脈心臟病發生危險性爲例說明：實證研究顯示，吸菸顯著提高冠狀動脈心臟病的發生危險性，因此推動減菸或禁菸相關措施（如：提高菸品價格、公共場所禁菸、禁止販售菸品予未成年人、吸菸者加增保險費等），以降低群體中的吸菸率，預期將造成群體中冠狀動脈心臟病發生危險性的改變情形。

預防分量適用於當研究因子暴露降低疾病發生危險性時，即有研究因子暴露者之相對發生危險性小於 1.0 時。以規律的中強度運動與冠狀動脈心臟病發生危險性爲例說明：實證研究顯示規律的中強度運動，可顯著降低冠狀動脈心臟病的發生危險性，因此推動規律運動相關措施（如開放校園運動場、廣泛建置市民運動中心，以提高可近性；辦理各項運動賽事；獎勵與補助成立民間運動社團；獎勵績優民間運動社團），以提高群體中的規律運動的比率，預期將造成群體冠狀動脈心臟病的發生危險性的改變情形。

1. 致病分量

係指新發生個案或有健康狀態改變的世代成員中，其發病或健康狀態改變可歸因於研究因子暴露的比率。致病分量可再分爲兩項次指標，包括族群可歸因分量（population attributable fraction, PAF）及暴露個案可歸因分量（attributable fraction among exposed cases, AFe）。

（1）族群可歸因分量：係指在一個動態穩定群體中，在特定期間的所有新發生個案或有健康狀態改變的世代成員中，其發病或健康狀態改變可歸因於研究因子暴露的百分比（圖 8-3A）。同義詞爲族群可歸因風險百分比（population attributable risk percent, PAR%），其計算公式如下：

$$PAF = \frac{I^{*} \times 100\%}{I} = \frac{(I - I_e) \times 100\%}{I}$$

I：群體中於特定期間內，所有新發生個案或有健康狀態改變的世代成員人數；$I = n \times CI$。

I_e：當群體中沒有研究因子暴露的情形下，特定期間內的預期新發生個案人數。

I^*：於特定期間內的新發生個案或有健康狀態改變的世代成員中，可歸因於研究因子暴露的發生個案人數；I^* 等於實際發生個案人數與預期發生個案人數的差，即 $I^* = I - I_e$。

如何估算 I_e 呢？當群體中沒有研究因子暴露，即群體於特定期間內的累積發生率，等於非暴露組之累積發生率時的預期新發生個案人數。因此，I_e 等於整個可感受性群體人數乘以非暴露組之累積發生率。

$$I_e = n \times P(D|E') = n \times CI_0 = n \times (c/n_0)$$

$$PAF = \frac{I^* \times 100\%}{I} = \frac{(I - I_e) \times 100\%}{I} = \frac{(n \times CI - n \times CI_0) \times 100\%}{n \times CI}$$
$$= \frac{(CI - CI_0) \times 100\%}{CI}$$

上式之 $CI - CI_0$ 即為族群可歸因風險（population attributable risk, PAR）。致病分量亦可解釋為從一個群體於特定期間內，所有的新發生個案或有健康狀態改變的世代成員中，隨機選取一個發生個案，這個發生個案有研究因子暴露的機率。

（2）暴露個案可歸因分量：於特定期間內，有研究因子暴露且發生疾病或有健康狀態改變的世代成員中，可歸因於研究因子暴露的百分比（圖 8-3B）。同義詞為可歸因風險百分比（attributable risk percent, AR%），其計算公式如下：

$$AFe = \frac{I_1' \times 100\%}{I_1} = \frac{(I_1 - I_e') \times 100\%}{I_1}$$

I_1：於特定期間內，有研究因子暴露且發生疾病或有健康狀態改變的世代成員人數；$I_1 = n_1 \times CI_1$。

I_e'：當群體中沒有研究因子暴露的情形下，有研究因子暴露的世代成員在特定期間內的預期新發生個案人數。

I_1'：於特定期間內，有研究因子暴露且發生疾病或有健康狀態改變的世代成員中，可歸因於研究因子暴露的發生個案人數；I_1' 等於在有研究因子暴露的世代成員中，實際發生個案人數 (I_1) 與預期發生個案人數 (I_e') 的差，即 $I_1' = I_1 - I_e'$。

如何估算 I_e' 呢？當群體中沒有研究因子暴露，即有研究因子暴露者於特定期間內的累積發生率，等於非暴露組之累積發生率時的預期新發生個案人數。因此，I_e' 等於有研究因子暴露人數乘以非暴露組之累積發生率。

$$I_e' = n_1 \times P(D|E') = n_1 \times CI_0 = n_1 \times (c/n_0)$$

$$AFe = \frac{I_1' \times 100\%}{I_1} = \frac{(I_1 - I_e') \times 100\%}{I_1} = \frac{(n_1 \times CI_1 - n_1 \times CI_0) \times 100\%}{n_1 \times CI_1}$$

$$= \frac{(CI_1 - CI_0) \times 100\%}{CI_1}$$

上式之 $CI_1 - CI_0$ 即為暴露個案可歸因風險，可簡稱為可歸因風險（attributable risk, AR）。AR% 可解釋為從有研究因子暴露的發生個案中，隨機選取一位，這個發生個案發病有研究因子暴露的機率。此外，將上式之分子及分母同時除以 CI_0，可得下列關係式：

$$AFe = \frac{(CI_1 - CI_0) \times 100\%}{CI_1} = \frac{\{(CI_1 - CI_0)/CI_0\} \times 100\%}{CI_1/CI_0} = \frac{(RR - 1) \times 100\%}{RR}$$

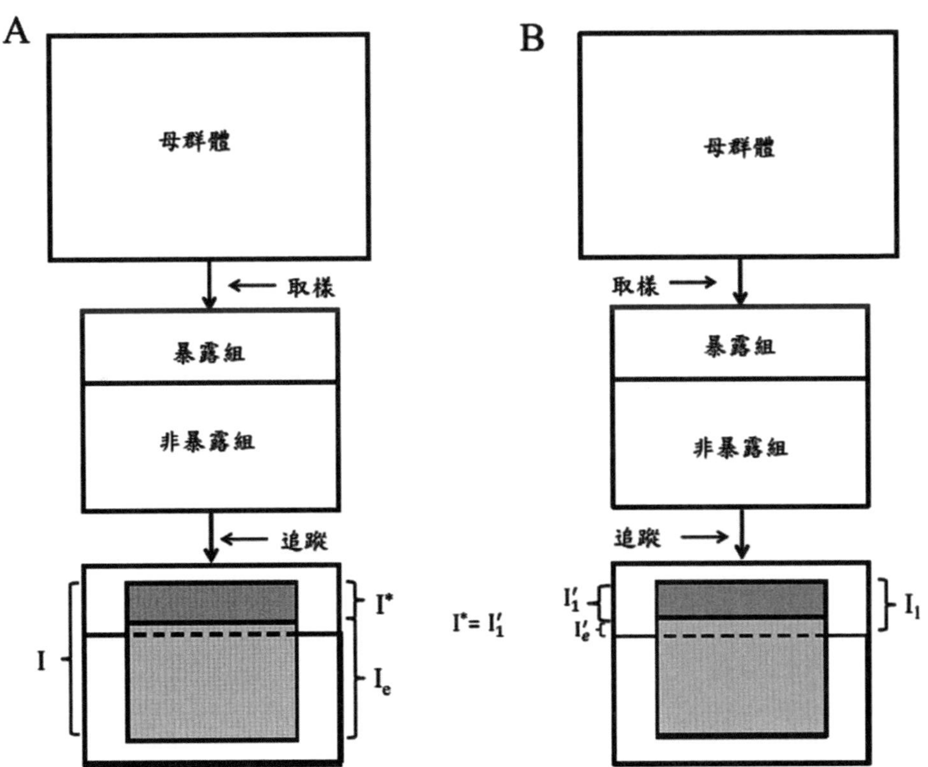

圖 8-3：族群可歸因分量及暴露個案可歸因分量

2. 預防分量

係指在一個動態穩定群體中，在特定期間因研究因子暴露所減少的新發生個案或有健康狀態改變的世代成員人數，占應發生個案總數的百分比。其計算公式如下：

$$預防分量(PF) = \frac{I^* \times 100\%}{I_e} = \frac{(I_e - I) \times 100\%}{I_e}$$

I：群體中於特定期間內，所有發生個案或有健康狀態改變的世代成員人數；$I = n \times CI$。

I_e：應發生個案人數，即當群體中沒有研究因子暴露的情形下，特定期間內的預期新發生個案人數。

I^*：於特定期間內，因特定研究因子暴露所減少之發生個案人數；I^* 等於應發生個案人數 (I_e) 減實際發生人數 (I)，即 $I^* = I_e - I$。

如何估算 I_e 呢？當群體中沒有研究因子暴露，即群體於特定期間內的累積發生率，等於非暴露組之累積發生率時的預期新發生個案人數。因此，I_e 等於整個群體可感受性人數乘以非暴露組之累積發生率。

$$I_e = n \times P(D|E') = n \times CI_0 = n \times (c/n_0)$$

$$PF = \frac{I^* \times 100\%}{I_e} = \frac{(I_e - I) \times 100\%}{I_e} = \frac{(n \times CI_0 - CI \times n) \times 100\%}{n \times CI_0} = \frac{(CI_0 - CI) \times 100}{CI_0}$$

（四）計算範例

範例 1：假設一追蹤研究有 600 位罹病風險者，依研究因子暴露定義，區分爲暴露組 200 位及非暴露組 400 位，經過一段時間追蹤後共有 40 位發生疾病，罹病者中有 20 位有研究因子暴露。資料如表 8-2：

表 8-2：累積發生型追蹤研究各類指標計算範例

研究因子暴露	追蹤起始人數	疾病發生	
		是	否
有	200	20	180
無	400	20	380
合計	600	40	560

1. 疾病率指標

$CI_1=20/200=0.10$；$CI_0=20/400=0.05$；$CI=40/600=1/15$。

相差危險性（即可歸因風險）$=CI_1-CI_0=0.10-0.05=0.05$。

族群可歸因風險 $=CI-CI_0=1/15-0.05=1/60\cong 0.017$。

2. 相關性指標

相對危險性 $(RR)=CI_1/CI_0=0.10/0.05=2.0$ 。

危險對比值 $(OR)=\{CI_1/(1-CI_1)\}/\{CI_0/(1-CI_0)\}=20\times 380/(20\times 180)=19/9$ 。

3. 影響量數指標

$$族群可歸因分量(PAF)=\frac{(CI-CI_0)\times 100\%}{CI}=\frac{(1/60)\times 100\%}{1/15}=25\%$$

$$暴露個案可歸因分量(AF)=\frac{(CI_1-CI_0)\times 100\%}{CI_1}=\frac{(0.10-0.05)\times 100\%}{0.10}=50\%$$

二、發生密度型追蹤研究之測量指標

發生密度型追蹤研究，起始追蹤時符合世代成員條件之研究參與者共有 n 人，依研究因子之有無，分爲暴露組及非暴露組。從開始追蹤至追蹤截止時間，暴露組及非暴露組之累積觀察人年數分別爲 L_1 及 L_0，且分別有 a 個及 c 個世代成員於追蹤觀察期間發生疾病或有健康狀態改變。可將世代成員之暴露人年與發病資料，整理如表 8-3 所示：

表 8-3：發生密度型追蹤研究之資料呈現格式

研究因子	追蹤起始人數	累積觀察人年數	疾病發生人數
有	n_1	L_1	a
無	n_0	L_0	c
合計	n	L	m_1

(一) 疾病率指標

可計算在追蹤觀察期間暴露組及非暴露組之發生密度（incidence density），

並可進一步計算暴露組及非暴露組之相差發生密度（rate difference），其計算公式如下：

$$發生密度(ID)=\frac{追蹤期間發病人數}{累積觀察人年數}$$

如以表 8-3 資料呈現格式表示，暴露組發生密度 (ID_1) 等於 a/L_1，非暴露組發生密度 (ID_0) 等於 c/L_0。

相差發生密度則是定義爲暴露組與非暴露組發生密度的差，即 ID_1-ID_0，或等於 $(a/L_1)-(c/L_0)$。

相同地，當暴露組及非暴露組世代成員是來自同一個具代表性的研究樣本，並依研究因子暴露定義，將觀察人年總數區分爲暴露組觀察人年數 (L_1) 及非暴露組觀察人年數 (L_1) 的情形下，可以 m_1/L 來估算母群體之發生密度。但當暴露組世代成員及非暴露組世代成員是分別選取自不同群體時，並不能直接以 m_1/L 來估算整個母群體之發生密度。此時，仍應參考其他具代表性之調查結果，以獲得母群體之暴露率數據，再以群體暴露率爲加權值估算。例如，某項具代表性的調查發現，母群體中符合該特定暴露的比率爲 p，未暴露的比率爲 $(1-p)$，則估算方式如下：

$$\begin{aligned}母群體發生密度(ID)&=p\times ID_1+(1-p)\times ID_0\\&=p\times(a/L_1)+(1-p)\times(c/L_0)\end{aligned}$$

（二）相關性指標

發生密度型追蹤研究，可計算發生密度比（relative rate 或 rate ratio, RR）來反映研究因子暴露與疾病發生率之相關強度。

發生密度比定義：指暴露組與非暴露組發生密度的比值，計算公式如下：

$$發生密度比(RR)=\frac{暴露組發生密度}{非暴露組發生密度}=\frac{ID_1}{ID_0}=\frac{a/L_1}{c/L_0}$$

（三）影響量數指標

發生密度型追蹤研究，亦可計算致病分量及預防分量兩類影響量數指標。相同地，當有研究因子暴露者之發生密度比大於 1.0 時，計算致病分量。反之，當有研究因子暴露者之發生密度比小於 1.0 時，計算預防分量。

1. 致病分量

如同累積發生型追蹤研究，發生密度型追蹤研究可計算族群可歸因分量及暴露個案可歸因分量。然因發生密度並非比例數（proportion），其單位爲時間的倒數。因此，發生密度型追蹤研究中，並不合適以族群可歸因風險百分比（PAR%）及暴露個案可歸因風險百分比（AR%），直接來表示族群可歸因分量及暴露個案可歸因分量。

（1）族群可歸因分量：其解釋與涵義，同累積發生型追蹤研究之 PAF。計算公式如下：

$$\text{族群可歸因分量(PAF)} = \frac{I^* \times 100\%}{I} = \frac{(I - I_e) \times 100\%}{I} = \frac{(L \times ID - L \times ID_0) \times 100\%}{L \times ID_0}$$
$$= \frac{(ID - ID_0) \times 100\%}{ID}$$

I：群體中於特定期間內的新發生個案或有健康狀態改變的世代成員人數，即 $I = L \times ID$。

I^*：於特定期間內的新發生個案或有健康狀態改變的世代成員中，可歸因於研究因子暴露的發生個案人數；I^* 等於實際發生個案人數與預期發生個案人數的差，即 $I^* = I - I_e$。

I_e：當群體於特定期間內的發生密度，等於非暴露組發生密度時的預期新發生個案人數。因此，I_e 等於累積觀察人年總數乘以非暴露組的發生密度，即 $I_e = L \times ID_0 = L \times (c/L_0)$。

上式之 $ID - ID_0$ 即爲族群可歸因發生密度，亦可稱爲族群可歸因發生比率（population attributable rate, PAR）。

（2）暴露個案可歸因分量（AFe）：其解釋與涵義，同累積發生型追蹤研究之 AFe。其計算公式如下：

$$AFe = \frac{I_1' \times 100\%}{I_1} = \frac{(I_1 - I_e') \times 100\%}{I_1} = \frac{(L_1 \times ID_1 - L_1 \times ID_0) \times 100\%}{L_1 \times ID_1}$$
$$= \frac{(ID_1 - ID_0) \times 100\%}{ID_1}$$

I_1：於特定期間內，有研究因子暴露且發生疾病或有健康狀態改變的世代成員人數；$I_1 = L_1 \times ID_1$。

I_e'：當群體中沒有研究因子暴露的情形下，有研究因子暴露的世代成員在觀察期間內的預期新發生個案人數。因此，I'_e 等於有研究因子暴露之觀察人年數乘以非暴露組之發生密度，即 $I'_e = L_1 \times ID_0 = L_1 \times (c/L_0)$。

I'_1：於特定期間內，有研究因子暴露且發生疾病或有健康狀態改變的世代成員中，可歸因於研究因子暴露的發生個案人數；等於在有研究因子暴露世代成員中，實際發生個案人數 (I_1) 與預期發生個案人數 (I'_e) 的差，即 $I'_1 = I_1 - I'_e$。

上式之 $ID_1 - ID_0$ 即爲暴露個案可歸因發生密度，可簡稱爲可歸因發生比率（attributable rate, AR）。此外，將上式之分子及分母同時除以 ID_0，可得下列關係式：

$$AFe = \frac{(ID_1 - ID_0) \times 100\%}{ID_1} = \frac{\{(ID_1 - ID_0)/ID_0\} \times 100\%}{ID_1/ID_0} = \frac{(RR - 1) \times 100\%}{RR}$$

2. 預防分量

其解釋與涵義，同累積發生型追蹤研究。計算公式如下：

$$\text{預防分量} = \frac{I^* \times 100\%}{I_e} = \frac{(I_e - I) \times 100\%}{I_e} = \frac{(L \times ID_0 - L \times ID) \times 100\%}{L \times ID_0}$$

$$= \frac{(ID_0 - ID) \times 100\%}{ID_0}$$

I：群體中於特定期間內的發生個案或有健康狀態改變的世代成員人數；$I = L \times ID$。

I_e：應發生個案人數，即當群體中沒有研究因子暴露的情形下，特定期間內的預期發生個案人數，即 $I_e = L \times ID_0$。

I^*：於特定期間內，因研究因子暴露所減少之發生個案人數；I^* 等於應發生個案人數 (I_e) 與實際發生人數 (I) 的差，即 $I^* = I_e - I$。

（四）計算範例

範例 2：假設一追蹤研究中，共有 600 位有罹病風險者，其中 200 位有研究因子暴露，累積觀察人年數爲 2000 人年；無研究因子暴露者之累積觀察人年數爲 4000 人年。追蹤期間後共有 40 位發生疾病，其中有 20 位有研究因子暴露。資料如表 8-4：

表 8-4：發生密度型追蹤研究計算範例

研究因子	追蹤起始人數	累積觀察人年數	疾病發生人數
有	200	2000	20
無	400	4000	20
合計	600	6000	40

1. 疾病率指標

ID_1＝20 人/2000 人年＝1 人/百人年；ID_0＝20 人/4000 人年＝0.5 人/百人年。

ID＝40 人/6000 人年≅0.67 人/百人年。

發生密度差（即可歸因發生比率）＝ID_1-ID_0＝0.5 人/百人年。

族群可歸因發生比率＝$ID-ID_0$≅0.17 人/百人年。

2. 相關性指標

發生密度比 (RR)＝ID_1/ID_0＝(1 人/百人年)/(0.5 人/百人年)＝2.0。

3. 影響量數指標

$$\text{族群可歸因分量(PAF)} = \frac{(\mathrm{ID}-\mathrm{ID}_0)\times 100\%}{\mathrm{ID}} = \frac{(1/600)\times 100\%}{1/150} = 25\%$$

$$\text{暴露個案可歸因分量(AFe)} = \frac{(\mathrm{ID}_1-\mathrm{ID}_0)\times 100\%}{\mathrm{ID}_1} = \frac{(1/200)\times 100\%}{1/100} = 50\%$$

第三節　世代研究之假說檢定

追蹤研究皆可計算疾病率指標、相關性指標及影響量數指標等三大類指標，依研究類型及呈現的指標擬訂研究假說（research hypothesis；或對立假說 alternative hypothesis）及虛無假說（null hypothesis）。不同研究類型之假說及其顯著性檢定分述如下：

一、累積發生型追蹤研究

(一)研究(或對立)假說及虛無假說

累積發生型追蹤研究對等之虛無假說分別爲:

1. 研究因子暴露及疾病發生無關,即 $P(E \cap D) = P(E) \times P(D)$。
2. 暴露組及非暴露組之累積發生率相等,即 $CI_1 = CI_0$。
3. 暴露組及非暴露組累積發生率的差等於 0,即相差發生危險性 $CI_1 - CI_0 = 0$。
4. 暴露組及非暴露組累積發生率的比値等於 1,即相對發生危險性 RR=1。
5. 暴露組及非暴露組之危險對比値等於 1,即 OR =1。
6. 族群可歸因危險性(PAR)或族群可歸因分量(PAF)等於 0。
7. 暴露個案可歸因風險(AR)或可歸因分量(AFe)等於 0。

(二)顯著性檢定

在累積發生型追蹤研究中,有研究因子暴露且發生疾病的人數 A,是超幾何隨機變數(hypergeometric random variable)。運用超幾何隨機變數估算 p 値,即爲費雪氏確率法(Fisher's exact test)。當符合大樣本研究的條件時,可以皮爾遜卡方檢定(Pearson's chi-square test),評估研究因子暴露及疾病發生之間的關聯性。關於費雪氏確率法及皮爾遜卡方檢定詳細檢定方法,請自行參考生物統計學相關書籍。

二、發生密度型追蹤研究

(一)研究假說及虛無假說

發生密度型追蹤研究對等之虛無假說分別爲:

1. 研究因子暴露及疾病發生無關,即 $P(E \cap D) = P(E) \times P(D)$。
2. 暴露組及非暴露組之發生密度相等,即 $ID_1 = ID_0$。
3. 暴露組及非暴露組發生密度的差等於 0,即 $ID_1 - ID_0 = 0$。
4. 暴露組及非暴露組累積發生密度的比値等於 1,即 $RR = ID_1/ID_0 = 1$。
5. 族群可歸因發生密度或族群可歸因分量(PAF)等於 0。
6. 暴露個案可歸因發生密度或可歸因分量(AFc)等於 0。

（二）顯著性檢定

在發生密度型追蹤研究中，有研究因子暴露且發生疾病的人數 A 爲二項隨機變數（binomial random variable）。當符合大樣本研究時，可以常態分布來趨近二項分布，進行 Z 檢定並估計近似 p 值。如有進行連續性校正時，近似 p 值與確率值之偏差值將更小。此外，當發生密度很低時，A 可視爲波以松隨機變數（Poisson random variable）。關於運用波以松隨機變數之機率分配函數估算 p 值，以及 Z 檢定的適用條件及詳細檢定方法，請自行參考生物統計學相關書籍。

第四節　世代研究之偏差、優缺點、與適用時機

一、偏差

如同其他類型之群體觀察性研究，世代研究可能會有選樣偏差（selection bias）、訊息偏差（information bias）及干擾作用（confounding）等三大類系統性誤差（systematic error）。當研究產生偏差時，偏差方向可能爲趨零偏差（bias toward the null）、離零偏差（bias away from the null）、或是轉換偏差（switchover bias）。茲概述三大類系統性誤差如下（詳細說明請參考第四篇「流行病學結果闡釋之影響因素」）：

（一）選樣偏差

世代研究較常見的選樣偏差爲追蹤漏失（loss-of-follow），其他包括未回應（non-response）及未參與（non-participation）等。以追蹤漏失爲例說明，世代成員於追蹤過程中，會因諸多因素未能持續參與追蹤，如交通不便、難以配合追蹤檢查時間、追蹤檢查項目屬侵襲性或過於繁重、罹患其他疾病或死亡、搬離研究地區等。當追蹤漏失爲隨機時，意即追蹤漏失與研究因子暴露情形或疾病發生危險性並沒有關聯時，並不會產生選樣偏差；反之，當追蹤漏失爲非隨機時，即可能產生選樣偏差。

(二)訊息偏差

世代研究爲前瞻性研究設計，先定義研究因子暴露，再追蹤世代成員之發病情形。因此，對於研究因子暴露的分組，並不會產生錯誤分組(miss-classification)的情形。然對於疾病之診斷分組，會因疾病診斷工具的效度未達百分之百，而產生錯誤分組的情形。如疾病診斷工具的效度，在不同組別間並無差異性存在，則所產生的錯誤分組屬無差異性的(non-differential)，偏差方向一定是趨零偏差；如疾病診斷工具的效度，在不同組別間有差異性存在，則所產生的錯誤分組屬有差異性的(differential)，偏差方向可能是趨零偏差，也可能是離零偏差或是轉換偏差。

(三)干擾作用

干擾作用的產生係因研究因子與疾病以外之外在因子，同時與研究因子與疾病之間皆有相關性存在時，扭曲了研究因子與疾病之關聯性。外在因子產生的干擾作用，其偏差方向可能是趨零偏差，也可能是離零偏差或是轉換偏差。

二、優缺點

因世代研究之研究因子暴露，是在疾病發生之前，因此相較於橫斷性研究或病例對照研究，其最大優點是前因後果之時序性(temporal relationship)是較確定的。此外，世代研究能提供群體的發生率數據，可作爲規劃介入措施預期成效(effectiveness)及效益(cost-effectiveness)之估計依據。

相較於橫斷性研究或是病例對照研究，世代研究在執行上需更多的研究資源投入，包括研究經費、人力及時間等。爲得到較爲精確的發生率數據，世代研究通常需要較大的樣本數。另，因前瞻性世代研究須持續追蹤世代成員之疾病發生情形，隨著追蹤時間的增長，世代成員追蹤漏失的比例愈來愈高。此外，可能在追蹤期間，因有其他實證產生，研究者可能因此有新的研究假說，需蒐集相關資料或重新採集檢體，加重世代成員負荷，致追蹤漏失的情形更加嚴重。

回溯性世代研究於研究起始時，暴露及疾病等主要變數之多數資料可能已經產生。因此，回溯性世代研究在執行上，所需投注的研究資源及時間，較前瞻性世代研究少。這類型研究之內在效度(internal validity)，取決於暴露及疾病等主要變數之資料完整性與正確性。此外，很可能無法蒐集到研究因子及疾病以外的其他資料，即無法評估及校正外在因子的干擾作用。

三、適用時機

（一）前瞻性世代研究

前瞻性世代研究因需要持續追蹤世代成員之疾病發生情形，受到世代成員追蹤漏失的影響程度，隨著追蹤時間的加長而加劇。因此，前瞻性世代研究較適合潛伏期（incubation period）或誘導期（induction period）不是很長的疾病。此外，前瞻性世代研究耗費研究資源，且爲達到足夠之統計檢力（statistical power），需有足夠大的疾病發生數。因此，前瞻性世代研究較適合應用在常見疾病上。當研究因子暴露率不高時，特別是較爲罕見的稀有暴露，相較於其他類型觀察性研究，世代研究較爲合適。綜合前述幾點，前瞻性世代研究多應用在已有相當證據，支持研究因子暴露與疾病發生之間具有顯著關聯性時，即用於驗證假說。

（二）回溯性世代研究

回溯性世代研究之建置，取決於研究因子暴露與疾病發生資料是否存在，以及這些資料登錄之完整性與正確性。當有登錄系統存在，且如果登錄系統同時具備群體性、資訊化，研究所需的資源及時間將大幅減低。我國的全民健保檔，即同時具備前述兩項特性。因此，近年來有相當多的研究者，以全民健保資料爲研究材料，透過各種條件的篩選，建構符合研究主題的回溯性世代，以分析用藥與疾病發生危險性之相關性、治療方法之效果比較、及研究疾病與其他疾病發生危險性的關聯性等。然而，全民健保資料之建置，是爲了疾病治療及醫療費用給付。因此，缺乏治療及費用以外的資料，當然難以調整或控制其他干擾因子的影響。

第五節 世代研究範例

一、油症世代研究

民國 67 年底，在彰化縣鹿港鎮乾溝里陸續出現不明原因的皮膚怪病，主要臨床症狀為皮膚色素沉著、長面皰、粉刺，較嚴重者出現廣泛性痤瘡樣皮疹。隔年 2 月起，罹病人數開始明顯增加，多數出現在彰化縣五個鄉鎮。彰化縣衛生局人員，以為是較嚴重的青春痘病例或因個人衛生不良造成之皮膚病。隔年 4 月，位於臺中縣大雅鄉的私立惠明學校，師生陸續出現類似皮膚怪病。臺中縣衛生局於 5 月接獲私立惠明學校的通報，衛生局人員實地調查後認為廢水或空氣污染的可能性不高。因該校師生共同膳食，因此認為由飲用水或是食物受到污染的可能性較高。然食用油、醬油及井水等樣品，化驗結果並未發現有違反食品安全之處。同年 5 月及 9 月，位於臺中縣大雅鄉的興發公司，及位於臺中縣潭子鄉的慶陽公司，員工亦陸續出現不明原因的皮膚病。衛生局人員實地調查後，發現罹病員工的症狀與惠明學校罹病師生相似。比對惠明學校及兩家公司採購之食品清單，發現米糠油來源相同。衛生局人員採集兩家公司食品樣本，包括食用油、醬油、飲用水、及食米等。因有文獻指出，日本曾於 10 年前發生食用油受多氯聯苯（polychlorinated biphenyls, PCBs）污染，導致食用者中毒的事件。衛生單位針對採集的食品樣本，檢驗是否受 PCBs 污染。民國 68 年 10 月，確定由彰化油脂公司所生產米糠油，受到 PCBs 的污染，隨即查封經銷商豐香油行及彰化油脂公司所有庫存食油 [3,4]。

衛生單位隨即展開疑似患者登記，由受過訓練的公共衛生護士進行訪視及問卷調查，訪查同時亦告知患者可到省立臺中醫院及彰化醫院免費就醫。經臨床診察，至民國 69 年年初，登記個案 1,451 人；至同年年底，個案人數達 2,038 人 [5]。估計中毒患者平均暴露時間約 9 個月，平均約攝入 1,000 毫克的 PCBs 及 3.8 毫克的多氯二聯苯喃 PCDFs [6]。

葛等於 69 年 8 月至 10 月期間，採集 278 位確定中毒患者的血液樣本，檢測中毒一年後的血中多氯聯苯濃度 [7]。發現這些確定中毒者，血液檢體多氯聯苯濃度為 3~1156 ppb，濃度 3~50、51~100、101~200、201~300 及 >300 ppb，分別有 136 位（48.9%）、70 位（25.2%）、46 位（16.5%）、12 位（4.3%）及 14 位（5.0%）。278 位多氯聯苯確定中毒者，依性別及年齡分層之血中多氯聯苯濃度分布如表 8-5。

表 8-5：278 位多氯聯苯確定中毒者在中毒一年後的血中多氯聯苯濃度分布

	全部				男性				女性			
年齡	人數	平均值	標準差	中位數	人數	平均值	標準差	中位數	人數	平均值	標準差	中位數
0-14	32	87.3	11.9	63.5	20	80.0	13.8	53.0	12	99.3	22.4	81.5
15-29	128	72.2	6.4	47.0	48	62.8	8.1	46.5	80	77.8	9.1	47.0
20-44	55	93.2	15.9	62.0	28	62.4	10.9	50.0	27	125.2	29.4	71.0
≥45	63	121.0	22.6	61.0	39	103.8	21.8	56.0	24	148.9	47.8	73.5
合計	278	89.1	6.9	55.0	135	77.1	7.7	50.0	143	100.5	11.2	57.0

註：數據來自參考文獻 [7]。

Hsu 等分析多氯聯苯中毒登記系統中，於民國 68 年至 69 年 11 月中毒的 1,670 位患者之臨床症狀嚴重度，依中毒患者所在縣市分布如表 8-6 [8]。Hsu 等同時發現中毒嬰孩有很高的死亡率，在 68 年 10 月至 72 年 2 月期間共有 39 位嬰孩中毒，其中 8 位早夭。這些中毒嬰孩，部分是因媽媽於懷孕期間暴露到多氯聯苯，部分則是因餵食母乳而中毒 [8]。

表 8-6：縣市別多氯聯苯中毒者之臨床症狀分級

		臨床症狀分級									
	全部	第 0 級		第 1 級		第 2 級		第 3 級		第 4 級	
	人數	人數	(%)	人數	(%)	人數	(%)	人數	(%)	人數	(%)
臺中縣	1070	82	(7.7)	508	(47.5)	236	(22.1)	164	(15.3)	80	(7.5)
彰化縣	496	68	(13.7)	98	(19.8)	244	(49.2)	64	(12.9)	22	(4.4)
苗栗及新竹	104	2	(2.2)	77	(74.0)	17	(16.3)	6	(6.7)	2	(2.2)
合計	1670	152	(9.1)	683	(40.9)	497	(26.2)	234	(14.0)	104	(6.2)

註：數據來自參考文獻 [8]。

Hsieh 等進行多氯聯苯中毒患者之存活分析，經排除 99 位身分證字號有誤或無法確認存活情形者，共納入 929 位男性及 1,011 位女性患者 [5]。至民國 80 年年底，累計追蹤觀察人年共 22,688 人年，共 102 位中毒患者死亡。該研究以同一時期臺灣地區死亡率爲參考族群死亡率進行間接標準化，多氯聯苯中毒患者之全死因、癌症死因及肝病死因之標準化死亡比如圖 8-4。多因子迴歸分析顯示，年齡大於 50 歲及臨床症狀第 3-4 級者，皆有顯著較高之全死因死亡率，相對死亡率分別爲 10.7（95% 信賴區間：7.0-16.4）及 1.9（95% 信賴區間：1.1-3.1）；肝病死亡之多因子迴歸分析則顯示，年齡大於 50 歲、臨床症狀爲第 3-4 級、及較接近多氯聯苯污染年代（民國 69-71 年），均有顯著較高之肝病死亡率，相對死亡率分別爲 3.8（95% 信賴區間：1.3-10.7）、5.4（95% 信賴區間：1.3-22.6）及 8.8（95% 信賴區間：2.8-27.9）。

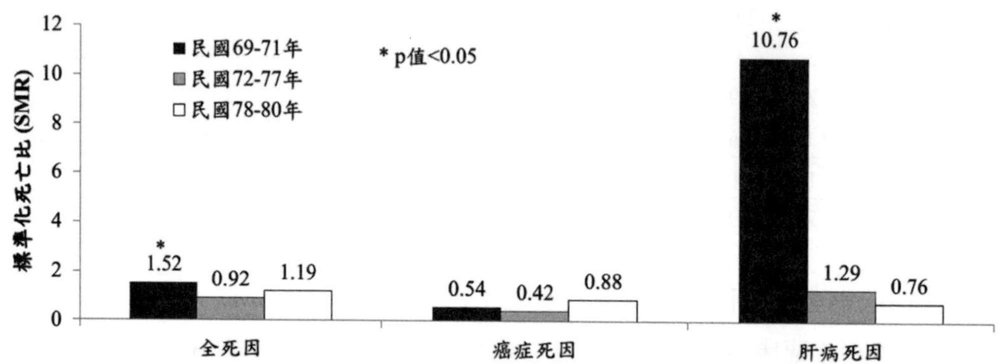

圖 8-4：不同年代多氯聯苯中毒患者之全死因、癌症死因及肝病死因之標準化死亡比

註：數據來自參考文獻 [5]；*，p 值 <0.05。

Rogan 等於 1984 年間，從省衛生處多氯聯苯中毒患者登記系統中，找到多氯聯苯中毒且存活的女性患者，由受過標準訓練的護士進行家訪後，得知在民國 67 年 6 月至民國 74 年 3 月年期間，這些存活的中毒女性患者共有 159 次懷孕，共有 131 位出生的油症兒存活，其餘包括自然流產 5 次、人工流產 8 次、死胎 6 次、6 次活產但出生不久後死亡、及懷孕中 3 次 [9]。研究者邀請這些存活油症兒的家庭，參與多氯聯苯中毒長期追蹤研究，追蹤這些油症兒在生理上、認知、行爲與智力發展情形。這項研究以鄰居兒童爲個別配對對照，配對變數包括年齡（當指標暴露個案年齡 <1 歲爲 15 天內；當指標暴露個案年齡 <1 歲，則爲 1 個月內）、性別、母親生產年齡（3 歲內）及社經地位等 [9]。油症兒追蹤研究之選樣流程如圖 8-5。

油症兒認知、行爲與智力發展追蹤研究使用多種評估量表，包括阿肯巴克兒童行爲檢核表（Achenbach Child Behavior Checklist, CBCL）、Rutter 氏行爲量表（Rutter Child Behavior Scale A）、及魏氏兒童智力量表中文版（Wechsler Intelligence Scale for Children-Chinese）。圖 8-6 爲 118 位油症兒與 118 位配對鄰居兒童對照，於 1992~1995 年期間的評量得分比較 [10]。多因子迴歸分析顯示，在校正年齡、性別、及出生年代後，油症兒在 CBCL 總分、CBCL 內化及外

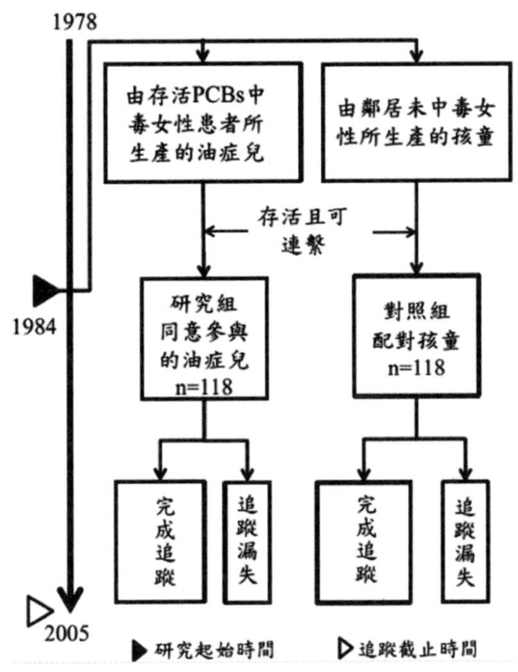

圖 8-5：油症兒生理、認知、行為與智力發展追蹤研究之選樣流程

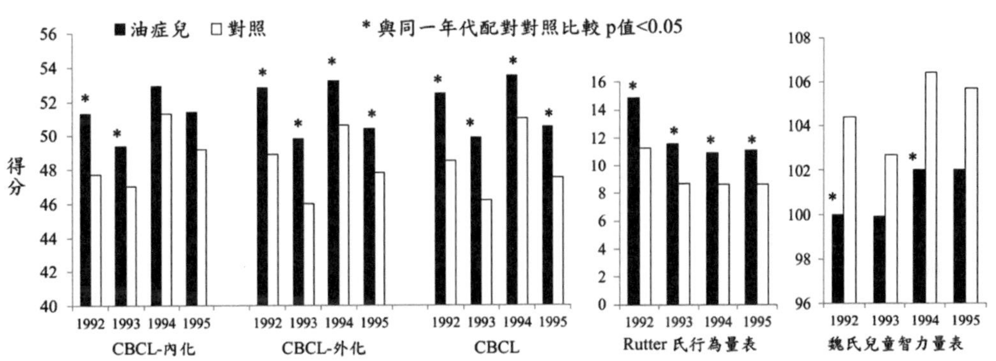

圖 8-6：油症兒與配對鄰居對照在行為與智力發展情形之評量得分

註：數據來自參考文獻 [10]。

化面向得分、或是 Rutter 氏行爲量表得分，均顯著高於鄰居兒童對照，迴歸係數（標準誤）分別爲 2.55（0.86）、2.77（0.88）、2.24（0.91）、及 6.03（1.28）；相反地，油症兒智力量表得分與鄰居兒童對照比較起來，平均低了 3.32（1.69）分。

油症患者及油症兒的追蹤研究，顯示多氯聯苯暴露對中毒者身心健康的短、中、長期不良影響，即使暴露時間迄今已超過 40 年，其危害仍持續進行中。油症事件極可能是臺灣第一件食品公害的集體訴訟，也是塑化劑事件提起團體訴訟前的唯一一件。衛生署於民國 68 年 10 月 6 日公告，受多氯聯苯污染的米糠油，係由彰化油脂企業股份有限公司所出產製造，由臺中縣神崗鄉的豐香油行經銷、販售。彰化地檢處於民國 69 年 1 月 11 日，針對此次食品公害事件提起公訴 [11]。

中毒原因確定發布後數日，衛生單位呼籲受害消費者出面請求損害賠償。不過，政府並未給予中毒者採取訴訟救濟之協助，致被告於媒體批露食用油遭污染後，即積極脫產。因此，即使受害者在部分訴訟獲判勝訴，但實際上並未獲得實質賠償 [11]。

二、社區性癌症篩檢世代研究（Community-Based Cancer Screening Project）

衛生統計資料顯示，臺灣是肝癌及肝硬化死亡的高發生地區。因此，從 1970 年代起，即有許多關於慢性肝病的臨床觀察研究。直到 1990 年代，絕大多數的慢性肝病臨床研究，仍爲病例系列研究（case series study），研究樣本常來自同一家三級醫療機構，多爲橫斷性研究設計、樣本數不大、缺乏合適的對照組、未能排除替代假說。因此，慢性肝病臨床研究的觀察結果，常因研究設計、執行與分析上的不周延，而存有許多系統性誤差。建立社區性（community-based）或群體性（population-based）的世代，進行縱貫性的長期觀察研究，以驗證病例系列研究及其他類型觀察研究的研究結果，有其必要性。

陳建仁教授團隊選定包括肝細胞癌及子宮頸癌等，較具特異性或高盛行的癌症爲篩檢疾病，同時選定位於臺灣本島的四鄉鎮（臺北縣三芝鄉、新竹縣竹東鎮、嘉義縣朴子鎮、及屏東縣高樹鄉等），以及位於澎湖群島的三鄉鎮（包括馬公市、湖西鄉及白沙鄉等），共七個鄉鎮爲篩檢地區；篩檢標的族群爲 30 歲以上但未滿 65 歲的設籍成人。該篩檢計畫透過多種措施以提高居民參與率，包括於研究地區設置研究站、與當地衛生所及診所密切合作、及聘用當地具醫護背景者爲收案人員等等；寄發邀請函予所有符合篩檢條件者。在 47,079 位及 42,175 位符合篩檢條件的男、女性設籍居民中，共有 12,026 男性及 10,628 位已婚女性居民參與這項篩檢計畫，男、女性的回應率分別爲 25.5% 及 25.2% [12,13]。

針對肝細胞癌的篩檢，係採用多階段篩檢方式：第一階段的篩檢對象爲這項篩檢計畫的所有參與居民，篩檢項目包括結構式問卷面訪，及抽取靜脈血 10 毫升，以檢測 B 型及 C 型肝炎病毒感染標記、乙型胎兒蛋白（alpha-fetoprotein）濃度及肝功能指標。第二階段的篩檢項目為腹部超音波掃描，檢查對象為具有下列任何一項者，包括：具一等親肝癌或肝硬化病史、B 型肝炎表面抗原陽性（hepatitis B surface antigen, HBsAg）、C 型肝炎病毒抗體陽性（antibodies against hepatitis C virus, anti-HCV）、麩丙轉胺酶（alanine transaminase, ALT）≥40 IU/L、天冬氨酸氨基轉移酶（aspartate transaminase, AST）≥45 IU/L、或乙型胎兒蛋白 ≥20 ng/mL 者。男、女性第一階段篩檢陽性率，分別為 30.9% 及 34.6%；第二階段篩檢回應率，則分別高達 91.0% 及 90.5%。對於腹部超音波掃描疑似有肝癌影像者，由研究人員協助安排轉介至合作之區域醫院或醫學中心，進行確診。由於研究資源上的限制，這項篩檢計畫的後續追蹤，並非針對所有世代成員採取相同的追蹤方式，而是依據世代成員罹患肝細胞癌的危險性高低，採用不同的追蹤方式：針對高危險性者（如嚴重肝硬化），每 3~6 個月進行腹部超音波掃描及血液標記檢測；危險性愈低者，追蹤頻率愈低，或是僅透過資料串聯（包括癌症登記檔及死亡檔），以得知其存活及罹病情形 [13]。

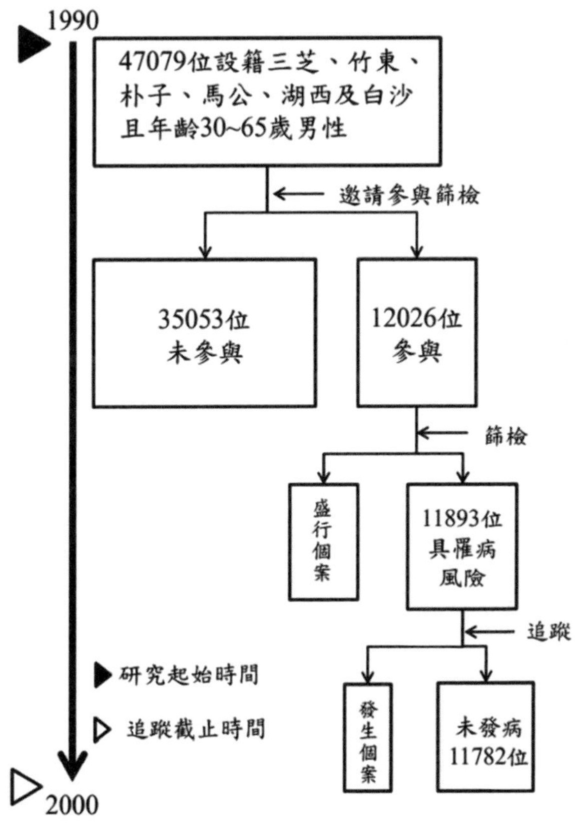

圖 8-7：男性肝細胞癌篩檢世代成員之選樣流程

在經過近 10 年的追蹤後，Yang 等針對男性世代成員，分析世代成員 B 型肝炎病毒感染標記與肝細胞癌發生的相關性 [14]。研究者經透過串聯癌症登記檔，以排除肝細胞癌盛行個案；透過串聯死亡檔，以減少癌症登記檔遺漏之肝細胞癌發生個案。在 11,893 位男性世代成員中，共有 111 位肝細胞癌發生個案（選樣之流程如圖 8-7）。56 位肝細胞癌發生個案係依據病理學診斷結果，其餘 55 位是依據爲乙型胎兒蛋白 ≥400 ng/mL，同時合併有腹部超音波掃描、血管攝影、或電腦斷層掃描的影像學發現。

依 HBsAg 及 B 型肝炎 e 抗原（hepatitis B e antigen, HBeAg）之血清標記狀態，可將世代成員分爲 HBsAg 及 HBeAg 皆爲陽性、HBsAg 陽性但 HBeAg 陰性、及 HBsAg 及 HBeAg 皆爲陰性等三組，各組之肝細胞癌發生情形如表 8-7 所示。

表 8-7：在 11,893 位男性世代成員於追蹤期間之肝細胞癌發生情形

HBsAg	HBeAg	人數	累積追蹤人年	肝細胞癌發生個案數
陰性	陰性	9,532	74,205	29
陽性	陰性	1,991	15,418	50
陽性	陽性	370	2,736	32

註：數據來自參考文獻 [14]。

相關分析顯示，高齡、anti-HCV 陽性、吸菸、飲酒、HBsAg 陽性、及 HBeAg 陽性，均與肝細胞癌發生危險性具顯著正相關性。進一步之多因子迴歸分析則顯示，在校正年齡等其他因子影響後，相較於 HBsAg 及 HBeAg 皆爲陰性者，HBsAg 陽性但 HBeAg 爲陰性者，以及 HBsAg 及 HBeAg 皆爲陽性者，皆有顯著較高之肝細胞癌發生危險性，相對危險性分別爲 9.6（95% 信賴區間：6.0-15.2）及 60.2（95% 信賴區間：35.5-102.1）。

先前的多項病例系列研究一致地顯示，在慢性肝炎、肝硬化及肝細胞癌患者中，肝細胞癌患者之 HBeAg 陽性率最低，慢性肝炎患者最高。此外，多數的肝細胞癌患者，是在產生 B 型肝炎 e 抗體（antibody against HBe, anti-HBe）後才發病。相反地，多項病例對照研究則顯示，HBsAg 陽性患者中，肝細胞癌患者的 HBeAg 陽性率，顯著地高於對照族群。這項社區性、大型、前瞻性研究則是發現，肝細胞癌患者的 HBeAg 陽性率（32/82＝39%）遠高於病例系列研究的觀察（低於 20%），且 HBeAg 對於肝細胞癌發生危險性具顯著的預測力。

隨著生物技術的快速發展，生物檢體中病毒量的定量技術愈趨成熟，實驗需要的檢體量明顯減少，所需的實驗時間明顯縮短，實驗的信、效度及偵測極限則是明顯提升，伴隨定量價格的趨於合理。因此，許多 B 型肝炎臨床研究，逐漸採用病毒量的變化情形作爲治療效果的指標。然而，B 型肝炎病毒量對於肝硬化及肝細胞癌發生危險性的預測力如何，並無大型、長期世代研究的觀察實證。據此，陳建仁教授的團隊針對 HBsAg 陽性但 anti-HCV 陰性的世代成員，量測收案時及追蹤期間血液樣本的 B 型肝炎病毒量，並評估追蹤期間 B 型肝炎病毒量變化情形，與肝硬化及肝細胞癌發生危險性的關聯性 [15,16]。由 1991 年開始收案至 2004 年 6 月追蹤截止，平均追蹤時間約 11.4 年，共有 365 位肝硬化及 164 位肝細胞癌發生個案。依收案時的 B 型肝炎病毒量分爲 <300、300-9,999、10,000-99,999、100,000-999,999、及 ≥1,000,000 病毒 /dL 等組，肝硬化發生密度分別爲每十萬人年 339 人、430 人、774 人、1,879 人、及 2,498 人；肝細胞癌發生密度則分別爲每十萬人年 108 人、111 人、297 人、962 人、及 1,152 人。趨勢檢定顯示，肝硬化及肝細胞癌發生危險性，皆隨著的收案時 B 型肝炎病毒量的增加而顯著提高。校正其他因子影響後，相較於收案時 B 型肝炎病毒量 <300 病毒 /dL 者，B 型肝炎病毒量 ≥10,000 病毒 /dL 者，均有顯著較高的肝硬化及肝細胞癌發生危險性。進一步進行次群分析，不論是將分析對象限制在 HBeAg 陰性者，或是 HBeAg 陰性且 ALT 正常者，仍一致地顯示 B 型肝炎病毒量 ≥10,000 病毒 /dL 者，均有顯著較高的肝硬化及肝細胞癌發生危險性（圖 8-8）。

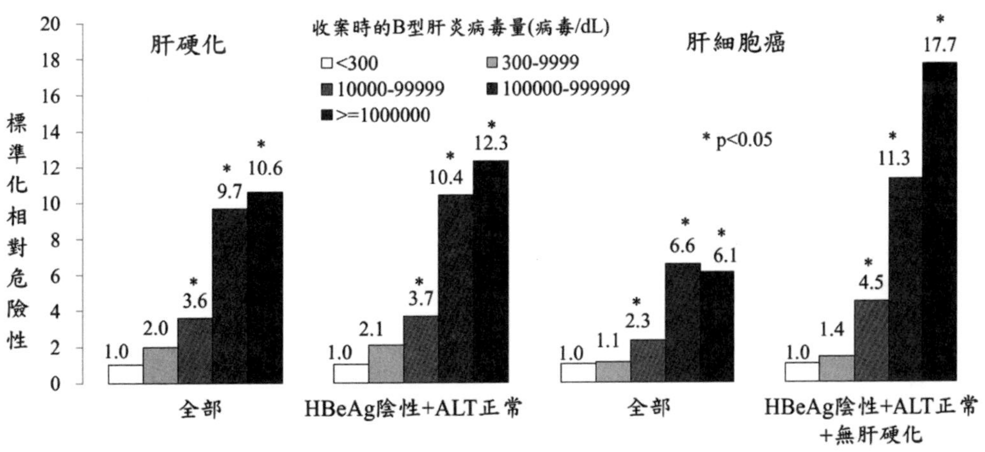

圖 8-8：收案時 B 型肝炎病毒量與肝硬化及肝細胞癌發生危險性之相關分析

註：數據來自參考文獻 [15,16]。

Chen 等 [15] 及 Iloeje 等 [16] 的世代研究，發現在 HBeAg 陰性的 B 型肝炎帶原者中，B 型肝炎病毒檢測陽性率高達 72%。且當收案時 B 型肝炎病毒量高於 ≥10,000 病毒 /dL，即使收案時 ALT 正常，仍然有顯著較高的肝硬化及肝細胞癌發生危險性。Chen 等 [16] 同時發現，相較於收案時 B 型肝炎病毒量 <10,000 病毒 / dL 且追蹤期間病毒量 <300 病毒 / dL 者，收案時 B 型肝炎病毒量 <100,000 病毒 / dL 但追蹤期間病毒量 <10,000 病毒 /dL 者，僅有稍高且不顯著之肝細胞癌發生相對危險性。這些發現在 B 型肝炎的臨床治療準則建立上極具參考價值，包括治療對象的條件及治療效果的評估等兩個面向。

結　語

相較於其他人體觀察性研究設計，如病例系列研究、橫斷研究及病例對照研究等，世代研究在執行上需要較多的研究資源投入，因此世代研究的數量明顯較少，其主要目的是用於驗證假說，而非用於產生假說。此外，相較於其他人體觀察性研究設計，世代研究在前因後果之時序性是較確定的，系統性誤差的來源也較少。因此，世代研究的觀察結果，證據力是較強的。

關鍵名詞

發生危險性（incidence risk）
累積發生率（cumulative incidence）
發生比率（incidence rate）
發生密度（incidence density）
相差發生危險性（risk difference）
相差發生密度（rate difference）
相對危險性（relative risk）
發生密度比（incidence rate ratio）
危險對比值（odds ratio）

致病分量（etiologic fraction）
族群可歸因分量（population attributable fraction, PAF）
暴露個案可歸因分量（attributable fraction, AF）
預防分量（prevented fraction）

複習問題

1. 請說明不同類型世代研究可計算的指標。
2. 請說明在累積發生型世代研究中，有研究因子暴露且發生疾病的人數，符合哪些隨機變數之機率分配？
3. 由表 8-5 中多氯聯苯確定中毒者血中多氯聯苯濃度分布，可觀察到哪些結果？對於這些結果，有哪些可能解釋？
4. 由表 8-6 中縣市別多氯聯苯中毒者之臨床症狀分級，可觀察到哪些結果？對於這些結果，有哪些可能解釋？
5. 請以表 8-7 數據，討論 CBCSP 男性世代成員的追蹤研究，哪一類型發生率指標較為合適？
6. 請以表 8-7 數據，回答下列問題：
   (1) 於追蹤期間的肝細胞癌發生個案，可歸因於 B 型肝炎慢性帶原（即 HBsAg 陽性）的比例。
   (2) HBsAg 陽性的肝細胞癌發生個案中，可歸因於 B 型肝炎慢性帶原的比例。
   (3) 相對於 HBsAg 及 HBeAg 皆為陰性者，HBsAg 陽性但 HBeAg 陰性者、及 HBsAg 及 HBeAg 皆為陽性者，兩組的發生密度比分別為多少？

參考答案

1. 世代研究皆可計算疾病率、相關性及影響量數指標。
2. 二項隨機變數或是超幾何隨機變數，當期望值小於 5 時，A 為超幾何隨機變數；期望值大於 5 時，A 為二項隨機變數。

3. 確定中毒者血中多氯聯苯濃度分布有年齡及性別差異性存在。可能解釋包括（但不限於）暴露量有差異（食用受污染米糠油時間長短、烹調時使用油量多寡）、身體組成（如肥胖度、體脂量等）。

4. 多氯聯苯中毒者的臨床症狀有顯著的縣市別差異性存在。可能解釋包括（但不限於）不同縣市中毒者之年齡及性別有差異、暴露量有差異、身體組成（如肥胖度、體脂量等）有差異。

5. 發生密度較合適。

6. (1)67.5%；(2)91.3%；(3)HBsAg 陽性但 HBeAg 陰性：324.3 / 39.1 = 8.29；HBsAg 及 HBeAg 皆為陽性者：1169.4 / 39.1 = 29.91。

引用文獻

1. Miettinen OS. Estimability and estimation in case-reference studies. Am J Epidemiol 1976;**103**:226-35.
2. Morgenstern H, Kleinbaum DG, Kupper LL. Measures of disease incidence used in epidemiologic research. Int J Epidemiol 1980;**9**:97-104.
3. 饒連財、陳國成：台灣多氯聯苯事件的探討與評議。臺灣植物保護中心毒理組綜合報導 1980；**12**：351-93。
4. 葛應欽、張正二、劉尚修、胡惠德：多氯聯苯中毒之流行病學研究。臺灣醫誌 1981；**80**：406-17。
5. Hsieh SF, Yen YY, Lan SJ, Hsieh CC, Lee CH, Ko YC. A cohort study on mortality and exposure to polychlorinated biphenyls. Arch Environ Health 1996;**51**:417-24.
6. 藍忠孚、陳錫松、謝玲玲、陳運紅：臺中地區多氯聯苯中毒之流行病學研究。臨床醫學 1981；**7**：96-100。
7. 葛應欽、饒連財、鄭彰澤、許書刀、蕭慧娟、胡惠德：多氯聯苯在中毒患者之血中濃度。臺灣醫誌 1981；**80**：774-9。
8. Hsu ST, Ma CI, Hsu SK, et al. Discovery and epidemiology of PCB poisoning in Taiwan: a four-year followup. Environ Health Perspect 1985;**59**:5-10.
9. Rogan WJ, Gladen BC, Hung KL, et al. Congenital poisoning by polychlorinated biphenyls and their contaminants in Taiwan. Science 1988;**241**:334-6.

10. Lai TJ, Liu X, Guo YL, et al. A cohort study of behavioral problems and intelligence in children with high prenatal polychlorinated biphenyl exposure. Arch Gen Psychiatry 2002;**59**:1061-6.

11. 蔡牧融：食品公害事件之集體訴訟——重新回顧台灣油症事件。基礎法學與人權研究通訊 2020；**7**：18-33。

12. 陳建仁、游山林、蒲若芳等：臺灣地區社區性子宮頸癌早期篩檢之研究。臺灣醫誌 1995；**94（suppl2）**：s103-s111。

13. 陳建仁、盧勝男、游山林等：臺灣地區社區性肝細胞癌早期篩檢之研究。臺灣醫誌 1995；**94（suppl2）**：s94-s102。

14. Yang HI, Lu SN, Liaw YF, et al. Hepatitis B e antigen and the risk of hepatocellular carcinoma. N Engl J Med 2002;**347**:168-74.

15. Chen CJ, Yang HI, Su J, et al. Risk of hepatocellular carcinoma across a biological gradient of serum hepatitis B virus DNA level. JAMA 2006;**295**:65-73.

16. Iloeje UH, Yang HI, Su J, et al. Predicting cirrhosis risk based on the level of circulating hepatitis B viral load. Gastroenterology 2006;**130**:678-86.

第9章 分析性流行病學：病例對照研究法

李文宗 撰

學習目標

一、瞭解為何需要進行病例對照研究

二、瞭解病例和對照個案的選取原則

三、瞭解對照組的抽樣方式

四、瞭解病例對照研究估計的風險指標

五、瞭解其他型態的病例對照研究法，如匹配病例對照研究法、巢式病例對照研究法、病例世代研究法、兩階段病例對照研究法、唯病例研究法等

六、瞭解病例對照研究的統計分析方法

前 言

爲探討某暴露（比如吸菸）是否爲某疾病（比如胰臟癌）的危險因子，採用世代研究法（cohort study）即可能需要收案數萬人或數十萬人的暴露者和無暴露者，並進行數年或數十年的長期追蹤，才能得到足夠的病例數（胰臟癌患者）。若改採病例對照研究法（case-control study），可在某家或數家醫院即收案到足夠的胰臟癌患者爲病例組。再選取適當的個案爲對照組，回溯病例及對照個案先前的暴露狀態（吸菸與否），即可很快的知道吸菸是否爲胰臟癌的危險因子。此即爲病例對照研究法的一個應用。

病例對照研究法一般用於稀有疾病（rare disease，比如胰臟癌）和常見暴露（common exposure，比如吸菸）的研究。相較於世代研究法，病例對照研究法可以很快得到研究成果，此爲其優點。然而病例對照研究法亦有缺點：暴露測量通常仰賴研究個案的回憶，容易有回憶偏差（recall bias），或者所量測者，並非未發病前之暴露，而是發病當下甚或發病之後的暴露狀態，而造成因果關係時序性（temporality）的混淆。病例對照研究法個案選取不當，容易造成選擇偏差（selection bias），亦爲其缺點。

本章先介紹病例和對照個案的選取原則。然後介紹對照組的抽樣方式，包含密度抽樣（density sampling）、病例世代抽樣（case-cohort sampling）、累積抽樣（cumulative sampling）等，及其估計的風險指標如率比（rate ratio）、危險比（risk ratio）、勝算比（odds ratio）等 [1-6]。接著介紹匹配病例對照研究法（matched case-control study），並與一般無匹配的病例對照進行比較 [1-6]，以及在世代研究中進行病例對照研究的方法，包括巢式病例對照研究法（nested case-control study）及病例世代研究法（case-cohort study）[7-10]。本章也會論述病例對照研究的統計分析方法。本章最後提及較特殊的病例對照研究法，包括兩階段病例對照研究法（two-stage case-control study）[11-13] 及唯病例研究法（case-only study）[14-23] 等。

第一節 病例和對照個案的選取原則

病例個案可分爲新發個案（incident case）、盛行個案（prevalent case）、復發個案（recurrent case）、死亡個案（mortality case）等等。病例對照研究旨在釐清暴露與疾病間的關係。暴露（比如酗酒），可能造成疾病較易發生（比如提高腦中風發生率），也可能造成罹病者預後較差，比如造成腦中風患者病程延長（提高腦中風盛行率）、提高腦中風患者的死亡率、或提高腦中風痊癒者之復發率等等。一般建議採用新發個案為病例對照研究的病例組，以釐清暴露是否為疾病發生的危險因子。採用盛行個案、復發個案、或死亡個案為病例組，則較難釐清暴露的危害是提高疾病發生的風險或使得罹病者預後變差。尤有甚者，若有某個暴露會提高罹患疾病之風險，然而卻會使得罹病者預後變好，採用盛行個案、復發個案、或死亡個案為病例組的病例對照研究，即可能誤認這個暴露與疾病無關。

對照個案的選取則要先區分病例對照研究的研究基底（study base）是原始基底（primary base）抑或次級基底（secondary base）。原始基底於病例發生前即可界定清楚。病例發生後，只需於原始基底中病例以外的其他個案中進行隨機抽樣，抽出適當數量的個案為對照組即可。比如若利用臺灣癌症登記（Taiwan Cancer Registry）進行病例對照研究。臺灣癌症登記收錄的對象為全國具中華民國國籍的癌症個案，其完整性（completeness）達 98% 以上。此病例對照研究的研究基底即為全國具中華民國國籍的國民。選取對照組時，可以利用全國戶政系統進行隨機抽樣，抽出未罹患癌症的中華民國國民即可。這個研究為全國性，因此可稱之為全國性族群為本的病例對照研究（national population-based case-control study）。如果將研究基底限定在某個社區，比如臺南市善化區，則可稱之為社區為本的病例對照研究（community-based case-control study）。

若利用某家醫院進行某疾病的病例對照研究（比如於臺大醫院進行心肌梗塞的研究），這個研究之基底則為次級基底，亦即，若罹患該疾病（心肌梗塞）會至該家醫院（臺大醫院）就醫的民眾。臺大醫院服務的對象可能是居住在全國各地的民眾，必須實際罹患心肌梗塞後才能知道哪些人會因心肌梗塞至臺大醫院就醫，也才能得知這個研究的基底。醫院為本之病例對照研究（hospital-based case-control study）乃採取替代策略：選取因其他病因至同家醫院就醫的病人為對照組。以這種方式選取對照組較能符合「研究基底原則」（study base principle），因為這些病人會由於其他病因至臺大醫院就醫，即有較大可能若罹患心肌梗塞也會。醫院為本之病例對照研究亦較能符合「相似正確性原則」（comparable accuracy principle）。這個原則係指病例組與對照組皆為病人，問卷訪視的測量誤差兩組應雷同，為非區辨性錯分（non-differential misclassification），所造成的偏差（bias）朝向無關（toward the null），結論保守不至誇大。此外，兩組個案皆在同家醫院就醫，問卷訪視亦有其便利性。

然而以醫院爲本之病例對照研究在選取對照組時，需要注意對照組的病因必須與研究的暴露無關（無論直接或間接相關），否則即會造成偏差。比如進行嚼食檳榔與口腔癌相關的研究時，若選取食道癌住院病人爲對照組，由於嚼食檳榔亦與食道癌有關，該研究即會低估嚼食檳榔與口腔癌相關的強度。找到一個能夠確切明瞭與研究暴露無關的病因通常並不容易。因此實務上，會把同家醫院住院的其他病人名單列出，排除掉已知與研究暴露有關的住院病因，然後從中隨機抽樣出適當人數的病人作爲對照組。如此，對照組由許多不同病因住院的病人所組成，亦可降低其中若有少數病因與研究暴露有關，所造成的偏差。

設定對照組病因排除條件時，要注意不要過度排除，否則反而造成偏差。下述兩個例子是常見過度排除的錯誤：(1）進行嚼食檳榔與口腔癌的研究，鑑於有研究報告指出嚼食檳榔與糖尿病有關，乃查閱對照組病歷，有糖尿病病史者排除之。(2）進行口服避孕藥使用是否造成心血管疾病的研究，鑑於不孕者即不會服用避孕藥，沒有機會暴露，因而將不孕者從對照組中排除。前述兩例排除的動作皆爲單方面：僅針對對照組進行排除，而在病例組並無相對應的排除動作。如此，病例組和對照組並無可比較性（comparability），因而造成偏差。病例對照研究通常是針對稀有疾病進行，每個病例個案皆是重要的研究資料。因此，不建議再依暴露機會（exposure opportunity）或病史（past history）進行對照組（及病例組）個案的排除。

第二節　對照組的抽樣方法

病例對照研究可視爲在研究基底所有個案追蹤世代之中，所進行的抽樣研究。病例對照研究法通常是研究稀有疾病，因此研究者通常會將這個假想的研究基底追蹤世代中所發生的全部病例個案，皆收案爲病例組（抽出率：100%）。至於對照組的抽樣方式（抽出率很小，因研究基底非常大），則有下述三種方式。

一、密度抽樣

所謂密度抽樣是指研究基底中的個案並非等機率抽樣，而是採取按風險人時成比例抽樣（probability proportional to at-risk person-time sampling）。比如，若要研究慣用手不同的自用小汽車駕駛人，車禍發生率是否不同，病例組爲研究基底中一段期間內的車禍駕駛，而對照組則可從研究基底中按每個駕駛人在這段期間的總開車時數成比例抽樣。如此，較常開車者較容易被選取爲對照組，而較少開車者則較不會。値得注意的是，若有病例個案在對照組抽樣時亦被抽中，該個案應在病例組及對照組中皆同時被採計，刻意將之排除反而會造成偏差。密度抽樣的病例對照研究法採用按風險人時成比例抽樣，因此其所估計的風險指標爲「率比」。

二、病例世代抽樣

病例世代研究在研究開始時，即從研究基底中的每個人按照相等機率隨機抽樣出對照組。以前述慣用手與車禍發生相關的研究爲例，在研究尚未收集病例個案時，即從研究基底（自用小汽車駕駛人）中，按相等機率隨機抽樣出適當人數作爲對照組。病例開始收集後，若有病例個案在對照組抽樣時亦被抽中，該個案應在病例組及對照組中皆同時被採計，此點與密度抽樣相同。病例世代研究的對照組是研究基底的隨機抽樣，爲研究基底世代的「子世代」（subcohort），因此病例世代研究所估計的風險指標爲「危險比」。這個子世代也可作爲研究其他疾病時的對照組，無需另外再抽樣出對照個案。比如，欲研究慣用手不同，是否腦中風發生機率不同。病例組爲研究期間發生腦中風者（不限開車中發生，但不是自用小汽車駕駛人要排除），對照組則可直接採用先前已抽出的對照組（子世代）。

三、累積抽樣

累積抽樣是待病例個案發生後，再從研究基底（可以是原始基底或次級基底）中，未罹病的個案中抽出對照組。累積抽樣的病例對照研究，比較罹病者和未罹病者的暴露狀況，因此其所估計的風險指標爲「勝算比」。由於病例組和對照組中沒有重複個案，在同樣的樣本數下，其統計效率（statistical efficiency）也較前述密度抽樣和病例世代抽樣爲高。累積抽樣也是病例對照研究中，最常使用的對照組抽樣方法。

第三節　匹配病例對照研究

病例對照研究採用匹配的目的，是爲了讓重要的干擾因子（confounder）在病例組和對照組間的分布相同。比如研究戴假牙是否會導致口腔癌的病例對照研究，嚼食檳榔即爲一個重要的干擾因子（嚼食檳榔與戴假牙、嚼食檳榔與口腔癌，皆有相關）。因此，研究者可將檳榔嚼食設爲匹配因子（matching factor），讓對照組的檳榔嚼食比率與病例組相同。

在研究設計上強迫配對因子在病例組和對照組分布相同，其實反而會造成選擇偏差。以前述匹配病例對照研究而言，對照組的檳榔嚼食率高於研究基底（由於口腔癌患者檳榔嚼食比率高於一般人，而對照組檳榔嚼食比率又被匹配成與口腔癌患者相同），因此對照組中戴假牙的比率也可能高於研究基底（因爲嚼食檳榔者戴假牙的比率可能高於一般人）。如此，對照組的選取與研究的暴露（戴假牙）有關，乃造成偏差。所幸，這種偏差可在研究分析時，藉由統計方法（詳如後述）完全控制，是所謂的「可完全控制選擇偏差」（controllable selection bias）。一般研究者常以爲匹配後，由於匹配因子在病例組和對照組中分布相同，匹配因子即不會造成干擾作用，不用再另外進行調整。這是非常嚴重的錯誤觀念。

病例對照研究法進行匹配，若所選用的匹配因子與疾病有較強的相關（如前述嚼食檳榔與口腔癌），而與暴露因子間的相關不至於太強（如前述嚼食檳榔與戴假牙），通常可以比一般無匹配的病例對照研究有較佳的統計效率。然而應注意，匹配因子一旦被匹配後，即無法再探討其與疾病間的關係。比如前述匹配檳榔嚼食的病例對照研究中，即不能再探討嚼食檳榔是否會導致口腔癌。病例對照研究是否進行匹配，研究者應知所取捨。

匹配病例對照研究的匹配方式有頻率匹配（frequency matching）和個別匹配（individual matching）兩種方式。茲分述如下：

一、頻率匹配

頻率匹配最常採用的匹配因子爲性別（男性、女性）及年齡（比如每五歲一組：20-24，25-30，…，等等）。可待病例組個案收案完成，得到性別及年齡的頻率分布後，再依據這個分布選取對照組。也可以在病例個案的收案過程中，同步收案性別及年齡匹配的對照個案，同樣能達到頻率匹配的目的。

值得注意的是，匹配因子應事先分組好（比如上述性別和年齡的分組），否則會造成偏差。經常看到的錯誤是採用卡鉗分配（caliper matching）的方式進行年齡的匹配，比如在病例個案年齡的 3 歲以內，選取該病例個案的匹配對照個案。正確的年齡匹配方式應是病例個案的年齡落在哪個年齡分組，即在該年齡分組，選取該病例個案的匹配對照個案。

另外要注意，同步收案病例組和對照組的頻率匹配病例對照研究，在統計分析時無需保留病例個案與其匹配對照個案間的聯結。比如年齡頻率匹配時，在同一個年齡分組的全部病例及匹配對照個案，僅要標示是哪個年齡分組即可，而無需再標示誰是誰的匹配對照。頻率匹配的病例對照研究，採用保留聯結的統計方法（詳如後述），反而會降低統計效率。

二、個別匹配

鄰里匹配（neighborhood matching）及手足匹配（sibling matching）是常用的個別匹配方式。鄰里匹配是在個案病例所居住的鄰里中，隨機抽樣一位或數位鄰居爲其匹配對照個案。手足匹配則爲針對每一位病例個案，隨機抽樣一位或數位兄弟姊妹爲其匹配對照個案。這兩種方式皆是利用研究基底原本即具有的分組（居住鄰里或手足關係），病例個案在哪個分組，即在該分組選取該病例個案的匹配對照個案。

匹配病例對照研究的匹配分組，對於研究基底的分割，必需具有「互斥窮舉」（mutually exclusive and collectively exhaustive）的性質。比如臺灣拼圖遊戲，每塊拼圖彼此不能有重疊（互斥），而所有的拼圖可拼出完整的臺灣（窮舉）。選擇病例個案的朋友爲對照個案（friend control）的匹配方式，即不符合互斥窮舉的原則。研究基底中的友情關係，並不能如同臺灣拼圖遊戲般可分割清楚。交遊廣闊的人相較於離群索居者，有較大的機率會被選爲對照組。因此若研究暴露與交遊廣狹有關，選取朋友爲對照組的病例對照研究將會造成偏差。

個別匹配的病例對照研究在統計分析時，要保留病例個案與其匹配對照個案間的聯結。這是因爲每個匹配分組皆是獨一無二的，如前述的居住鄰里或手足關係。個別匹配所控制的干擾作用亦不限定來自特定干擾因子，而是與匹配分組有關的任何因子皆可控制（或至少部分控制）。比如鄰里匹配可控制環境暴露、社經地位等等，手足匹配可控制遺傳因子、生活習慣、教育程度等等。

第四節　世代研究法中的病例對照研究

世代研究在研究收案時，除了收集個案的基本人口學及問卷資料外，也常會收集個案的血液、尿液或其他生物組織等進行研究。這些生物檢體若要全部量測分析，將會耗費龐大的經費及時間。在經費及時間成本的考量下，研究者可能會將基線（baseline）所收集的生物檢體先冷凍保存。追蹤期有病例個案發生後，再將病例個案及適當選取的對照個案之生物檢體予以解凍及分析。由於生物檢體的採集時間是在疾病發生之前，這種在世代研究中進行的病例對照研究，具有正確的時序性，有助於因果推論。世代研究爲前瞻性研究（prospective study），病例對照研究爲回溯性研究（retrospective study）。在世代研究中進行病例對照研究，這種研究設計，既有前瞻又有回溯，可謂混合設計（hybrid design）或雙向設計（ambidirectional design）。

依據對照組選取方式的不同，世代研究中的病例對照研究則有巢式病例對照研究法（nested case-control study）及病例世代研究法（case-cohort study）兩種常用的研究設計，茲分述如下。

一、巢式病例對照研究法

世代研究追蹤病例發生後，巢式病例對照研究法在每個發病個案的「風險集」（risk set）內發病個案之外的人中，隨機抽樣出一人或數人爲其匹配對照個案。某病例個案的風險集是指直到該病例個案發病時，仍在世代研究持續追蹤之中，尚未發病、抑未失聯（loss to follow-up）及死於競爭死因（competing death）的個案。不同時間發病的病例個案會有不同的風險集；越晚發病，風險集的人數會越來越少。

巢式病例對照研究法中較晚發病的病例，會在較早發病病例的風險集之中，因此有可能會被抽樣爲較早發病病例的匹配對照。若如此，該個案即應在巢式病例對照研究法中同時扮演病例及對照雙重角色。風險集由病例的發病時間所定義，因此巢式病例對照研究可視爲時間匹配（time matching）的病例對照研究。統計分析時，與個別匹配的病例對照研究一樣，應保留病例個案及其匹配對照個案間的聯結。巢式病例對照研究匹配時間，因此所估計的風險指標爲率比。

二、病例世代研究法

病例世代研究在研究開始時，在原來的世代研究中，先隨機抽樣出一個子世代。世代研究追蹤病例發生後，將某個病例的風險集扣掉病例本人後，再與前述子世代取交集。這個交集中的全部的人，皆列爲該病例的匹配對照，此即爲病例世代研究法。病例世代研究開始時抽樣出的子世代，也可作爲研究其他疾病的對照組來源。相較之下，爲了研究其他疾病，巢式病例對照研究法每次皆要重新抽樣出對照組。此外，病例世代研究法的子世代，具有完整的生物檢體量測資訊並有長期追蹤的結果，本身即爲寶貴的世代研究。

病例世代研究法與巢式病例對照研究法一樣是時間匹配。巢式病例對照研究法可能爲 1 比 1 匹配，而病例世代研究法則必爲 1 比多匹配，且相當廣泛的重複使用眾多對照個案。統計分析時，與巢式病例對照研究一樣，病例世代研究法應保留病例個案及其眾多匹配對照個案間的聯結，且所估計的風險指標爲率比。然而，病例世代研究法每個病例選取匹配對照個案之過程，並非彼此獨立，因此變異數需要較繁雜的方法求算 [7-10] ，本文不再論述。

第五節　病例對照研究的統計分析法

一、無匹配病例對照研究

無匹配病例對照研究的 2×2 列聯表如表 9-1 所示（a, b, c, d ，表示各細格的人數；對照組由累積抽樣抽出）。

表 9-1：無匹配病例對照研究的暴露對疾病的 2×2 列聯表

暴露	疾病	
	有病（病例組）	無病（對照組）
有暴露	a	b
無暴露	c	d

勝算比 (OR) 的估計值爲 $\widehat{OR}=\dfrac{a\times d}{b\times c}$，變異數爲 $Var(\log\widehat{OR})=\dfrac{1}{a}+\dfrac{1}{b}+\dfrac{1}{c}+\dfrac{1}{d}$，其中 log 爲自然對數。勝算比的 95% 信賴區間爲$\exp\left[\log\dfrac{a\times d}{b\times c}\pm 1.96\times\sqrt{\dfrac{1}{a}+\dfrac{1}{b}+\dfrac{1}{c}+\dfrac{1}{d}}\right]$，其中 exp 爲自然指數。

底下舉例說明。英國倫敦蘇荷區（Soho District）於 1854 年爆發霍亂（cholera）。John Snow 利用點示圖（dot map），發現霍亂案例爆發是以寬街（Broad Street）水泵爲中心。Henry Whitehead 協助 John Snow 訪視蘇荷區 100 位罹患霍亂的居民（其中 58 位死亡），以及 336 位未罹患霍亂者。結果如表 9-2。

表 9-2：蘇荷區罹患霍亂居民和未罹患霍亂者之飲用水來源

	罹患霍亂者	未罹患霍亂者
飲用水泵水	80	57
未飲用水泵水	20	279

發現罹患霍亂者飲用寬街水泵水的比率$\left(\dfrac{80}{100}=80\%\right)$，很明顯的高於未罹病者$\left(\dfrac{57}{336}=17\%\right)$。這個研究是人類歷史上第一個病例對照研究 [24,25] 。John Snow 說服當局關閉水泵閥，使得霍亂得以遏止，被後世尊稱爲流行病學之父。利用前述公式，這個病例對照研究的勝算比估計值爲 $\widehat{OR}=\dfrac{80\times 279}{57\times 20}=19.6$，變異數爲 $Var(\log\widehat{OR})=\dfrac{1}{80}+\dfrac{1}{57}+\dfrac{1}{20}+\dfrac{1}{279}=0.0836$，勝算比的 95% 信賴區間爲

$$\exp\left[\log\frac{80\times 279}{57\times 20}\pm 1.96\times\sqrt{\frac{1}{80}+\frac{1}{57}+\frac{1}{20}+\frac{1}{279}}\right]=(11.1,34.5)。$$

二、個別匹配病例對照研究

若是有個別匹配的病例對照研究，以 1：1 匹配爲例，他們的 2×2 列聯表如表 9-3 所示。

表 9-3：個別匹配病例對照研究的暴露對疾病的 2×2 列聯表

病例個案	匹配對照個案	
	有暴露	無暴露
有暴露	p	r
無暴露	s	q

值得注意的是，這個 2×2 表保留病例個案與其匹配對照個案間的聯結，是所謂的成對匹配表格（paired-matched table），表格中 p, q, r, s ，爲各細格的「對數」而非「人數」。本例勝算比的估計值 $\widehat{OR}=\frac{r}{s}$，變異數爲 $Var(\log\widehat{OR})=\frac{1}{r}+\frac{1}{s}$，勝算比的 95% 信賴區間爲 $\exp\left[\log\frac{r}{s}\pm 1.96\times\sqrt{\frac{1}{r}+\frac{1}{s}}\right]$。所有的計算僅用到不一致配對（discordant pair）：r 及 s ，而一致配對（concordant pair）：p 及 q ，則不提供任何資訊。

底下舉例說明。Witte 等人 [26] 進行蔬果攝取過少與大腸腺瘤性息肉（adenomatous polyp）相關的研究。他們收錄 488 例大腸腺瘤性息肉病患，每位病患依據性別、年齡（50-54 歲、55-59 歲、60-64 歲、65-69 歲、70 歲以上）、診所別（兩家）、篩檢時間（三個月一組）的條件，匹配一位對照個案，結果如表 9-4 所示。

表 9-4：大腸腺瘤性息肉之 1：1 匹配病例對照研究的蔬果攝取經驗

大腸腺瘤性息肉病患	匹配對照個案	
	蔬果攝取過少	蔬果攝取未過少
蔬果攝取過少	4	45
蔬果攝取未過少	24	415

本例勝算比的估計值 $\widehat{OR}=\frac{45}{24}=1.88$，變異數爲 $Var(\log\widehat{OR})=\frac{1}{45}+\frac{1}{24}=0.0639$，勝算比的 95% 信賴區間爲 $\exp\left[\log\frac{45}{24}\pm 1.96\times\sqrt{\frac{1}{45}+\frac{1}{24}}\right]=(1.14, 3.08)$。

三、干擾作用的調整

無匹配的病例對照研究若要調整干擾作用，可以針對干擾因子進行分層分析（stratified analysis），或將干擾因子與研究暴露共同放入「無條件羅吉斯迴歸模式」（unconditional logistic regression model）〔或簡稱「羅吉斯迴歸模式」（logistic regression model）〕，即可求得校正後勝算比（adjusted odds ratio）。

頻率匹配的病例對照研究，亦應針對匹配因子進行分層分析，或強制將匹配因子與研究暴露共同放入羅吉斯迴歸模式，即可完全調整因匹配所造成的選擇偏差。

個別匹配病例對照研究，則要採用保留病例個案與其匹配對照個案間聯結的成對匹配表格，進行分析。若要調整其他干擾因子，則要採用保留病例個案與其匹配對照個案間聯結的「條件羅吉斯迴歸模式」（conditional logistic regression model），進行分析。

第六節　較特殊的病例對照研究法

最後，介紹兩類較特殊的病例對照研究法：兩階段病例對照研究法及唯病例法。

一、兩階段病例對照研究法

研究者已於第一階段的研究收錄了許多個案的資料，能夠得知暴露與疾病間的關係。然而這個大樣本研究中的暴露測量很粗略，而且重要的干擾因子資訊並未收集。比如串聯全國遊離輻射工作人員的資料與全國癌症登記資料，可以很快得知遊離輻射暴露是否與癌症有關，如同表 9-5 所顯示（A, B, C, D，表示各細格的人數）：

表 9-5：工作人員罹癌與否與遊離輻射暴露是否過高的列聯表

遊離輻射暴露	癌症	
	罹患	未罹患
過高	A	B
未過高	C	D

勝算比即爲 $\frac{A \times D}{B \times C}$。然而每位遊離輻射工作人員是否有過高劑量的遊離輻射暴露，係依據個人計量配章所記錄，有相當程度的測量誤差。再者，重要干擾因子

的資訊並未收集，比如遊離輻射暴露工作人員的吸菸、喝酒狀態以及飲食、生活習慣等等。

針對上述第一階段研究的個案，可以進行第二階段病例對照研究，抽樣出適當人數的個案，進行較精確的遊離輻射暴露測量以及收集重要干擾因子的資訊。假如受限於研究經費及時間的考量，研究者最多僅能抽樣出 n 位個案進行第二階段的病例對照研究。若從第一階段樣本中，採用隨機抽樣的方式，抽出 n 個人進行第二階段研究，這樣雖然沒有選擇偏差，然而並非良好的作法。這是因爲簡單隨機抽樣下，第一階段研究 2×2 表的某個或某些細格，有可能甚至根本無人被抽中進行第二階段研究。

統計效率較高的作法是讓第二階段 2×2 表的四個細格人數相等，如表 9-6 所示：

表 9-6：第二階段四個細格人數相等的列聯表

遊離輻射暴露	癌症	
	罹患	未罹患
過高	$\frac{n}{4}$	$\frac{n}{4}$
未過高	$\frac{n}{4}$	$\frac{n}{4}$

亦即第一階段的四細格分別以 $\frac{n}{4A}$、$\frac{n}{4B}$、$\frac{n}{4C}$、$\frac{n}{4D}$ 的抽出率抽樣出個案，進行第二階段研究。這種抽樣方式，當然會造成選擇偏差。然而這種選擇偏差可以由上述四細格抽出率，經由簡單計算而完全校正，亦是所謂的可完全控制選擇偏差。兩階段病例對照研究法的變異數則牽涉較複雜的公式 [11-13]，限於篇幅不再介紹。

二、唯病例法

顧名思義，唯病例法是僅有病例組而無對照組的研究。在某些合理的假設下，雖無「眞實個案」（factual subject）組成的對照組，但有對照組的理論分布。吾人即可依據這個理論分布，創造出虛擬的「反實個案」（counterfactual subject）作爲對照組 [14-23]。因此，唯病例法亦能求算出風險指標（勝算比、危險比、或率比）。利用反實個案的研究設計，有病例雙親研究法（case-parents study）[14]、病例配偶研究法（case-spouse study）[20,22]、病例交叉研究法（case-crossover study）[15,16]、病例鏡像研究法（case-specular study）[18] 等等。即使已有眞實的病例及對照個案，Lee 等人 [23] 指出，在適當的假設下，仍可再創造出額外的反實病例及反實對照個案，以提升統計效率。

限於篇幅，底下僅針對病例雙親研究法進行說明。欲研究自閉症的易感受性基因，可以進行病例雙親研究，收集自閉症孩童爲病例組，檢驗病例個案及其雙親的基因。病例雙親研究法的資料型態爲「三元組」（triad）（病例本人、病例之父、病例之母，共三人），比如某位自閉症孩童基因型爲 aa，雙親基因型（父 × 母）爲 Aa×Aa。這個研究雖然沒有收集未罹患自閉症的孩童爲對照組，但由孟德爾遺傳定律（Mendelian inheritance law），可以知道對照組的理論分布。上述 Aa×Aa 雙親所產出子代的理論基因型分布爲 AA：Aa：aa＝1：2：1。病例個案本身爲 aa 基因型，因此可以爲他（她）另外創造出 1 個 AA 基因型、2 個 Aa 基因型，共 3 個反實對照個案。即可比照 1：3 匹配的個別匹配病例對照研究的統計分析方法，求得基因風險比。

結　語

一般研究者常認爲能獲得因果推論最強證據的研究設計爲雙盲隨機分派試驗（double-blinded, randomized controlled trial），其次爲前瞻世代研究（prospective cohort study），再其次爲回溯世代研究（retrospective cohort study），最後才是病例對照研究。這種觀念並非全然正確。從本章的內容可看出，嚴謹設計、執行及分析的病例對照研究，同樣能提供暴露與疾病間的正確因果推論。面臨各式公共衛生議題的挑戰，病例對照研究經常是最先被考慮到的研究法，可說是公共衛生義勇先鋒。本章介紹病例對照研究法的原理、研究設計以及分析方法，希望能對公共衛生研究者及從業者有所助益。

關鍵名詞

病例對照研究法（case-control study）

全國性族群爲本的病例對照研究（national population-based case-control study）

社區爲本的病例對照研究（community-based case-control study）

醫院爲本之病例對照研究（hospital-based case-control study）

匹配病例對照研究法（matched case-control study）

混合設計（hybrid design）

雙向設計（ambidirectional design）

巢式病例對照研究法（nested case-control study）

病例世代研究法（case-cohort study）

兩階段病例對照研究法（two-stage case-control study）

唯病例研究法（case-only study）

病例雙親研究法（case-parents study）

病例配偶研究法（case-spouse study）

病例交叉研究法（case-crossover study）

病例鏡像研究法（case-specular study）

研究基底原則（study base principle）

相似正確性原則（comparable accuracy principle）

密度抽樣（density sampling）

病例世代抽樣（case-cohort sampling）

累積抽樣（cumulative sampling）

頻率匹配（frequency matching）

個別匹配（individual matching）

鄰里匹配（neighborhood matching）

手足匹配（sibling matching）

時間匹配（time matching）

可完全控制選擇偏差（controllable selection bias）

率比（rate ratio）

危險比（risk ratio）

勝算比（odds ratio）

羅吉斯迴歸模式（logistic regression model）

條件羅吉斯迴歸模式（conditional logistic regression model）

複習問題

1. 相較於世代研究法，病例對照研究法有何優點和缺點？
2. 相較於盛行個案、復發個案或死亡個案，病例對照研究法選擇新發病個案為病例組有何優點？
3. 請說明全國性族群為本的病例對照研究中，對照個案的選取原則。
4. 請說明社區為本的病例對照研究中，對照個案的選取原則。
5. 請說明醫院為本的病例對照研究中，對照個案的選取原則。
6. 病例對照研究的對照組抽樣方法有密度抽樣、病例世代抽樣、累積抽樣三種方式，請分別說明之。
7. 病例對照研究是否要進行匹配？有哪些考量點？請說明。
8. 匹配病例對照研究的匹配方式有頻率匹配和個別匹配兩種方式，請分別說明之。
9. 世代研究中的病例對照研究有巢式病例對照研究法及病例世代研究法，請比較之。
10. 病例對照研究的個案數如下。請計算勝算比的估計值以及 95% 信賴區間。

	病例組	對照組
有暴露	60	70
無暴露	40	130

11. 匹配病例對照研究的匹配對數如下。請計算勝算比的估計值以及 95% 信賴區間。

病例個案	匹配對照個案	
	有暴露	無暴露
有暴露	20	50
無暴露	30	40

12. 請指出下述四種研究設計的迴歸分析方法：(1) 無匹配的病例對照研究；(2) 頻率匹配病例對照研究；(3) 個別匹配病例對照研究；(4) 巢式病例對照研究。

參考答案

1. 病例對照研究法一般用於稀有疾病和常見暴露的研究。相較於世代研究法，病例對照研究法可以很快得到研究成果，此為其優點。然而病例對照研究法亦有缺點：暴露測量通常仰賴研究個案的回憶，容易有回憶偏差，或者所量測者，並非未發病前之暴露，而是發病當下甚或發病之後的暴露狀態，造成因果關係時序性的混淆。病例對照研究法個案選取不當，容易造成選擇偏差，亦為其缺點。
2. 病例對照研究旨在釐清暴露與疾病間的關係。暴露（比如酗酒），可能造成疾病較易發生（比如提高腦中風發生率），也可能造成罹病者預後較差，比如造成腦中風患者病程延長（提高腦中風盛行率）、提高腦中風患者的死亡率、或提高腦中風痊癒者之復發率等等。一般建議採用新發個案為病例對照研究的病例組，以釐清暴露是否為疾病發生的危險因子。採用盛行個案、復發個案、或死亡個案為病例組，則較難釐清暴露的危害是提高疾病發生的風險或使得罹病者預後變差。尤有甚者，若有某個暴露會提高罹患疾病之風險，然而卻會使得罹病者預後變好，採用盛行個案、復發個案、或死亡個案為病例組的病例對照研究，即可能誤認這個暴露與疾病無關。
3. 病例發生後，於全國病例以外的其他國民進行隨機抽樣，抽出適當數量的個案為對照組。
4. 病例發生後，於研究社區病例以外的其他居民進行隨機抽樣，抽出適當數量的個案為對照組。
5. 選取研究醫院其他病因就醫的病人為對照組，以符合研究基底原則。對照組的病因必須與研究的暴露無關（無論直接或間接相關）：列出該醫院就醫的其他病人名單，排除掉已知與研究暴露有關的就醫病因，然後從中隨機抽樣出適當人數的病人作為對照組。設定對照組病因排除條件時，不要針對暴露機會或病史進行排除。

6. 密度抽樣是指研究基底中的個案並非等機率抽樣，而是採取按風險人時成比例抽樣。若有病例個案在對照組抽樣時亦被抽中，該個案應在病例組及對照組中皆同時被採計。密度抽樣所估計的風險指標為率比。病例世代抽樣在研究開始時，即從研究基底中的每個人按照相等機率隨機抽樣出對照組。與密度抽樣相同，病例世代抽樣病例開始收集後，若有病例個案在對照組抽樣時亦被抽中，該個案應在病例組及對照組中皆同時被採計。病例世代抽樣所估計的風險指標為危險比。累積抽樣是待病例個案發生後，再從研究基底（可以是原始基底或次級基底）中，未罹病的個案中抽出對照組。累積抽樣所估計的風險指標為勝算比。

7. 病例對照研究法進行匹配，若所選用的匹配因子與疾病有較強的相關，而與暴露因子間的相關不至於太強，通常可以比一般無匹配的病例對照研究有較佳的統計效率。然而匹配因子一旦被匹配後，即無法再探討其與疾病間的關係。此外，匹配病例對照研究法在研究設計上強迫配對因子在病例組和對照組分布相同，反而會造成選擇偏差。在研究分析時，頻率匹配的病例對照研究，仍應針對匹配因子進行分層分析，或強制將匹配因子與研究暴露共同放入羅吉斯迴歸模式之中，以調整因匹配所造成的選擇偏差。個別匹配的病例對照研究，則要採用保留病例個案與其匹配對照個案間聯結的成對匹配表格，進行分析。若要調整其他干擾因子，則要採用保留病例個案與其匹配對照個案間聯結的條件羅吉斯迴歸模式，進行分析。匹配病例對照研究為調整匹配造成的選擇偏差，增加了統計分析的複雜度。

8. 頻率匹配最常採用的匹配因子為性別及年齡。可待病例組個案收案完成，得到性別及年齡的頻率分布後，再依據這個分布選取對照組。也可以在病例個案的收案過程中，同步收案性別及年齡匹配的對照個案，同樣能達到頻率匹配的目的。匹配因子應事先分組好，對於研究基底的分割，必須具有互斥窮舉的性質。同步收案病例組和對照組的頻率匹配病例對照研究，在統計分析時無需保留病例個案與其匹配對照個案間的聯結。採用保留聯結的統計方法，反而會降低統計效率。鄰里匹配及手足匹配是常用的個別匹配方式。鄰里匹配是在個案病例所居住的鄰里中，隨機抽樣一位或數位鄰居為其匹配對照個案。手足匹配則為針對每一位病例個案，隨機抽樣一位或數位兄弟姊妹為其匹配對照個案。個別匹配的病例對照研究在統計分析時，要保留病例個案與其匹配對照個案間的聯結。

9. 巢式病例對照研究法於世代研究追蹤病例發生後，在每個發病個案的風險集内發病個案之外的人中，隨機抽樣出一人或數人為其匹配對照個案。某病例個案的風險集是指直到該病例個案發病時，仍在世代研究持續追蹤之中，尚未發病、抑未失聯及死於競爭死因的個案。病例世代研究在研究開始時，在原來的世代研究中，先隨機抽樣出一個子世代。世代研究追蹤病例發生後，將某個病例的風險集扣掉病例本人後，再與前述子世代取交集。這個交集中的全部的人，皆列為該病例的匹配對照，此即為病例世代研究法。病例世代研究開始時抽樣出的子世代，也可作為研究其他疾病的對照組來源。相較之下，為了研究其他疾病，巢式病例對照研究法每次皆要重新抽樣出對照組。此外，病例世代研究法的子世代，具有完整的生物檢體量測資訊並有長期追蹤的結果，本身即為寶貴的世代研究。病例世代研究法與巢式病例對照研究法皆是時間匹配。統計分析時，皆應保留病例個案及其匹配對照個案間的聯結，所估計的風險指標皆為率比。然而，病例世代研究法每個病例選取匹配對照個案之過程，並非彼此獨立，因此變異數需要較繁雜的方法求算。

10. 勝算比估計值為 $\widehat{\mathrm{OR}}=\frac{60\times130}{70\times40}=2.79$，變異數為 $\mathrm{Var}(\log\widehat{\mathrm{OR}})=\frac{1}{60}+\frac{1}{70}+\frac{1}{40}+\frac{1}{130}=0.0636$，勝算比的 95% 信賴區間為 $\exp\left[\log\frac{60\times130}{70\times40}\pm1.96\times\sqrt{\frac{1}{60}+\frac{1}{70}+\frac{1}{40}+\frac{1}{130}}\right]=(1.70,4.57)$。

11. 勝算比的估計值 $\widehat{\mathrm{OR}}=\frac{50}{30}=1.67$，變異數為 $\mathrm{Var}(\log\widehat{\mathrm{OR}})=\frac{1}{50}+\frac{1}{30}=0.0533$，勝算比的 95% 信賴區間為 $\exp\left[\log\frac{50}{30}\pm1.96\times\sqrt{\frac{1}{50}+\frac{1}{30}}\right]=(1.06,2.62)$。

12. (1) 無匹配的病例對照研究：羅吉斯迴歸模式；(2) 頻率匹配病例對照研究：羅吉斯迴歸模式；(3) 個別匹配病例對照研究：條件羅吉斯迴歸模式；(4) 巢式病例對照研究：條件羅吉斯迴歸模式。

引用文獻

1. Breslow NE, Day NE. Statistical Methods in Cancer Research, Volume 1, The Analysis of Case-Control Studies. IARC Scientific Publications No. 32, 1980.
2. Wacholder S, McLaughlin JK, Silverman DT, Mandel JS. Selection of controls in case-control studies: I. principles. American Journal of Epidemiology 1992;**135**:1019-1028.
3. Wacholder S, Silverman DT, McLaughlin JK, Mandel JS. Selection of controls in case-control studies: II. types of controls. American Journal of Epidemiology 1992;**135**:1029-1041.
4. Wacholder S, Silverman DT, McLaughlin JK, Mandel JS. Selection of controls in case-control studies: III. design options. American Journal of Epidemiology 1992;**135**:1042-1050.
5. Borgan Ø, Breslow NE, Chatterjee N, Gail MH, Scott A, Wild CJ. Handbook of Statistical Methods for Case-Control Studies. Boca Raton, FL: CRC Press, Taylor & Francis Group, 2018.
6. Lash TL, VanderWeele TJ, Haneuse S, Rothman KJ. Modern Epidemiology. 4th ed. Philadelphia, PA: Wolters Kluwer, 2021.
7. Prentice RL. A case-cohort design for epidemiologic cohort studies and disease prevention trials. Biometrika 1986;**73**:1-11.
8. Wacholder S. Practical considerations in choosing between the case-cohort and nested case-control designs. Epidemiology 1991;**2**:155-158.
9. Chui TTT, Lee WC. A regression-based method for estimating risks and relative risks in case-base studies. PLoS One 2013;**8**:e83275.
10. O'Brien KM, Lawrence KG, Keil AP. The case for case-cohort: an applied epidemiologist's guide to reframing case-cohort studies to improve usability and flexibility. Epidemiology 2022;**33**:354-361.
11. Breslow NE, Cain KC. Logistic regression for two-stage case-control data. Biometrika 1988;**75**:11-20.
12. Flanders WD, Greenland S. Analytic methods for two-stage case-control studies and other stratified designs. Statistics in Medicine 1991;**10**:739-747.
13. Hanley JA, Csizmadi I, Collet JP. Two-stage case-control studies: precision of parameter estimates and considerations in selecting sample size. American Journal of Epidemiology 2005;**162**:1225-1234.
14. Self SG, Longton G, Kopecky KJ, Liang KY. On estimating HLA/disease association with application to a study of aplastic anemia. Biometrics 1991;**47**:53-61.

15. Maclure M. The case-crossover design: a method for studying transient effects on the risk of acute events. American Journal of Epidemiology 1991;**133**:144-153.

16. Farrington CP, Nash J, Miller E. Case series analysis of adverse reactions to vaccines: a comparative evaluation. American Journal of Epidemiology 1996;**143**:1165-1173.

17. Khoury MJ, Flanders WD. Nontraditional epidemiologic approaches in the analysis of gene-environment interaction: case-control studies with no controls! American Journal of Epidemiology 1996;**144**:207-213.

18. Zaffanella LE, Savitz DA, Greenland S, Ebi KL. The residential case-specular method to study wire codes, magnetic fields, and disease. Epidemiology 1998;**9**:16-20.

19. Greenland S. A unified approach to the analysis of case-distribution (case-only) studies. Statistics in Medicine 1999;**18**:1-15.

20. Lee WC. Genetic association studies of adult-onset diseases using the case-spouse and case-offspring designs. American Journal of Epidemiology 2003;**158**:1023-1032.

21. Lee WC. Searching for disease-susceptibility loci by Hardy–Weinberg disequilibrium in a gene bank of affected individuals. American Journal of Epidemiology 2003;**158**:397-400.

22. Lee WC, Chang CH. Assessing effects of disease genes and gene-environment interactions using the case-spouse design. Journal of Epidemiology and Community Health 2006;**60**:683-685.

23. Lee WC, Wang LY, Cheng KF. An easy-to-implement approach for analyzing case-control and case-only studies under assumptions of gene-environment independence and Hardy-Weinberg equilibrium. Statistics in Medicine 2010;**29**:2557-2567.

24. Paneth N, Susser E, Susser M. Origins and early development of the case-control study: part 1, early evolution. Soz Präventivmed 2002;**47**:282-288.

25. Paneth N, Susser E, Susser M. Origins and early development of the case-control study: part 2, the case-control study from Lane-Claypon to 1950. Soz Präventivmed 2002;**47**:359-365.

26. Witte JS, Longnecker MP, Bird CL, Lee ER, Frankl HD, Haile RW. Relation of vegetable, fruit, and grain consumption to colorectal adenomatous polyps. American Journal of Epidemiology 1996;**144**:1015-1025.

第 10 章
實驗性流行病學：社區介入與臨床試驗

蘇遂龍、林嶔、徐千惠　撰

學習目標

一、說明研究方法的證據等級及實證醫學沿革與品質綜述

二、說明實驗性流行病學類型可分為臨床診斷效能試驗、社區介入研究、臨床隨機對照研究、與統合分析與網路統合分析及執行流程

三、說明如何使用實驗性流行病學測量指標

四、說明實驗性流行病學常見偏差及謬誤

五、為讀者針對實驗性流行病學四大研究類型，在每類型中精選二篇經典研究範例導讀

前　言

流行病學研究方法可區分爲實驗性流行病學和非實驗性流行病學（觀察性流行病學）兩種類型。其中最大的區別在於實驗性流行病學有研究者主動進行一種或多種介入，來觀察這些介入對疾病發生和發展的影響。而觀察性流行病學研究方法則是觀察和收集已發生的現象，研究者並不主動進行介入。若研究中沒時間進行則稱爲橫斷性研究，若時間的進行爲過去式是則稱爲回溯性研究或病例對照研究，若時間的進行爲未來式則稱世代研究。本章的實驗性流行病學將從研究方法的證據等級到實驗性流行病學常見類型及測量指標來介紹實驗性流行病學。

第一節　研究方法的證據等級與品質綜述

一、實證醫學的沿革

實證醫學（Evidence-based Medicine, EBM）最早起源於 19 世紀下半葉或更早 [1]，是謹慎且合理地使用當前能找到最佳證據來輔助決策，並依此來制定有關個人健康照護的決策。現代實證醫學的概念主要來自於蘇格蘭流行病學家 Archie Cochrane 通過其於 1972 年的著作 *Effectiveness and Efficiency: Random Reflections on Health Services* 和隨後的宣傳，使實證醫學這一概念越來越受到廣泛的接受。因爲 Cochrane 教授對實證醫學的重要貢獻，因此目前的實證醫學中心被命名爲 Cochrane 中心，而後完善整套方法學用於尋找最佳證據則主要由 David Sackett 和 Gordon Guyatt 領導的研究小組所建立，而實證醫學這一詞彙則是由 1992 年的論文首次出現 [2]。這整套方法學主要分爲以下幾個步驟：

（一）定義問題

在定義問題時，我們主要採取 PICO（患者或問題：Patient or problem、介入：Intervention、比較：Comparison、結果：Outcome）建立四個基本的組成部分，其中在患者或問題的部分，我們需要瞭解相關患者的特性或是我們試圖解決什麼樣的問題；在介入的部分，我們要確定暴露（藥物、診斷測試、食物或外科手術等）是什麼；在比較的部分，我們要確定上述暴露的對照組，在臨床上我們是比較對照策略，而在流行病學上通常是比較未暴露組；最後在結果的部分，我們需要瞭解我們感興趣的最終結果是什麼。舉例來說，當我們想知道青少年抽菸是不是會導致肺癌，根據這一簡單的命題我們要定義出：患者或問題－青少年族群；介入－每週抽菸 1 包以上；比較－無抽菸習慣或每週抽菸不到 1 包；結果－終生肺癌事件。透過 PICO 我們可以有效的定義問題，以提升後續尋找資訊來源時的效率。

除了上述問題之外，我們還需要定義問題類型，問題類型包含下列 7 大種類：關於介入策略的問題；關於病因和危險因子的問題；關於頻率和劑量的問題；關於診斷的問題；關於預後和預測的問題；關於成本效益的問題；關於現象的問題。以上述案例來看，這明顯是一個危險因子的問題。

（二）尋找資訊來源

在提出來自具體的臨床問題後，下一步是尋找相關證據來提供問題的答案。這並不總是那麼容易，尤其是問題一開始就涉及到定義不明確的狀況。有許多訊息來源可能會有所幫助，像是來自於經過同儕審查的醫學期刊、搜索電子數據庫以及與專家交流等。理想的訊息源是有效的（包含高質量的數據）、相關的（臨床上適用的）、全面的（包含所有可能的介入措施的所有益處和危害的數據），並且是易於使用的（快速且易於訪問和使用）。舉例來說，我們如果想要根據前面的問題尋找經過同儕審查的醫學期刊，我們可以在 PubMed 資料庫中搜索「teenager、smoker、non-smoker、lung cancer、risk factor」等關鍵字，你會發現這個階段與上個階段緊密相連，透過精確的問題定義我們可以更有效率地找到有用的訊息，從而進行後續的應用。

1. 對現有資訊進行批判性評價

當我們決定閱讀哪本雜誌時，仔細閱讀它很重要，因為並非所有已發表的文獻都具有同等的重要性和價值。文章的批判性評價是一個涉及仔細閱讀分析方法、內容和結論的過程。應該牢記的一個關鍵問題是「我是否足夠相信結果，以至於我準備好採用類似的方法，或者我的患者獲得類似的結果？」，我們必須保持不相信的基本態度，試著找出文獻中的問題，最終看看文獻是否能夠說服我們。另外在進行多篇文獻的比較時，我們需要涉及證據等級的概念，這會在後面的章節中描述。

2. 擷取與本問題有關資訊的應用

在實際應用中使用實證醫學過程的第四步是決定如何將獲得的訊息應用於我們實際的問題。這是整個過程中最關鍵的步驟，我們有必要確定是否存在與主要問題相關的東西，並因此捨棄某些資訊。有些檢核方法能幫助我們決定：研究中的參與者是否與我的患者足夠相似？有哪些替代方案？藥物或手術的潛在副作用是否超過益處？治療是否與患者的價值觀和期望相衝突？舉例來說，我們搜索到了一篇文獻說明 60 歲以上的老年人抽菸比起不抽菸 10 年內會產生肺癌的機率提升 10 倍，這樣的文獻相較於另一篇文獻發現 20 歲至 40 歲的成年人抽菸比起不抽菸 10 年內會產生肺癌的機率提升 3 倍，我們可能要更傾向相信第二篇文獻，因爲族群與我們定義的問題更爲接近，而在做衛生教育時就需要引用更保守的數字。

3. 對該問題的成效評估

最後一步是評估循實證方法及其應用於特定族群的成效。在此過程中，重要的是要評估應用於患者的某些證據是否會導致更好的變化，以及是否經過研究證實。如果數據有顯著差異，則有必要調查爲什麼一些患者對以預期方式引入的變化沒有反應，以及可以做些什麼來改變它。這其實就是收集資料執行研究，透過這個方式我們才能不斷的讓科學共同體進步，從而讓未來得到更多有用的證據。

整體而言實證醫學將臨床經驗和患者想法與可用的最佳研究信息相結合，它包含了有效的文獻檢索，並有能力評估臨床文獻中應用於當前場景的證據等及選擇。因此，實證醫學的實踐是一個終生、自我導向、以問題爲基礎的學習過程，這其實是一個學習方法，而非是一個特定領域的學科。

二、研究方法的證據等級

儘管實證醫學的概念起源非常早，但直到 1970 年代後才越來越得到重視，其主要的原因是在於醫學飛速發展的階段，有非常多案例指出當前的臨床治療策略無法與現有的臨床證據保持同步。舉例來說，在 1970 年代即有非常多臨床研究證實了溶栓療法和使用阿司匹林等藥物對急性心肌梗塞的治療是有效的，但直到 10 年後這樣的療法才成爲臨床常規指引的一部分，這主要的原因是因爲研究證據的混亂，實際上同個時間一定會有非常多正向與反向的研究，因此要將基礎研究的知識整合進臨床照護中其實是需要一個方法整合現有證據，並隨時遞進式的修正現有證據回答臨床問題，在這邊就能瞭解到證據等級的重要性。

實證醫學對不同類型的臨床證據進行分類，並根據它們潛在偏差（bias）的多寡決定其證據等級 [3]，如同圖 10-1 所示，其排名爲：（1）系統性回顧或統合分析；（2）隨機對照研究（Randomized Controlled Trial, RCT）；（3）世代研究；（4）病例對照研究；（5）系列病例研究；（6）病例報告；（7）專家觀點；（8）動物研究；（9）體外研究。其中我們能夠瞭解到實驗性研究，特別是隨機對照研究，其證據等級是明顯高於觀察性研究的，這主要的原因是因爲實驗性研究能夠比較好的控制干擾因子，細節將會在後面的章節詳述。另外這裡需要注意的是系統性回顧或統合分析擁有最高的證據等級，主要的原因是因爲整合了多篇研究成果所導致，因此在本節也會介紹這種研究讓大家瞭解。

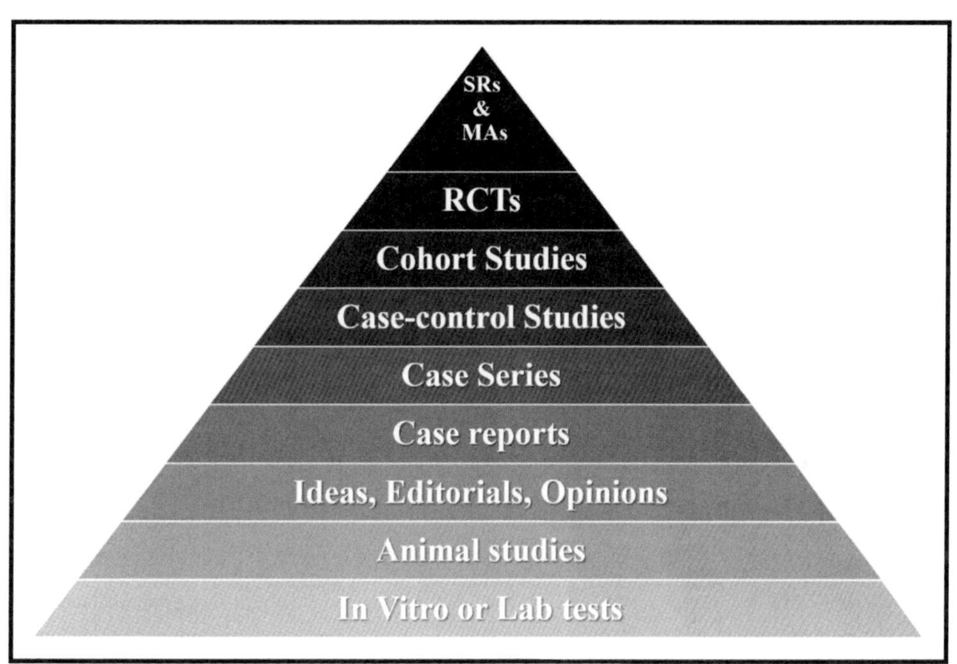

圖 10-1：證據等級金字塔 [3]

三、新上市藥物及醫療器材的臨床試驗

藥品或醫療器材的臨床試驗是一個經過嚴格審查程序的科學研究，一項臨床試驗發起前必須先經過衛生福利部食品藥物管理署及醫院人體試驗委員會的審查，充分評估其科學性、合理性及對受試者之利益後，才會同意試驗進行。考慮到不

同研究的證據等級，目前多數新上市藥物及醫療器材的臨床試驗都是以隨機對照試驗為主。製藥企業、研發機構或大型藥廠通常會透過受託研究機構（Contract Research Organization，縮寫 CRO）提出申請，而 CRO 將會在藥品研發過程中，提供專業化服務。

CRO 從業人員需要通曉藥品臨床試驗的國際慣例法原則，瞭解藥品管理法規和實施細則，才能有效地組建研究團隊、制定臨床試驗計畫、實施和監控試驗、分析試驗數據、並起草臨床試驗總結報告。這種作法可以提高新藥臨床試驗的成功率，以降低新藥研發成本和提高利潤。

這個新興的產業，因為需要熟悉相關研究設計概念，近年來已經成為公共衛生相關系所學生一個重要的工作機會。在實務工作上，通常會使用 SAS 進行統計分析。較少使用其他分析軟體的主要原因，是由於這類分析工作要求非常精確而不能出錯；而 SAS 分析軟體在這方面有高額的保險金來應付出錯的狀況。因此，學習相關知識及技能，是投入此一產業的重要條件。

第二節　實驗性流行病學類型及執行流程

一、臨床診斷效能試驗

診斷效能試驗（diagnostic accuracy studies）是臨床試驗中用來評估診斷工具準確度的研究，它亦可作為公共衛生措施的參考，如判斷 COVID-19 快篩試劑的準確度。STARD 規範了相關研究的撰寫 [4]，因此也可以用來評估相關試驗的研究水準，我們亦可瞭解診斷效能試驗應該包含哪些元素。醫學界經常假設我們用來診斷各種疾病的測試是準確、安全和有效的。然而各種診斷工具其實可能存在較高的偏差（bias），其準確度、安全性和有效性的報告經常有問題，與評估治療介入效果的研究設計相比，其方法學品質通常較低。

診斷效能試驗需要以臨床上的黃金標準作為區分病例及對照兩個組別，並比較不同篩檢工具在病例及對照兩個組別的陽性率。根據研究族群的不同，診斷測試研究的設計類型主要包含了：

（一）橫斷面研究

診斷準確性橫斷面研究比較至少一種新的篩檢方法與黃金標準進行比較，在這個設計中，所有納入的患者都有相同的納入和排除標準，並同時暴露於相同的研究測試和參考標準。研究將會計算測試的統計數據（敏感性、特異性、陽性和陰性預測值等）並用於估計測試的準確性。與已知的準確參考標準相比，橫斷面研究設計將使我們能夠準確計算新測試的診斷準確性，如果設計良好則這樣的研究有較低的偏差風險。這種設計類似於前面章節所提到的橫斷面研究設計，並有類似的優缺點。

（二）病例對照研究

有時很難找到一套統一的標準來納入患者參加診斷測試研究。有時研究人員會使用兩套標準來進行診斷準確性研究，一套標準來識別已知病例，另一套標準來識別健康對照。兩組患者都將接受研究測試和參考標準，並用以計算敏感度及特異度，需要注意的是這種設計無法獲得陽性預測值。儘管這種設計可行性較高，但與橫斷面研究相比，這種設計存在更高的偏差風險 [5] 。這跟危險因子的觀察性研究很不相同，在診斷效能試驗中橫斷面研究往往比病例對照研究來的更好。

（三）比較性研究

除了測量新診斷測試的準確性之外，比較性研究還可以提供兩種測試之間的比較準確性，並且可以提供更有意義的臨床結果。在這樣的研究中，所有受試者都將透過隨機分派或預先指定兩種測試的其中一種，並以公認的黃金標準進行比較。這樣的研究設計由於更符合現實情況，因此通常比上面兩種研究具有更多臨床意義及證據等級。

需要特別注意的是一些臨床診斷效能試驗往往包含了診斷工具的開發，STARD 有規範在這樣的情況之下，需要至少兩個獨立的樣本，一個用於開發新的診斷工具，而另外一個用來做最終準確度評估使用 [4] 。這有點類似於人工智慧研究中將樣本區分爲訓練組與測試組，並以訓練組生成模型，再以測試組進行診斷效能評估。使用同一個樣本進行診斷工具開發及診斷效能評估將會導致研究準確度的高估，因此需要特別注意以避免偏差風險。

需要特別注意的是，新的醫療器材上市時經常被監管機關要求必須執行此類試驗，除了上述基本設計概念之外，衛生福利部食品藥物管理署通常會要求在研究開始前必須計算出所需樣本數，由於這類產品在仿單上主要都是宣稱其敏感性與特異性，因此其樣本數計算的方式也是依循此一方法。舉例來說有一個新的血壓檢測產品 A，希望其在診斷高血壓上面的效果不劣於現有的血壓檢測產品 B，這時候通常會先調查血壓檢測產品 B 的敏感度與特異度，如調查後發現血壓檢測產品 B 的敏感度爲 80%，特異度爲 90%，這時候再調查最小臨床重要差異值（minimal clinically important difference，縮寫爲 MCID），如發現是 2%，依據此一調查結果可以寫出虛無假設（H_0）爲「敏感度（產品 A）≤ 78%」,「特異度（產品 A）≤ 88%」。如果經過初步研究瞭解到自家產品 A 實際的敏感度是 81%，特異度是 92%，則若設定顯著水準爲 0.05，檢力爲 80%，可以依據下列公式計算出所需樣本數：

$$\boldsymbol{n} \geq \left\{\frac{\boldsymbol{Z_{1-\alpha/2}}\sqrt{\boldsymbol{p_0(1-p_0)}}+\boldsymbol{Z_{1-\beta}}\sqrt{\boldsymbol{p_1(1-p_1)}}}{\boldsymbol{p_1-p_0}}\right\}^2$$

其中 $\boldsymbol{Z_{1-\alpha/2}=1.96}$（雙尾），$\boldsymbol{Z_{1-\beta}=0.79}$（單尾），$\boldsymbol{p_0=0.78}$（虛無假設的敏感度），$\boldsymbol{p_1=0.81}$（初步研究的敏感度），則可以計算出至少需要 38 個病例；而在對照組的部分，由於 $\boldsymbol{p_0=0.88}$（虛無假設的特異度），$\boldsymbol{p_1=0.92}$（初步研究的特異度），則可以計算出至少需要 22 個對照。

二、社區介入研究

社區介入研究是描述將社區作爲主要環境進行介入的研究。社區的概念主要是在地理上定義的，並且在研究內是作爲介入措施實施的地點 [6]。此類介入的實施範圍可能大到全國或全市範圍，小至一個機構，利用大眾媒體或其他手段進行介入。這種介入可能在各種層級下進行，包含個人、家庭、社交網絡、組織和公共政策的教育或其他策略。這些以社區爲基礎的介入措施還可以通過諮詢委員會或社區聯盟參與社區的投入，這些委員會或社區聯盟有助於針對特定目標群體制定介入措施或使項目適應社區特徵。這些以社區爲基礎的項目的重點主要是希望以介入措施降低人群健康或其他風險。

現今公共衛生強調改變群體的健康行爲，從個體的行爲解釋轉變到包含社會與環境的影響，因此以社區介入爲導向的健康促進與疾病預防備受推行，運用多元的介入模型以降低危險因子與提升健康生活模式。其中，社區參與度與自主權觀念則被認爲是社區介入能否有足夠社會支持與能量的關鍵因素。然而，近 20 年許多以社區爲基礎的預防計畫結果卻未達到預期的影響力。社區介入研究興起於 1960 年代，在此之前，健康促進的研究方向仍然以找出高風險個體爲目標實施治療。而同一時期，佛萊明罕心臟研究（Framingham Heart Study）以及美國公衛署長抽菸報告（Surgeon General's Report on Smoking）以流行病學的方式證實了行爲學對於健康也會帶來重要的影響。隨後在 1970 年代，芬蘭北卡瑞利亞計畫（North Karelia Project）和美國史丹佛大學三社區研究（Stanford Three-Community Study）開始了以改變生活型態爲介入措施的心血管疾病預防計畫，是社區介入的先驅，並獲得了不錯的成效。這也讓 1980 年前後，美國國家心肺與血液研究所（National Heart, Lung, and Blood Institute, NHLBI）資助多個心血管疾病預防爲主的社區介入計畫。然而後續介入效果不彰，在行爲改變與降低疾病風險和對照社區相比並無顯著差異，又或者在介入結束幾年原本存在的效果也消失，甚至有介入後危險因子提升的情形發生。

社區介入研究效果不彰有很多可能的原因，包含方法學上的限制、社會變遷、過高的預期改變量、介入程度限制、以及所運用的理論適用性不足等。首先，在方法學上的限制，社區介入研究由於社會、經濟、政治等因素，較難以隨機分派的方式進行研究。因此，社區介入研究多數屬於「準實驗設計」。在這樣的研究架構背景下，介入成果可能受到選擇性偏差的干擾。另外，由於研究樣本單位以社區計數，樣本數小，而各個社區內異質性，造成難以達到統計上顯著意義。

其次，在介入期間的 1970 至 1980 年代，歐美整體社會風氣在飲食、生活行爲上均有改變的趨勢；這樣的社會變遷也間接影響對照社區，縮小了與介入社區的差異。譬如在明尼蘇達心臟健康計畫（Minnesota Heart Health Program）前期所看到的介入差異，在計畫結束時就消失了。而另一個史丹佛五城市計畫（Stanford Five-City Project）則在心血管疾病風險認知提升、戒菸比例提高、以及身體質量指數增加等方面，所有社區都有一樣的趨勢。

再者，介入程度也可能受到限制，包含介入時間的長短、計畫適配度不足、以及社區滲透程度低。例如美國國家心肺與血液研究所資助的計畫，平均時程約爲 5 至 7 年，而其他短期計畫僅爲期 2 至 3 年。不夠長的介入時間，可能導致計畫結束後短短幾年內，原本存在的健康行爲差異未能被延續。而社區內部組成的異質性，也使得執行統一標準流程的多項預防計畫，無法確實將介入訊息傳遞到社區內各個分群。譬如，美國南卡羅萊納心臟計畫（South Carolina Heart to Heart

Project）曾被質疑，計畫內容未配合佔目標族群達 35% 的非裔美國人發展防治措施，並且與社區興趣及喜好相左。另外，多數介入計畫採用以關注個人層面變化的行爲心理學爲基礎的特定理論與措施，而忽略了環境與政策等因素所帶來的影響。因此，面對個人至族群層級的複雜性，須藉由多種介入模式而無法建立統一的理論模型。

最後一項影響因素，在於計畫與社區之間目標可能不同，發展優先順序也可能不一，終將導致兩者建立合作與信任上的困難度。當外在機構或公部門掌握資源並主導議題方向，而志願屬性的社區參與以及不同族群間的利益衝突，會使得原先就具有挑戰的健康促進任務更爲艱困，變得難以發展和維持。

相對於慢性病、心血管疾病等介入計畫，愛滋病防治計畫卻有不一樣的成果。1990 年代，美國疾病管制與預防中心（The Centers for Disease Control and Prevention, CDC）將愛滋病防治納入社區介入計畫，反而突破了前面所述的種種限制，獲得了不錯的介入成效。數個社區在安全性行爲及用藥行爲上改變的成功，顯示社區介入仍然有提升群體健康的潛力。Cheryl 指出愛滋病防治計畫的成功，代表將大量社區納入介入試驗以增加樣本數，以及將社會規範修訂作爲改變個人行爲手段，均應作爲社區介入的關鍵因素。同時，愛滋病本身風險的性質和程度以及異質性較小的目標族群也是愛滋病防治計畫與其他社區介入所不同的地方。對照社區在社會變遷的過程中也有健康行爲改變，間接證實了大規模族群健康行爲的改善是可行的，但這源自於社會長久以來努力的成果。當在設計以社區爲基礎的研究設計時，不應高估介入結果的改變量，因爲在評估社區介入此種大範圍的健康行爲結果時，小的改變量在公共衛生上亦可能是有益處的。因此爲了更好瞭解社區介入研究對於公共衛生規模大小與時間長短的影響，則仰賴於訂定合適的評估指標。並進一步分析是否因社區內特定類型的結果、層級與人口分布的整合程度訂定不同的效果量。

最後，即便社區介入困難重重，但面對重大公共健康議題時，社區介入仍占有諸多優勢，包括觸及大規模群體與改變社會環境，並富有影響健康相關規範、健康價值觀和衛生政策的潛力。而社區介入在眞實環境中實施的特性，使其結果能夠良好提供公共衛生決策者訂定相關健康促進與預防計畫的可行性與有效性。

三、臨床隨機對照研究

目前的藥物上市與監管都離不開臨床試驗，根據階段的不同區分為第一期至第四期臨床試驗。第一期臨床試驗又稱人體藥理研究，通常會找數名到十數名健康志願者參與，主要是瞭解藥物的安全劑量。第二期臨床試驗則是進行治療效果探索，一般是找數十人藥物適應症目標族群，通常會將受試者分成數組接受不同劑量的藥物治療，進一步監測更罕見的藥物副作用及探索治療劑量，作為第三期臨床試驗的參考。到了第三期臨床試驗，通常要進行大規模的隨機對照研究（randomized controlled trial, RCT），透過嚴格的實驗設計進行實驗以確保藥物上市後的安全性，可說是上市前最重要的**療效及安全性**依據，也是本節重點闡述的部分。第四期臨床試驗其實是指藥品上市後的追蹤，通常是透過回溯性世代研究分析，監測該藥物是否有更罕見的副作用或是不良反應。

第一至四期臨床試驗的名稱，是描述所有藥品開發階段的共通語言；但某些狀況下，期別的分類或定義並不一定遵循上個段落所敘述的規則。一般來說，藥品上市前的臨床試驗並不是執行完前期試驗，就必然會推進到後期階段，或是一、二、三期各完成一個臨床試驗，就必然可以滿足上市前的法規實證要求。開發者可能會在執行期間，參考產品開發的藍圖和來自前期試驗取得的數據資訊，同步在不同的族群再執行數個第一期和／或第二期試驗，和一個以上的第三期療效確認試驗，使開發者得採用最穩健、最適使用族群的療效安全性數據申請查驗登記。當臨床試驗按照上述順序進行時，藥品的標準開發必將會是一個漫長的流程。因此，若實務上遭遇需要加速開發新藥品的情境，必然需要更有彈性的臨床試驗設計方式。例如在突發公共衛生事件中快速開發藥品，可能需要在符合各期別試驗的目標的情境下，通過壓縮和重疊這些試驗期別，來加速第一、二、三期臨床試驗之間的過渡期間。這種設計稱作無縫設計（seamless design）；當滿足某些加速條件時，可以將一、二期試驗結合為第一 / 二期，或二、三期試驗結合為第二 / 三期，且三期試驗可能在第一 / 二期執行期間，就開始收案執行。甚至也有一邊執行、一邊依據最新數據更計畫書的第一 / 二 / 三期試驗。許多緊急授權的 COVID-19 疫苗，就是採用這種方式縮短上市前開發的時間，同時也模糊了臨床期別的分類。其次，使用替代療效指標（surrogate endpoint）來設計樞紐療效試驗，也是縮短藥品研發時程的一個方式。舉例來說，在開發新疫苗時，執行的一期人體藥理試驗、二期療效探索試驗，至三期療效確認試驗，試驗目標明顯都不同，但是在滿足某些科學合理性時，採用的試驗指標可以都採用同一項評估抗體的替代療效指標。像季節性流感疫苗就慣以抗血球凝集素抗體（Anti-Hemagglutinin / HA Antibody）作爲早期評估劑量合理性的指標，同時也是確認臨床有效性的替代療效指標，如此一來可以大幅減少上市前試驗所需的時間及規模。也就是說，新疫苗產品上市前的第三期臨床試驗，確實可以是個僅評估免疫原性（抗體）的臨床試驗，但是與大部分民眾對傳統上第三期療效試驗的認知並不相同，也擴大解釋了第三期臨床試驗。事實上，爲了更好的闡述適用性、設計方式及法規核准的考量，2017 年世界衛生組織發表現行版本的疫苗臨床評估指引中，就已經沒有強調以第一、二、三、四期這些名稱來歸類疫苗的臨床試驗，而是改以早期試驗（preliminary trials）及樞紐試驗（pivotal trials），以及上述兩項分類分別適用免疫原性試驗（immunogenicity trials）及療效 / 效益試驗（efficacy and effectiveness trials）的情境來分述討論，來滿足開發者在新疫苗研發上的實務需求。

最常見的隨機對照研究是出現在第三期臨床試驗中，這是因爲第三期臨床試驗是藥品上市的最後一關，因此選擇了最嚴格的實驗設計標準，但這種設計概念並不僅限於藥物研究，在其他需要最高證據等級的情形下也會選擇這種實驗設計進行研究。它主要是探討對某種介入措施效果的檢測手段，最重要的特徵就是對受試者進行隨機分派，對不同組實施不同的介入措施，在這樣的前提下由於隨機分派的效果會讓研究中的各組別在個人特徵上達到均質性，從而在研究樣本充足的前提下可以抵消各種已知和未知的干擾因子，這也是在實證醫學中具有證據等級的單一研究。臨床上的隨機對照研究通常是將新療法與現有的照護流程或安慰劑進行比較，並將其區分爲實驗組和對照組。在理想的狀況下要保持分組的盲性，讓受試者無法得知他到底是接受哪一種治療方式，以避免潛在的干擾因子。這種盲性依據施行的對象分爲單盲與雙盲，單盲試驗主要是針對受試者，而雙盲試驗中除了受試者之外，研究人員也無法得知實際的分組資訊，所有隨機分派資訊及後續分析都交給第三方保管，使研究結果更具科學性。因此在理想情況下需要盡可能保證研究人員、技術人員、數據分析師和評估人員無從得知分組狀況以進行雙盲試驗。

隨機對照研究依照研究設計共可以分成 4 個大類別 [7]：（1）平行設計（parallel-group）－每個參與者僅被分配到一個組別中，同個組別中的所有參與者都接受（或不接受）介入；（2）交叉設計（crossover）－參與者依照都以隨機的順序接受（或不接受）介入；（3）集群設計（cluster）－以集群爲隨機分派的單位將受試者隨機分組，如使用機構、社區等方式分派接受（或不接受）介入；（4）多因子設計（factorial）－每個參與者被隨機分派到一個接受特定介入或非介入組合的組別，如第一組接受 X 也接受 Y、第二組接受 X 不接受 Y、第三組接受 Y 不接受 X、第四組不接受 X 也不接受 Y 。另外也依據實驗的結果，分成：（1）優越性試驗－比較實驗組是否較對照組較有效；（2）等效性試驗－瞭解實驗組是否與對照組效果相同；（3）不劣性試驗－瞭解介入組是否不比對照組來的差。需要注意的是，在隨機分派實驗開始前通常會進行完整的樣本估計程序，並且僅在實驗完全結束時進行分析（期末分析）；少數試驗會在實驗進行中額外進行一次分析（期中分析），而爲了避免多重檢定（multiple test）所造成的膨脹的型一錯誤問題，這種有進行額外分析的實驗會修正它的顯著水準，如將期中與期末分析的顯著水準設爲 0.025 以保證整體試驗的顯著水準爲 0.05。

隨機對照研究與眞實世界情形有兩個主要的差異，那就是不依從性和結果缺失。這個問題的一個潛在解決方案是一種稱爲治療意向分析法（intention-to-treat），治療意向分析法納入根據預先隨機分配的每個受試者 [8] 。它忽略隨機化後發生的任何事情所造成的資料缺失。相較於傳統的根據治療分析（as-treated analysis），這是根據病人最終接受的治療分組且納入分析，這較容易出現干擾因子影響分析（與是否配合治療有關）；較符合計畫書分析（per-protocol analysis）則可能降低選擇性偏差的可能性，因爲研究結論無法推廣到不符收納條件、分析條件、未完成療程等病人 [9] 。使用治療意向分析通常較一般的隨機臨床對照研究得出較保守的結果，但卻更接近眞實世界的效果。舉例來說若我們想要比較 COVID-19 疫苗在眞實世界的效果，那在隨機對照研究的設計是在最開始的時候就納入一整個社區並預先做好隨機分派，而被分派到有打疫苗的組別我們也不強迫他來接受疫苗，但來的時候就是打眞的疫苗，而另外一組同樣也不強迫他們來接受安慰劑。在分析的時候，我們如果直接比較預先隨機分派時的兩個組別罹患 COVID-19 的比例差異，那這樣就是符合治療意向分析法的概念，反之如果我們僅納入有施打疫苗或安慰劑的病人進行分析，那就不符合治療意向分析法。

與臨床診斷效能試驗類似，監管機關通常在新藥上市時會要求執行臨床隨機對照研究，同樣的也必須在執行前就完成樣本數的估算。由於藥物通常是在仿單上宣稱療效，因此在樣本數估計時通常是使用相對危險性（relative risk）作爲指標，舉例來說有一個新藥 A ，希望其在肺癌的 1 年死亡率相較無用藥較佳，可以寫出虛無假設（H0）爲「relative risk＝1」，與之對應的對立假設（H1）爲「relative risk ≠ 1」，這時候通常要先調查在無用藥的狀況下肺癌的 1 年死亡率，如調查後發現肺癌的 1 年死亡率爲 10% ，並且初步實驗證據發現新藥 A 的組別死亡率應可爲 9% ，則可以在顯著水準爲 0.05，檢力爲 80% 的前提下依據下列公式計算出所需樣本數：

$$n_0 \geq \frac{\left[Z_{1-\alpha/2}\sqrt{(r+1)p_0(1-p_0)} + Z_{1-\beta}\sqrt{rp_0(1-p_0)+p_1(1-p_1)}\right]^2}{r(p_1-p_0)^2}$$

$$n_1 = rn_0$$

其中對照組與實驗組通常都設計爲 1：1，所以 $r = 1$，而 $Z_{1-\alpha/2} = 1.96$（雙尾），$Z_{1-\beta} = 0.79$（單尾），$p_0 = 0.1$（對照組的發生率），$p_1 = 0.09$（實驗組的發生率），則可以根據公式計算出與對照組（n_0）需要 13,436 人，而實驗組（n_1）也需要 13,436 人。

四、統合分析與網路統合分析

由於醫學研究的演進及加速，針對特定的臨床醫學問題，相關研究論文如雨後春筍般出現，因此很難以一一去理解個別論文的結果，且不同的研究論文間亦可能存在不一致的結果，因此統合分析（meta-analysis）應運而生，將相同臨床問題的文獻進行系統性的評估及進行統計分析並計算最後合併結果。統合分析是針對相同主題以系統性結合所有相關文獻結果並給予量化結論，因此統合分析也被定義爲「分析的分析」(the analysis of analyses)，施行統合分析的過程會在正式研究前制定研究的流程（Protocol），明確規定列入條件（inclusion）和排除條件(exclusion)，以收納同質性較高的文獻，然後至相關資料庫施行文獻搜尋，接著進行嚴謹的系統性文獻回顧，然後再將個別研究論文的效果（effect）分析合併，得出最後結論。

系統回顧和統合分析被廣泛地用來評估不同治療方法的效益或傷害。網絡統合分析是統合分析最近的一個新的重要發展。它利用貝氏統計模型框架，同時比較多種治療方法的優劣。網絡統合分析比傳統的統合分析，更接近臨床工作者決定治療計畫的情境。但網絡統合分析仍有幾個重要議題，目前尚未有普遍的共識：例如網絡中直接與間接證據之間不一致性的判定；異質性的估計；如何使用傳統頻率學派的統計方法和軟體進行分析；以及究竟網絡統合分析所得出的結果的預測力如何等。

第三節　測量指標

一、準確度指標的統計

（一）敏感度、特異度、陽性預測值、陰性預測值、平衡精確度、F-measure

在一個族群中，某些人有某一「疾病」，分類出有病和沒病的方式為「診斷」，但在分類時將某些健康者歸類為病人稱為假陽性（false positive, FP），誤將某些病人歸類為健康者稱為假陰性（false negative, FN）。為了量化這些錯誤的程度，有一系列基於混淆矩陣的指標可以應用，混淆矩陣的基本結構如表 10-1 所示：

表 10-1：混淆矩陣

診斷結果	在某族群中疾病真正的罹病情形	
	有病	無病
陽（+）	檢測結果為陽性，且真的有生病（真陽性；TP）	檢測結果為陽性，但其實沒有生病（偽陽性；FP）
陰（-）	檢測結果為陰性，但其實有生病（偽陰性；FN）	檢測結果為陰性，且真的沒有生病（真陰性；TN）

根據混淆矩陣，我們將能計算出下列幾個指標：

1. 敏感度（sensitivity），有時又被稱作召回率（recall）

$$Sensitivity = \frac{\text{病人被檢測陽性的人數}}{\text{所有病人數}} = \frac{TP}{TP + FN}$$

2. 特異度（specificity, false positive rate, FPR）

$$Specificity = \frac{\text{健康者被檢測陰性的人數}}{\text{所有健康人數}} = \frac{TN}{FP + TN}$$

3. 陽性預測值（positive predictive value, PPV），有時又被稱作精確度（precision）

$$PPV = \frac{\text{檢測為陽性且生病的人數}}{\text{檢測結果陽性的人數}} = \frac{TP}{TP + FP}$$

4. 陰性預測值（negative predictive value, NPV）

$$NPV = \frac{\text{檢測為陰性且健康的人數}}{\text{檢測結果陰性的人數}} = \frac{TN}{FN + TN}$$

5. 平衡精確度（balanced accuracy）

$$Balanced\ accuracy = \frac{Sensitivity + Specificity}{2}$$

6. F-measure

$$F - measure = 2 * \frac{1}{\frac{1}{PPV} + \frac{1}{Sensitivity}}$$

（二）ROC 曲線與 C 指數

上述基於混淆矩陣的統計指標，最大的問題有兩個。第一，是無法直接應用於連續變項。由於很多診斷工具經常會提供一個連續數值，因此必須要先決定一個切點；但當切點變化時，所有的指標又會有一些變化。基於這樣的問題，研究人員提出了 ROC 曲線分析，其定義是在各種「決策門檻」下，比較「敏感度」與「特異度」間的變化。

ROC 曲線的作法是以特異度為 X 軸，而敏感度為 Y 軸。在各種門檻下，計算對應的眞陽率及僞陽率，作爲樣本點。再將所有樣本點連成一線，即成爲 ROC 曲線（圖 10-2）。因此，曲線越接近上方，表示敏感度越高，即判斷正確的比率越高。換句話說，ROC 曲線下方覆蓋的面積（area under the ROC curve, AUC）越大，表示預測率越好。

第二，混淆矩陣的另外一個問題，就是無法應用於存活分析之中。爲了解決這個問題，研究人員另外提出了一致性指數（index of concordance），又稱爲 C 指數（C statistics），可用於判斷各種模型鑑別組別之能力的指標。用在 logistic（二分類）迴歸模型分中，C 指數代表預測結果與實際結果一致的比例，類似 AUC。

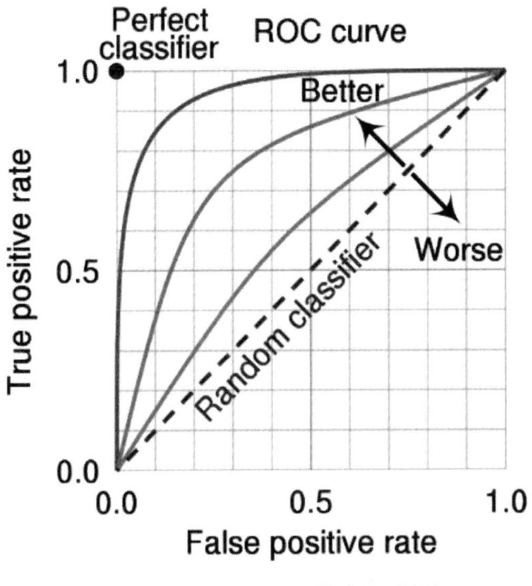

圖 10-2：ROC 曲線示意圖

（三）Kappa 統計量、相關係數與一致性相關係數

1. Kappa 統計量

這個指標常用來測量兩人或兩種測量工具之間測量的一致性，適用的項目爲類別變項，是在評估不同檢驗或診斷方法是否有一致性時，常用的方法。若是在分類問題中，則是評估模型預測結果和實際分類結果是否一致。一般認爲 Kappa<0.4 代表一致性不佳，0.4<Kappa<0.6 代表一致性普通，0.6<Kappa<0.8 代表一致性好，若是 Kappa ≥ 0.8 則是代表一致性相當好。

2. 相關係數（correlation coefficient）

用來表示變項間關係的方向和強度的量化數値。相關係數的數値，從 −1 到 1；正或負代表關係的方向，數値本身則代表關係的強度，數値愈大表示關係程度愈高。相關係數爲 1 的時候，表示相關程度最高。相關係數爲 1 表示變項間爲正向關係，相關係數爲 −1 則表示變項間爲負向關係。當相關係數爲 0 的時候，代表變項間不存在關係。

3. 一致性相關係數（concordance correlation coefficient）

針對連續型資料，用來估計兩種判讀方法或儀器的一致性的指標。此一致性相關係數有兩優點，一是可以評估每一筆判讀資料離所配適的迴歸線多遠，即代表精確度（precision），另一個爲評估所配適的迴歸線離經原點的 45 度線多遠，即代表準確度（accuracy）。

二、基於個數的統計

對於一般的實驗性研究而言，我們會使用暴露結果矩陣，來描述暴露與結果的關係。根據不同的研究設計，我們會使用對應的指標。暴露結果矩陣的基本結構，就如表 10-2 所示：

表 10-2：暴露結果矩陣

過去暴露的情況	組別		
	病例組	對照組	總計
暴露組（實驗組）	a	b	a + b
非暴露組（對照組）	c	d	c + d
總計	a + c	b + d	a + b + c + d

根據暴露結果矩陣，我們將能計算出下列幾個指標：

（一）相對危險性（relative risk、risk ratio）

相對危險性主要用於隨機試驗（random experiment）或世代研究（cohort studies）。在世代研究中，用於探討疾病病因，即有危險因子（暴露）的人相較於具危險因子（非暴露）者的罹病風險。在隨機試驗中，用於探討介入的效果。如實驗（介入）組相對於對照不良事件的風險。實驗（病例）組事件發生率（experimental event rate, EER）與對照組事件發生率（control event rate, CER）之比值 $\frac{\text{EER}}{\text{CER}}$。

$$EER = \frac{a}{a+b}, CER = \frac{c}{c+d}$$

$$RR = \frac{\text{暴露組的疾病危險性}}{\text{非暴露組的疾病危險性}} = \frac{\text{實驗組發生機率}}{\text{對照組發生機率}} = \frac{\text{EER}}{\text{CER}} = \frac{\frac{a}{a+b}}{\frac{c}{c+d}}$$

（二）勝算比（odds ratio）

勝算比通常用於病例對照研究結果的說明。Odds 爲發生事件人數與未發生事件人數的比值。而 Odds ratio 為病例組發生事件的 Odds 與對照組中發生事件的 odds 的比值。當此事件發生之可能性極低時（如罕病），則 OR 幾近於 RR。病例組中發生事件的勝算 $=\frac{a}{c}$，對照組中發生事件的勝算 $=\frac{b}{d}$。

$$OR = \frac{\text{實驗組中發生事件的勝算性}}{\text{對照組中發生事件的勝算}} = \frac{\frac{a}{c}}{\frac{b}{d}} = \frac{ad}{bc}$$

（三）風險差異（risk difference）

風險差異為暴露組事件（outcome）風險與對照組事件（outcome）風險之差，主要一樣用在臨床研究之中。

$$Risk\ difference = \text{暴露組事件風險} - \text{對照組事件風險} = \frac{a}{a+b} - \frac{c}{c+d}$$

（四）可歸因危險性（attributable risk）

有多少百分比疾病的發生率可歸因於是有某個特定的暴露所造成。例如罹患肺癌的人，有 30% 是由抽菸所引起，因此如果讓吸菸者戒菸，便可減少或避免 30% 因吸菸而罹癌的機率。I_e 是在一個族群中一個疾病的發生率，指一個族群中具有某一種特定暴露的個體發生疾病的整體危險大小。每個人都具有基本的生病條件，如年齡、性別、種族等所造成的基礎發生率（I_o）。可歸因危險性是全部因素（I_e）扣掉基礎因素後的疾病發生率大小：

$$Attributable\ risk = I_e - I_o$$

（五）可歸因分率（attributable proportion）

可歸因分率主要用於釐清在該團體的疾病發生率中哪些部分（百分比）是真正與接觸、暴露於特定因素有關。即探討的因素對於疾病的發生在全部因素對疾病所貢獻的發生率中所占的比例（病因貢獻度）。

$$Attributable\ proportion\ (\%) = \frac{I_e - I_o}{I_e} * 100$$

（六）益一需治數（number needed to treat）

益一需治數爲減少一個不良結果所需治療的人數，數值越低，表示療效越大。但是到底此值多少，才能顯示此治療之療效可以接受，則必須估算益一需治數，不同疾病有不同的益一需治數。

$$EER = \frac{a}{a+b}, CER = \frac{c}{c+d}, AAR = CER - EER$$

$$NNT = \frac{1}{AAR}$$

三、基於人年的統計

對於每個研究個案追蹤時間不同的研究而言，我們會使用基於人年的統計工具來進行分析，與基於個數的統計類似只是在分母的部分改爲人年，其能夠計算的指標如下：

（一）發生率比（incidence rate ratio）

$$IRR = \frac{\text{暴露組的發生率}}{\text{非暴露組的發生率}} = \frac{R_1}{R_0}$$

（二）發生率差異（incidence rate difference）

暴露組和非暴露組疾病發生率（發生密度）的差值：

$$IRD = \text{暴露組的發生率} - \text{非暴露組的發生率} = R_1 - R_0$$

四、基於數值的統計

對於部分研究結果並非爲事件的研究而言，基於數值的統計能夠協助我們定量研究結果，其能夠計算的指標如下：

（一）平均差異（mean difference）

實驗組平均數與對照組平均數的差值。

(二) 標準化平均差異（standardized mean difference）

實驗組平均數與對照組平均數的差值除以平均標準差，可以消除「單位」的影響，使不同單位的平均差可以被合併。

第四節　常見偏差及謬誤

一、臨床診斷效能試驗

診斷準確性的證據有助於在臨床中正確使用診斷工具。工具準確性的錯誤可能會導致嚴重的診斷錯誤，這可能會影響治療決策和患者結果。儘管這樣的試驗通常表達成簡單的 2×2 交叉表並僅僅計算敏感度與特異度，但仍然有非常多潛在的偏差可能存在於這類研究中，下列是兩個臨床診斷效能試驗中最常見的偏差 [10]：

(一) 過擬合偏差（overfitting bias）

許多臨床診斷效能試驗同時會包含診斷工具的開發，舉例來說可能會先製造一個試劑或模型，接著同時驗證這個試劑或模型的準確度。然而在眞實世界中的應用，我們不可能根據之後資料再次微調該試劑或模型，因此爲了避免高估該診斷工具的準確度，我們必須準備一個完全獨立的樣本進行一次最終測試，以避免研究所呈現的準確度無法在未來應用中被證實。舉例來說，我們使用 D-dimer 用來檢測肺栓塞的病人，在研究族群中我們發現使用 1.73 mg/L 作爲切點時可以取得最高的敏感度及特異度，分別是 90% 與 85%，我們不能直接以這個敏感度與特異度作爲最終結果，必須額外使用一個全新的樣本驗證使用 1.73 mg/L 作爲切點時的敏感度與特異度（這個全新的樣本通常被稱做測試集）。這樣做的原因非常明顯，主要是最開始所找到的切點可能是在非常多個候選切點中找到的，而 1.73 mg/L 是在開發階段所找到的最佳切點，而未來的臨床實務上我們不可能再次根據資料調整切點，因此我們必須最終再模擬實際的臨床場景一次，以獲得眞實的敏感度與特異度。除此之外，現在有許多人工智慧模型的研究也會使用資料進行模型的訓練，而這個用於訓練的樣本（訓練集）的準確度當然是會被嚴重的高估，也不適合用來找尋最佳切點，因此當我們再加上必須要有一個用於決定切點的資料集後（驗證集），一個人工智慧研究通常會包含 3 個獨立的資料集，從而提供一個更貼近未來臨床應用時的眞實準確度結果 [11]。

（二）驗證偏差（verification bias）

這項偏差廣泛的存在於各類研究中，但在臨床診斷效能試驗中影響最大。主要的原因是大部分的驗證偏差對實驗組及對照組都是對稱的，舉例來說實驗組有 10% 的病人被漏失診斷，對照組同樣也有 10% 的病人被漏失診斷，則實驗組的疾病發生率與對照組疾病發生率的率比仍然會保持恆定，因此對研究結果的影響較小。然而對於臨床診斷效能試驗而言，這項偏差就是致命的偏差，因爲臨床診斷效能試驗本身就是希望能夠報告出診斷工具的準確度。

如同前面章節所述，臨床診斷效能試驗本身希望能以臨床上的黃金標準作爲區分病例及對照兩個組別，然而現實中黃金標準的取得不易，如脂肪肝的黃金標準是肝臟穿刺，但患者通常不願意第一時間接受穿刺取樣。因此，在臨床實踐中，經常是先進行一個初步診斷測試，如先接受超音波掃描；當初步結果爲陰性時，患者就不會接受進一步的黃金標準診斷。因此，大部分研究設計中的病例組，可能都是確定甚至是過度符合的，也就是可能都會是有更嚴重的疾病嚴重程度，但對照組卻可能有一小部分的病例混雜在內。也因此在大多數情況下，驗證偏差引入會導致高估診斷工具的敏感度但低估診斷工具的特異度 [12]。

二、社區介入研究

社區介入研究雖然是實驗流行病學設計，但比起其他研究種類通常會有非常長的時間尺度，以及缺乏合適對照組的兩個問題。因此，在進行社區介入研究時，需要仔細評估下面兩個潛在偏差所帶來的風險 [13]：

（一）不恰當的對照（inappropriate control）

社區介入研究通常缺乏良好的對照組，這個問題將導致介入組與對照組缺乏可比較性，舉例來說我們想要探討施打 COVID-19 疫苗前比上施打 COVID-19 疫苗後，這個全國性的介入是否能降低國民罹患 COVID-19 的風險。我們可能會發現美國在 COVID-19 疫苗覆蓋率增加後反而有較高的 COVID-19 新增個案，這個原因是因爲介入組與對照組兩個時間段可能根本就是流行不同亞型的 SARS-COV2

病毒，而他們的傳染力完全不同，並且人們的生活習慣也可能有所不同，也因此社區介入研究對疾病的眞實效果是需要被謹愼解釋的。另外的例子是假設我們現在開始進行飲用水加氟的社區介入，我們也許能夠觀察到介入後社區中的齲齒比例確實有下降，但卻很難確定同個時間是否有其他變化，即便我們使用不同社區作爲對照組也非常難做出完美的控制。

（二）時代效應改變（secular trend change）

即使社區介入研究在有良好對照組的前提下，由於時間跨度過大我們還會面臨到其他問題，舉例來說美國佛萊明罕研究試圖透過一些介入降低心血管疾病的發生率，當他們想要探討介入實施後 30 年的效果時，他們發現這 30 年間由於其他預防觀念的進步，導致年齡標準化發生率不斷的下降，因此這 30 年間介入的效果是不同的，有逐年下降的趨勢。因此在整體分析時可能會低估該介入措施的效果，而研究所提出的效果卻反而會高估在未來應用時能得到的好處。時代效應是任何研究都會遇到的問題，只是因爲社區介入研究通常具有極長的時間跨度導致它被突顯出來。

儘管社區介入研究相較於控制良好的臨床隨機對照試驗有許多缺點，但它的眞實性卻是非常高的，也許我們很難用社區介入研究來回答該介入對疾病的眞實效果，但疾病發生率降低或是其他好處卻是眞實發生的，因此社區介入研究的重點在於闡述描述性的趨勢變化。

三、臨床隨機對照試驗

臨床隨機對照試驗雖然已經是證據等級最高的研究種類，並且可以避免干擾偏差（confounding bias）的影響，儘管這是最重要的偏差，但仍然要注意他無法避免選擇性偏差（selection bias）與資訊偏差（information bias）。舉例來說，我們的樣本對未來的應用族群不見得具有代表性，或者是收集資料的方式仍然可能有錯誤，除了上述與其他研究共享的偏差存在之外，我們仍然需要小心下面幾個在臨床隨機對照試驗中專有的偏差 [14]：

（一）安慰劑效應（placebo effect）

安慰劑效應指病人雖然獲得無效的介入，但卻「認爲」或「相信」治療有效，而讓病患症狀得到舒緩的現象。安慰劑可以影響患者對自己病情的看法，但對疾病本身沒有影響。安慰劑效應不但強調了對照組在實驗中的重要性，也提醒研究者在執行臨床隨機對照試驗中必須在對照組中設計適當的程序，以避免實驗組相較於對照組的患者有更好的理由相信在其身上的介入有效。爲此，比較好的方式是使用盲性設計來解決這個問題，如在 COVID-19 的疫苗試驗中，受試者無從得知他注射的是眞的疫苗或是安慰劑，從而避免安慰劑效應造成的偏差。同樣爲了更進一步避免資訊洩漏的風險，這樣盲性的設計也可以擴展到研究人員，如幫忙施打疫苗或安慰劑的護理師，以及資料的分析人員等，這也是所謂的雙盲或三盲試驗。

（二）隨機化不足（insufficient randomization）

隨機分派的方式也是臨床隨機對照試驗主要的偏差來源，最理想的狀況之下是生成隨機序列並嚴格按照隨機序列的順序分配介入組及對照組，但有的時候這可能相當的困難，舉例來說在 COVID-19 的疫苗試驗中，疫苗與安慰劑可能是以「一批」的方式送到醫院內，這樣暗示著整批受試者可能都會被分派到同樣的組別；除此之外有時候介入是需要研究人員協助或是以機構爲基礎的，那這樣的分派可能就會使用集群設計的隨機分派方法。這種以集群方式設計隨機分派的過程很可能會造成隨機化的不足，舉例來說如果某個實驗將東病房及西病房，一組隨機分派爲介入組而另一組則隨機分派爲對照組，這樣即使最開始不指定哪個病房被安排在介入組，但我們就很難透過隨機化的方式將介入組與實驗組的個人特徵均質化。解決的方法就是盡可能增加集群數量，而最理想的狀況就是將集群人數降至 1 人，也就會成爲簡單隨機分派，這樣就能有效避免這一個偏差的產生。

（三）結果選擇偏差（outcome choice bias）

由於臨床隨機對照試驗較爲昂貴且必然是前瞻性設計，因此有時臨床隨機對照試驗僅評估易於衡量的結果，而不是最重要的追蹤事件。舉例來說，我們想要探討低膽固醇飲食是否對心血管疾病有保護作用，爲了避免追蹤時間過長，我們就探討 6 個月後的膽固醇是否有下降，這樣的情況膽固醇的下降可以稱做心血管疾病的代理終點，而代理終點將會導致研究的結果不見得可信。在這樣的狀況之下，一個追蹤 20 年的大型世代研究說明低膽固醇飲食對心血管疾病無保護作用，另一個臨床隨機對照試驗追蹤 6 個月說：低膽固醇飲食因爲能有效降低膽固醇所以對心血管疾病無保護作用，大型世代研究所提供的證據等級不見得比使用代理終點的臨床隨機對照試驗來的差。

四、統合分析

在統合分析中，針對合併後的總效果量（pooling effect size）去加以解釋說明該研究主題的統整結果；然而，由於收集及統整文獻的過程會有出現差而導致結果並不可信。需注意出版偏差（publication bias）、選擇偏差（selection bias）、資料可用性偏差（data availability bias）等三個問題 [15]：

（一）出版偏差

所謂的出版差即為在大多數狀況下，研究人員總會傾向將有正向效果的文章發表，而負向效果的文章則不加以發表；就另一方面而言，或是期刊的編輯也傾向接受有正向效果的文章，而造成具負向效果或無明顯效果的文章不易為人所知；這就形成了在收集文獻時，某些應存在的研究結果不易被發現。為了減少發表偏差的產生，廣泛的搜尋通常包括經同儕審查發表之期刊論文以外的相關文獻，包括研討會論文、臨床試驗研究登錄庫、碩博士論文、政府文件，或其他形式之研究報告及文件。

（二）資料可用性偏差

如果某些研究的個體參與者數據不可用，並且這些數據的不可用與研究結果相關，則可能會出現數據可用性偏差。這種情況會導致一組可用的研究不能反映整個證據基礎。可用性偏差的影響很難預測。如果研究結果是不顯著或臨床上是不重要的，研究人員有可能破壞或丟失他們的個體參與者數據，這將使統合分析偏向於有利的治療效果。

（三）選擇偏差

如果審稿人故意從現有研究的一個子集中僅尋求個體參與者數據，並且該子集不能反映整個證據基礎，則可能會出現選擇偏差。當相關研究不是通過系統性評價選取而是通過個人聯繫取得，且這取得是基於個人特別關注的問題或來自於個人研究領域的朋友，在這種情況下進行研究選擇時會產生選擇性偏差。選擇偏差對給定統合分析的影響可能會有所不同，並且可能（直接或間接）受到選擇者對該主題的瞭解、個人的研究聯繫和現有合作以及個人對感興趣的研究問題的意見的影響。

第五節　實驗性流行病學經典研究範例導讀

一、臨床診斷效能試驗範例

（一）經直腸超音波導引攝護腺切片檢查與多參數 MRI 在前列腺癌的診斷比較 [16]

1. 研究背景

前列腺癌是一種嚴重的疾病，大約八分之一的男性在其一生中將被診斷出患有前列腺癌。早期的前列腺癌幾乎沒有症狀，當症狀出現時往往已是晚期，目前臨床上用來發現前列腺癌的作法，是檢測血液中的前列腺特異抗原（prostatic specific antigen, PSA）濃度和肛門指診，PSA 數值較高的男性得到前列腺癌的風險越高，需要加做直腸超音波引導前列腺切片檢查（transrectal ultrasound-guided prostate biopsy, TRUS biopsy），作爲前列腺癌的黃金診斷標準。但 TRUS 檢查會引起副作用，包括出血、疼痛及感染，進而提升敗血症及死亡的風險。而多參數磁共振成像檢查（multi-parametric magnetic resonance imaging, MP-MRI）能提供前列腺容積、組織細胞密度等特徵資訊，其高診斷準確度可檢測高風險疾病。

2. 研究目的

此研究的目的是評估 MP-MRI 是否能辨別男性是否罹患前列腺癌，並比較先進行 MP-MRI 成像檢查再進行 TRUS 切片檢查與單獨進行 TRUS 切片檢查之間兩組的準確度，預期可減少不必要之切片檢查，降低感染風險。

3. 研究方法

本研究爲多中心、配對世代研究（證據力等級：1b），自 2012 年 5 月至 2015 年 11 月招募 740 名男性，排除 164 人前列腺體積大於 100ml、MP-MRI 掃描結果不完整、退出等原因後，最終納入了 576 名疑似前列腺癌症患者。並安排接受 MP-MRI 成像檢查、TRUS 切片檢查及作爲參考測試的模板前列腺映射切片檢查（template prostate mapping biopsy, TPM-biopsy），若前列腺特異性抗原濃度高達 15 ng/mL 且未進行過切片檢查之患者，則先安排 MP-MRI 成像檢查，再進行 TRUS 切片檢查和 TPM 切片檢查。最終以 Gleason 評分≥ 4 + 3 或最大癌細胞核心長度大於 6 毫米作爲狹義診斷標準，比較前兩種診斷的準確度差異。

4. 研究結果

在 TPM 切片檢查中，576 名男性中有 408 名（71%）被檢測出前列腺癌，而其中有 230 名被診斷具有臨床意義之前列腺癌。MP-MRI 成像檢查的敏感度（93%）比 TRUS 切片檢查來得高（48%），達顯著差異（p<0.0001）。在檢測特異度方面，TRUS 切片檢查（96%）比 MP-MRI 成像檢查特異度來的高（41%），具統計顯著差異（p<0.0001）。在研究過程中，740 例患者中共有 44 例（5.9%）發生嚴重的不良感染事件，其中 8 例更發生敗血症。統計有 27% 的患者可透過 MP-MRI 成像檢查進行檢傷分類，避免不必要的初次侵入性切片檢查，降低感染的風險，並減少 5% 的臨床無意義癌症診斷。

5. 研究結論

與單純 TRUS 切片檢查的標準途徑相比，若先由 MP-MRI 成像檢查診斷爲陽性，再將其發現異物的部分進行 TRUS 切片檢查，檢測出臨床顯著癌症病例可增加 18%。因此，MP-MRI 成像檢查可以減少過度診斷，也可以減少出血、疼痛、感染、敗血症及死亡的風險，並提高臨床意義癌症的檢測。

（二）以人工智慧分析心電圖進行心肌梗塞診斷的準確度 [17]

1. 研究背景

急性心肌梗塞起因於冠狀動脈阻塞，造成局部心肌功能異常及缺氧壞死，進而導致休克或死亡等嚴重後果，是全球重大的公共衛生問題。而其中以 ST 段上升型心肌梗塞（ST elevation myocardial infarction, STEMI）及非 ST 段上升型心肌梗塞（non-ST elevation myocardial infarction, NSTEMI）最爲需要進行治療，前者屬於較嚴重的心肌梗塞類型，需立即啓動心導管小組並迅速打通病灶；後者則需依風險評估介入措施。儘管現有諸多急性心肌梗塞的診斷及處置理流程，可透過十二導程心電圖即時檢測心臟電氣活動，並提供醫師判讀與決策，但在急診第一時間錯誤診斷率仍高達 2% 至 30%，延遲及誤診皆不利患者預後。

2. 研究目的

近年來隨著深度學習演算法的崛起，本研究將透過大量心電圖進行運算，用以建構深度學習模型並識別疾病，期望能準確診斷 STEMI 與 NSTEMI。

3. 研究方法

本篇研究中納入 2012 年至 2018 年接受過急診冠狀動脈導管檢查之患者心電圖，由三位醫師綜合臨床數據判讀急性心肌梗塞種類，並區分病例組與對照組，在排除有過去病史、裝置心臟節律器等患者後，依照入院日期劃分 80% 訓練組及 20% 驗證組，運用深度卷及網路進行心電圖特徵提取、訓練及預測。分析階段首先模擬眞實世界心肌梗塞分布情形，由模型預測各心肌梗塞類型的機率；另外邀集五位心臟科醫師及一位急診住院醫師進行人機競賽，比較醫師、菲利浦心電圖機演算法與該模型心肌梗塞之判讀準確率。第二分析階段使用多變項迴歸整合臨床參數及深度學習模型，針對驗證組進行預測，評估是否能提升心肌梗塞預測效果，並以敏感度、特異度及曲線下面積衡量預測能力。

4. 研究結果

人機競賽中，深度學習模型預測 STEMI 準確度高達 0.976，敏感度及特異度分別爲 89.7%、94.6%，而醫師判讀之敏感度與特異度介於 60.5% 至 92.6%、菲利浦心電圖演算法則爲 76.0% 至 97.5%，顯示深度學習模型預測準確度較兩者佳；在預測 STEMI 的一致性分析中，深度學習模型在三組中同樣達到最佳的表現（kappa＝0.645）。此外，在驗證組中預測 STEMI 的結果中，深度學習模型表現比心肌鈣蛋白生化標記來的高（AUC＝0.997），納入模型及心肌鈣蛋白數值進行迴歸運算無法提升 STEMI 準確度；但在預測 NSTEMI 的結果，發現心肌鈣蛋白生化標記 NSTEMI 預測能力（AUC＝0.950）比深度學習模型來的高（AUC＝0.877），將兩者整合進行多變項迴歸後，NSTEMI 預測能力可以提升至（AUC＝0.978），表現有所提升。

5. 研究結論

深度學習技術在心臟醫學領域中蓬勃應用，良好的準確度更仰賴大量數據的運算處理及分析，該研究納入超過十萬筆心電圖資，建立急性心肌梗塞檢測的深度學習模型，能發掘心電圖中細微變化，且與心臟科醫師相比，STEMI 預測模型達到極佳的準確度，研究更驗證心肌鈣蛋白檢測 NSTEMI 的能力。於臨床應用上可輔助決策診斷及即時心肌梗塞提醒警示，減輕醫療能量負擔並降低錯誤診斷機率，未來可於救護車裝載心電圖檢測系統，及早進行心臟再灌流治療，並且對於偏遠地區，提供遠距醫療診斷的可行性。

二、社區介入研究

（一）使用 Apple Watch 在社區中篩檢心房顫動 [18]

1. 研究背景

心房顫動（artrial fibrillation）是臨床上最常見的一種心律不整的症狀，在美國影響大約 600 萬人，其中有三分之一的人有終身的風險，發生原因一般認爲是心房組織內有很多且很快速的不正常放電，導致心房無法正常的收縮且心跳數忽快忽慢而不規律，雖然患者短期內可能不會出現任何症狀，但當心房因爲長期不規則且快速跳動，導致血液無法快速流過，使得血液容易凝結，造成血栓形成。根據流行病學的調查發現，心房顫動的患者發生中風風險比正常人增加五倍，而且隨著年紀的增加，心房顫動發生的比率也會隨之增加。

2. 研究目的

近幾年來推出許多穿戴式裝置可以量測許多生理跡象，監測出各種數據，本篇研究目的是使用帶有光學心率傳感器的 Apple Watch，利用紅外線偵測佩戴者的心跳脈衝訊號，並用已開發出使用脈搏波數據檢測心房顫動和心房跳動的算法，在 Apple Watch 應用程式（app）中可以監測的脈搏率數據並自動計算，以識別提醒心房顫動的發作。

3. 研究方法

本篇研究由美國史丹佛大學進行，2017 年開始從美國 50 個州和哥倫比亞特區招募參與受試者，8 個月內就有 40 萬人參加，其中超過 65 歲的人有 2 萬 5 千人。這項研究由受試者在網路上下載一個免費 app，當受試者配戴 Apple Watch 時心跳速率會傳回軟體公司，如果心跳異常 5 次，軟體公司會主動通知受試者。結果顯示在 117 天的監測期間有 2,162 名約千分之五的受試者收到心跳不規則通知，其中超過 65 歲以上者則有 3% 的人心跳異常，在被通知心跳異常後，受試者可以回到軟體公司領取長時間檢測的心電圖監測貼片和 Apple Watch 做比對，但 2,162 人中只有 600 人回去領取心電圖監測貼片，最後只有 450 人繳回貼片比對。

4. 研究結果

在收到初始通知並繳回心電圖監測貼片的參與者中，84% 的人後續通知被證實爲心房顫動。在大於 65 歲的受試者中，3.2% 收到了通知，在收到通知的參與者中，心電圖監測貼片的心房顫動總檢出率爲 34%。40 歲以下參與者收到通知的百分比低（0.16%），而心電圖監測貼片在這一年齡組中的心房顫動檢出率也低於其他年齡組（18%）。研究結果證實 Apple Watch 偵測心房顫動的陽性預測值爲 0.71，則後續不規則脈搏通知的陽性預測值爲 0.84。

5. 研究結論

因心房顫動分爲突發性及陣發性，若是陣發性的心房顫動，當下可能沒有檢測到，但不見得病人就是沒問題，這個是所有心律不整檢測儀器的共同困境。這時候，Apple Watch 等貼身的穿戴式裝置便可以派上用場，在未來可以隨時監測生理數值，透過及早發現問題進行治療，達到最好的效果。

（二）以心電圖人工智慧輔助心肌梗塞診斷在急診介入的成效 [19]

1. 研究背景

急性冠心症（acute coronary syndrome, ACS）可利用心電圖（electrocardiogram, ECG）進行診斷，大致可以分爲 ST 段升高心肌梗塞（ST segment elevated myocardial infarction, STEMI）和非 ST 段升高心肌梗塞（Non ST-elevation myocardial infarction, NSTEMI），然而上述兩種病症是指急性心肌缺氧或梗塞，此類患者常常需要立即接受再灌注治療，將可能已完全阻塞的血管打通。目前 STEMI 的治療標準是冠狀動脈氣球擴張術，簡稱心導管（primary percutaneous coronary intervention, PPCI），如果心導管手術延遲將會導致死亡率、心肌再梗塞、腦中風、心力衰竭、再住院、門診就診風險大幅升高。Door-to-balloon（DtoB）時間被定義爲急診（emergency department, ED）和 PPCI 期間第一次氣球充氣之間的時間間隔，小於 90 分鐘是臨床照護品質的重要指標，DtoB 時間的任何延遲都會增加不良結果的風險，與較短的延遲（≤ 90 分鐘）相比，較長的 DtoB 時間延遲（>90 分鐘）與顯著較高的總體死亡率相關。現在 12 導心電圖人工智慧（artificial intelligence, AI）判別心臟病已經是專家級別的技術，利用深度學習發展 12 導心電圖檢測急性心肌梗塞（acute myocardial infarction, AMI）的模型已經被建立且具有相當高的準確率，但其實際的性能與臨床應用目前尚不清楚。

2. 研究目的

爲了驗證人工智慧輔助判讀系統在臨床上的眞正益處，本研究將建立以心電圖人工智慧輔助檢測 AMI 的人工智慧警示系統（artificial intelligence-based alarm strategy, AI-S），並評估它在眞實臨床場景中的準確度以及益處。

3. 研究方法

此研究在臺北三軍總醫院收納所有在急診就診並接受 12 導心電圖檢查的病患，並排除包括裝置心臟節律器的病患、在臨床上心電圖有檢查出心肌梗塞但未進行心導管的病患以及在急診死亡且未進行心導管的病患等。研究使用 2019 年 8 月至 2020 年 4 月期間 25,002 急診就診次數規劃 AI-S，並使用 2020 年 5 月至 2020 年 8 月 14,296 次的急診就診次數當作研究前瞻性的驗證組。人工智慧警示系統的模型組成包括病患的胸痛症狀、病患 12 導心電圖的表現以及病患高敏感心肌鈣蛋白 I 升高的症狀，研究指標是評估模型的 F-measure。除此之外，本研究還評估在接受心導管治療的 STEMI 病患中實施 AI-S 前後到院至 PPCI 的時間間隔的影響。

4. 研究結果

STEMI 病患透過 AI-S 的 F-measure 爲 0.932，陽性預測值爲 93.2%，敏感度爲 93.2%。這些 STEMI 病例在 AI-S 上線前（N＝57）與上線後（N＝ 32）相比，DtoB 時間從中位數 69 分鐘（IQR, 61.0-82.0 分鐘）縮短到 61 分鐘（IQR, 56.8-73.2 分鐘），p 值爲 0.037。

5. 研究結論

本篇研究開發出的 AI-S 系統為一線醫生提供及時且可靠的診斷決策系統，從而顯著減少 DtoB 時間，以提升 STEMI 照護的醫療品質。AI-S 還需要進行更多大規模、多機構、前瞻性或隨機對照研究，以進一步確認其在真實世界的表現。

三、臨床隨機臨床對照試驗

（一）關節鏡手術治療膝關節骨關節炎的疼痛改善研究 [20]

1. 研究背景

膝關節骨關節炎是一種退化性疾病，會導致關節疼痛、僵硬與功能下降。關節鏡手術治療是一種去除顆粒物質（如軟骨碎片和鈣晶體）及骨刺進而平滑關節表面的手術，減少滑膜炎並消除關節活動的阻礙。儘管關節鏡手術已廣泛用於膝關節骨關節炎，但缺乏支持其療效的科學證據。

2. 研究目的

本研究進行一項隨機對照試驗，以比較同時接受物理、藥物及關節鏡治療（手術組）與僅接受物理及藥物治療（對照組）兩組之間的差異。

3. 研究方法

本研究於 1999 年 1 月至 2007 年 8 月在加拿大運動醫學診所對中重度膝關節骨關節炎患者進行隨機對照的關節鏡手術試驗，患者在治療開始後 3、6、12、18 和 24 個月在診所就診。納入 18 歲以上患有特發性或繼發性膝關節骨關節炎，卡葛倫－勞倫斯（Kellgren Lawrence）分級嚴重程度為 2、3、4 級的患者（分數越高表示症狀越嚴重），排除經過臨床檢查或是磁共振成像（MRI）檢測到膝半月板撕裂、炎症、感染後關節炎、以前接受過膝骨關節炎的關節鏡治療、超過 5 度的內翻或外翻畸形、曾經有嚴重的膝外傷、60 歲以上且兩個隔室（脛骨關節或髕股關節的內側或外側隔室）為 Kellgren-Lawrence 4 級骨關節炎、過去 3 個月內關節內注射皮質類固醇、嚴重的神經功能缺損、嚴重的內科疾病（預期壽命少於 2 年或術中風險高）、懷孕及無法提供知情同意或被認為不太可能遵守追蹤的患者。本研究主要結果是依照 2 年追蹤時的骨關節炎指數（WOMAC）總分來分析，而

WOMAC 是用於評估膝關節和髖關節骨關節炎，具有疼痛、僵硬和身體功能的分量表（範圍 0 至 2400，分數越高表示症狀越嚴重）；次要結果包括 SF-36 生理功能量表，用於評估生活質量（範圍爲 0 到 100，分數越高表明生活質量越好）、MACTAR 和 ASES 用於評估骨關節炎患者的症狀和功能狀態（MACTAR 範圍 0 至 500，分數越高表明殘疾越大；ASES 範圍 10 至 100，分數越高表明自我效能越高）、健康相關生活質量（範圍爲 0 到 1.0，分數越高健康狀況越良好），以 SAS 系統進行共變數分析比較兩組在 2 年時 WOMAC 總分，並調整基線評分以及疾病嚴重程度，並在 3、6、12 和 18 個月時進行 WOMAC 總分的事後分析，對於 WOMAC 評分量表、SF-36 生理功能量表、MACTAR 和 ASES 的分數也是利用類似的方法分析，除此之外，使用卡方檢驗和學生 t 檢驗比較接受物理治療的患者比例和平均就診次數。

4. 研究結果

研究結果顯示在主要結果中，平均 WOMAC 總分在 3 個月時，手術組比對照組有很大程度的改善，其他時間點卻無顯著差異，這與短期安慰劑效應有關。2 年後，針對 Kellgren-Lawrence 爲 2、3、4 級的患者，手術組與對照組相比 WOMAC 評分均無顯著差異。在次要結果中，對於任何一項評分測量顯示手術組與對照組相比均無顯著差異，表示患者在兩組中的身體功能、疼痛或與健康相關的生活質量方面沒有更多的改善。

5. 研究結論

整體而言，膝關節骨關節炎的關節鏡手術對物理和藥物治療沒有更多的優勢。本研究建議醫師未來在針對相關病人時須謹慎考慮是否要使用關節鏡手術進行介入。

(二) 以左心室功能異常輔助診斷心電圖人工智慧系統的臨床應用研究 [21]

1. 研究背景

無症狀左心室收縮功能異常（asymptomatic left ventricular systolic dysfunction, ALVSD）發生率爲 1.4-2.2% ，並會使得心臟衰竭（heart failure, HF）的風險增加至 6.5 倍，全因死亡率風險增加至 1.6 倍。左心室射出率（ejection fraction, EF）

正常值爲 50% 以上，是左心室收縮功能診斷標準之一；數字越低代表心臟收縮功能愈差，30% 以下就代表有嚴重左心室收縮功能異常。儘管現今的治療方法可以有效降低心臟衰竭進展和死亡，但心臟的低射出率往往未能被及時診斷出，導致錯失機會治療；另外低射出率雖然可以透過心臟超音波加以診斷，但影像檢查會耗費大量資源。

2. 研究目的

本研究進行一項隨機臨床試驗，評估人工智慧輔助心電圖（artificial intelligence-enabled Electrocardiogram, AI-ECG）是否能早期診斷出心臟低射出率患者。

3. 研究方法

本研究隨機分派 45 間診所和醫院至介入組與對照組，分別爲 181 名及 177 名醫師；收案對象採電子病歷系統蒐集 2019 年 8 月至 2020 年 3 月期間接受心電圖檢查的患者，並排除年齡爲 18 歲以下、病例報告射出率低於 50% 以及透過自然語言處理（natural language processing, NLP）確定有心臟衰竭病史的患者，最終共有 22,641 名患者納入研究，11,068 人分配至對照組，11,573 人分配至介入組。

4. 研究結果

在介入後其低射出率的診斷率爲 2.1%，相較對照組的 1.6%，具顯著差異。並在經心電圖檢查後 AI-ECG 爲陽性患者中，介入組罹患低射出率的患者爲對照組的 1.43 倍，具統計顯著。整體心臟超音波使用率，在對照組爲 18.2%，介入組爲 19.2%，並無統計差異。但若對於 AI-ECG 陽性的患者，對照組與介入組使用心臟超音波比率分別爲 38.1% 及 49.6%，達統計差異。本研究結果表示，使用心電圖的 AI 演算法可以在醫療環境中對患者的低射出率進行早期診斷；並且透過資訊科技來自動分析心電圖並向醫生適時的提供報告結果，使經介入後的心臟超音波使用率從 38.1% 增加到 49.6%，讓心電圖的 AI 演算法能成爲更早判定和治療低射出分率的機會。

5. 研究結論

本研究建立了一個平台用於現有的電子病歷中快速評估和實施人工智慧演算法。傳統的 RCT 研究耗費大量資源、耗時且成本高，而該研究結果可應用於日常醫療環境中，有效協助醫師診斷。有鑑於人工智慧的開發不斷增加，該平台在未來有助於進行嚴格評估和及時實施，從而減少民眾疾病的負擔和死亡。

四、統合分析

(一) 可切除膽管癌的術後輔助化療研究 [22]

1. 研究背景

膽管癌完全切除病變後仍亦有癌症復發。因此術後給予術後輔助化療，可根除殘留病灶和微轉移病灶來降低癌症復發的風險。但相對利弊尚不清楚。

2. 檢索策略

使用電子檢索了 Cochrane 肝膽病組的對照試驗註冊庫（Cochrane Hepato Biliary Group Controlled Trials Register）、Cochrane 對照試驗中心註冊庫（Cochrane Central Register of Controlled Trials, CENTRAL）、MEDLINE、EmBase、LILACS，檢索時間截止到 2021 年 4 月 28 日。

3. 納入排除標準

收納隨機臨床試驗，不考慮出版狀態或語言，對比膽管癌根治性切除術後輔助化療與使用安慰劑、無干預措施或不同術後輔助化療方案的受試者。

4. 資料收集與分析

使用標準 Cochrane 方法進行統合分析，使用隨機效應模型和具有 95% 置信區間（CI）的風險比（RR）呈現結果。最後根據 Cochrane 的定義評價偏倚風險。

5. 主要結果

研究納入 5 篇已發表的隨機臨床試驗。共 931 名膽管癌根治性切除術的成人患者（18 至 83 歲）。其中 867 名有膽管癌的受試者中，有 4 篇試驗對比了術後輔助化療（絲裂黴素 C 和 5- 氟尿嘧啶（5-FU）；吉西他濱；吉西他濱聯合奧沙利鉑；或卡培他濱）與無術後輔助化療（僅手術）的差異。第 5 篇試驗對比了 70 例肝內膽管癌、肝週膽管癌（64 例）和膽囊癌（6 例）的患者術後輔助化療 S-1（一種新型口服氟嘧啶衍生物）與吉西他濱的療效。總體偏倚風險高。其中 1 項試驗在法國進行，3 項在日本進行，1 項在英國進行。

6. 術後輔助化療對比無術後輔助化療

結果顯示非常不確定術後輔助化療與無術後輔助化療相比是否對全因死亡率沒有影響（RR 0.92，95% CI [0.84,1.01]；4 篇試驗，867 名受試者，極低質量證據）。我們非常不確定術後輔助化療對嚴重不良事件的影響（RR 17.82，95% CI [2.43,130.82]；1 篇試驗，219 名受試者，極低質量證據）。該試驗顯示術後輔助化療可能會導致嚴重不良事件增加，因爲 113 名受試者中有 19 名受試者（20.5% 的比例）發生了不良事件，而無術後輔助化療組中 106 名受試者僅有 1 名受試者發生了不良事件（比例爲 1.1%）。

7. 研究結論

基於統合分析顯示此結果具較低證據質量，非常不確定術後輔助化療（絲裂黴素 C 和 5-FU；吉西他濱；吉西他濱聯合奧沙利鉑；或卡培他濱）與無術後輔助化療對死亡率的影響。與無術後輔助化療相比，術後輔助化療對嚴重不良事件的影響確定性極低，有必要進行進一步的隨機臨床試驗來降低偏倚風險，並擴大樣本量至數量充足，以此探索膽管癌患者術後最佳輔助化療治療。

（二）乳腺密度、內分泌治療與乳腺癌風險的關聯性 [23]

1. 研究背景

內分泌治療可有效預防或治療乳腺癌。某些形式的內分泌治療已被證明可以降低乳腺影像密度。接受內分泌治療女性的乳腺影像密度降低可用於估計乳腺癌復發或新乳腺癌的機會（一種預後生物標記）。此外，乳腺影像密度的變化或許能預測女性對內分泌治療的反應有多好（一種預測生物標記）。乳腺密度有預後或預測性生物標記作用會有助於改善乳腺癌的治療。

2. 檢索策略

至 2020 年 8 月 3 日檢索了 Cochrane 乳腺癌組專業註冊庫（Cochrane Breast Cancer Group Specialised Register）、CENTRAL、MEDLINE、Embase 以及兩個試驗註冊庫，同時進行了參考文獻檢索、書目檢索，並與研究作者聯繫以獲取更多數據。

3. 納入排除標準

納入了隨機、世代及病例對照研究，針對接受內分泌治療的有或無乳腺癌的成年女性。所納入的內分泌治療藥物包括選擇性雌激素受體調節劑和芳香化酶抑製劑。確定在內分泌治療開始前及隨訪中皆有乳腺密度。僅納入了以英文發表的研究。

4. 資料收集與分析

採用 Cochrane 推薦的標準方法程序。兩名綜述作者獨立提取資料，並採用調整後的預後研究質量（Quality in Prognostic Studies, QUIPS）和非隨機干預研究工具（ROBINS-I）以評估偏倚風險。最後使用 GRADE 方法來評價證據質量。因各研究間存在很大的異質性，我們未進行統合分析。

5. 主要結果

8 項研究符合納入標準，其中 7 項研究提供了研究結果數據（5,786 名女性）。各研究綜合結果在研究設計、樣本數（349 至 1,066 名女性）、受試者特徵、隨訪時長短（5 至 14 年）和內分泌治療藥物方面有很大的異質性。共有 5 種乳腺密度測量和 6 個密度變化的不同定義。所有研究都有至少一個維度評價爲中度或高度偏倚風險。常見的問題是研究樣本是否反映了綜述目標人群以及可能的乳腺密度變化事後定義。大多數針對接受內分泌治療的女性的預後研究報告顯示風險降低與乳腺密度降低有關。各研究終點、條件和治療藥物中，風險比 RR 的點估計值（最大可能值）介於 0.1 和 1.5 之間，但有很大的不確定性。他莫昔芬（Tamoxifen）的作用方向和程度具有最大的一致性（各研究終點和條件中，風險比 RR 的點估計值介於 0.3 和 0.7 之間）。

6. 研究結論

綜合分析結果顯示僅有低或極低質量證據支持內分泌治療後乳腺密度變化是治療或預防的預後生物標記。研究表明他莫昔芬的潛在效應量很大，但證據有限。與預後生物標記相比，有較少證據表明他莫昔芬預防性治療後的乳腺密度變化是一個預測性生物標記。與芳香化酶抑製劑治療相比，他莫昔芬治療的乳腺密度變化作爲預後治療生物標記的證據更強。未見有研究報告內分泌治療後乳腺影像密度變化作爲治療條件下的預測性生物標記，也未見有研究報告芳香化酶抑製劑治療作爲預防條件下的預後或預測性生物標記。

結　語

本章將實驗性流行病學常見之臨床診斷效能試驗研究、社區介入研究、臨床隨機對照研究及統合分析及測量指標爲讀者詳加介紹，並導引讀者瞭解研究方法之證據等級，讓讀者可根據研究目的及可行性來進行研究設計。並在實驗性流行病學 4 大研究類型中，每類型精選 2 篇經典研究範例爲讀者進行導讀，希望可讓讀者更加瞭解對實驗性流行病學基本原理外，並可加以實際應用。

關鍵名詞

實驗性流行病學（Experimental Epidemiology）
臨床診斷效能試驗（Diagnostic Accuracy Studies）
社區介入研究（Community Intervention Trial）
臨床隨機對照研究（Randomized Controlled Trial, RCT）
統合分析（Meta-Analysis）
實證醫學（Evidence-based Medicine, EBM）

複習問題

1. 實證醫學中如何定義臨床問題？
2. 實證醫學中證據等級可分為哪幾項？
3. 請說明臨床隨機對照研究可分為哪四期？
4. 請說明臨床隨機對照研究依研究設計可分為哪四個類別？
5. 請說明臨床診斷效能試驗最常見的偏差？
6. 請說明社區介入研究的兩個潛在偏差？
7. 請說明臨床隨機對照試驗中專有的偏差？
8. 請說明統合分析須注意哪些偏差？

引用文獻

1. Masic I, Miokovic M, Muhamedagic B. Evidence based medicine － new approaches and challenges. Acta Inform Med 2008;**16(4)**:219-25.
2. Evidence-Based Medicine Working Group. Evidence-based medicine. A new approach to teaching the practice of medicine. JAMA 1992;**268(17)**:2420-5.
3. Mulimani PS. Evidence-based practice and the evidence pyramid: a 21st century orthodontic odyssey. Am J Orthod Dentofacial Orthop 2017;**152(1)**:1-8.
4. Bossuyt PM, et al. STARD 2015: an updated list of essential items for reporting diagnostic accuracy studies. Bmj 2015;**351**:h5527.
5. Whiting PF, et al. QUADAS-2: a revised tool for the quality assessment of diagnostic accuracy studies. Ann Intern Med 2011;**155(8)**:529-36.
6. Merzel C, D'Afflitti J. Reconsidering community-based health promotion: promise, performance, and potential. American journal of public health 2003;**93(4)**:557-574.
7. Hopewell S, et al. The quality of reports of randomised trials in 2000 and 2006: comparative study of articles indexed in PubMed. Bmj 2010;**340**:c723.
8. Gupta SK. Intention-to-treat concept: a review. Perspect Clin Res 2011;**2(3)**:109-12.
9. Liao JM, et al. Annals understanding clinical research: intention-to-treat analysis. Ann Intern Med 2017;**166(9)**:662-664.

10. Whiting PF, et al. A systematic review classifies sources of bias and variation in diagnostic test accuracy studies. J Clin Epidemiol 2013;**66(10)**:1093-104.

11. Vokinger KN, Feuerriegel S, Kesselheim AS. Mitigating bias in machine learning for medicine. Commun Med(London)2021;**1**:25.

12. Zhou XH. Correcting for verification bias in studies of a diagnostic test's accuracy. Stat Methods Med Res 1998;**7(4)**:337-53.

13. Atienza AA, King AC. Community-based health intervention trials: an overview of methodological issues. Epidemiol Rev 2002;**24(1)**:72-9.

14. Schulz KF, et al. Empirical evidence of bias. Dimensions of methodological quality associated with estimates of treatment effects in controlled trials. JAMA 1995;**273(5)**:408-12.

15. Ahmed I, Sutton AJ, Riley RD. Assessment of publication bias, selection bias, and unavailable data in meta-analyses using individual participant data: a database survey. Bmj 2012;**344**:d7762.

16. Ahmed HU, et al. Diagnostic accuracy of multi-parametric MRI and TRUS biopsy in prostate cancer(PROMIS): a paired validating confirmatory study. Lancet 2017;**389(10071)**:815-822.

17. Liu WC, et al. A deep-learning algorithm for detecting acute myocardial infarction. EuroIntervention, 2021.

18. Perez MV, et al. Large-scale assessment of a smartwatch to identify atrial fibrillation. N Engl J Med 2019;**381(20)**:1909-1917.

19. Liu WC, et al. An artificial intelligence-based alarm strategy facilitates management of acute myocardial infarction. J Pers Med 2021;**11(11)**:1149.

20. Kirkley A, et al. A randomized trial of arthroscopic surgery for osteoarthritis of the knee. N Engl J Med 2008;**359(11)**:1097-107.

21. Yao X, et al. Artificial intelligence-enabled electrocardiograms for identification of patients with low ejection fraction: a pragmatic, randomized clinical trial. Nat Med 2021;**27(5)**:815-819.

22. Luvira V, et al. Postoperative adjuvant chemotherapy for resectable cholangiocarcinoma. Cochrane Database Syst Rev 2021;**9(9)**:Cd012814.

23. Atakpa EC, et al. Mammographic density, endocrine therapy and breast cancer risk: a prognostic and predictive biomarker review. Cochrane Database Syst Rev 2021;**10(10)**:Cd013091.

第四篇

流行病學結果闡釋之影響因素

第 11 章
偏差的種類與對研究效度的影響

葉志嶸　撰

學習目標

一、研究偏差，攸關研究結果正確解讀及應用的有效性，因此本章節之寫作將先說明研究效度與研究偏差之概念，並讓讀者瞭解偏差之三大來源：干擾、選擇偏差、資訊偏差

二、論及選擇偏差及資訊偏差，除說明其定義之外，亦說明偏差形成之機制，並以實例說明多種類別之選擇偏差及資訊偏差

三、資訊偏差實則與測量誤差有關，進一步引導到分組錯誤之說明、如何判定及區分差別分組錯誤與無差別分組錯誤；也因分組錯誤與測量之敏感度、特異度、偽陽性率、偽陰性率有關，故可藉分組錯誤之校正公式來校正分組錯誤所導致之偏差

四、本章節最後一部分，將對偏差與分組錯誤做進一步說明，包括干擾因子之分組錯誤以及說明研究之一般性、通用性，來對本章節「偏差」之整體概念，進行統整

前言

流行病學估計是研究設計、研究施行和資料分析的最終產品，而這研究設計、研究施行、資料分析的過程，影響研究的估計值（estimate）。流行病學研究的目的，希望可以獲取對疾病發生頻率或暴露對疾病發生影響之有效（valid）和精確（precise）的估計值；甚至進一步地將此估計值，適用於相關的目標人群（target population）或一般族群（general population）。

估計的準確性，意味著對研究對象之參數估計值的誤差很小。估計誤差傳統上分爲隨機誤差（random errors）及系統誤差（systematic errors）；估計中的系統誤差通常稱爲偏差（bias），而偏差的反面是效度（validity），因此系統誤差很小的估計值可以被描述爲效度很好，估計值與眞値非常接近。類似地，隨機誤差的反面是精確度（precision），隨機誤差很小的估計可以被描述爲精確度很好，再現性（reproducibility）很好，或在流行學上稱爲信度（reliability）很好。效度和信度都是準確度的組成成分。

研究的效度通常分爲兩個部分：推論之有效性，是推及研究之來源群體（source population），這稱爲內部效度（internal validity）；以及推論之有效性，是推及研究人群之外的其他群體，稱爲外部效度（external validity），或稱爲推論之一般性與通用性（generalizability）。在因果關係的研究中，一般而言，內部效度是外部效度的先決條件；先達成內部效度，方才進一步考量外部效度。流行病學研究，影響內部效度的主要原因，可以區分爲三大類：選擇偏差、資訊偏差、干擾。

什麼是偏差？偏差之定義爲：「因研究設計、研究施行或研究分析，導致錯誤估計暴露與疾病風險之系統性錯誤。」。因此，研究者應努力減少或去除偏差，或在解釋研究結果時考量偏差之存在與否並進行討論。然而，評估偏差類型和偏差程度所需收集及記錄的資料，並非總是可獲取的。

偏差是各類型流行病學研究的主要議題，影響流行病學研究結果能否正確解讀。本章將聚焦討論效度與偏差，關於信度的部分，參見第 15 章；而關於干擾的部分，參見第 12 章。

第一節　選擇偏差

何謂選擇偏差（selection bias）？選擇偏差是因選擇受試者的程序以及影響研究參與的因素所導致。導致選擇偏差的關鍵是，參與研究者和不參與（理論上有資格參與）研究者，其暴露與疾病間的關係是不同的。也因此，研究結果估計值的大小，取決於能否參與以及暴露與疾病眞實相關性，這兩股力量的拉扯與混和。

在人群進行的研究大都是從更大的人群（母群）中選擇研究對象，這樣的研究對象選擇，可能會影響研究的普遍性或外部效度，但不必然會影響研究的內部效度。另一方面，選擇一個或多個比較組出現系統性誤差時，可能會導致選擇偏差。這種偏差會導致勝算比（odds ratio）或相對風險（relative risk）不是正確的估計值，而對暴露和疾病之關聯性做了無效推論。

一、選擇偏差的類型與說明

流行病學研究常見的選擇偏差有以下幾種：未回應偏差（non-response bias）、排除偏差（exclusion bias）、追蹤偏差（following-up bias）、自選偏差（self-selection bias）、伯克森偏差（Berkson's bias）、推薦偏差（referral bias）、志願者偏差（volunteer bias）。推薦偏差及志願者偏差常見於篩檢研究中，於後詳述，其他類別之選擇偏差，分述如下：

（一）未回應偏差

選擇偏差的一種形式可從研究對象之未回應（non-response）所致。例如，可能之受試者的回應率，在暴露組高於未暴露組，則可能觀察到明顯的關聯性，即使在現實中沒有關聯。一般來說，未回應者通常在人口、社會經濟、文化、生活方式和臨床健康上的特徵與有回應者有所不同。Ronmark 等人 1999 年之呼吸道症狀患病率研究 [1]，9,132 人被邀請，並以郵寄問卷取得數據，回應率 85%。作者發現未回應者之吸菸率及體力勞動者百分比，顯著高於有反應者。此外，未回應者的慢性咳嗽、咳痰、呼吸困難和哮喘發作以及哮喘藥物的使用率顯著高於有反應者。

由於許多研究沒有從未回應者獲得任何資訊，因此未回應者可能導致之偏差難以評估。因此，將未回應率降至最低是很重要的。此外，應盡可能透過可用之資訊來確定他們與有回應者是否不同，並評估未回應者對研究結果的可能影響。

（二）排除偏差

1974 年，一個經典的選擇偏差例子得到證實，關於利血平（Reserpine，抗高血壓藥物）的使用與乳腺癌風險增加之關係；1974 年 9 月在同一期《刺絡針》上發表了三篇支持這種關聯的文章，分別是在波士頓、英國和赫爾辛基進行。

Heinonen 等人在赫爾辛基一家醫院對外科患者進行配對病例對照研究 [2]。然而該研究之對照組的選擇有以下之問題；選擇對照組時，排除了膽囊切除術、甲狀腺毒症切除術、腎病手術、任何心臟手術、交感神經切除術或血管移植術等手術之女性，因爲利血平是治療這些疾病的常用藥物之一。作者擔心若將這些患者納入本研究，對照組利血平的使用會提高，即使乳腺癌病例組利血平的使用增加，這種增加也可能不會被檢測到。不幸的是，試圖解決這問題時，作者製造了新的問題：對照組排除這些疾病，所得到的對照組，利血平的使用被人爲地降低，因爲一大群潛在的利血平使用者被排除在外。因此，即使實際上患乳腺癌的女性，利血平的使用沒有增加，這項研究也可以顯示病例組和對照組之利血平使用的差異，而這僅僅是因爲對照組的選擇方式。這種類型的選擇偏差被稱爲排除偏差。

而 Horwitz 和 Feinstein 之利血平研究 [3]，則以兩種方式計算勝算比：首先，包括所有女性，其次，從對照組中排除心血管疾病病史的女性。包括所有女性的勝算比爲 1.1，但排除患有心血管疾病的女性時，勝算比上升到 2.5。本研究結果支持，赫爾辛基研究之利血平使用與乳腺癌間的明顯關係，是由於選擇對照組的標準不同而導致的選擇偏差。

（三）追蹤偏差

追蹤偏差通常發生於世代研究中。世代研究常因研究期間較長而造成個案流失，如失去聯絡、受試者放棄參與等，如果暴露組與非暴露組之個案流失比例有明顯差異，就有可能會產生研究偏差。這種偏差也可能出現於受試者失去追蹤的隨機試驗中。例如，在抗凝血劑或抗血小板藥物治療對非風濕性心房顫動的臨床試驗中 [4]，暴露（抗凝血劑 Warfarin）因出血之副作用，導致研究對象退出試驗（Warfarin: 38% vs. Antiplatelet: 13%），無法追蹤，而高估了 Warfarin 的治療效果。

(四) 自選偏差

自我選擇可以在確定研究對象之前就已發生。例如，數個研究發現，在職工人的死亡率低於全族群死亡率；這種健康工人效應（healthy-worker effect），可能源自於一種篩選過程，可稱之爲自我選擇；這種篩選過程允許相對健康者繼續工作，而失業、退休、殘疾等不健康的群體，並不會出現在工人群體中。

關於「健康工人效應」[5]，上述的自我選擇（生病或較不適合職場工作者選擇離開），而讓工作族群較一般族群健康，是「健康工人效應」的原因之一；然而「健康工人效應」不單純只是選樣偏差，還包括比較複雜的方法學問題，諸如資訊偏差、干擾等問題 [6]；選擇偏差也不僅是自我選擇所造成，許多行職業進入職場需要體檢，而雇主也會進行選擇，例如應徵環保局人員要扛沙包跑步。

(五) 伯克森偏差

伯克森偏差較常出現於醫院病例對照研究（Hospital-Based Case Control Study），是選樣偏差的一種來源 [7]。Berkson 於 1946 年首次描述了這種選擇偏差，而此伯克森偏差是發生於暴露和疾病都影響了個案選擇。以外源性雌激素與子宮內膜癌之研究爲例，雌激素會導致子宮出血，即使在健康女性中也是如此；而此類病例對照研究，無論是良性疾病的對照組、其他惡性疾病的對照組、非婦科疾病的對照組、或是無疾病的對照組，都可能受到與暴露和疾病都有關之「子宮出血」此因素，影響對照組的選取，而有伯克森偏差之疑慮。

早期關於外源性雌激素引起子宮內膜癌的研究爭論中，曾出現過伯克森偏差的戲劇性例子。數個病例對照研究報告，女性連續多年定期服用雌激素之子宮內膜癌風險，增加約 10 倍，呈現強相關性。大多數研究者將此風險增加解釋爲因果關係，但有學者認爲雌激素只是導致癌症被診斷的機會增加，而不是發生；因爲雌激素會導致子宮出血，導致女性就醫，從而檢測到各種婦科疾病，包括子宮內膜癌。

上述伯克森偏差之說明，筆者要在此提醒：伯克森偏差是選擇偏差的一種形式；至於「子宮出血導致女性就醫，從而檢測出子宮內膜癌」，是該類型研究所衍伸出的檢測偏差（資訊偏差的一種形式）。

整體而言，對於選擇偏差評估之重要提醒，應盡可能作量性評估，而不要只作定性評估。因爲若不對潛在選擇偏差的方向及影響量進行瞭解，則研究可能因爲研究對象選擇導致之偏差，而使強烈的眞實相關性被遮擋；或者，可能誇大一個可忽略不計的關聯性。

二、區分選擇偏差和干擾

選擇偏差和干擾這兩個概念，有時會有重疊。例如一個比較碼頭工人和上班族心血管疾病死亡率的世代研究，如果身體健康的個人自行選擇從事碼頭工人工作，則預期碼頭工人心血管死亡率應低於辦公室工作人員，即使碼頭工人之工作實質上對心血管死亡率沒有影響。這是一種自選偏差。然而，如果對所有受試者，碼頭工人及辦公室工作人員，其基線（baseline）之健康狀況進行準確測量，則可以在分析中控制健康狀況之干擾。因此，透過控制導致偏差的干擾因子，可以消除選擇偏差。這選擇偏差雖然來自研究個案的選取，但實際上是一種干擾。

但因預先測量從事各職業者之健康狀況，在有些研究並不可行，所以研究者會考量選擇，與目標職業經歷，如人口學特徵、社會經濟因素、生活型態、健康狀態等，相類似之參考群體。例如，Paffenbarger 和 Hale（1975）進行的研究[8]，比較不同體育活動情形之碼頭工人的心血管死亡率；研究者假設，無論是高活動或低活動情形者，他們會選擇成爲碼頭工人的因素或特徵是相類似的，所以這種設計將減少或消除這些特徵因素之干擾。職業流行病學研究，透過同一職業中，不同暴露強度群體之比較（內部比較），可以減少若做不同職業間之比較，伴隨不同職業特徵而帶入的干擾。

並非所有世代研究的選擇偏差都可以視爲干擾來進行處理，除非選擇偏差所帶進來的干擾因素，在基線時收集相關資訊，於分析時進行干擾之調整；甚至某些狀況，即使有了這些資訊，也無法透過簡單的共變數分析來消除偏差。

病例對照研究中，在分析難以控制許多類型的選擇偏差，因此透過適當的對照組選擇來預防選擇偏差，至關重要。這種策略是嘗試選擇一個與病例組具有相同選擇力（selective forces）的對照組，希望選擇對照組所引入的偏差，與選擇病例組所引入的偏差抵銷，而不影響到最終估計值。是否能達成這樣的目標難以保證，但學者仍持續努力於這對照組之選擇策略；另近年研究設計配對策略上之傾向分數配對（propensity score matching）[9]，或可解決這個問題。

在病例對照研究中，如果影響病例組和對照組選擇的選擇因素，本身不受暴露因素（例如性別）的影響，則這些選擇因素所產生的選擇偏差，可以透過分析來控制；當然，關鍵是必須要提前識別並測量這些干擾因子及選擇因素，而要如此做，必須具備良好的研究議題之相關知識。

此外，病例對照研究之病例組與對照組，是在暴露與結果之關聯性已發生後，才進行研究個案的選取。因此，病例組與對照組的選取，可能受到暴露因素和疾病因素雙重組合之影響，使偏差之可能性增加；而這種暴露與疾病兩者所導致的選擇偏差，通常無法透過統計的共變數控制來處理。

第二節　資訊偏差

一旦確定了比較對象或組別，就必須獲取資訊用於分析。估計值的偏差，源於獲取研究對象資訊的方法不適當時，而有測量誤差，稱之為資訊偏差（Information Bias）。

一、資訊偏差的類型與說明

流行病學研究常見的資訊偏差有以下幾種：記錄摘要偏差（recording bias）/訪談偏差（interviewing bias）/代理訪談偏差（bias from surrogate interviews）/監測偏差（surveillance bias）/回憶偏差（recall bias）/反芻偏差（rumination bias）/報告偏差（reporting bias）/希望偏差（wish bias）/檢測偏差（detection bias）。檢測偏差之示例，已於討論伯克森偏差時提及，其他資訊偏差分述如下：

（一）記錄摘要偏差

從醫療、就業或其他記錄中提取資訊，可能因為資料品質、記錄不確實、資料闕漏，而有記錄摘要偏差。

（二）訪談偏差

訪員訪談獲取資訊之研究，可因訪員訓練品質、標準化訪視流程、訪員間之差異等因素，導致訪談偏差。

（三）代理訪談偏差

代理訪談可能引入偏差。例如胰臟癌之病例對照研究，因胰臟癌的致死率很高，生存時間很短，許多個案已經死亡，而存活者也多數病重，無法訪談。可能會經由配偶或子女等代理人，獲取該病例的工作經歷、飲食以及其他特徵等，而這些代理受訪者沒有關於個案這些歷程的準確資訊。這類的代理訪談，有些研究顯示，以妻子作爲丈夫代理者接受訪談時，往往會提升丈夫的職業層級和生活方式，也會低報丈夫一些較不符合社會規範的行爲，例如將原本有飲酒與吸菸行爲的丈夫說成爲不（或少）飲酒者或不（或少）吸菸者。

（四）監測偏差

當觀察不同人群、時間、醫藥照護環境、或患者類型，檢視健康狀況時具有不同的強度，就可能出現監測偏差。在這種情況下，疾病發生頻率的差異，可能不是反映實際患病風險的變化，而是檢視方式、檢測方式、患者特徵造成之差異。以英國 COVID-19 之公共衛生監測爲例 [10]，2020 年 12 月該波疫情，新確診的 COVID-19 病例，滾動 7 天平均值爲每百萬人 310 例，滾動 7 天平均值爲每千人 5.1 次檢測，COVID-19 住院人數 18,671 人。七個月後的 2021 年 7 月，該波感染浪潮，新確診 COVID-19 病例，滾動 7 天平均值爲每百萬人 304 人，與 2020 年 12 月相似；然而接受檢測的人數大約三倍（滾動 7 天平均爲每千人有 16 人），並且 COVID-19 住院人數僅爲 1 / 10（1,907 人）。儘管每波感染浪潮之發病率相似，但 COVID-19 的流行病學截然不同。除了病毒突變之因素外，亦受到檢測策略及疫苗接種之影響。這個監測偏差之例子意味著：新確診的 COVID-19 病例數，不能單獨用作大流行程度的指標。公共衛生決策者必須考慮其他指標，檢測策略變化，以及新病例的數量，以評估大流行的進展和嚴重程度，做出合理防疫政策。

（五）回憶偏差 / 反芻偏差

進行病例對照研究時，往往依照測試者的回憶進行分析，容易因記憶混淆或出現霍桑效應（測試者因測試而提高成效所造成）。以先天畸形與產前感染的病例對照研究來說明：先天畸形兒的母親（病例組）和非畸形兒母親（對照組），會被問及她在懷孕期間可能感染過的疾病。先天畸形兒的母親因試圖找出懷孕期間的不尋常事件，甚至可能回憶起輕微的呼吸道感染，而孩子沒有出生缺陷的母親，則沒有注意到或完全忘記了這類事件，這種類型的偏差稱為回憶偏差。著名的流行病學家 Ernst Wynder 則將此種偏差稱為反芻偏差。

假設畸形兒的母親和正常嬰兒的母親在懷孕期間的真實感染率都是 15%，感染率沒有差異。假設畸形兒母親回憶起懷孕期感染的 60%，而正常嬰兒母親只回憶起懷孕期感染的 10%，根據訪談估計的感染率為畸形兒母親的 9% 和正常嬰兒母親的 1.5%，病例組和對照組之間的差異回憶引入了偏差，而顯示先天性畸形和產前感染有關。

儘管在病例對照研究中，潛在的回憶偏差不言而喻，但事實上，很少有實際的例子顯示回憶偏差是病例對照研究中的主要問題，並導致錯誤結論。而可用示例少，可能反映了此類偏差很少發生，或者無法獲得明確證明此類偏差存在的數據。然而，這潛在的問題不容忽視，必須牢記這種偏差的可能性。

（六）報告偏差／希望偏差

報告偏差是指受試者不願意報告他自己的態度、信念和行為，這種少報的情形若在病例組或對照組更為頻繁，則可能導致偏差。

希望偏差可以被視為是一種報告偏差。希望偏差是指受訪者引入的自我偏見，其試圖表明，疾病不是他們的錯，因而否認與生活方式有關的某些暴露（如吸菸或飲酒）。

以人工流產與乳腺癌風險之研究為例。報告偏差可能出現在那些呈正相關的病例對照研究中：健康對照組可能比患有乳腺癌的女性更不願意報告她們進行了人工流產。Rookus 和 van Leeuwen 於荷蘭進行的病例對照研究 [11]，評估這種資訊偏差的偏離程度和可能的影響。該研究中，歷經生產之婦女，人工流產和乳腺癌調整後的相對風險（RR）為 1.9（但在未生育女性中，沒有發現任何關聯）。然後，他們比較了荷蘭兩個地區的研究結果：東南部地區（天主教徒、保守人口、人工流產率持續偏低），以及包括阿姆斯特丹在內的西部地區（看待流產之態度相對開放自由，人工流產率高於東南部）。作者發現在保守的東南部（調整後相對風險＝14.6，人工流產與乳腺癌的關聯比在更自由的西部（調整後相對風險＝1.3）強得多。本研究顯示東南部健康對照組對流產的報告相對不足。此外，這項研究是口服避孕藥使用和乳腺癌風險病例對照研究的子研究，在口服避孕藥的研究中，亦顯示東南部對照組比西部對照組，少報了 6 個月以上的口服避孕藥使用時間。

第三節　分組錯誤

分組錯誤（misclassification）[12,13] 偏差是資訊偏差的形式之一。數據測量之不準確，會錯誤地對受試者進行分類，而引入錯誤分組偏差（misclassification bias）；例如一些患有疾病者被錯誤分類爲對照組，而一些沒有疾病者被錯誤分類爲病例組。類似地，暴露的狀態也可能發生錯誤分組偏差；例如，基於訪談獲取暴露數據，可能因訪員不當訪談、受試者遺忘、錯誤地認定或回憶等，或暴露數據是基於不完整或不準確的舊記錄。

一、分組錯誤之概念

分組錯誤可能以兩種形式發生：差別分組錯誤（differential misclassification）和無差別分組錯誤（non-differential misclassification）。

在差別分組錯誤中，分組錯誤取決於其他變數，而使不同研究組分組錯誤的機率不同；例如，對暴露的錯誤分組，而使病例組相對於對照組更頻繁地被錯誤分組爲暴露。病例對照研究中常討論之回憶偏差就是很好的例子：畸形兒母親與正常嬰兒母親相比，更容易回憶起懷孕期間的輕微感染，讓產前感染資訊存在差別分組錯誤，畸形兒病例組與正常嬰兒對照組相比，錯誤分組爲暴露之機率較高，而導致原資料不存在感染與畸形之相關性，出現偏差而具相關性。因此，差別分組錯誤可能會導致明顯的關聯，即使關聯並不眞正存在，或者另一方向，導致實際上存在的關聯，分析結果卻缺乏關聯。

相對的，無差別分組錯誤於不同研究組（病例組和對照組或是暴露組和未暴露組），不受其他變數影響，錯誤分組的機率並無不同；也就是說，錯誤分組與暴露狀態或健康狀態無關，單純是測量方法的問題。無差別分組錯誤通常會使相對風險或勝算比趨於被稀釋，並且向 1.0 移動（toward the null）。換句話說，即使確實存在關聯，也可能因無差別分組錯誤而檢測不出其關聯性。

以下大部分內容之討論，將涉及二元變量的分組錯誤。在這樣的考量下，討論會涉及敏感度（sensitivity）、特異度（specificity）、僞陽性率（false-positive probability）、僞陰性率（false-negative probability）之術語。這些術語可用於暴露分組、疾病分組、干擾因子分組、或修飾因子分組等。

二、差別分組錯誤

假設進行一個吸菸者和非吸菸者的肺氣腫發病率的世代研究，肺氣腫在沒有醫學關注下，容易被忽視而未診斷出來。如果吸菸者因擔心吸菸對健康的影響（例如支氣管炎），而比不吸菸者更頻繁地尋求醫療關注與協助，那麼吸菸者相對於非吸菸者，其肺氣腫會被更頻繁地診斷出來。吸菸確實會導致肺氣腫，但除非確保對吸菸者與非吸菸者，是進行可比較的追蹤方式，否則吸菸者對肺氣腫之影響將被高估。也就是說，吸菸者之肺氣腫發病率過高，有一部分不是吸菸的生物學影響，而是對吸菸者加強檢測所致。這是差別分組錯誤的實例，肺氣腫診斷不足（未能檢測到眞實病例）的分組錯誤，非吸菸者比吸菸者更頻繁地發生。

在先天性畸形的病例對照研究中，會從母親訪談獲得資訊。如果畸形兒母親回憶或報告眞實暴露的方式與強度，與健康嬰兒的母親有所不同（病例組之暴露回憶的敏感度增高），或是頻繁地回憶或報告並未眞的發生過的暴露（病例組之暴露回憶的特異度降低），稱爲回憶偏差。假若畸形兒的出生，會引發並加強母親回憶和報告所有可能導致此不幸結果的暴露，例如過去的感染事件、創傷、或藥物使用，相較於健康嬰兒的母親並沒有嬰兒罹病的刺激，而去回憶和報告這些暴露，這種回憶偏差會導致原本不具生物效應關聯的事件，出現假相關。

回憶偏差在仰賴受試者記憶的病例對照研究中都可能發生，因爲病例組和對照組在回憶時，是疾病經歷很不同的兩組人，這種疾病經歷的差異可能會影響回憶和報告。

差別分組錯誤導致的偏差可能高估或低估眞實效果。在後續分組錯誤之校正分析的部分，將藉由實例進行驗證。

三、無差別分組錯誤

當暴露之分組錯誤並不取決於分析中其他變項（包括疾病）時，就會發生無差別暴露分組錯誤。當疾病之分組錯誤並不取決於分析中其他變項（包括暴露）時，就會發生無差別疾病分組錯誤。二元暴露或疾病變項的無差別分組錯誤，所引入的偏差方向是可預測的，即朝向不顯著（趨零偏差）。由於差別分組錯誤所影響之偏差方向相對不可預測，一些研究者透過精心設計的程序來確保分組錯誤是無差別的，例如對結果狀態之評估時，是以盲性（blinding）其暴露組別之方式來進行，以確保即使偏差存在，亦爲趨零偏差。

不幸的是，即使在盲測的情況下，或是世代研究中，將原先是連續變數或多組的暴露，轉換成更少的組別，也可能將無差別分組錯誤，變爲差別分組錯誤；或是實現了無差別分組錯誤，卻是以增加總偏差作爲代價。以下亦將討論，如果暴露或疾病變數之分組爲兩組以上，或者分組錯誤取決於其他變數時，則無差別分組錯誤，並不保證爲趨零偏差。

四、暴露的無差別分組錯誤

以飲酒與喉癌發病率之世代研究作爲無差別分組錯誤的示例。假設飲酒者發病率爲 0.0005 / 每年，而非飲酒者發病率爲 0.0001 / 每年，僅爲飲酒者的五分之一。假設三分之二的研究人群是飲酒者，但只有 50% 的人承認。結果這人群中，其中三分之一的受試者被正確識別爲飲酒者，其疾病發病率爲 0.0005 / 每年；三分之一的受試者被錯誤識別爲非飲酒者，其疾病發病率爲 0.0005 / 每年；三分之一的受試者被正確識別爲非飲酒者，其疾病發病率爲 0.0001 / 每年；所以三分之二的人群由飲酒者和非飲酒者組成，其平均發病率爲 0.0003 / 每年。所以發生率比（RR），已因分組錯誤，由原先正確估計值（RR）之 0.0005 / 0.0001 = 5，減少到 0.0005 / 0.0003 = 1.7。這樣的趨零偏差是由於對飲酒者的無差別分組錯誤所致。

分組錯誤也可在另一個方向同時發生；例如，不飲酒者同時也可能被錯誤地歸類爲飲酒者。假設除了一半的飲酒者被錯誤分類爲不飲酒者外，三分之一的不飲酒者也被錯誤分類爲飲酒者。則歸類爲飲酒者的疾病發病率爲 0.0004（0.0005 × 3 / 4 + 0.0001 × 1 / 4），而歸類爲非飲酒者的疾病發病率爲 0.00034（0.0005 × 3 / 5 + 0.0001 × 2 / 5）。因此，另一方向之分組錯誤進一步掩蓋兩組之間的差異（RR = 0.0004 / 0.00034 = 1.2）。

如果分組錯誤獨立於其他錯誤，則二分暴露變項之無差別分組錯誤產生的偏差，將朝向零值（無關聯性）之方向。如果分組錯誤很嚴重，則偏差可以完全消除那事實存在之關聯性，甚至反轉關聯方向。以表 11-1 爲例，此爲病例對照研究的假設數據，暴露爲二分變項，勝算比爲 4.0。假設暴露是透過一種工具（例如問卷）所測量的，該工具之敏感度與特異度均爲 80%。假設暴露之分組錯誤是無差別的，這意味著暴露測量方法的敏感度和特異度，於病例組和對照組是相同的。

則在此假定下，暴露之無差異分組錯誤，隨著暴露測量之敏感度與特異度下降，勝算比出現偏差，由正確估計值的 4.0 下降到 1.9。

若做另一種假定，假設暴露測量敏感度爲 40%，特異度爲 60%，其敏感度和特異度總和爲 1 時，勝算比估計值進一步下降到 1.0，爲所謂的零值（null）。如果敏感度和特異度之和小於 1，例如敏感度 0%，特異度 0%，這種情況無異於將所有暴露對象標記爲未暴露，將所有未暴露對象標記爲暴露，導致關聯方向完全反轉，勝算比是正確估計值 4.0 的倒數，爲 0.25。

表 11-1：二分暴露變項之無差別分組錯誤

	暴露		未暴露
正確數據			
病例組	200		200
對照組	200		800
		OR=4.0	
敏感度 0.7/ 特異度 0.8			
病例組	180		220
對照組	300		700
		OR=1.9	
敏感度 0.4/ 特異度 0.6			
病例組	160		240
對照組	400		600
		OR=1.0	
敏感度 0.0/ 特異度 0.0			
病例組	200		200
對照組	800		200
		OR=1/4	

資料來源：Rothman K. J., Greenland S., Lash T. L., 2008 [13]。

從這些例子可以看出，二分暴露變項的無差別分組錯誤，其偏差方向將朝向零值，如果分組錯誤極端，則分組錯誤所導致之偏差可能超出零值並且反向。但是，如果是進行兩組以上暴露組別之分類，則無差別分組錯誤，反而可能出現誇大關聯性之情形。以下表 11-2 來進行說明。正確分組之假設數據如表 11-2，無暴露組爲參考組，則低暴露組的勝算比爲 2.0，高暴露組的勝算比爲 4。現在假設有 20% 的機率將高暴露組錯誤地歸入低暴露組，而這樣的分組錯誤，在病例組及對照組是無差別的。因爲高暴露組的人，攜帶該組較大的疾病風險進入低暴露組，而使低暴露組之勝算比估計值偏高。若作另一設定，除了有 20% 的機率將高暴露組錯誤地歸入低暴露組，亦有 20% 的機率將低暴露組錯誤地歸入高暴露組，則高暴露組的勝算比將低估，而低暴露組之勝算比將高估。

此示例說明，當暴露有兩組以上時，暴露的無差別分組錯誤所造成的偏差可能遠離零值（away from the null）。當暴露是多組的，且其中兩個組別之間，互相存在著無差別分組錯誤（高暴露組可能誤分爲低暴露組，且低暴露組可能誤分爲高暴露組），則偏差之方向將朝向原先這兩組的兩個正確估計值之間；低暴露組的估計值偏向於高暴露組，遠離零值；而高暴露組的估計值偏向於低暴露組，趨向零值。

表 11-2：三個暴露組別之無差別分組錯誤

		未暴露	低暴露	高暴露
正確數據				
	病例組	200	400	800
	對照組	200	200	200
		參考組	**OR＝2.0**	**OR＝4.0**
20% 機率將高暴露組歸入低暴露組				
	病例組	200	560	640
	對照組	200	240	160
		參考組	**OR＝2.3**	**OR＝4.0**
20% 機率將高暴露組歸入低暴露組 **20% 機率將低暴露組歸入高暴露組**				
	病例組	200	480	720
	對照組	200	200	200
		參考組	**OR＝2.4**	**OR＝3.6**

資料來源：Rothman K. J., Greenland S., Lash T. L., 2008 [13]。

值得特別說明的是，目前的討論都是設定在特定狀況下所計算之預期結果。但是，如果不知道研究中的分組錯誤是什麼，那大多只能假定若爲無差別分組錯誤，則觀察到的估計值可能比沒有分組錯誤時，其偏差之預期方向爲趨向於零值。

五、疾病的無差別分組錯誤

疾病之無差別分組錯誤的影響，類似於暴露之無差別分組錯誤的影響。在大多數情況下，如果分組錯誤獨立於其他錯誤，二元疾病結果變數的無差別分組錯誤將產生趨零偏差。然而，在某些特殊情況下，無差別分組錯誤不會導致風險比（risk ratio, RR）出現偏差，但會導致風險差異（risk difference, RD）出現趨零偏差。

假設某一世代研究，100 名暴露對象實際上發生 40 例，200 名未暴露對象實際發生 20 例，則實際風險比為 $(40/100)/(20/200)=4$，實際風險差是 $40/100-20/200=0.30$。假設疾病檢測的特異度是完美的（沒有偽陽性），但兩個暴露組的敏感度只有 70%（也就是說，疾病檢測的敏感度是無差別的，為獨立（不依賴）於暴露之分組錯誤）：所以暴露組檢測到的預期病例數將是 $0.7\times40=28$，以及未暴露組檢測到的預期病例數是 $0.7\times20=14$，所以風險比估計值是 $(28/100)/(14/200)=4$，以及風險差估計值是 $28/100-14/200=0.21$。因此，疾病的無差別分組錯誤不會產生風險比的偏差，但風險差異估計值僅為實際風險差異的 $0.21/0.30=70\%$。這個例子說明了具有完美特異度的疾病無差別分組錯誤，不會使風險比估計值產生偏差，但會低估風險差異的估計值。

接下來考慮相同的世代研究，但設定具有完美的疾病檢測敏感度（無偽陰性）和 80% 的特異度，則預期病例數將為暴露組 $40+(1-0.8)\times(100-40)=52$，非暴露組 $20+(1-0.8)\times(200-20)=56$，所以風險比估計值為 $(52/100)/(56/200)=1.9$，風險差異估計值為 $52/100-56/200=0.24$，這兩種估計值都偏向於零，風險差異估計值為實際值的 $0.24/0.30=80\%$。這個例子說明了具有完美敏感度的無差別分組錯誤，會使估計值產生趨零偏差。

接著在不完美敏感度和特異度的情況下，假設疾病的無差別分組錯誤之敏感度為 0.7，特異度為 0.8，則預期病例數將為暴露組 $0.7\times40+(1-0.8)\times(100-40)=40$，非暴露組 $0.7\times20+(1-0.8)\times(200-20)=50$，所以風險比估計值為 $(40/100)/(50/200)=1.6$，風險差異估計值為 $40/100-50/200=0.15$，這兩種估計值都更進一步地偏向於零。

仍需強調及提醒的是，當暴露和疾病雖均為無差別分組錯誤，但都與某因素有關，例如暴露和疾病狀態均是經由訪員訪談，所以暴露與疾病之無差別分組錯誤均與訪員訪談有關，則實際上對偏差方向性之影響將更形複雜，有可能產生離零偏差。

六、對無差別分組錯誤的普遍誤解

二分暴露變項的無差別分組錯誤之偏差方向總是趨向零值，因此若不存在分組錯誤，理論上眞正的估計值應更大。因此，許多研究人員滿足於確認自己研究爲無差別分組錯誤，而不是努力於發展更準確之測量與分類。出現這種立場的部分原因是，一些研究人員認爲，較可接受一個實際有關聯的事件被誤報爲無關聯，但相對不接受一個實際無關聯的事件被誤報爲存在關聯。另有研究人員認爲，若已受無差別分組錯誤之影響，仍可獲致有關聯性之正向結果，則實際上之關聯性估計值應更大更爲顯著。然而，這樣的解讀有幾個缺陷：首先，確保趨零偏差，不僅要確認分組錯誤爲無差別的，還需要確認無差別分組錯誤是否獨立於其他因素，以及是否爲二元變項之分組。其次，很少有研究人員意識到將連續變項分類（例如，使用五分位差分組來分析，而不是分析食物或營養素的實際數值），可能將無差別分組錯誤轉變成差別分組錯誤。

七、談所謂的無差別性

在前面的描述中，假設無差別分組錯誤，即相同的敏感度和特異度適用於病例組和對照組。而所謂的暴露分組之於疾病是無差別的，是指暴露分組的操作，在病例組和對照組是相同的，因此敏感度和特異度不隨疾病狀態而變化。研究者期待這種無差別性（non-differentiality）的屬性，能於病例對照研究保持不變；就如同世代研究的暴露分組機制，是在疾病尚未發生前就已進行，所以暴露分組理論上不受疾病狀態影響。然而畢竟病例對照研究，暴露分組之機制，是在已經確認疾病狀態後才開始進行，因此，病例對照研究之暴露分組機制，是否具備所謂無差別性，還是具差別性的，研究者必須仔細檢視。

第四節　分組錯誤之校正分析

幾乎所有的流行病學研究都存在一定程度的測量誤差，當變項是離散變項（組別變數），這種測量誤差稱爲分組誤差。這樣的測量誤差，即使是少量的，但其影響可能是深遠的。流行病學研究，雖很少量化這種測量誤差，但實際上可使用基本代數，經由可執行矩陣代數的軟體來進行分析。以下將重點放在二分變項，來說明偏差之校正分析 [13]。

一、暴露分組錯誤之校正公式的推導

首先考慮估計單一組別之暴露盛行率，例如病例對照研究中的對照組。定義以下變數：

X＝1：暴露，**X＝0**：未暴露
X'＝1：分類爲暴露，**X'＝0**：分類爲未暴露

PV+（**Predictive Value of an Exposure "Positive: +"**）
＝ 被歸類爲暴露的人眞正暴露的機率 ＝**Pr(X＝1 | X'＝1)**

PV–（**Predictive Value of an Exposure "Negative: –"**）
＝ 被歸類爲未暴露的人眞正未暴露的機率 ＝**Pr(X＝0 | X'＝0)**

E_1'＝ 分類爲暴露的人數（**X'＝1**）
E_0'＝ 分類爲未暴露的人數（**X'＝0**）
E_1＝ 眞正暴露的人數（**X＝1**）
E_0＝ 眞正未暴露的人數（**X＝0**）

分組錯誤之校正分析，需要運用到敏感度、特異度、僞陽性率、僞陰性率之術語，亦定義如下：

Se ＝ 敏感度（**Sensitivity**）＝ **Pr(X'＝1 | X＝1)**
Sp＝ 特異度（**Specificity**）＝ **Pr(X'＝0 | X＝0)**
FN＝ 僞陰性率（**False-Negative Probability**）＝ **1－Se**
FP＝ 僞陽性率（**False-Positive Probability**）＝ **1－Sp**

將病例組或對照組之眞正暴露及暴露分組情形整理成下表 11-3。

表 11-3：病例組或對照組之真正暴露及暴露分組情形

暴露分組	病例組或對照組		
	真正暴露		
	X＝1	X＝0	
X'＝1	$E_1 \times Se$	$E_0 \times (1-Sp)$	E_1'
X'＝0	$E_1 \times (1-Se)$	$E_0 \times Sp$	E_0'
	E_1	E_0	N

依照表 11.3，依序可寫下〔式子：1-1〕、〔式子：1-2〕、〔式子：1-3〕。

$$\mathbf{E_1' = E_1 \times Se + E_0 \times (1-Sp)} \qquad 〔式子：\mathbf{1\text{-}1}〕$$

$$\mathbf{E_0' = E_1 \times (1-Se) + E_0 \times Sp} \qquad 〔式子：\mathbf{1\text{-}2}〕$$

$$\mathbf{E_1 + E_0 = E_1' + E_0' = N} \qquad 〔式子：\mathbf{1\text{-}3}〕$$

因爲 $E_0 = E_1' + E_0' - E_1$，代入〔式子：**1-1**〕，並做進一步整理：

$$\mathbf{E_1 \times Se + (E_1' + E_0' - E_1) \times (1-Sp) = E_1'}$$

整理式子可得：

$$\mathbf{E_1 \times (Se + Sp - 1) = E_1' - [(E_1' + E_0') \times (1-Sp)]}$$

所以可得公式〔式子：1-4〕

$$\mathbf{E_1 = \{E_1' - [(E_1' + E_0') \times (1-Sp)]\} / (Se + Sp - 1)}$$

接下來要運用所推導的〔式子：**1-4**〕，進行暴露分組錯誤之校正分析。有些需要注意的事情。首先，〔式子：**1-4**〕之運用，在某些敏感度或特異度設定下，調整分組錯誤後之數據，可能是負值，這意味著眞實世界，該工具之敏感度與特異度不是所假定之狀況，是該工具不可能出現的敏感度或特異度。其次，儘管敏感度和特異度不取決於眞實的暴露盛行率，但它們會受到其他特徵的影響。例如，影響暴露回憶的因素（如年齡和合併症），將影響自我報告暴露史的敏感度或特異度，並且可能因人群而異。在這種情況下，敏感度和特異度可能無法很好地從一個人群推廣到另一人群。這缺乏一般性的特性，也是爲何很多估計値雖可由文獻中獲取，但研究實務上還是要做不同假定下的敏感性分析（sensitivity analysis）。

接下來，以表 11-4 之樹脂與肺癌的研究 [14] 作爲示例，來檢視病例對照研究中，暴露之無差別性或差別性分組錯誤所造成之影響。

表 11-4：職業樹脂暴露（X）與肺癌死亡率之數據：對照組選自非癌症死亡之個案

	分組為暴露（X’=1）	分組為未暴露（X’=0）	總計
病例組（D=1）	E_1’=45	E_0’=94	N=139
對照組（D=0）	E_1’=257	E_0’=945	N=1202

二、暴露分組錯誤校正分析之示例

數值運算上之示例，假設病例組敏感度和特異度分別爲 0.9 和 0.8，對照組之敏感度和特異度分別爲 0.8 和 0.8 的情況下，而這假設意味著病例組之暴露檢測相對較佳。應用〔式子：1-4〕來對表 11-4 的樹脂與肺癌數據，進行校正分析：

〔式子：**1-4**〕$\mathbf{E_1 = \{E_1' - [(E_1' + E_0') \times (1 - Sp)]\} \ / (Se + Sp - 1)}$

對照組校正後之暴露人數 $=(257-0.2\times1202)/(0.8+0.8-1)=27.67$

對照組校正後之未暴露人數 $=1202-27.67=1174.33$

病例組校正後之暴露人數 $=(45-0.2\times139)/(0.8+0.9-1)=24.57$

病例組校正後之未暴露人數 $=139-24.57=114.43$

所以校正後之勝算比爲 $(24.57\times1174.33)/(114.43\times27.67)=9.1$。這個值遠高於未校正的勝算比，$OR=(45\times945)/(94\times257)=1.76$。

透過不同的設定及運算，得到了表 11-5：樹脂分組錯誤之敏感性分析。可以看出，沿著對角線均是無差別分組錯誤之情景，校正後的勝算比（2.34、2.42、10.7、11.0），總是比直接從數據計算的未校正估計值 1.76 來得高。這結果反映了一個事實：如果暴露是二分變項，分組錯誤是無差別分組錯誤，且無涉於其他錯誤，那麼無差別暴露分組錯誤的偏差會趨向於零。當然，也要再次提醒，這樣的規則可能不適用於其他狀況，例如涉及多組暴露之情形。

表 11-5：關於病例組和對照組之樹脂暴露分組之敏感度（Se）和特異度（Sp）的各種假設下，校正後的樹脂－肺癌死亡率之勝算比

病例組		對照組			
Se	Sp	Se: 0.9 Sp: 0.9	Se: 0.8 Sp: 0.9	Se: 0.9 Sp: 0.8	Se: 0.8 Sp: 0.8
0.9	0.9	2.34[ND]	2.00	19.3	16.5
0.8	0.9	2.83	2.42 [ND]	23.3	19.9
0.9	0.8	1.29	1.11	10.7 [ND]	9.1
0.8	0.8	1.57	1.34	12.9	11.0 [ND]

註：ND：無差別分組錯誤（Non-Differential Misclassification）。
資料來源：Rothman K. J., Greenland S., Lash T. L., 2008 [13]。

三、疾病分組錯誤之校正公式的推導

暴露分組錯誤之校正公式，也適用於疾病之分組錯誤。因此，可以修改〔式子：1-4〕，得到疾病分組錯誤之校正公式，來校正疾病分組錯誤。將變數定義如下：

Y＝1：罹病，**Y＝0**：未罹病
Y'＝1：分類爲罹病，**Y'＝0**：分類爲未罹病

D_1'＝ 分類爲罹病的人數（**Y'＝1**）
D_0'＝ 分類爲未罹病的人數（**Y'＝0**）
D_1＝ 眞正罹病的人數（**Y＝1**）
D_0＝ 眞正未罹病的人數（**Y＝0**）

將暴露組或非暴露組之眞正疾病狀態及疾病分組情形整理成下表 11-6。

表 11-6：暴露組或非暴露組之真正疾病狀態及疾病分組情形

暴露組或非暴露組			
疾病分組	真正疾病狀態 Y＝1	真正疾病狀態 Y＝0	
Y'＝1	$D_1 \times Se$	$D_0 \times (1-Sp)$	D_1'
Y'＝0	$D_1 \times (1-Se)$	$D_0 \times Sp$	D_0'
	D_1	D_0	N

修改〔式子：1-4〕：$E_1 = \{E_1' - [(E_1' + E_0') \times (1 - Sp)]\} / (Se + Sp - 1)$
可得公式〔式子：1-5〕

$$D_1 = \{D_1' - [(D_1' + D_0') \times (1 - Sp)]\} / (Se + Sp - 1)$$

接下來運用所推得的〔式子 1-5〕，進行疾病分組錯誤之校正分析。以表 11-7 之人類乳突病毒（Human Papilloma Virus, HPV）與子宮頸原位癌發生情形 [15] 作爲示例，來檢視追蹤研究中，疾病之無差別性或差別性分組錯誤所造成之影響。

表 11-7：人類乳突病毒與子宮頸原位癌（Y）發生情形之數據

	子宮頸抹片陽性（Y'＝1）	子宮頸抹片陰性（Y＝0）	總計
感染病毒組（E＝1）	$D_1'=101$	$D_0'=899$	N＝1000
未感染病毒組（E＝0）	$D_1'=217$	$D_0'=3783$	N＝4000

資料來源：陳建仁，2020 [15]。

四、疾病分組錯誤校正分析之示例

第一種假設爲，若子宮頸抹片篩檢作爲子宮頸原位癌之疾病分類工具，在感染組及未感染組之敏感度及特異度均爲：敏感度 0.9，特異度 0.95，爲無差別疾病分組錯誤之設定。未校正前的風險比（RR）爲 (101/1000)/(217/4000)＝1.86；依〔式子 1-5〕進行校正後，感染組發生子宮頸原位癌人數爲 (101－0.05×1000)/(0.9＋0.95－1)＝60，未感染組發生子宮頸原位癌人數爲 (217－0.05×4000)/(0.9＋0.95－1)＝20，所以校正後之風險比（RR）爲 (60/1000)/(20/4000)＝12。這顯示在無差別疾病分組錯誤下，未校正之估計值相對於校正後之估計值，呈現趨零偏差。

第二種假設爲，若子宮頸抹片之敏感度及特異度，在感染組爲敏感度 0.95，特異度 0.95，而未感染組爲敏感度 0.9，特異度 0.95，在感染組之子宮頸抹片敏感度較高，是差別疾病分組錯誤之設定。進行校正後，感染組發生子宮頸原位癌人數爲 (101－0.05×1000)/(0.95＋0.95－1)＝56.7，未感染組發生子宮頸原位癌人數爲 (217－0.05×4000)/(0.9＋0.95－1)＝20，所以校正後之風險比（RR）爲 (56.7/1000)/(20/4000)＝11.3。顯示在差別疾病分組錯誤下，未校正之估計值

1.86 相對於校正後之估計值 11.3，仍是呈現趨零偏差。

第三種假設仍爲差別疾病分組錯誤之設定，但假定未感染組之子宮頸抹片特異度較高，亦即子宮頸抹片之敏感度及特異度，在感染組爲敏感度 0.9，特異度 0.95，而未感染組爲敏感度 0.9，特異度 0.98。則進行校正後，感染組發生子宮頸原位癌人數爲 $(101-0.05\times1000)/(0.9+0.95-1)=60$，未感染組發生子宮頸原位癌人數爲 $(217-0.02\times4000)/(0.9+0.98-1)=155.7$，所以校正後之風險比（RR）爲 $(60/1000)/(155.7/4000)=1.54$。顯示在未感染組特異度較高之差別疾病分組錯誤下，未校正之估計值 1.86 相對於校正後之估計值 1.54，出現了離零偏差。

第四種假設爲，若於研究中嚴格驗證疾病之存在，因此研究中無僞陽性，亦即特異度爲 1.0 之情形下，另感染組及未感染組之敏感度均爲 0.9。進行校正後，感染組發生子宮頸原位癌人數爲 $(101-0.0\times1000)/(0.9+1.0-1)=112.2$，未感染組發生子宮頸原位癌人數爲 $(217-0.0\times4000)/(0.9+1.0-1)=241.1$，所以校正後之風險比（RR）爲 $(112.2/1000)/(241.1/4000)=1.86$。顯示未校正之估計值 1.86 與校正後之估計值 1.86，完全相同，風險比估計值沒有任何之偏差。換句話說，在敏感度不完美而特異性完美下的無差別疾病分組錯誤，並不會造成風險比估計值之偏差。假設分組錯誤對於人時的影響可以忽略不計，那麼率比（rate ratio）也將是如此；當疾病爲稀有疾病時，勝算比也是如此。

第五節　其他類型之偏差

一、篩檢研究之偏差評估

篩檢研究中可能出現之偏差種類及成因，影響篩檢研究之效度及對篩檢研究結果之正確解讀。以下對這些篩檢研究常見的偏差，進行說明。

（一）疾病自然史長短偏差

篩檢者所偵測之疾病病程與發展，相對於非篩檢者，通常來得和緩或惡化較慢，因而誤判篩檢有效之偏差，謂之疾病自然史長短偏差（length bias）[16]。疾病自然史的臨床前期是指「臨床前生理病變開始」到「臨床症狀出現」的這段時間。而疾病自然史中臨床前期特性與臨床期特性之相關性，通常是臨床前期較短者，臨床期也較短（疾病惡化速度較快）；臨床前期較長者，臨床期也較長（疾病進展相對和緩）。而臨床前期較長，惡化速度慢，篩檢發現疾病的可偵測期較長，較易偵查出疾病；而這些個案也因臨床期較長，存活較佳。因此，參與篩檢者，雖有較佳的存活，實則是疾病自然史長短偏差所致。

（二）前導期偏差

篩檢者與未接受篩檢者，此兩組診斷之時間點是否有差異，會影響篩檢者與未接受篩檢者存活率差異之解釋。以下假設四種狀況：一、正常的診斷時間和正常的死亡時間；二、更早的診斷時間，但死亡時間相同。則診斷後之存活時間似乎較長，但患者的死亡沒有被延遲；三、早期診斷和疾病死亡延遲。若死亡延遲而生活品質良好，此顯然對患者有利；四、早期診斷，隨後預防疾病而免於死亡。第二種狀況，因篩檢而於更早時間診斷罹病，看似存活時間較佳，但事實上篩檢並未延遲患者之死亡時間，而有篩檢者存活時間較佳之錯誤結論，此謂之前導期偏差（lead time bias）。關於前導期偏差之評估指標，可不只侷限於存活率，亦可用發病率、復發率、生活品質或患者滿意度等，來進行評估。其他偏差之評估指標亦然。

（三）過度診斷偏差

另一個潛在的偏差是過度診斷偏差（over-diagnosis bias）。有時，進行篩檢計畫的研究人員對該計畫具有熱情，因而過度投人、過度熱衷於疾病的探索，反而造成疾病的誤判。以解讀抹片的細胞學家爲例，會因這樣的熱情傾向於過度解讀抹片結果而作出僞陽性之判定。如果篩檢者相較未篩檢者，更可能被錯誤診斷爲陽性（僞陽性），因而會有篩檢可診斷早期病變之錯誤結論；此外，也因爲這些僞陽性者，實際上並沒有罹病，而有很好的存活率，進而誇大篩檢的成效。

實際上，過度診斷偏差是一種分組錯誤。此外，由過度診斷偏差可以看出，診斷標準化之重要性。因此篩檢計畫的執行，標準化診斷與嚴謹的篩檢流程管控，可降低或避免過度診斷偏差。

（四）推薦偏差／志願者偏差

要得出篩檢計畫成效之結論時，研究者會先問一個問題，篩檢者與未篩檢者間，是否存在選擇偏差。通常假設篩檢者和未篩檢者具有相同特徵，然而，實際上參加篩檢（或其他健康計畫）的人，和未參加的人，特徵有很多不同。底下來討論可能存在之問題及偏差。

許多研究顯示，如果一開始疾病預後較好者，被轉診進行篩檢（推薦偏差〔referral bias〕）或自行選擇篩檢（志願者偏差〔volunteer bias〕），則篩檢者之死亡率雖較低，但事實上這種早期檢測對改善預後沒有任何作用，而是因爲被推薦者或志願者比普通人群更健康，更遵守醫囑。當然，這推薦者或志願者也可能是高風險族群、有家族史、或有害生活型態者，因此對於這種選擇偏差，對研究作用方向及作用大小之影響，進行篩檢計畫之研究者須審慎評估。

二、出版偏差

研究結果不支持「正面積極」（positive）的相關性時，研究人員就不發表他們的研究結果，謂之出版偏差（publication bias）。發表偏差可以發生在各類議題，例如環境風險或食品安全領域之研究議題；此外，系統性回顧（systematic review）以及統合分析（meta-analysis）之研究，這類研究優先識別已發表之研究，因而許多尚未發表或「負面」（negative，研究顯示沒有效果）之研究會被忽略，而導致出版偏差。

解決系統性回顧及統合分析中出版偏差的問題，可嘗試納入未發表的研究。然而這樣作法之困難是，一般而言，未發表的研究可能沒有通過同儕評審，因此，這些研究是否適合納入亦可能受到質疑。

第六節　關於偏差與分組錯誤的進一步說明

一、干擾的分組錯誤

如果干擾因子分組錯誤，藉分析控制干擾之能力就會受到影響。若干擾因子之分組錯誤是獨立於自變項或應變項，則干擾因子之分組錯誤將降低干擾因子的可控制程度，從而導致之偏差，會使研究結果之估計值，介於未調整干擾因子和正確調整干擾（如果干擾因子沒有分組錯誤）的兩個估計值之間。干擾分組錯誤（misclassification of confounders）這個問題，可以被視爲一種殘餘干擾（residual confounding），亦即控制可測量之干擾後，而殘餘之干擾量。然而干擾因子分組錯誤之殘餘干擾程度，通常在暴露各組的殘留程度不同，進一步扭曲各暴露組的異質性。因而，此干擾因子或暴露因子之無差別分組錯誤，可能出現統計交互作用，但實際上沒有交互作用；或者掩蓋了實際上存在的修飾作用。

如果干擾因子分組錯誤是有差別的，則調整干擾後的估計值，可能不會介於未調整干擾和正確調整干擾的兩個估計值之間。此時，問題不僅只有殘餘干擾，此干擾之差別分組錯誤，可以進一步扭曲暴露因子之分組。例如研究化學暴露與疾病之流行病學研究，化學暴露通常是根據工作歷史來計算的，如果工作歷史之評估發生差別分組錯誤，也將進一步扭曲化學暴露之分組。

如果干擾很強而暴露與疾病之相關性很弱甚至爲零時，則干擾因子之分組錯誤可能會產生極具誤導性的結果，即使分組錯誤是獨立且無差別的。例如，吸菸是喝咖啡和膀胱癌相關性的干擾因子；因爲對吸菸干擾之干擾控制，取決於準確的吸菸資訊；但無論如何測量吸菸，都不可避免地會有分組錯誤之可能，而有吸菸之殘餘干擾。如果吸菸分組是用簡單的二分法，分爲「曾經吸菸」與「從不吸菸」，而不是詳細評估吸菸情形來分組，則殘餘干擾問題將更加嚴重。這樣的殘餘干擾特別麻煩，因爲對許多研究者或讀者而言，吸菸之干擾，「似乎」已完全控制。

二、談研究之一般性／通用性

在生物醫學研究中，研究者關切研究結果是否適用於與研究群體（study population）非常相似之一般人群，這就是所謂研究的一般性／通用性。會有這樣的考量，源自於生物醫學之研究經驗顯示，生物效應在不同的人群，確實存在差異，或稱爲存在異質性（heterogeneity）。因此，謹慎的研究者傾向於避免將結果推論到研究情境之外的情況。也因此，許多流行病學研究旨在從感興趣的目標人群中抽樣，以使研究群體具有目標人群的代表性（representativeness）；也可以藉由某些子群（subgroup）的抽樣，例如兩階段抽樣設計，然後對研究數據進行標準化或重新加權，來推論目標人群之實際狀況。

流行病學研究對樣本代表性的高度重視源於調查研究之經驗，而調查研究之目的是對調查人群進行描述。然而，過度追求代表性可能會破壞因果相關性研究之效度，因而因果推論就不能外推而概括到，那超出該研究之研究對象以及研究的時空背景。

然而，生物學的實驗中，研究人員會使用具有選擇性特徵的動物來進行，提高研究的效度，並非著眼於代表目標人群。例如，倉鼠實驗通常會研究基因相同的倉鼠，而不是這世界倉鼠的代表性樣本，以減少遺傳變異對研究結果之影響。雖然這樣的實驗設計，會有研究結果之一般性質疑，不過學術研究上，會先考量在此受限之研究對象下所得到之研究結果，其研究效度夠好、可接受之情形下，才會進一步考量研究之一般性。同樣地，流行病學研究設計之研究對象選取，可能將受試者限制在較窄的特徵範圍內，而不是使受試者具有代表性，來進行更有效之比較，以獲得較佳之研究效度。研究對象選取具代表性之較大族群，通常會使推論變得更加複雜與困難，例如，不同組別干擾因子之控制、研究施行上之合作與配合、以及測量方法之嚴謹性與一致性等，因而降低內部效度。

為了盡可能地減少干擾控制、研究施行合作與配合、測量嚴謹與一致性對研究效度之影響，研究人員是基於：確保干擾因子同質性（homogeneity）、高度合作與配合、確保準確測量等考量，來選擇研究對象，而不是試圖具有族群代表性。經典的例子包括 British Physicians' Study 之吸菸和健康的研究，以及 Nurses' Health Study，就社會人口因素而言，這兩個研究都不具族群代表性。這樣的非代表性，被認為與研究之因果相關性無關；若對此認定或假設存在質疑，那麼只有在先確認此研究對象受限之研究，其研究效度夠好之情形下，再進一步考量研究之一般性或瞭解其外部效度。

一旦所設計之研究，能將效果估計值之效度盡可能提高，那麼將研究結果推論至其他未研究的群體將會相對簡單。然而這樣一般性／通用性的推論，必須思考研究族群與其他族群具有某些特徵因子之差異，而這些因子是否會修飾（modify）這些研究上的估計值。要回答這個問題時，流行病學的數據會有所幫助並且是必要的，但其他資訊來源，例如基本病理生理學的資訊，可能扮演更大更重要之角色。例如，大多數吸菸與肺癌關聯性之決定性數據，來自於對男性之觀察，但幾乎沒有人會懷疑，吸菸對肺癌之影響，是否能同樣適用於女性；這是因為男性和女性的肺部生理結構，非常類似。

這個對比鮮明的例子顯示，整合不同科學分支的知識，做有效正確地概括（valid generalization），或許比僅在有限群體內部進行推論，來得重要。但也要再次強調，代表性通常阻礙且影響研究之內部效度，而相關科學的考量也顯示，有效地概括並不總是必要的。因此在此提醒，盲目追求代表性，往往導致寶貴研究資源之浪費。

結　語

偏差源自於研究過程的研究設計、研究施行和資料分析，而可以區分偏差的三大來源爲：選擇偏差（研究對象選取）、資訊偏差（研究對象資訊之獲取）、干擾（與研究因果因素均相關的外在因子）。

本章節說明選擇偏差及資訊偏差之定義，並以諸多實例說明各種偏差之成因，也將篩檢研究、系統性文獻回顧、統合分析常見的偏差，一併說明。

資訊偏差與測量誤差有關，可藉校正公式來校正分組錯誤所導致之偏差。文中亦以實例，進行無差別暴露分組錯誤、差別暴露分組錯誤、無差別疾病分組錯誤、差別疾病分組錯誤之校正，來說明分組錯誤對研究估計値之影響，在各種錯誤分組之情境下，爲何是趨零偏差或離零偏差。

本章節之諸多實例或公式推導，並非意在背誦強記，乃是藉此理解偏差之成因與形成機制，以及偏差之可估計性及可校正性，來進一步思考於研究設計、研究施行和資料分析之提升，如研究對象選取之納入與排除標準、標準化收案流程、訪員訓練、操作手冊之建立、實驗室品質控制、及統計分析考量等，從而避免研究偏誤，提升研究內部效度。

關鍵名詞

偏差（Bias）
一般族群（General Population）
目標人群（Target Population）
來源群體（Source Population）
代表性（Representativeness）
一般性與通用性（Generalizability）
同質性（Homogeneity）
異質性（Heterogeneity）
隨機誤差（Random Error）
系統誤差（Systematic Error）

效度（Validity）
內部效度（Internal Validity）
外部效度（External Validity）
信度（Reliability）
精確度（Precision）
再現性（Reproducibility）
選擇偏差（Selection Bias）
未回應偏差（Non-response Bias）
排除偏差（Exclusion Bias）
追蹤偏差（Following-Up Bias）
自選偏差（Self-Selection Bias）
伯克森偏差（Berkson's Bias）
推薦偏差（Referral Bias）
志願者偏差（Volunteer Bias）
健康工人效應（Healthy-Worker Effect）
資訊偏差（Information Bias）
記錄摘要偏差（recording bias）
訪談偏差（interviewing bias）
代理訪談偏差（Bias from Surrogate Interviews）
監測偏差（Surveillance Bias）
回憶偏差（Recall Bias）
反芻偏差（Rumination Bias）
報告偏差（Reporting Bias）
希望偏差（Wish Bias）
檢測偏差（Detection Bias）
盲性（Blinding）
疾病自然史長短偏差（Length Bias）
前導期偏差（Lead Time Bias）
過度診斷偏差（Over-Diagnosis Bias）
系統性回顧（Systematic Review）
統合分析（Meta-Analysis）

出版偏差（Publication Bias）
分組錯誤（Misclassification）
錯誤分組偏差（Misclassification Bias）
差別分組錯誤（Differential Misclassification）
無差別分組錯誤（Non-Differential Misclassification）
無差別性（Non-Differentiality）
干擾分組錯誤（Misclassification of Confounders）
殘餘干擾（Residual Confounding）
敏感度（Sensitivity）
特異度（Specificity）
僞陽性率（False-Positive Probability）
僞陰性率（False-Negative Probability）
趨零（Toward the Null）
離零（Away from the Null）
勝算比（Odds Ratio）
相對風險（Relative Risk）
風險比（Risk Ratio）
率比（Rate Ratio）
風險差異（Risk Difference）
選擇力（Selective Forces）
傾向分數配對（Propensity Score Matching）
敏感性分析（Sensitivity Analysis）

練習題

1. 何謂偏差？流行病學上的偏差定義？
2. 何謂內部效度（Internal Validity）？
3. 何謂外部效度（External Validity）？
4. 流行病學研究，影響內部效度的主要原因？

5. 何謂選擇偏差（Selection Bias）？導致選擇偏差的原因？
6. 選擇偏差的類型及其形成原因？
7. 如何區分選擇偏差和干擾？
8. 何謂資訊偏差（Information Bias）？
9. 資訊偏差的類型及其形成原因？
10. 篩檢研究常見之偏差種類及成因？
11. 何謂出版偏差？
12. 何謂分組錯誤？
13. 流行病學之研究設計，可用什麼方法來預防差別分組錯誤？
14. 兩組以上暴露組別之分類，其無差別分組錯誤，對估計值之影響？
15. 評估疾病之無差別分組錯誤的影響，是否會因相關性指標之選擇，例如風險比（Relative Risk, RR）或風險差異（Risk Difference, RD），而獲得不同結論？
16. 試以暴露及得病與否之 2×2 table 示例，進行無差別暴露分組錯誤之校正，進一步說明趨零偏差與離零偏差。
17. 試以暴露及得病與否之 2×2 table 示例，進行差別暴露分組錯誤之校正，進一步說明趨零偏差與離零偏差。
18. 試以暴露及得病與否之 2×2 table 示例，進行無差別疾病分組錯誤之校正，進一步說明趨零偏差與離零偏差。
19. 試以暴露及得病與否之 2×2 table 示例，進行差別疾病分組錯誤之校正，進一步說明趨零偏差與離零偏差。
20. 何謂研究的一般性 / 通用性（Generalizability）？
21. 調查研究與因果相關性研究，其樣本代表性之考量？

引用文獻

1. Ronmark E, Lundqvist A, Lundback B, Nystrom L. Non-responders to a postal questionnaire on respiratory symptoms and diseases. Eur J Epidemiol 1999;**15**:292-299.
2. Heinonen OP, Shapiro S, Tuoominen L, Turunen MI. Reserpine use in relation to breast cancer. Lancet 1974;**2**:675-677.
3. Horwitz RI, Feinstein AR. Exclusion bias and the false relationship of reserpine and breast cancer. Arch Intern Med 1985;**145**:1873-1875.
4. Taylor FC, Cohen H, Ebrahim S. Systematic review of long term anticoagulation or antiplatelet treatment in patients with nonrheumatic atrial fibrillation. BMJ 2001;**322**:321-6.
5. Wang JD, Miettinen OS. Occupational mortality studies. Principles of validity. Scand J Work Environ Health 1982;**8(3)**:153-158.
6. Li CY, Sung FC. A review of the healthy worker effect in occupational epidemiology. Occupational Medicine 1999;**49**:225-229.
7. Last JM, Spasoff RA, Harris SS, eds. A Dictionary of Epidemiology. 4th ed. New York, NY: Oxford University Press, 2000.
8. Paffenbarger RS, Hale WE. Work activity and coronary heart mortality. N Engl J Med 1975;**292(11)**:545-550.
9. Wei CF, Chen MH, Lin CC, Guo YL, Lin SJ, Liao HF, Hsieh WS, Chen PC. Association between maternal shift work and infant neurodevelopmental outcomes: results from the Taiwan Birth Cohort Study with propensity-score-matching analysis. Int J Epidemiol 2019;**48(5)**:1545-1555.
10. Tancredi S, Anker D, Rosella L, Chiolero A. Elimination of COVID-19: beware of surveillance bias. BMJ 2021;**374**:n2126.
11. Rookus MA, van Leeuwen FE. Induced abortion and risk for breast cancer: Reporting bias in a Dutch case-control study. J Nati Cancer Inst 1996;**88**:1759-1764.
12. Gordis L. Epidemiology. Philadelphia, Pennsylvania: ELSEVIER SAUNDERS, 2004.
13. Rothman KJ, Greenland S, Lash TL. Modern Epidemiology. 3rd ed. Philadelphia, Pennsylvania: Wolters Kluwer Health | Lippincott Williams & Wilkins, 2008.
14. Greenland S, Salvan A, Wegman DH, Hallock MF, Smith TJ. A case-control study of cancer mortality at a transformer-assembly facility. Int Arch Occup Environ Health 1994;**66(1)**:49-54.
15. 陳建仁：流行病學：原理與方法。第七章第四節。臺北市：聯經，2020。
16. 陳怡樺：流行病學。第三版。第八章。臺中市：華格納，2015。

第12章 干擾因子控制方法

白其卉　撰

學習目標

一、瞭解干擾及干擾作用的定義

二、學習辨別干擾的方法

三、學習處理干擾的手段

前　言

在流行病學研究設計中，當觀察到兩個因素的關聯性，並嘗試將其視為因果推論前，應該要考量「暴露－疾病」關係（exposure-disease relationship）可能受到偏差（bias）影響，常見的是選擇性偏差（selection bias）、資訊偏差（information bias）以及干擾偏差（confounding bias）。前兩項已經於前一章加以討論，而若納入外在因子（extraneous factor）使得暴露－疾病的相關指標估計值無法正確估計時，按照外在因子對於暴露－疾病指標的影響方式，可以分為干擾作用（confounding effect）及效果修飾作用（effect-modification），造成影響的因子則分別稱為干擾因子（confounder）及效果修飾因子（effect-modifier）。本章以干擾、干擾作用及其影響為主軸。

第一節　因果圖及兩因子與結果的可能關聯

研究者經常用 Pearl 因果圖（causal diagrams），也稱呼為有向無環圖（directed acyclic graphs）來展示外來因子的表現。用因果圖來呈現研究問題相關的因果關係時，通常用節點（node）表示變項（或特徵），節點之間的箭頭代表因果效應。例如圖 12-1，以 X→Y 描述 XY 單向因果關係的存在（要注意這不是關係強度），不能包括雙向或非定向箭頭，也不能形成一個環狀結構，這意味著沿著指示方向的一系列箭頭無法返回原始節點（因為變項不能自己引起關係）。因果圖必須包含所有具有對兩個或多個其他變項的因果關係，即使該變項未測量，也能放在因果圖中 [1]。

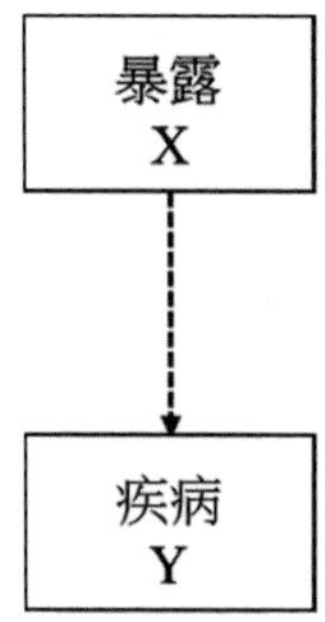

圖 12-1：暴露和疾病的示意圖

針對外來因子對於暴露－疾病關係表現來區分 [2]：

1. 干擾因子（confounder）：同時影響自變數和應變數。在因果圖上顯示為分叉向外的箭頭。如圖 12-2A 。
2. 中介因子（mediator）：受自變數影響，並影響應變數。在因果圖上箭頭一進一出，經常將中介因子所造成的效果稱為中介作用（mediation）。如圖 12-2B 。
3. 對撞因子（collider）：指同時被兩個以上的變數影響的變數。在因果圖上會顯示為有兩個以上箭頭指入的節點。如圖 12-2C 。
4. 效果修飾因子（effect-modifier）：指作用於自變數到應變數路徑上的因子，讓不同程度的自變數產生應變數的不同成效。相對於干擾作用，這種修飾 X→Y 關係的作用稱為效果修飾作用（effect-modification）。如圖 12-2D

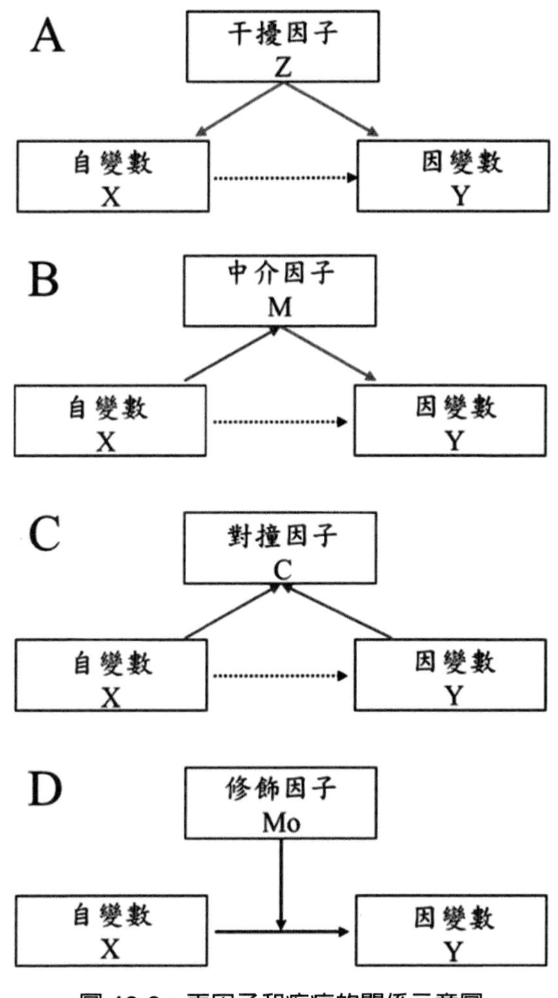

圖 12-2：兩因子和疾病的關係示意圖

由上述說明，研究者可以發現這幾個因子的意義，經常需要透過對於因果的瞭解來協助判斷。然而，並非在所有的研究下，對於種種因子都瞭若指掌，因此研究者經常詢問辨識干擾的步驟。

有些研究者常使用逐步選擇程序（a stepwise selection procedure）來尋找干擾，但僅根據 P 值來辨識干擾，並不被推薦。另一種流行的替代方法是以估計值的變化程度來鑑別，亦即當檢驗變量在回歸模型的估計值改變程度超過了預先指定的閾值時，就判斷有干擾影響。一般來說，只基於統計關聯來選擇干擾是不足的，決定因果關係以及干擾必須仰賴因果結構的背景知識，進行干擾和因果關聯性的判斷時，這些背景知識的瞭解是必要條件。

參考圖 12-2A，研究者經常使用下面的操作型定義來辨別干擾。

干擾的操作型定義 [2,3]

若 X 爲因，Y 爲果，討論 X、Y、X→Y 及第三因子 Z 時，當符合下列條件時則因素 Z 爲干擾。

1. Z 已知爲果之因。
2. Z 與 X 有相關（有因果相關或非因果相關）。
3. Z 不爲 X 的直接果〔不爲 X→Y 的中間變項（intermediate variable）；不在 X 到 Y 路徑上〕。

要件 1 指 Z 爲該疾病 / 結果的其中一個危險因子，例如圖 12-3A，年齡是死亡率的危險因子，都市化程度也是死亡率的危險因子之一。雖然研究者經常使用統計模型來檢查 Z 是否爲疾病的危險因子之一，但在概念上，並沒有要求 Z 對於疾病，必須是顯著的危險因子，相反的，有時候隨機發生的統計相關會帶入不適當的干擾因子。

要件 2 則指出 Z 與 X 具有相關性，此時的相關是不明確的說法，應包含因果相關或是非因果相關。以前述圖 12-3A 爲例，年齡與都市化程度在概念上具相關性。當都市化程度向外影響人口的年齡分布（例如年輕人外流到都市）以及死亡率（高都市化程度地區有較低的死亡率），都市化程度是干擾（如圖 12-2A）。在很多情形下，年齡與都市化程度難以確認誰先發生，因此只能概略地說兩者有相關性。例如圖 12-3B，整體健康狀況能提高工作負荷能力，圖 12-3C 病人的動脈硬化斑塊嚴重度會影響病人是否使用阿斯匹靈治療，此時 Z 因子都與 X 具有因果相關性，而圖 12-3D，社經地位影響維生素 C 攝取，可能有也可能沒有因果相關，要討論維生素 C 攝取和大腸癌時，社經地位（相關的飲食及生活型態）是大腸癌的危險因子，維生素 C 攝取也可能是社經地位的結果或是相關因素。要注意的是，有些因子被視爲干擾因子，是因爲它是眞正干擾因子的代用變項（surrogates），例如教育程度通常被用作複雜的社經地位的替代指標。另一個例子是性別，性別經常被視爲干擾，但在其眞正意義上，除了經常用來反映不同的性或荷爾蒙差異所導致的疾病風險，也可以用作背景或文化環境、態度、行爲或特定暴露等種種無法測量因素的替代變項。

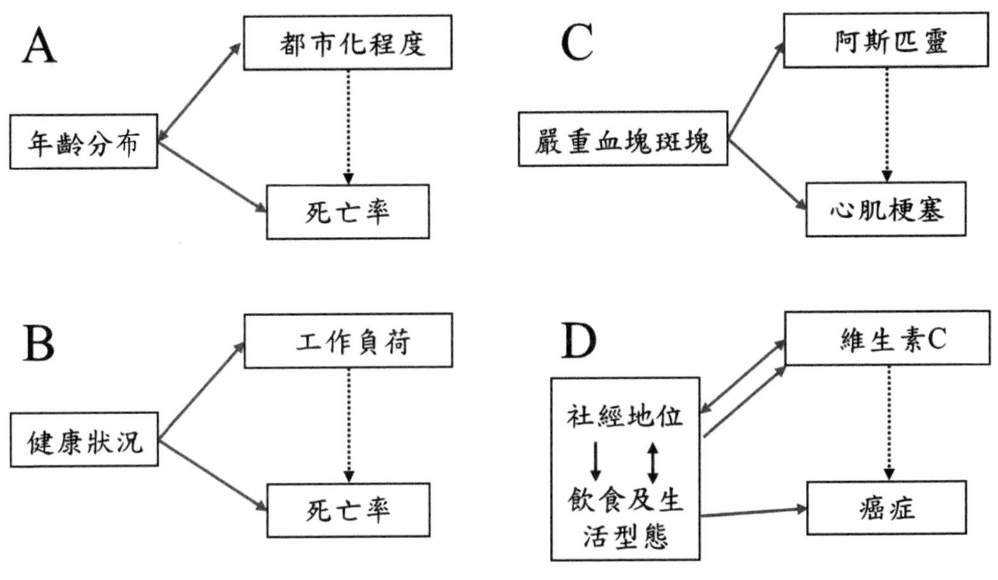

圖 12-3：干擾、中介、對撞的範例示意圖

要件 3 指必須排除 Z 爲 X 到 Y 的中間變項的情況，此指 X 能完全預測 Z 的發生，而 Z 又是 Y 的危險因子時，即 Z 位於 X 到 Y 的因果路徑上。例如圖 12-3A，都市化程度不同的城市，其年齡分布不同，進而影響死亡率的高低，年齡有可能是都市化程度到死亡的中間變項，成爲中介變項，但年齡和都市化程度雖相關但非因果關係。Z 因子是完全中介時，Z 是 X→Y 必經的一個步驟，當 Z 存在時，因爲 Z 對 Y 比 X 對 Y 更靠近，Z 會成爲完全的代用變項（或是說 Z 比 X 更適合作爲 Y 的因），因此將 X、Z 都放入模式時，X 的效果會完全消失。出現完全中介時，Z 不能放入探討 XY 關係的迴路中。有些 Z 因子在檢討要件 3 時，顯示 Z 在路徑上具有某些貢獻，但不爲路徑的其中一步，這是有些研究者會將干擾稱呼爲部分中介因子 (partial mediator) 或是調節因子 (moderator) 的緣故，而 X→Y 稱爲直接效果（direct effect），X→Z→Y 稱爲間接效果（indirect effect）。

基於這樣的概念，也有研究者利用特定因子納入後使得原有的暴露與疾病因果關係的變化狀況，來尋找中介因子或中介機制。例如想研究肥胖與死亡的關係時，高血壓可能是潛在的中間變項，在討論肥胖致死的整個問題時，或許不應將高血壓視爲干擾，但若將研究問題改爲肥胖不因高血壓而致死的風險時，校正高血壓這個干擾是正確選擇。透過比較未校正（unadjusted）和校正後（adjusted）風險指標（在此以相對風險比 relative risk, RR）的變化程度來展現干擾因子解釋百分比的變化（percentage excess risk explained）。

$$\%\text{excess additive risk explained} = \frac{RR_U - RR_A}{RR_u - 1.0} \times 100$$

或

$$\%\text{ excess multiplicative risk explained} = \frac{logRR_U - logRR_A}{logRR_u - 1.0} \times 100$$

第二節　鑑別干擾

在適當的框架下，可以憑先驗知識或經驗來主觀推測可能的干擾因子，驗證研究中是否有干擾也很重要。要驗證干擾因子，涉及到母群中干擾因子、暴露與疾病的相對分布（distribution）以及該風險指標（risk measure）的測量 [4]。

所謂「沒有干擾」（no confounding）是指暴露組的疾病分布與非暴露組的疾病分布相同，亦即兩組具有可交換性（exchangeability）。因此當兩組在特定組別的分布上不具可交換性（non-exchangeability），那麼干擾便產生了。雖然在某些流行病學的文獻中，可交換性暗指兩組間沒有選擇性偏差（absence of selection bias）及測量誤差，然而，許多干擾確實來自某些研究設計、程序操作或變項的選擇所造成的各分組間不同的結果分布。

以暴露、疾病以及干擾因子分布來討論時，分布相等性假設，或稱爲條件式獨立假設（conditional independence assumption），即干擾分布相等性假設，指特定一個因子 Z 分層下，暴露組的疾病分布與全部族群的疾病分布相同，且此要求符合每一個 Z 分層，則對於暴露和疾病的因果關係裡，Z 不是干擾。此假設指出，

Z 因子的每一個分層對於全母群都是有代表性的，因此研究者能以分層的結果推論全母群。如果條件式獨立假設不符合，則 Z 的分布干擾了暴露和疾病的推論。例如在研究抽菸發生心肌梗塞的研究時，懷疑性別爲干擾，那麼當男性中（Z 分層），抽菸者發生心肌梗塞的分布比例與全部受試者發生心肌梗塞的分布比例相同，這情況在女性中也符合上述情況，則性別對於抽菸造成心肌梗塞沒有干擾。

以未配對病例對照研究爲例，取 100 名病例組及 100 名對照組來看，如表 12-1。病例組的暴露率爲 30%，對照組的暴露率爲 18%，爲了檢視年齡 40 歲是否爲干擾，驗證年齡小於 40 歲者，病例組的暴露率爲 10%，對照組的暴露率爲 10%，此分層的疾病對暴露分布與整個母群並不相同，也和年齡大於等於 40 歲者不同，因此年齡是個干擾因子。

表 12-1：未配對病例對照研究之年齡干擾範例

年齡	是否暴露	病例組	對照組
	暴露組	30	18
	非暴露組	70	82
	總共	100	100
<40	暴露組	5	8
	非暴露組	45	72
	總共	50	80
≥ 40	暴露組	25	10
	非暴露組	25	10
	總共	50	20

條件式獨立假設（conditional independence assumption）可視爲 Z 因子每個分層下，暴露組和整個母群的潛在結果具有可比性。須注意的是此假設奠基於整個母群的結果分布（whole distribution of potential outcome），這和早期流行病學的因果推論文獻的干擾定義略有不同，過去文獻討論干擾時經常以有無該因子來做比較，因此著眼於有干擾與無干擾兩組間的暴露與疾病分布。雖然暴露組和整個母群的分布相同時，幾乎可延伸爲暴露組和非暴露組的分布相同。

但仍有某些研究主題對此提出反思，完全無干擾（無暴露也是相同概念）是難以定義、無法觀察、或違反事實的（counterfactual），例如討論日光曝曬是否是維生素 D 攝取與皮膚癌風險關係的干擾時，所謂無日光曝曬並不可得。因此概念上還是以整個母群的結果分布作爲基礎，較具有外推性。

比較上述潛在疾病結果時，多半指的是結果指標的差異（或平均差異），因此討論干擾就需要討論風險測量指標（measure of risk）。當特定一個因子 Z 分層下，暴露組和非暴露組的風險指標與全母群的疾病風險指標程度相同，且此要求符合每一個 Z 分層，則對於暴露和疾病的因果關係裡，Z 不是干擾。此稱為風險測量（或稱為關聯 / 因果測量（associational / causal measure））的相等性假設。

若用 μ 表示危險度量指標，而 $\mu(p_1,p_2)$ 是兩個母群的函數。在此，風險指標是指流行病學研究中的常用危險度量指標，包括風險差異（risk difference）$\mu(p_1,p_2)=p1-p2$，風險比（risk ratio）$\mu(p_1,p_2)=p_1/p_2$ 和危險對比值（odds ratio）$\mu(p_1,p_2)=p_1(1-p_1)/\{p2(1-p2)\}$，其細節請見前述各章的說明。

以風險差這個指標 $\mu(p1,p2)=p1-p2$ 為例，若在干擾因子 Z 的其中一個分層下，暴露組與非暴露組的預期疾病指標的平均值差（例如線性迴歸的暴露變項的 beta 值）等於整個母群中暴露組疾病率和非暴露組疾病率差值相同。本假設只比較風險指標的相等性，如果暴露對疾病的風險指標，在干擾 Z 的各分層條件下都符合上述標準，Z 就沒有干擾，同時 Z 各分層下的風險指標的加權平均值會等於整個母群的風險值。

以另一個世代研究包含 2,000 名暴露組與 2,000 名非暴露組來討論，如表 12-2。在小於 40 歲組裡，暴露組疾病率為 0.4，非暴露組為 0.2，兩組率差為 0.2，而大於等於 40 歲組裡，暴露組疾病率為 0.3，非暴露組為 0.1，兩組率差同為 0.2，顯示兩個分層中暴露組與非暴露組的率差是相同的。而整個人群的暴露組疾病率為 0.35，非暴露組疾病率為 0.15，兩者皆為兩個分層的疾病率加權平均值，率差仍然為 0.2。顯示年齡並非此研究的干擾因子。

表 12-2：未配對世代研究之年齡干擾範例

年齡	是否暴露	病例組	對照組	總共
	暴露組	700	1300	2000
	非暴露組	300	1700	2000
<40	暴露組	400	600	1000
	非暴露組	200	800	1000
≥40	暴露組	300	700	1000
	非暴露組	100	900	1000

由前述可以發現，兩個分層中的暴露組疾病率和非暴露組疾病率分布不同，風險測量相等性的要求也能成立。當疾病成果爲連續變項時，仍然能利用相等性假設來驗證。例如以社經地位爲干擾，研究運動時間每周滿 7 小時與體重的關聯性時，運動時間達標組（暴露組）的體重分布比運動時間未達標組（非暴露組）的體重分布更分散，這在眞實研究中很常見，畢竟只有非常重視運動的人以及體重過重想減重的人願意維持高運動時間，但只要在社經地位各分層下，兩組的體重平均值差值在各分層都相等，不同的社經程度的平均值差值之加權平均值等於研究族群該組的平均值，相等性的假設就符合了。

這也顯示，當某一種風險測量方法可能存在干擾時，研究者能選擇沒有干擾的另一種測量方法來使用。以同一個世代但使用累積發生率比爲風險指標來驗證，小於 40 歲者的暴露組疾病發生率爲 0.4，非暴露組的疾病發生率爲 0.2，累積發生率比爲 2，而大於等於 40 歲組，暴露組疾病發生率爲 0.3，非暴露組疾病發生率爲 0.1，累積發生率比爲 3。事實上，兩分層的累積發生率比和整個母群也不相同，顯示研究者使用累積發生率比時，年齡會產生干擾作用。同一世代研究使用疾病率差作爲結果指標時，年齡不會發生干擾（請見前面說明）。

要注意，在數據分析中，若想以風險測量相等性假設來判斷干擾，在干擾分層下，必須使用一致的暴露定義以及疾病定義，才能獲得有效的估計以及具可比性的比較。若疾病變項是二元資料，由於多半使用風險比或是危險對比值，當暴露組或非暴露組在疾病分布上有不一致時，才會產生干擾。當疾病變項是連續資料時，前面兩個假設通常是以平均值來查核。當疾病變項是類別多元資料時，概念與二元資料相類似，仍然需要符合兩個假設，雖然多元資料不易使用風險比或是危險對比值（在適當的統計方法下可以正確估計），因困難而使用平均值就不恰當。因此，在考量執行度時，條件式獨立假設是更嚴格和更具廣泛性的定義，適合各種形式的資料。

對研究者來說，更具有說服力的方式往往是將未校正干擾和已校正干擾的風險指標做比較，才能量化地呈現出干擾的重要性。以最常見的勝算比（odds ratio）爲例，經常是使用 Mantel-Haenszel 法來計算校正後勝算比（adjusted odds ratio），同時使用前述干擾因子解釋百分比的變化來呈現其重要性。表 12-3 是參考範例，顯示相同的臨床處理方式後續再住院的風險比來比較不同治療方法的差異。

表 12-3：使用不同治療方法之腦梗塞病人病發後經急診對於再住院的風險比

	粗風險比	調整後風險比	可被共變項解釋的超額風險 *
動脈取栓治療	2.36	1.38	72%
TPA 注射治療	1.77	1.28	64%
抗血小板藥劑	1.23	1.05	17%

*Excess risk explained by covariates.

第三節　分辨干擾作用和效果修飾作用

干擾和修飾（effect modification）是不同的概念。因此，任何一個因素都可以分別探討是否爲干擾，是否爲修飾。某些因素可以同時是干擾因子也是效果修飾因子，可以是其中之一，也可以都不是。運用前述的概念，分布相等性（條件式獨立）假設和測量相等性假設不只能描述和鑑別干擾，也能用來描述、鑑別效果修飾作用。該程序其實就是分層分析的步驟。

當 Z 因子的各分層下，所估計的暴露和疾病的機率分布隨著分層的不同而有變化時，Z 對暴露和疾病的風險效果有效果修飾作用。此外，同樣在 Z 因子的各分層下，暴露對疾病的風險指標也隨著各分層不同而有變化。因此，當審視 Z 因子單一特定分層的條件式獨立假設和測量相等性假設時，同時也能審視各分層的分布和風險指標是否隨著分層而變化，藉此分辨 Z 因子是否爲干擾因子，是否爲效果修飾因子。因此，將結果分層呈現，能檢視干擾與修飾，同時也去除了干擾及效果修飾作用。但若修飾程度不明顯，研究者想要只呈現一個去除干擾後的彙整結果，就需要使用合適的統計方法來進行分層結果的合併，例如 Mantel-Haenszel 法或是統計模式。詳細的效果修飾作用（或稱爲交互作用）說明請見交互作用該章。

第四節　用因果圖討論干擾

如前所述，干擾作用是一個複雜的表現，挑選干擾必須仰賴研究者對於因果結構的背景知識，此外，在種種潛在因素裡挑選干擾，研究者傾向進行有效率地校正眞正有干擾的因素，因此挑選干擾的目標通常爲減少需要處理的干擾因素數目。但前述方式經常把干擾因子和干擾的相關因子都篩選出來，使得須校正的干擾因子數目增加，導致處理干擾時沒有效率。因此，使用前面提到的因果圖（causal diagrams）[5,6] 來執行潛在因果相關及干擾的鑑定，能夠避免僅使用統計指標而產生的問題，並確保符合背景知識。因果圖一開始出現在人工智能領域，現在在社會科學包含流行病學也受到討論。

研究者可以將想討論的干擾因子（和干擾相關因子）、暴露和疾病都繪製在 Pearl 因果圖上，使用箭頭來指出因果方向，以觀察各因子是否爲疾病的直接因子或爲間接因子，各因子關聯性是否符合後門路徑定理（backdoor path）。Pearl 的後門路徑定理可以表述如下：討論變項 X 到變項 Y 時，出現另一條或一系列由 X 指向 Y 的連續箭頭（例如圖 12-4C），這條路徑即爲後門，後門效應就是干擾作用，後門上的變項 V 爲干擾因子。本質上，如果變項 V 滿足後門路徑標準，那麼校正變項 V 後，X 對 Y 的估計是沒有干擾的。要注意，pearl 因果圖不接受雙箭頭，因此，干擾是以雙路徑（直接路徑和後門路徑）來呈現。但如果有 1 組不是 X 影響的變項 C_1 阻塞了從 X 到 Y 的路徑（通常是阻斷了後門路徑），校正 C_1 則會產生假相關。

挑選特定變項來校正是否有助於控制干擾，將取決於特定變項在暴露－疾病途徑上的相對位置。假若路徑上有一連串包含干擾變項的變項群，那麼在這些變項的關聯分布固定下，便可正確觀察暴露 X 對疾病 Y 的關係，亦即只控制系列中一個關鍵變項亦有助於控制干擾。例如，在圖 12-4A 的因果圖中，C_1 阻塞了從 X 到 Y 的所有後門路徑，因此校正變項 C_1 能夠無條件地幫助控制干擾。由於 X 對 Y 的關係不受 C_2 或（C_1,C_2）分布影響，從 C_2 來看，變項 C_1 不適合用來作爲 X→Y 的干擾因子，因此，控制 C_1 與否變得無關緊要。

相反地，當因果圖呈現如圖 12-4B，C_1 不會造成干擾，在不做控制或控制 C_1 時，X 對 Y 的關係能夠正確觀察（不受干擾）。但是，若將 C_2 納入，例如想計算 C_2 的分層下結果，校正 C_1 確實有助於控制干擾。當共同校正（C_1,C_2）時，可以正確估計 X 對 Y 的關係。當只校正 C_2 時則無法正確觀察，因爲 C_2 是對撞因子，這是所謂的對撞因子分層分析（collider stratification），或是 C_2 造成的 M 偏差（collider M-bias），M-bias 是一種選擇偏差（selection bias），校正對撞因子會犯此種錯誤。總結來說，對撞偏差發生於暴露和疾病各自影響一個第三因素時，而干擾發生於暴露和疾病有共同原因（第三因素）時。

如前所述，對撞因子是同時被兩個以上的變數影響的變數，在因果圖上會顯示爲有兩個以上箭頭指入的節點。對撞因子不會直接造成影響它的變數之間出現相關，對撞因子會「阻斷」兩個變數間的路徑。然而，在研究設計、挑選樣本或統計分析時，如果有意或無意間控制了對撞因子，會「開啓」X 和 Y 之間的路徑而造成 M 偏差，因而使暴露（X）和疾病（Y）之間出現因選擇偏差（selection bias）而產生的假相關。如果控制對撞因子後造成相反的相關性，稱爲辛普森悖論（Simpson's paradox）。當存在不可測量的干擾時，它的影響經常可以通過敏感性分析來評估。

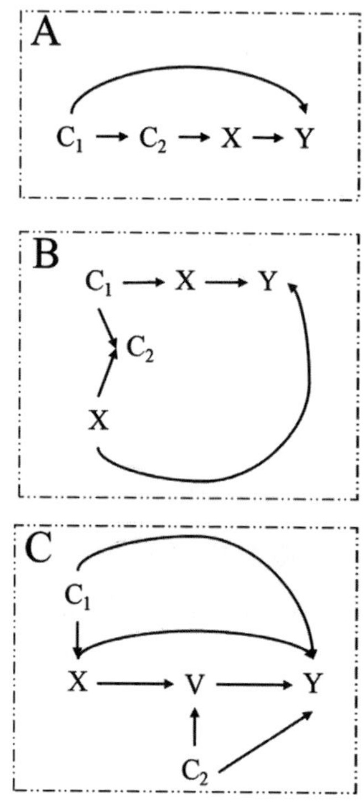

圖 12-4：其他因子對於 X 和 Y 影響性的因果圖

在圖 12-4C 的因果圖中，C_1 是 X 對 Y 的干擾因素；然而，它不是 X 對 V 的干擾因素（C_1 對 V 沒有影響）。換言之，干擾是影響特定暴露－疾病關係，而非僅是特定暴露。同理，C_2 是 V 對 Y 影響的干擾因素；但是它不是 X 對 Y 影響的干擾因素；如果研究者對 X 對 Y 的影響感興趣，則不需要對 C_2 進行校正。總結來說，干擾影響的是特定暴露－疾病關係，不是僅針對特定暴露或是特定結果。

以 pearl 因果路徑來討論阿斯匹靈和冠狀動脈疾病的暴露和疾病（圖 12-5A）爲例，阿斯匹靈（aspirin）會降低冠狀動脈心臟病的發生（直接路徑），另一條路徑爲阿斯匹靈會降低血小板聚集能力，低的血小板聚集能力也能降低冠狀動脈心臟病的發生（後門路徑），因此產生干擾作用。校正了受試者的血小板的聚集能力，便能夠觀察攝取阿斯匹靈而降低冠狀動脈心臟病發生的純結果。

但思考到個人遺傳特性（基因）會影響血小板的凝血表現，也會影響冠狀動脈心臟病的發生，以因果圖（圖 12-5B）來思考，在圖中出現了兩條路徑：〔基因 → 血小板凝血能力 → 冠狀動脈心臟病〕以及〔阿斯匹靈 → 血小板凝血能力 → 冠狀動脈心臟病〕，兩者對撞於血小板凝血能力，此變項即爲對撞因子。校正對撞因子將會產生選擇偏差，因爲阿斯匹靈與特定基因特性都會造成「血小板凝聚能力」變化，事實上，特定基因特性會「獨立」增加冠狀動脈心臟病的風險，阿斯匹靈也會降低冠狀動脈心臟病的發生。因此，迴歸模式中同時納入阿斯匹靈與特定基因特性會造成兩者之間負相關的假象，同時導致阿斯匹靈與冠狀動脈心臟病之間的相關性被低估。

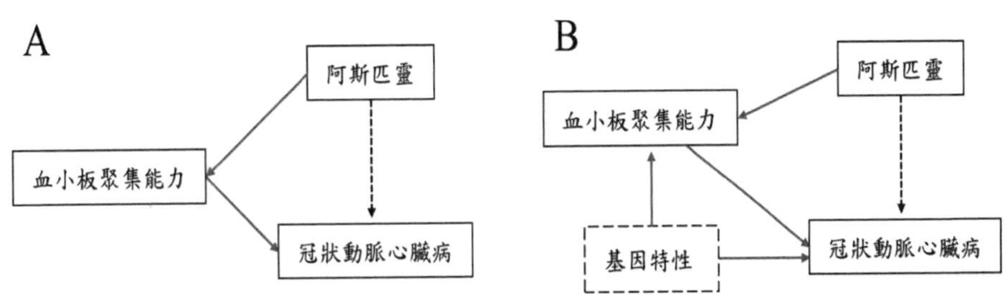

圖 12-5：阿斯匹靈與冠狀動脈疾病關聯性之因果圖

整體來說，干擾因子同時影響自變數和應變數，應該要控制。部分中介因子受自變數影響，並影響應變數。如果要研究的問題是「X 是否會影響 Y」（直接效果及間接效果），則不應控制。如果研究的問題是「X 是否能夠直接影響 Y」，則需要控制。完全中介因子因爲位於 X 到 Y 的路徑上（且爲唯一路徑），因此不需控制。對撞因子則不需要控制，以免產生假相關。

第五節　干擾來源

在流行病學研究中，瞭解干擾、鑑別干擾、處理干擾是極其重要的。干擾也可以根據其來源進行分類 [2]。測量工具的選擇（操作干擾）、研究情境特徵（程序干擾）或研究個體間差異（個人特性的干擾）是經常產生干擾的來源。

操作干擾（operational confounding）來自測量工具或測量方法的選擇，會發生在實驗性／介入性研究與非實驗性／觀察性研究。當特定測量法被用來測量某些結構但無意中也不恰當地測量了其他項目時就會發生。

實驗性流行病學（如臨床試驗）比觀察性流行病學不容易發生干擾（如表 12-4）。透過隨機分派，降低了實驗／介入組和對照組的已知及未知的干擾因素分布不同的機會，兩組差距只剩隨機誤差（random error）。然而若隨機分派的不平衡，仍然可能產生干擾，這是操作干擾的例子。在觀察性流行病學中，除了對照組的隨機誤差，與暴露相關的因素可能會干擾研究，因此難以避免產生干擾。在觀察性研究中，某個因子是否為干擾或有助於控制干擾，取決於該因素如何調節治療或暴露加諸於人群，以及該因素和疾病的關係。因此當操作選取樣本（暴露與非暴露、病例和對照）的程序時，相關因素便有可能產生干擾。同一個變項在觀察性研究可能是一個暴露－疾病關係的干擾，但如果是隨機試驗，由於在同一人群中進行了隨機分派後才加入介入，因此該因素就不會產生干擾。

表 12-4：實驗性流行病學與觀察性流行病學的干擾

	實驗性研究	觀察性研究
研究設計	隨機分派臨床實驗	世代研究
分派方式	隨機	非隨機
例子	隨機分派為新藥組及標準治療組	主觀分為抽菸者及非抽菸者
干擾來源	隨機誤差	隨機誤差及因果暴露分布不產生的差異

例如，一項觀察性研究比較了開放手術與經皮腎鏡取石術治療腎結石的成效。由於接受開放手術的人平均有較大的結石，因此調整腎結石大小後，治癒率的差異實際上是相反的方向。在這項研究中，腎結石大小干擾了治療治癒率。但如果治療是隨機的（而不是觀察性的），那麼腎結石大小將不再是研究中的干擾因素。因此腎結石大小是否是干擾因素，是由研究設計所決定，而不是由變項的屬性所決定。

程序干擾（procedural confounding）來自研究程序或是實驗室程序的選擇，經常發生在準實驗設計（quasi-experiment design）。當研究人員錯誤地允許另一個因素與被操縱的介入因子一起改變時，就會發生程序干擾。

在流行病學中，有一種程序干擾類型為治療適應症干擾（confounding by

indication)，通常因觀察行爲而發生，是觀察性研究最重要限制。由於預後因子可能會影響臨床治療決策、或是研究人員對於治療效果的估計程度，因而產生程序干擾。控制已知的預後因子可能會減少這個問題，但對於未知因素，或者與未知因素相關的因子相互作用而產生的干擾，仍然無法控制。透過隨機分派（random assignment)，隨機試驗不受治療適應症干擾的影響。

個人特徵干擾（person confounding）來自各種個人特徵同時發生或不發生所產生的干擾，經常因研究對象的特徵而發生。儘管根據一個或多個其他可觀察或未觀察的特徵而分布有所不同，但當一起分析兩個或更多特性而產生不同分組時就會發生，例如分析不同職業類別勞工的健康狀況，就會因爲性別分布不同而產生。

干擾取決於如何分配暴露／治療，但修飾不受暴露分配影響，然而個人特徵所產生的各種人口分布會影響干擾與修飾的發生。同一個變項可能在某世代是干擾，但在另一世代則非，這可能是在各種不同的人群身上，潛在的干擾因素與其中一個人群的暴露分布有關，但與另一個人群的分布無關；或者可能是因爲潛在的干擾因素與其中一個人群的結果分布有關，但與另一個人群的結果分布無關。

例如，在西方國家對母乳餵養的觀察性研究中，較高的社經地位增加了餵母乳的機率，同時也降低了生育肥胖孩子的機率；然而，在另一項華人研究中，較低的社經地位會增加餵母乳的可能性，但與兒童肥胖的關係並不明顯。在研究母乳哺餵對兒童肥胖的影響時，社經地位可能是西方國家研究中的一個干擾因素，但在華人的研究中可能不是。有趣的是，一項關於促進母乳餵養的隨機試驗發現餵母乳對子代智商有影響，但對子代肥胖沒有影響。西方國家的母乳哺餵研究，可能會受到社經地位的干擾，指出餵母乳對兒童肥胖和智商都有影響，而在華人的研究，社經地位沒有成爲干擾，因此指出餵母乳僅對兒童智商有影響。

依據干擾和暴露、干擾和疾病結果的關聯性方向，也可以將干擾分成正向干擾（positive cofounder）和負向干擾（negative confounder)，如表 12-5。正向干擾指干擾與暴露的風險方向與干擾與結果的風險方向相同，因此校正後風險估計值會變小（以 RR 或 OR 爲例則接近 1)；負向干擾是指干擾與暴露的風險方向與干擾與結果的風險方向相反，因此校正後風險估計值變大（以 RR 或 OR 爲例則遠離 1)。

表 12-5：干擾和暴露、干擾和疾病關聯性方向的干擾類型

干擾與暴露關聯性方向	干擾與結果關聯性方向	干擾類型	未校正風險與校正風險的關係
P	P	P	未校正 > 校正
P	N	N	未校正 < 校正
N	P	N	未校正 < 校正
N	N	P	未校正 > 校正

第六節　處理干擾的方法

在分析危險因子與疾病的關聯性時，若想要獲得接近眞的因果相關估計，處理干擾的可能影響是必要的 [3]。按照處理的方式，可以區分爲在研究設計上進行處理，以及在統計分析時進行處理（表 12-6）。偏差（bias）有時以干擾的形式出現，選擇性偏差和資訊偏差通常在研究設計階段就應處理，但大部分的干擾，則能夠在事前或事後兩個階段依需求加以處理。

表 12-6：處理干擾的方法

事前：研究設計層面	事後：統計分析層面
1. 限制	1. 分層分析
2. 配對	2. 多變項校正
3. 隨機分派	

一、研究設計階段

在研究設計階段處理干擾，通常是研究者在研究開始前先處理經驗或文獻查找上已知的干擾，特別是已知且影響巨大的干擾如年齡、性別等，經常在研究設計階段就先處理。常見的手段有三：限制、配對、隨機分派。

（一）限制（restriction / limitation）

限制是指在規劃研究個案的納入排除標準時，便限制某些特性的個案不能參與研究。限制的優點在於方便、節省經費且容易進行，特別適合疾病率在干擾分層時明顯不同的情況。例如，研究者在觀察賀爾蒙與乳癌研究中只納入女性個案，一方面是因爲男女性的乳癌疾病率差異很大，另一方面兩性的賀爾蒙表現也大不

相同。當限制法用來控制干擾時，主要問題在於研究外推性，例如前述以女性為研究對象，探討荷爾蒙與乳癌的研究結論，不適合推論至男性。限制法另一個常發生的潛在問題是干擾殘餘效應（residual effect），發生於當干擾的限制範圍不精細時，預期的控制效果不佳，而留存干擾的殘餘效應。例如當研究者限制收案女性年齡為 20-59 歲時，無法完全控制年齡或是停經所造成的干擾作用，因而仍需要採用其他技術來控制干擾。

（二）配對（matching）

配對是指在規劃收案時，將調整干擾因子分布的方法放在收案規劃中，使得比較的兩組在特定干擾因子分布上接近一致。配對可以提高研究效率（efficiency），增加估計值的精確度（precision）——亦即 95% 信賴區間變窄。在世代研究中，針對暴露與非暴露兩組進行干擾因子的配對，可以有效控制干擾作用，但在病例對照研究中，針對病例組和對照組進行干擾因子的配對，無法良好地控制干擾作用。研究設計配對過程中使用配對，往往費時費力耗費費用，若想要同時找到相同條件的一組配對者，十分困難；而且當配對條件太多時，即使不要求同時收案，也很難找到合適的配對對象；被配對的干擾因子對於疾病的主效果也無法評估。在傳統流行病學中，配對因為成本很高難以執行，在大數據時代，因為成本下降因而較常見。

配對的類型按照處理時的個案數，分成團體配對（group matching）和個別配對（individual matching）。前者又稱為頻率配對（frequency matching），是使互相比較的兩組間干擾因子分布相同，例如暴露組男女比例為 6：4，那麼非暴露組便也以男女 6：4 的比例來選取，好讓兩組的性別分布相同。團體配對多半使用於世代研究，較不常用於病例對照研究。由於不符合個案間相依的條件，多半以獨立樣本的分析方法來估計暴露－疾病的風險。個別配對則依據一組個案的干擾條件來決定另一組個案收案時的納入排除條件，例如在暴露組收取一名個案為 30 歲女性時，在非暴露組也需要收取一名 30 歲女性。個別配對還依據被配對組的倍數分成定額配對（fixed ratio matching），例如每名暴露個案配對 2 名非暴露個案，和不定額配對（variable ratio matching）。當被配對的干擾因子為類別變項時，則為定組配對（categorical matching），通常指分類條件必須完全相同，例如必須同為女性。定組配對不會有干擾殘餘效應的問題，但分類太細時例如將地區細分至居住里，難以找到配對對象。當被配對條件為連續變項時，通常採用定距配對（caliper matching)，亦指兩組的干擾因子差距被限制在特定範圍裡，例如暴露組與非暴露組年齡差距爲 5 歲。當距離設定愈寬或是在定組配對時不當併組，仍有可能發生殘餘的干擾效應。團體配對以及個別配對的執行方法，請見本書第 8 章（世代研究法）和第 9 章（病例對照研究法）。

在大數據時代，一種新配對方法——傾向分數配對（propensity score matching, PSM）也經常使用。如前面所述，當配對條件太多時，很難找到合適的配對對象，即使找到了合適對象，由於分析時仍需要達到每變項最低有效事件數（event per variable），因而當納入愈多配對變項，也意味著所需事件數跟著大幅增加。因此 PSM 可將各種待處理的干擾因子以多變項模式方式估計暴露機率（或稱爲傾向分數），再按暴露機率來配對。因此，PSM 能夠有效降低分析暴露－疾病關係時的所需事件數，也能在概念上達到干擾因子分布具可比性的需求。傾向分數配對執行方法請見本書第 20 章（跨域大數據之應用）。然而，當執行傾向分數配對時所挑選的變項不恰當，或是不適合該研究設計或研究主題時，配對仍然沒有獲得該有的成效。

（三）隨機分派（randomization）

在介入型研究中，隨機分配是一種控制已知干擾與未知干擾的技巧，也是有效的控制干擾的方法，其細節請見介入性研究該節。

二、統計分析階段

研究資料收集完成後，仍可透過統計分析的方法來處理干擾。想要在分析階段處理干擾，研究者必須在研究設計階段就規劃良好的測量方法來收集已知的干擾資料。

（一）分層

分層（stratification）分析是指依據干擾因素分組後，估計每一組的危險因子與疾病的關聯性。由於分層內的資料比較具有同質性，因此干擾效果便可被限制。分層後，使用 Mantel-Haenszel（M-H）法來估計暴露－疾病的校正（adjusted）結果。如果校正分層的結果和粗／未分層（crude）結果有差異，那麼分層因子就具有干擾效用。但若校正分層的結果和未分層結果無差異，那麼分層因子就不是干擾因素。當待處理干擾因子只有一兩個時，由於分層數不會太多，通常可以有效處理。

分層的優點在於分層後，暴露與疾病的風險估計完全不受其他分層資料的影響，是一種硬校正。但分層不適合處理太多個干擾因子，或是單一個干擾因子太多分層的情況。

（二）多變項模式

當待處理的干擾因子數目太多時，將多個干擾放入多變項模式，同時進行校正，在實務上比較可行。例如討論肥胖與脂肪肝的關係時，種種干擾因子如年齡、性別、種族、抽菸習慣、飲酒習慣等都可同時納入多變項模式（multivariate model）中加以校正。

1. 線性迴歸／一般線性模式

線性迴歸／一般線性模式（linear regression / general linear model）使用於結果變項爲連續變項時。當樣本數足夠且符合線性迴歸假設時，研究者經常使用統計模型來推理是否存在干擾和修飾。要檢查變項 C 是否爲干擾時，研究者經常將 C 放入模型中，如下。線性迴歸能校正干擾因子並提供校正後斜率（adjusted slope）。

$$g\{E[Y|A=a,X=x,C=c]\}=\beta_0+\beta_1 a+\beta_2' x+\beta_3 c$$
$$g\{E[Y|A=a,X=x]\}=\beta_0^*+\beta_1^* a+\beta_2^{*\prime} x$$

當線性迴歸的斜率 β_2' 和 β_2^* 不相等，C 就是干擾，即爲斜率改變（change-in-coefficient）原則。雖然這種方法在某些情況下會給出有效的結果，但仍應該注意的是，該過程假設變項 A 和 C 足以控制所有干擾，給出正確的線性迴歸所計算的風險差異。但若 A 和 C 不足以控制干擾，那麼有 C 和沒有 C 時，兩個模式的 β_1' 和 β_1^* 就會不同，因而無法判斷 C 的角色。

例如研究者想觀察年齡與低密度膽固醇的關聯性時，便適合使用線性迴歸，當研究者將血糖、血壓、體位指數進行校正後，便能觀察每增加一歲年齡時，低密度膽固醇校正後的增加量。一般線性模式也能放入類別變項形式的干擾因子如性別進行校正，在統計上視爲多變數分析與線性模式結合，可以提高模式效率及正確度。

2. 卜瓦松迴歸

卜瓦松迴歸（Poisson regression）可以用來估計率比（rate ratio），例如盛行率比（prevalence ratio），適合橫斷性研究。在樣本數足夠且符合卜瓦松分布假設的情況下，卜瓦松迴歸能夠有效校正多個干擾因子，並提供校正後率比（adjusted rate ratio）。

3. 羅吉斯迴歸

羅吉斯迴歸（logistic regression）可以用來估計危險對比值（odds ratio），適合橫斷性研究、病例對照研究以及固定世代研究。在樣本數足夠且符合二項式分布假設的情況下，羅吉斯迴歸能夠有效校正多個干擾因子，並提供校正後危險對比值（adjusted odds ratio）。

4. 克氏存活風險迴歸

克氏存活風險迴歸（Cox proportional hazards model）可以用來估計相對危險性（relative risk），或稱呼爲風險比（hazard ratio），適合動態世代研究。在樣本數足夠、收集可精算追蹤時間訊息的情況下，克氏存活風險迴歸也能有效校正多個干擾因子，並提供校正後相對危險性（adjusted relative risk）。

需要注意的是，儘管把干擾因子放入模式中足以控制干擾，但是斜率改變的檢查原則只在使用線性迴歸的率差（線性迴歸）和使用存活迴歸的風險比（risk ratio）有效，使用邏輯迴歸的勝算比（odds ratio）卻不適合。在邏輯迴歸和勝算比的估計，即使 C 不是干擾，每多一個校正變項都會改變勝算比，因爲該算式是相對的。如果暴露是隨機的，控制更多的變項通常會增加勝算比測量值。例如圖 12-4C 中，C_2 不是干擾，不控制 C_2，估計仍然是無偏差的（unbiased），但控制 C_2 通常會改變邏輯迴歸的係數（而改變勝算比）。在這種情況下，觀察係數的變化並不正確。

再者，即使所觀察到的係數改變是有效的，但實際操作時，比較的是模式的係數大小，就算有變化也無法判斷有效性，因此干擾判斷最好基於研究的實質性（背景知識支持或是領域中的共識），而不是單純因爲統計理由。

最後，即使在係數變化過程產生有效的情況下結論，由於結論涉及干擾的測量方式、資料形式以及所挑選的模式類型，資料格式的改變也可能會改變干擾因子以及風險指標的估計。

結　語

1. 想要瞭解以及鑑別外來因子對於暴露－疾病此因果關係的表現，需要有背景知識，也需要理解干擾因子、中介因子、對撞因子，當討論不同程度外來因子的效果時，也需要理解效果修飾作用。
2. 要驗證干擾因子，涉及到母群中干擾因子、暴露與疾病的相對分布（distribution）以及該風險指標（risk measure）的測量。分布相等性假設是指在外來因子任一分層中，暴露組的疾病分布與全部族群的疾病分布相同。風險測量相等性假設指在外來因子任一分層中，暴露組的風險指標與全母群的疾病風險指標程度相同。
3. 處理干擾的方法有事前在研究設計層面，以及事後在統計分析層面進行處理，前者包含限制、配對、隨機分配，後者包含分層分析、多變項校正。

關鍵名詞

干擾因子（confounder）
中介因子（mediator）
對撞因子（collider）
效果修飾因子（modifier）
因果圖（causal diagrams）
分布相等性假設
風險測量相等性假設
操作干擾（operational confounding）
程序干擾（procedural confounding）
個人特徵干擾（person confounding）
限制（restriction / limitation）
配對（matching）
隨機分派（randomization）
分層（stratification）
多變項模式（multivariate model）

複習問題

1. 請說明干擾因子、中介因子（mediator）、對撞因子（collider）、效果修飾因子（effect-modifier）的定義，比較其異同。
2. 請說明常見的干擾來源。
3. 請說明在研究設計階段以及資料分析階段，有哪些方法能夠處理干擾？
4. 請說明下面校正干擾因子的方法，何者錯誤。
   (1) 當世代研究中暴露和非暴露兩組的各年齡層和性別分布不同，且年齡和性別分層的總死亡率也不同，可以配對的方式來使暴露組與非暴露組的年齡性別分布比例相近。
   (2) 當病例對照研究中病例組和對照組的平均收入以及社福指標，在兩組間具有顯著差異時，將收入與社福指標納入多變項分析來協助校正干擾。
   (3) 當橫斷研究中發現居住地點會影響問卷運送時間，因此在分析各居住地的死亡風險時，研究者決定隨機派出收取問卷的人。
   (4) 當進行乳癌臨床研究時，發現男性個案極少，因此研究者決定排除男性病人。
5. 下表為年齡與攝取含糖飲料的肥胖風險（每 1,000 人年的發生率）。請推測年齡是否有可能為干擾。

年齡分組	每週攝取少於 1000 毫升	每週攝取大於等於 1000 毫升
8-12	7.4	30.4
13-16	80.2	112.2

參考答案

1. 請見 p325-326。
2. 來自測量工具的選擇（操作干擾）、來自研究情境特徵（程序干擾）、來自研究個體間差異（個人特性的干擾）。
3. 設計階段的手段為限制、配對、隨機分派。在統計分析階段的手段為分層分析、多變項校正。

4. (3)

5. 在 8-12 歲兒童，相對於每週甜飲料攝取小於 1000 毫升，攝取大於等於 1000 毫升的兒童發生肥胖的風險為 4.1 倍，在 13-16 歲青少年間，相對於每週甜飲料攝取小於 1000 毫升，攝取大於等於 1000 毫升的青少年發生肥胖的風險為 1.4 倍。年齡是干擾因子。

引用文獻

1. Pearl J. Casual diagrams for empirical research (with discussion). Biometrika 1995;**82**:669-710.
2. Szklo M, Javier NF. Epidemiology: Beyond the Basic. 4th ed. Jones & Bartlett Learning, 2018.
3. Celentano DD, Szklo M. Gordis Epidemiology. 6th ed. Elsevier, 2018.
4. Vander Weele TJ. Confounding and effect modification: distribution and measure. Epidemiology Method 2012;**1(1)**:55-82. doi: 10.1515/2161-962X.1004.
5. Pearl J. Causality: Models, Reasoning, and Inference. 2nd ed. Cambridge: Cambridge University Press, 2009.
6. Holmberg MJ, Andersen LW. Collider bias. JAMA 2022;**327(13)**:1282-1283.

第 13 章
修飾、交互與中介作用

李建宏　撰

學習目標

一、瞭解效應修飾、交互作用與中介作用之使用目的

二、區辨效應修飾與交互作用在概念上的差異性與可換性，並瞭解交互作用在疾病發展的重要性

三、學習效應修飾與交互作用之偵測方法、統計檢驗與結果解釋

四、學習 Baron & Kenny 之中介分析方法

前　言

疾病形成的過程涉及連串關聯的因果鏈，因果成分致因（component cause）可能以加法或乘法的聯合作用建置連串的致病機制，於疾病發展的過程之中，從啓始階段進展至另一個病程階段。效應修飾與交互作用的闡述可協助研究人員瞭解因果機制的組成與關聯，轉譯流行病學研究成果至公共衛生實踐工作。透過中介因子的辨識，中介分析可輔助研究人員瞭解致病路徑，提供不同的疾病防制與介入策略。

第一節　不同作用概念的使用目的

效應修飾（effect modification）、交互作用（interaction effect）與中介作用（mediation effect）代表著概念上相互關聯但意義不同的效應評估方法，三種作用闡釋不同面貌的「暴露－結果」關係（exposure-outcome relationship）。研究者可依流行病學研究的目的，選擇適當的分析方法解釋資料。此章節的「效應」一詞係指由研究數據估計而得的數值，非代表具因果特定意義的作用。交互作用的應用內容包含著修飾作用，兩種作用的術語經常交替互用；然而，二者之應用目的略有不同，使用時機亦有差異。由於效應評估模式的選擇（例如，加法與乘法模式），當分析者以迴歸模式進行交乘項（product terms）檢定時，研究結果可能只能適用於修飾與交互作用之其中一種解釋 [1] 。以下說明三種效應可用於評估「暴露－結果」關係之目的 [2]：

1. 效應修飾：評估暴露對結果的效應在另一個類別變數之間的異質性。
2. 交互作用：評估兩個暴露對結果的個別與聯合效應。
3. 中介作用：評估暴露對結果的直接與間接效應。

第二節　效應修飾與交互作用

一、易感因子與交互作用

個體暴露於危險因子後，其對疾病發生的易感性常常反映出個體罹患疾病的差異性 [3]。吸菸對肺癌發生具有強烈的關聯性，然而，並非每位吸菸者均會罹患肺癌，此表明吸菸本身不是肺癌罹病的充分因子。相較於非肺癌的吸菸者，罹患肺癌的吸菸者很可能具有另一個或多個與此癌症關聯的成分致因。此些致因可藉由完成導致肺癌所需的多因致病結構（稱爲充分致因，sufficient cause），或增加吸菸誘發肺癌的易感性而引發作用 [3]。在後者的狀況，此類成分致因可能來自於遺傳或環境，常被認爲是一種疾病的易感因子（susceptibility factor）；因此，可以修飾吸菸對肺癌的發生風險，或聯合吸菸對肺癌產生協同式的交互作用（synergistic interaction）。

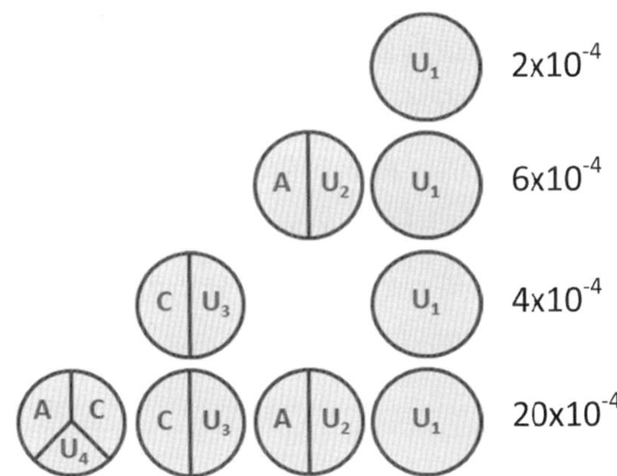

圖 13-1：關於飲酒（A）與吸菸（C）對食道癌發生風險之研究

圖 13-1 爲一個有關飲酒（A）與吸菸（C）對食道癌發生風險之研究。假如不飲酒不吸菸、飲酒但不吸菸、吸菸但不飲酒、飲酒且吸菸者之食道癌發生率分別爲 2×10^{-4}、6×10^{-4}、4×10^{-4}、20×10^{-4} 癌患 / 人年。若 U_1 爲不包含飲酒與吸菸而可完成充分致因之不明互補成分致因（unidentified complementary component causes, UCCC），U_2 爲只包含飲酒而可完成充分致因之 UCCC，U_3 爲只包含吸菸而可完成充分致因之 UCCC，U_4 爲包含飲酒與吸菸而可完成充分致因之 UCCC。因此，不飲酒不吸菸者可經由 U_1 致病，飲酒但不吸菸者可經由 U_1 與 $(A+U_2)$

致病，吸菸但不飲酒者可經由 U_1 與 $(C+U_3)$ 致病，飲酒且吸菸者可經由 U_1、$(A+U_2)$、$(C+U_3)$ 與 $(A+C+U_4)$ 致病。由於可能的致病模式多了 $(A+C+U_4)$ 之充分致因，飲酒對食道癌之發生風險會依個體是否吸菸而不同（不吸菸：U_1 與 $(A+U_2)$→6×10^{-4}；吸菸：U_1、$(A+U_2)$、$(C+U_3)$ 與 $(A+C+U_4)$→20×10^{-4}），或則稱飲酒可聯合吸菸對肺癌之發生風險顯現協同式之交互作用（亦即，聯合風險高於二個單獨風險之和，加法模式之交互作用：$(20-2)\times10^{-4}>\left[(6-2)+(4-2)\right]\times10^{-4}$）。此爲修飾作用常與交互作用交替使用的特質。在此，對飲酒者而言，吸菸可考慮爲一個易感因子。

二、效應修飾

假如效應修飾因子（effect modifier）爲類別變數，研究者欲分析暴露變數（代表危險因子；但若具受益作用，則代表保護因子）對結果變數的作用。效應修飾評估的意圖在於探討，暴露對結果的效應是否於另一個類別因子（修飾因子）之分層類別間有所不同。若相等或相似，則稱效應爲同質的（homogeneous）；若效應顯著不同，則稱效應爲異質的（heterogeneous）。例如，研究者欲探討飲酒對食道癌的發生風險是否在不同性別、種族、生活習慣、或遺傳特質之間顯著不同；或者欲探討一種新型的介入方案對疾病的療效是否在不同年齡群、民族團體，或社經地位之間具有異質性的效果。效應修飾的分析可協助研究者區辨具有最高疾病發生風險的子群體，或者治療效果獲益最佳或最差的子群體。

三、交互作用

有別於修飾作用著重於評估暴露對結果的效應在第三個變數不同分層之間的異質性，交互作用的意圖在於評估兩種（或多種）暴露同時存在時對結果的聯合效應（joint effect）。以兩個暴露爲例，當兩者同時存在的聯合效應高於各自存在之預期總和效應時，稱此二暴露對結果具有協同交互作用（synergistic interaction）；相反地，當聯合效應低於各自效應的預期總和效應時，稱此二暴露對結果具有拮抗交互作用（antagonistic interaction）。

生活環境中，人們可能同時暴露於多個危險因子；臨床醫學上，疾病常具有多種治療方式。分析兩個或多個暴露因子對疾病發生的聯合效應，或評估多種治療處置對疾病療效的聯合作用是一件有意義的工作。例如，吸菸與飲酒對於口腔癌發生的聯合作用是否超越吸菸與飲酒的單獨作用；兩種抗血栓藥物對心臟疾病的合併治療是否比各自藥物單獨治療的效果更佳。

四、交互作用與效應修飾在概念上的區別

交互與修飾作用在概念上的差異影響分析者對研究結果的評估。交互作用重視數個暴露對結果之聯合效應是否超越獨立效應的預期總合，而修飾作用重視暴露對結果之效應是否在另一個類別因子（修飾因子）之間具有異質性。以飲酒與吸菸對食道癌罹病風險的研究爲例，飲酒對食道癌的危險效應明確，不需多作闡述。然而，研究者有興趣探討吸菸對食道癌的風險是否在飲酒者與不飲酒者之間具有相異的作用，則效應修飾是一個較直接的分析方法。此時，研究者只會陳述吸菸者在飲酒與不飲酒之下對食道癌的異質風險，而不著重飲酒（修飾因子）對食道癌的直接作用 [4]。另一方面，若兩個因子對結果可能存在機制上的結合作用，無論是環境－環境、環境－基因，或基因－基因因素的聯合行動，研究者會考慮兩因素之間的交互作用評估。例如，酒精與乙醛脫氫酶 2（*ALDH2*）代謝慢型之基因對食道癌罹病風險具有環境－基因之聯合效應 [5]。

實務研究中，兩個因子在機制上對結果沒有明顯的結合作用，但暴露－結果關係可能於另一個因子的類別間存在異質性，例如，不同的性別、教育程度、社經地位等人口學變數，研究者比較會考慮效應修飾評估。若某因子對結果的效應眾所皆知，在其他因子之效應評估中，可考慮此已知效應的因子爲修飾因子。此外，對於無法預防或消除之因子，或者不可改變之因素（例如，基因），通常可考慮爲修飾因子 [3]。

第三節　偵測修飾與交互作用

一、偵測修飾作用

若暴露與無暴露於危險因子 X 對結果變數 Y 之風險的絕對差異（亦即，加法尺度之效應）隨另一個變數 Z 的水準而變動，則稱 Z 對「X－Y」關係具有加法模

式（additive model）之修飾作用（亦稱，加法交互作用）。相對地，若暴露與無暴露於危險因子 X 對結果變數 Y 之風險的相對差異（亦即，乘法尺度之效應）隨另一個變數 Z 的水準而變化，則稱 Z 對「X－Y」關係具有乘法模式（additive model）之修飾作用（亦稱，乘法交互作用）。表 13-1 呈現各種研究狀況下，加法與乘法模式之修飾作用。

（一）以發生率差測量效應的差異

狀況 1：在有與無 Z 存在時，X 對 Y 的發生率差均爲 10×10^{-3}，故加法尺度的效應在 Z 分層之間爲同質性。

狀況 2：在有 Z 存在時，X 對 Y 的發生率差爲 20×10^{-3}，在無 Z 存在時爲 10×10^{-3}，故加法尺度的效應在 Z 分層之間爲異質性，表示此數據具有加法模式之修飾作用。

（二）以發生率比測量效應的差異

狀況 2：在有與無 Z 存在時，X 對 Y 的發生率比均爲 3.0 倍，故乘法尺度的效應在 Z 分層之間爲同質性。

狀況 3：在有 Z 存在時，X 對 Y 的發生率比爲 6.0 倍，在無存在時爲 3.0 倍，故乘法尺度的效應在 Z 分層之間爲異質性，表示此數據具有乘法模式之修飾作用。

表 13-1：加法或乘法模式修飾作用之研究狀況

研究狀況	Z	X	發生率（1/1000）	發生率差（1/1000）	發生率比（倍）
狀況 1	無	無	5	Reference	1.0
		有	15	10	3.0
	有	無	20	Reference	1.0
		有	30	10	1.5
狀況 2	無	無	5	Reference	1.0
		有	15	10	3.0
	有	無	10	Reference	1.0
		有	30	20	3.0
狀況 3	無	無	5	Reference	1.0
		有	15	10	3.0
	有	無	5	Reference	1.0
		有	30	25	6.0

二、偵測交互作用

若暴露 X 與變數 Z 對結果變數 Y 在研究中所觀察到的聯合效應（observed joint effect, OJE）異於預期的聯合效應（expected joint effect, EJE），則稱 X 與 Z 對 Y 具有交互作用。預期的聯合效應可由 X 與 Z 分別對 Y 之獨立效應（independent effect）的總合估計而得。某因子之「獨立」風險係指其獨立於「特定危險因子」（並非獨立於所有因子）下之罹病風險。例如，X 獨立於 Z 的風險爲，所有不包含 Z 但包含 X 之致病機制（充分致因）。因此，在只具有 X 與 Z 變數的狀況下，X 之獨立效應爲，具 X 但不具 Z 的罹病風險；Z 之獨立效應爲，具 Z 但不具 X 的罹病風險。

假如二分類變數 X(+/−) 與變數 Z(+/−) 之組合暴露對結果變數之觀察到的發生率分別爲：oIR_{X+Z+}、oIR_{X+Z-}、oIR_{X-Z+}、oIR_{X-Z-}，以風險差異（rate difference, RD）測量加法模式之效應，以風險比（rate ratio, RR）測量乘法模式之效應，則下列方程式可估計預期風險與效應。

（一）加法模式

預期聯合效應：$\mathrm{exp.RD}_{X+Z+} = (\mathrm{oIR}_{X+Z-} - \mathrm{oIR}_{X-Z-}) + (\mathrm{oIR}_{X-Z+} - \mathrm{oIR}_{X-Z-})$

預期聯合風險：$\mathrm{exp.IR}_{X+Z+} = (\mathrm{oIR}_{X+Z-} + \mathrm{oIR}_{X-Z+} - \mathrm{oIR}_{X-Z-})$……〔方程式 1〕

（二）乘法模式

預期聯合效應：$\mathrm{exp.RR}_{X+Z+} = (\mathrm{oRR}_{X+Z-} \times \mathrm{oRR}_{X-Z+})$……〔方程式 2〕

預期聯合風險：$\mathrm{exp.IR}_{X+Z+} = (\mathrm{oIR}_{X+Z-} \times \mathrm{oIR}_{X-Z+})/\mathrm{oIR}_{X-Z-}$

在以加法或乘法模式測量效應時，觀察與預期聯合效應之比較有 3 種結果：（1）OJE 等於 EJE，表示無交互作用；（2）OJE 大於 EJE，表示存在協同交互作用（亦稱，正向交互作用）；（3）OJE 小於 EJE，表示存在拮抗交互作用（亦稱，負向交互作用）。表 13-2 呈現各種研究狀況下，加法與乘法模式之交互作用。

（三）使用加法模式分析交互作用

狀況 1：X 與 Z 聯合對 Y 的觀察效應等於預期效應（均爲 25×10^{-3}），或觀察發生率等於預期發生率（均爲 30×10^{-3}），故無加法交互作用。

狀況 2：X 與 Z 聯合對 Y 的觀察效應大於預期效應（$25\times10^{-3}>15\times10^{-3}$），或觀察發生率大於預期發生率（$30\times10^{-3}>20\times10^{-3}$），故存在加法協同交互作用。

狀況 3：X 與 Z 聯合對 Y 的觀察效應大於預期效應（$25\times10^{-3}>10\times10^{-3}$），或觀察發生率大於預期發生率（$30\times10^{-3}>15\times10^{-3}$），故存在加法協同交互作用。

（四）使用乘法模式分析交互作用

狀況 1：X 與 Z 聯合對 Y 的觀察效應小於預期效應（6.0<12.0 倍），或觀察發生率小於預期發生率（$30\times10^{-3}<60\times10^{-3}$），故存在乘法拮抗交互作用。

狀況 2：X 與 Z 聯合對 Y 的觀察效應等於預期效應（均爲 6.0 倍），或觀察發生率等於預期發生率（均爲 30×10^{-3}），故無乘法交互作用。

狀況 3：X 與 Z 聯合對 Y 的觀察效應大於預期效應（6.0>3.0 倍），或觀察發生率大於預期發生率（$30\times10^{-3}>15\times10^{-3}$），故存在乘法協同交互作用。

表 13-2：加法或乘法交互作用之研究狀況

研究狀況	Z	X	發生率（1/1000）	加法模式			乘法模式		
				觀察效應（1/1000）	預期效應（1/1000）	預期風險（1/1000）	觀察效應	預期效應	預期風險（1/1000）
狀況 1*	無	無	5	0			1.0		
		有	15	10			3.0		
	有	無	20	15			4.0		
		有	30	25	25	30	6.0	12.0	60
狀況 2	無	無	5	0			1.0		
		有	15	10			3.0		
	有	無	10	5			2.0		
		有	30	25	15	20	6.0	6.0	30
狀況 3	無	無	5	0			1.0		
		有	15	10			3.0		
	有	無	5	0			1.0		
		有	30	25	10	15	6.0	3.0	15

* 狀況 1：

1. 加法模式

   預期聯合效應：(15−5)+(20−5)=25；預期聯合風險：(15+20−5)=30

2. 乘法模式

   預期聯合效應：(3.0)×(4.0)=12.0；預期聯合風險：(15×20)/(5)=60

在狀況 2 下，以加法模式測量效應可偵測出協同交互作用，但使用乘法模式則無交互作用，測量模式的選擇影響了結果的判定。因此，研究者在分析交互作用之前，必須先決定效應的測量模式。此外，上述分析尚未考量隨機變異可能引起交互作用結果的可能性，亦即，尚未執行統計學檢定。

三、加法交互作用的效應測量

研究者另可以相對過度風險交互作用（relative excess risk due to interaction, RERI）、交互作用可歸因比例（proportion attributable to interaction, AP），以及協同指數（synergy index, S）測量加法交互作用之效應 [6,7] 。由於病例對照研究數據可使用 OR 值估計 RR 值，故亦可以 OR 值評估加法交互作用的效應。

（一）相對過度風險交互作用（RERI）

$$\mathbf{RERI} = (\mathrm{oRR}_{X+Z+} - \mathrm{oRR}_{X+Z-} - \mathrm{oRR}_{X-Z+} + 1)$$

此指標測量，比個別因子之獨立效應多出之效應，爲聯合效應減去個別因子之獨立效應的結果，亦即，$(\mathrm{oRR}_{X+Z+} - 1) - (\mathrm{oRR}_{X+Z-} - 1) - (\mathrm{oRR}_{X-Z+} - 1)$。

（二）交互作用可歸因比例（AP）

$$\mathbf{AP} = \frac{\mathrm{RERI}}{\mathrm{oRR}_{X+Z+}}$$

此指標測量，聯合效應中可歸因於交互作用之比例。

（三）協同指數（S）

$$\mathbf{S} = \frac{(\mathrm{oRR}_{X+Z+} - 1)}{(\mathrm{oRR}_{X+Z-} - 1) + (\mathrm{oRR}_{X-Z+} - 1)}$$

此指標測量，聯合效應與個別因子獨立效應總合之比値。

四、效應修飾與交互作用的可換性

在數學運算上，修飾作用之效應異質性評估等同於交互作用中觀察與預期聯合效應之差異性評估。因此，兩種作用的術語經常交替互用。

假設暴露 X 與變數 Z 對結果變數 Y 沒有交互作用，下列方程式說明交互作用分別在加法與乘法模式之效應評估等同於其對應之效應修飾作用。

（一）加法模式

$$\mathrm{oIR}_{X+Z+} = \mathrm{exp.\,IR}_{X+Z+} = (\mathrm{oIR}_{X+Z-} + \mathrm{oIR}_{X-Z+} - \mathrm{oIR}_{X-Z-})$$

$$\mathrm{oIR}_{X+Z+} - \mathrm{oIR}_{X-Z+} = \mathrm{oIR}_{X+Z-} - \mathrm{oIR}_{X-Z-} \rightarrow \text{各分層加法效應相同}$$

（二）乘法模式

$$\mathrm{oRR}_{X+Z+} = \mathrm{exp.\,RR}_{X+Z+} = (\mathrm{oRR}_{X+Z-} \times \mathrm{oRR}_{X-Z+})$$

$$\frac{\mathrm{oRR}_{X+Z+}}{\mathrm{oRR}_{X-Z+}} = \frac{\mathrm{oRR}_{X+Z-}}{1.0} = \frac{\mathrm{oRR}_{X+Z-}}{\mathrm{oRR}_{X-Z-}} \rightarrow \text{各分層乘法效應相同}$$

若暴露變數 X 與結果變數 Y 具顯著相關，且在變數 Z 各分層中顯現相同方向但強度不同的關聯性（例如，$RR_{X^+\,vs\,X^-|Z^-} = 2.0, RR_{X^+\,vs\,X^-|Z^+} = 5.0$），則稱此狀況爲量性交互作用（quantitative interaction）[3]。相反地，若 X 對 Y 的關聯在 Z 各分層之間顯現相反方向（例如，$RR_{X^+\,vs\,X^-|Z^-} = 2.5, RR_{X^+\,vs\,X^-|Z^+} = 0.5$）；或在 Z 一個分層中顯現無相關，但在另一個分層呈現相關（例如，$RR_{X^+\,vs\,X^-|Z^-} = 3.5, RR_{X^+\,vs\,X^-|Z^+} = 1.0$）；或 X 與 Z 對 Y 均無獨立的相關，但同時存在時卻顯現聯合相關（例如，$RR_{X+Z-} = 1.1, RR_{X-Z+} = 1.0, RR_{X+Z+} = 6.5$），則稱此狀況爲質性交互作用（qualitative interaction）。質性交互作用的現象指出，X 對 Y 是否具有特定的效應取決於修飾因子 Z 是否存在。此類交互作用與測量尺度無關，因爲此現象可能同時發生於加法與乘法模式之交互作用。

交互作用的因子可互換地解釋研究結果，亦即，若 Z 修飾了 X 對 Y 的效應，則 X 也修飾了 Z 對 Y 的效應。決定哪個變數作爲修飾因子，哪個變數作爲關注因子，並無特別的考量。若因子對結果已具明確的效應，例如，飲酒對食道癌，在分析關注因子對結果的效應上，此類因子會被考慮爲修飾因子。此外，無法改變的因素（例如，人口學與基因因子）亦常被考慮爲修飾因子。

五、偵測病例對照研究之修飾與交互作用

病例對照研究資料無法測量發生率，不可計算絕對差異而評估加法模式之修飾作用，但可使用對比值（odds ratio, OR）估計 RR 值，以評估乘法模式之修飾作用 [3]。此外，病例對照研究可以 OR 值數據執行加法與乘法模式之交互作用評估，其比較觀察與預期聯合效應之方法與世代研究數據相似。下列方程式說明病例對照資料之加法與乘法預期聯合效應：

（一）加法模式之預期聯合效應

將〔方程式 1〕等號左右兩邊各除以基線發生率（oIR_{X-Z-}）

$$\text{exp.IR}_{X+Z+} = (\text{oIR}_{X+Z-} + \text{oIR}_{X-Z+} - \text{oIR}_{X-Z-})$$

$$\text{exp.IRR}_{X+Z+} = (\frac{\text{oIR}_{X+Z-}}{\text{oIR}_{X-Z-}}) + (\frac{\text{oIR}_{X-Z+}}{\text{oIR}_{X-Z-}}) - (\frac{\text{oIR}_{X-Z-}}{\text{oIR}_{X-Z-}})$$

$$= (\text{oIRR}_{X+Z-} + \text{oIRR}_{X-Z+} - 1)$$

分別以 oOR_{X+Z-} 與 oOR_{X-Z+} 估計 oIRR_{X+Z-} 與 oIRR_{X-Z+}

預期聯合效應：$\text{exp.OR}_{X+Z+} = (\text{oOR}_{X+Z-} + \text{oOR}_{X-Z+} - 1)$

（二）乘法模式之預期聯合效應

〔方程式 2〕：$\text{exp.RR}_{X+Z+} = (\text{oRR}_{X+Z-} \times \text{oRR}_{X-Z+})$

分別以 oOR_{X+Z-} 與 oOR_{X-Z+} 估計 oRR_{X+Z-} 與 oRR_{X-Z+}

預期聯合效應：$\text{exp.OR}_{X+Z+} = (\text{oOR}_{X+Z-} \times \text{oOR}_{X-Z+})$

表 13-3 為暴露 X 與變數 Z 對結果變數 Y 之 3 種病例對照研究狀況之數據。由於病例對照資料無法計算發生率，故無法分析加法模式之修飾作用。

狀況 1：在無與有 Z 時，乘法之分層效應分別為 1.5 與 1.7。由於效應值接近，故 Z 無乘法修飾作用。乘法模式之觀察聯合效應僅稍大於預期聯合效應（8.5 vs. 7.5），故 X 與 Z 對 Y 之乘法交互作用並不明顯。

狀況 2：在無與有 Z 時，乘法之分層效應分別為 1.5 與 3.8。由於效應差異明顯，故 Z 可能具有乘法修飾作用。此外，乘法模式之觀察聯合效應明顯高於預期聯合效應（19.0 vs. 7.5），故 X 與 Z 對 Y 之乘法交互作用明顯顯現。

狀況 3：在無與有 Z 時，乘法之分層效應分別爲 3.5 與 3.4。由於效應值接近，故 Z 無乘法修飾作用。乘法模式之觀察聯合效應亦接近預期聯合效應（15.5 vs. 15.8），故 X 與 Z 對 Y 之乘法交互作用並不明顯。然而，加法模式之觀察聯合效應明顯高於預期聯合效應（15.5 vs. 7.0），顯現了加法交互作用。因此，加法或乘法的評估模式會影響交互作用的判定，無乘法交互作用並不代表沒有加法交互作用。

表 13-3：病例對照研究之乘法分層效應以及加法與乘法預期聯合效應之研究狀況

研究狀況	Z	X	OR	乘法分層效應	加法預期聯合效應	乘法預期聯合效應
狀況 1*	無	無	1.0	1.0		
		有	1.5	1.5		
	有	無	5.0	1.0		
		有	8.5	1.7	5.5	7.5
狀況 2	無	無	1.0	1.0		
		有	1.5	1.5		
	有	無	5.0	1.0		
		有	19.0	3.8	5.5	7.5
狀況 3	無	無	1.0	1.0		
		有	3.5	3.5		
	有	無	4.5	1.0		
		有	15.5	3.4	7.0	15.8

* 狀況 1：
1. 加法模式之預期聯合效應：$(1.5+5.0-1)=5.5$
2. 乘法模式之預期聯合效應：$(1.5)\times(5.0)=7.5$

在變數 Z 被匹配之配對病例對照研究（matched case-control study）中，由於 Z 對 Y 的獨立效應在研究設計階段被設定爲 1.0，故無法計算 X 與 Z 的聯合效應而評估加法與乘法之交互作用。然而，研究者可使用變數 Z 分層的方式，分析分層別 OR 值之異質性，以評估乘法模式之修飾作用（病例對照資料無法計算發生率，故無法分析加法模式之修飾作用）。

六、交互作用在疾病發展的重要性

在生物科學上，交互作用的概念與因果關係的機制緊密關聯。慢性疾病形成的過程涉及一連串的因果鏈，因果成分致因可能以加法或乘法的聯合作用建置連串的致病機制（充分致因），於疾病發展的過程中，由一個階段（例如，代謝改變的細胞）進展至另一個階段（例如，異常細胞增殖）[3]。所以，加法與乘法模式的交互作用均值得探討。分析二個暴露變數對二分類結果變數之效應（例如，*OR*, *RR*, *HR*）的迴歸模型中，交互作用項反應乘法交互作用的評估結果。然而，交互作用項不顯著並不代表不存在加法交互作用。在流行病學研究成果轉譯爲公共衛生實踐的立場上，加法模式的交互作用特別重要，因爲此作用在於偵測修飾因子，可區辨具有較高風險而需疾病預防的子群體，或發現具有較高介入效率的特定群體。因此，儘管數據沒有顯現乘法交互作用，流行病學研究仍應檢查加法交互作用的存在。

七、交互作用與干擾效應

研究中，有時同一個變數既是干擾因子又是修飾因子。干擾作用會混淆因果關係的判斷，故應排除；相反地，交互作用因子參與了不同階段的致病機制，故應保留 [3]。控制干擾作用的意義在於獲得一個分層調整的加權效應值，故會模糊分層別的異質效應，在具質性交互作用的狀況下，更會抵銷正反質性差異的作用。因此，同時具有干擾與修飾（無論是加法或乘法尺度之交互作用）特質的因子應強調其修飾作用，而不控制其干擾效應。另一方面，此類因子顯現的分層異質性可能出自於取樣的隨機變異。對此問題，研究者經常陷入是否該忽略修飾作用而控制其干擾作用的兩難情境，執行加法與乘法交互作用之統計檢定是其中一種解決方案。值得注意的是，分層效應若顯現巨大的異質性（例如，$RR_{X^+ \, vs \, X^-|Z^-} = 1.1, RR_{X^+ \, vs \, X^-|Z^+} = 18.0$），即使分層差異不具統計學顯著性，研究者仍然不該忽略此修飾作用，而應提供 Z 分層別之 *RR* 值。

在探討暴露變數 X 與結果變數 Y 之關係時，若變數 Z_1 與 Z_2 對 Y 顯現交互作用。儘管二者（Z_1 與Z_2）分別對 X 與 Y 之關係不具干擾作用，但同時存在時仍可能引起混淆作用，此現象稱爲兩交互作用因子的聯合干擾作用。例如，在 Z_1 與 Z_2 之 4 個交叉組合中，若 (Z_{1+}, Z_{2+}) 之組合同時與暴露變數 X 與結果變數 Y 具有關聯，則可對 X 與 Y 之關係顯現干擾作用。因此，偵測兩因子之交互作用時，仍應注意其聯合存在時產生干擾作用的可能性。

第四節　交互作用的統計檢驗與解釋

一、交互作用之統計檢驗

統計檢驗可以協助評估觀察到的分層異質性是否具有顯著差異或僅是估計值之隨機變異。在迴歸模型中，納入暴露與修飾因子之交乘項爲最常被使用的分析方法。以下說明常見研究狀況的加法與乘法交互作用統計檢驗。

（一）連續性結果變數

由於結果變數 Y 爲等距尺度，故此研究狀況只有加法模式之交互作用。分析者通常以多變數線性迴歸模式（multiple linear regression model）之交乘項檢定分層平均值的異質性。若 X 爲二分類暴露變數（1, 0），Z 爲二分類修飾因子（1, 0），Y 爲連續性結果變數，C 爲干擾變數群。以 X, Z, C 解釋 Y 之條件期望值方程式爲：

$E[Y|X,Z,C] = \beta_0 + \beta_1 X + \beta_2 Z + \beta_3 X \times Z + \beta_4 C$

$\overline{Y}_{X=1,Z=1} - \overline{Y}_{X=0,Z=1} = (\beta_0 + \beta_1 + \beta_2 + \beta_3 + \beta_4 C) - (\beta_0 + \beta_2 + \beta_4 C) = \beta_1 + \beta_3$

$\overline{Y}_{X=1,Z=0} - \overline{Y}_{X=0,Z=0} = (\beta_0 + \beta_1 + \beta_4 C) - (\beta_0 + \beta_4 C) = \beta_1$

若 $\beta_3 = 0$，則 $(\overline{Y}_{X=1,Z=1} - \overline{Y}_{X=0,Z=1}) = (\overline{Y}_{X=1,Z=0} - \overline{Y}_{X=0,Z=0})$ → 無分層差異

若 $\beta_3 \neq 0$ → 有分層差異　→ 具加法交互作用

$\beta_3 = \overline{Y}_{X=1,Z=1} - \overline{Y}_{X=0,Z=1} - \overline{Y}_{X=1,Z=0} + \overline{Y}_{X=0,Z=0}$ → 表達交互作用的效應

評估方法：檢定 β_3 是否不等於 0。

（二）二分類結果變數

由於結果變數 D 爲二分類尺度，故此研究狀況具有加法與乘法模式之交互作用。若 X 爲二分類暴露變數（1, 0），Z 爲二分類修飾因子（1, 0），D 爲二分類結果變數，C 爲干擾變數群 [8]。

1. 世代或橫斷型研究資料（疾病率在世代研究為發生率，在橫斷研究為盛行率）

$P(D=1|X,Z,C)$ 爲以 X, Z, C 解釋疾病存在（D＝1）之條件期望疾病率 P 方程式。

（1）加法模式

$P(\mathrm{D}=1|\mathrm{X,Z,C}) = \beta_0 + \beta_1\mathrm{X} + \beta_2\mathrm{Z} + \beta_3\mathrm{X}\times\mathrm{Z} + \beta_4\mathrm{C}$

$P_{X=1,Z=1} - P_{X=0,Z=1} = (\beta_0 + \beta_1 + \beta_2 + \beta_3 + \beta_4\mathrm{C}) - (\beta_0 + \beta_2 + \beta_4\mathrm{C}) = \beta_1 + \beta_3$

$P_{X=1,Z=0} - P_{X=0,Z=0} = (\beta_0 + \beta_1 + \beta_4\mathrm{C}) - (\beta_0 + \beta_4\mathrm{C}) = \beta_1$

若 $\beta_3 = 0$，則 $(P_{X=1,Z=1} - P_{X=0,Z=1}) = (P_{X=1,Z=0} - P_{X=0,Z=0})$ → 無分層差異

若 $\beta_3 \neq 0$ → 有分層差異　→ 具加法交互作用

$\beta_3 = P_{X=1,Z=1} - P_{X=0,Z=1} - P_{X=1,Z=0} + P_{X=0,Z=0}$ → 表達加法交互作用的效應

評估方法：檢定 β_3 是否不等於 0。

（2）乘法模式

$\log\{P(\mathrm{D}=1|\mathrm{X,Z,C})\} = \beta_0 + \beta_1\mathrm{X} + \beta_2\mathrm{Z} + \beta_3\mathrm{X}\times\mathrm{Z} + \beta_4\mathrm{C}$

$\log\{P_{X=1,Z=1}\} - \log\{P_{X=0,Z=1}\} = (\beta_0 + \beta_1 + \beta_2 + \beta_3 + \beta_4\mathrm{C}) - (\beta_0 + \beta_2 + \beta_4\mathrm{C})$

$RR_{X=1\ vs\ X=0|Z=1} = e^{\beta_1+\beta_3}$

$\log\{P_{X=1,Z=0}\} - \log\{P_{X=0,Z=0}\} = (\beta_0 + \beta_1 + \beta_4\mathrm{C}) - (\beta_0 + \beta_4\mathrm{C})$

$RR_{X=1\ vs\ X=0|Z=0} = e^{\beta_1}$

若 $\beta_3 = 0$，則 $RR_{X=1\ vs\ X=0|Z=1} = RR_{X=1\ vs\ X=0|Z=0}$ → 無分層差異

若 $\beta_3 \neq 0$ → 有分層差異　→ 具乘法交互作用

$\beta_3 = RR_{X=1,Z=1}/(RR_{X=1,Z=0} \times RR_{X=0,Z=1})$ → 表達乘法交互作用的效應

評估方法：檢定 β_3 是否不等於 0。

2. 病例對照研究資料

（1）加法模式

病例對照研究資料可使用第三節所介紹之效應測量方法來評估加法交互作用，亦即，可應用相對過度風險交互作用（RERI）、交互作用可歸因比例（AP），以及協同指數（S）。學者 VanderWeele 與 Knol 已對 RERI、AP ，以及 S 等指標之統計檢定與信賴區間估計作了詳細說明，並提供 SAS, Stata, Excel 之語法與工具，以評估此些指標。讀者可參閱相關之文獻內容 [8] 。

（2）乘法模式

$\mathrm{logit}\{P(\mathrm{D}=1|\mathrm{X,Z,C})\} = \beta_0 + \beta_1\mathrm{X} + \beta_2\mathrm{Z} + \beta_3\mathrm{X}\times\mathrm{Z} + \beta_4\mathrm{C}$

$\mathrm{logit} = \log odds = \log\left(\frac{P}{1-P}\right)$

$\log odds = \beta_0 + \beta_1\mathrm{X} + \beta_2\mathrm{Z} + \beta_3\mathrm{X}\times\mathrm{Z} + \beta_4\mathrm{C}$

$$\log odds_{X=1,Z=1} - \log odds_{X=0,Z=1} = (\beta_0 + \beta_1 + \beta_2 + \beta_3 + \beta_4 C) - (\beta_0 + \beta_2 + \beta_4 C)$$

$$OR_{X=1\ vs\ X=0|Z=1} = e^{\beta_1 + \beta_3}$$

$$\log odds_{X=1,Z=0} - \log odds_{X=0,Z=0} = (\beta_0 + \beta_1 + \beta_4 C) - (\beta_0 + \beta_4 C)$$

$$OR_{X=1\ vs\ X=0|Z=0} = e^{\beta_1}$$

若 $\beta_3 = 0$，則 $OR_{X=1\ vs\ X=0|Z=1} = OR_{X=1\ vs\ X=0|Z=0}$ → 無分層差異

若 $\beta_3 \neq 0$ → 有分層差異　→ 具乘法交互作用

$\beta_3 = OR_{X=1,Z=1} / (OR_{X=1,Z=0} \times OR_{X=0,Z=1})$ → 表達乘法交互作用的效應

評估方法：檢定 β_3 是否不等於 0。

二、交互作用的解釋

資料顯現分層的異質效應不一定表示第三個變數具有實質的修飾作用，有多種的可能性可解釋此種分層異質性，包括偶然性、選擇性干擾作用、偏誤，以及差異的暴露劑量，或個體異質的易感性 [3]。仔細探討分層異質效應的原因方能正確地解釋結果。以下說明各個狀況與交互作用的關聯。

（一）偶然性

異質性效應可能來自隨意分層所產生的隨機變異。此狀況常見於未事先設定組別的分層分析。研究者在全體樣本的評估中沒有獲得顯著差異的結果時，可能進入事後的子群體分析，然而，隨著分類更多的子群體，不可避免地減少了分層樣本數，使得分層效應的異質性可能僅是偶然發生的。因此，透過子群體分析而觀察到的異質效應，隨後必須在以交互作用評估爲導向的研究中給予確認。

（二）選擇性干擾作用

異質性效應可能來自分層之間不同程度的干擾作用。例如，在探討暴露 X 與結果變數 Y 之關係時，變數 Z 爲修飾因子，變數 C 爲 X 與 Y 之關係的干擾因子，且與 Z 相關。若 C 在 Z^- 之分層時對 X 與 Y 之關係無干擾作用，而顯現 $RR = 1.2$，但在 Z^+ 之分層時具干擾作用，而顯現 $RR = 3.0$（調整 C 後，$RR = 1.2$）。因此，Z 分層之間的異質效應來自不同分層不同程度的干擾作用。在實務的研究中，干擾作用可能提升或降低分層的異質效應，評估交互作用時應謹慎檢查暴露與修飾變數以外的干擾因子，並適時控制其引發的干擾作用。

（三）偏誤

異質性效應可能來自分層之間不同程度的偏誤。例如，一項孕婦流產（Y）的研究顯示，在全體數據上，黑人（X）孕婦流產的風險低於白人（$RR = 0.7$），但在教育程度（Z）的分層上呈現異質效應（$Z < 13$ 年，$RR \leq 0.7$，在 $Z \geq 13$ 年，$RR = 1.0$）[3,9]。研究人員指出，黑人在低教育程度分層顯現較低的流產風險可能出自於低教育程度者具有較低流產通報的偏誤，但在高教育程度分層則無此現象。資訊偏誤所引起的鑑別性錯誤分類（differential misclassification）若發生於變數 Z，偏誤將造成分層的異質效應。在研究執行中避免資訊偏誤是一項重要的工作，因其影響力可擴充至交互作用的評估。

（四）差異的暴露劑量

異質性效應可能來自分層之間不同程度的暴露劑量。例如，是否飲酒對食道癌的發生風險可能因性別而不同（RR：男 > 女）。然而，此現象可能因爲男性飲酒者平均的飲酒量顯著高於女性飲酒者的飲酒量，造成男性分層比女性分層顯現較高的效應。當暴露對結果具有劑量效應關係時，分層異質性效應的評估應適當控制暴露的劑量。

（五）個體異質的易感性（宿主因素）

人體承受暴露的有效劑量爲個體在環境中接收的暴露量，生物體吸收的劑量，以及暴露到達細胞層次之劑量的淨結果 [3]。個體在解剖學（例如，皮膚、胃腸道、呼吸道）與病理生理學上的異質性可對暴露產生差異的促進與代謝作用，進而對疾病顯現異質的危險效應，例如，特定的基因型對暴露產生較低程度的代謝而引發較高的疾病發生率。因此，異質的效應可能來自分層之間個體不同的宿主因素或基因易感性，在評估分層效應時，仍應考慮這些因素對結果的干擾作用。

三、修飾與交互作用之研究實例

（一）修飾作用的研究實例

臨床研究中，效應修飾的評估有助於辨別藥物治療對不同病患群體是否具有異質的療效。以第二型鈉－葡萄糖協同轉運蛋白（sodium-glucose co-transporter

2, SGLT2）抑製劑治療第 2 型糖尿病病患往後是否因心臟衰竭而住院的療效，可能依病患是否已具動脈粥樣硬化性心臟血管疾病（atherosclerotic cardiovascular diseases, ASCVD）而不同。達格列淨（dapagliflozin）與恩格列淨（empagliflozin）均為透過改善患者血糖濃度的 SGLT2 抑製劑。一項於臺灣進行之多機構回顧性世代研究比較此二藥物對糖尿病病患的治療效果 [10]。如表 13-4 資料所示，對病患因心臟衰竭而住院的風險而言，達格列淨與恩格列淨的總風險相似（達格列淨 vs. 恩格列淨，HR＝0.90, 95% CI: 0.74－1.09, P＞0.05）；然而，在無 ASCVD 之病患組，達格列淨比恩格列淨的住院風險較低（HR ratio＝0.67, 95% CI: 0.49－0.90），但在具 ASCVD 之病患組，二種藥物的療效不具顯著差異（HR ratio＝1.12, 95% CI: 0.87-1.45）。因此，是否具有 ASCVD 修飾了藥物對住院風險的效應（*P* for interaction: 0.0097）。此研究說明，SGLT2 抑製劑的療效依病患是否具有 ASCVD 的病史而異。在治療方案中，對於無 ASCVD 的糖尿病患者而言，達格列淨可能比恩格列淨對因心臟衰竭而住院的風險提供較有利的療效；但對具 ASCVD 的患者，二種藥物的效果相似 [10]。

表 13-4：心臟血管疾病史在第二型鈉－葡萄糖協同轉運蛋白抑製劑對治療糖尿病病患因心臟衰竭而住院風險之效應修飾作用

動脈粥樣硬化性心血管疾病（ASCVD）	恩格列淨		達格列淨		ASCVD 同分層內 達格列淨 vs. 恩格列淨	
	HR	（95% CI）	HR	（95% CI）	HR ratio	（95% CI）
總合	1.0	（reference）	0.90	（0.74-1.09）	－	
ASCVD（＋）	1.0	（reference）	1.12	（0.87-1.45）	1.12	（0.87-1.45）
ASCVD（－）	0.31	（0.24-0.40）	0.21	（0.15-0.28）	0.67	（0.49-0.90）
***P* for interaction**	0.0097					

HR: hazard ratio; **CI**: confidence interval; **ASCVD**: atherosclerotic cardiovascular diseases
資料來源：Shao et al., 2021 [10].

（二）交互作用的研究實例

飲酒與吸菸為罹患食道癌的危險因子，兩種物質的聯合使用可能交互作用地增加癌症的發生風險。一項臺灣多中心的病例對照研究曾評估，酒精與香菸的聯合使用對食道癌的罹病風險是否超越每種物質的單獨效應 [11]。如表 13-5 資料所示，控制數個干擾變數之後，相較於不飲酒與不吸菸者，只飲酒者之食道癌風險為 2.3 倍，只吸菸者之風險為 1.9 倍，但同時飲酒與吸菸者之風險為 19.7 倍。若使用相對過度風險交互作用（RERI）測量加法模式之交互作用，亦即，聯合效應（$19.7-1=18.7$）減去各因子單獨效應之預期總效應（$(2.3-1)+(1.9-1)=2.2$）：$18.7-2.2=16.5$。研究結果顯示，聯合使用酒精與香菸對食道癌之罹病效應比各自使用的預期合併效應高出 16.5，顯示此二物質合併的使用對誘發食道癌具有聯合作用。

表 13-5：飲酒與吸菸對食道癌風險之交互作用

因素 / 類別	病例個數	對照個數	Adj. OR	(95% CI)	加法模式交互作用			乘法模式交互作用		
					EOR	SI	(95% CI)	EOR	LRT-χ^2	p-value
飲酒 / 吸菸										
無 / 無	59	389	1.0							
無 / 有	51	195	1.9	(1.2-3.2)						
有 / 無	20	91	2.3	(1.2-4.4)						
有 / 有	383	143	19.7	(12.4-31.3)	2.2	8.2	(4.1-16.5)	4.4	15.59	<0.001

Adj OR: adjusted odds ratio (model was adjusted for age, gender, study hospital, education, consumption of vegetables and fruits, and pack-year of betel quid chewing); **CI**: confidence interval; **EOR**: Expected OR estimated based on additive and multiplicative interaction models; **SI**: Synergism index estimated by an additive interaction model; **LRT-χ^2**: Chi-squared statistic of likelihood ratio test for cross-product term based on a multiplicative model.

資料來源：Lee et al., 2005 [11].

第五節　中介作用

暴露因子可透過多種路徑導引疾病的發生。中介分析透過中介因子（mediator, intermediate, or intervening variable）的辨識，探討暴露經由中介因子影響疾病發生的潛在過程或機制，以解釋觀察到的暴露與疾病之關係。當暴露與疾病之間沒有明顯的直接關聯，中介分析亦有助於闡明無直接關聯是否與相反作用的中介因子有關。

在中介分析的架構中，暴露對結果（疾病）的總效應（total effect）可用圖 13-2 之 Exposure → Outcome 來表示。然而，暴露對結果的部分效應可能來自於暴露影響中介因子，而中介因子影響結果之中介作用，亦即，下圖之 Exposure → Mediator → Outcome。因此，當中介作用存在時，總效應可分爲兩個部分：間接效應（indirect effect）與直接效應（direct effect）；其中，間接效應爲暴露透過中介因子對結果的解釋效應，而直接效應爲總效應之中，中介因子無法解釋的暴露效應。

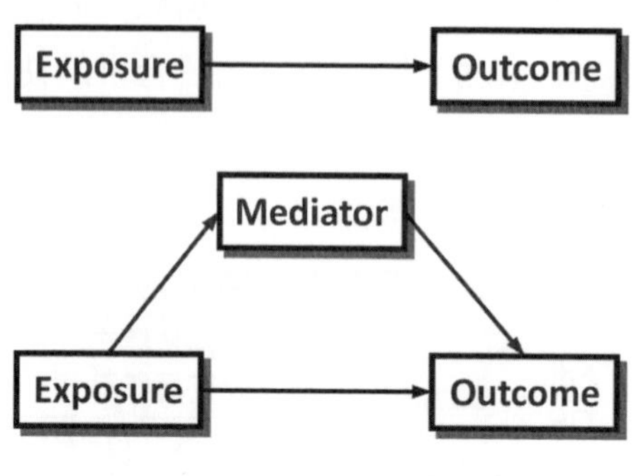

圖 13-2：中介分析的架構

一、分析中介作用的目的

許多因素促使研究者進行中介分析，其中，主要目的是探討「暴露對疾病之因果解釋」。其他的理由包括：瞭解暴露引起疾病的機制與活躍成分（active ingredient）、探討可降低疾病風險或改善結果的介入途徑、評估介入措施的方法、強化主效應假說的證據，以及提高解釋模式的建構效度（construct validity）[12]。此外，中介分析亦與研究人員欲探索直接或間接作用的興趣有關。假如研究者欲排除中介因子之介導作用以加強暴露對結果的證據，則直接效應爲主要估計的效應；相對地，研究者欲探討暴露引發疾病的潛在路徑與機制，間接效應則爲主要估計的效應。

二、Baron & Kenny 之中介分析

（一）中介作用的確認

1986 年，Baron 與 Kenny 提出一個早期常用於分析中介作用的方法 [13]。下面圖示與步驟列出此方法確認中介作用之 4 個要求。

步驟 1：以迴歸模型分析自變數 X 對依變數 Y 之作用（β_{11}）。

$Y = \beta_{10} + \beta_{11}X + \varepsilon_1$

$X \rightarrow Y$, $p < 0.05$ for β_{11}.

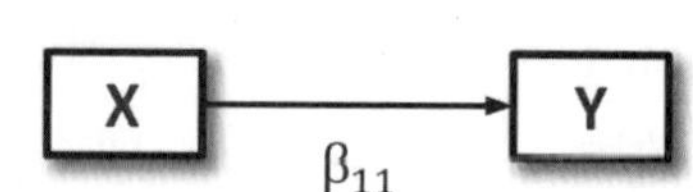

要求 1：自變數 X 對依變數 Y 具有顯著之預測力。

步驟 2：以中介變數迴歸模型分析自變數 X 對中介變數 M 之作用（β_{21}）。

$M = \beta_{20} + \beta_{21}X + \varepsilon_2$（中介變數模型）

$X \rightarrow M, p < 0.05$ for β_{21}.

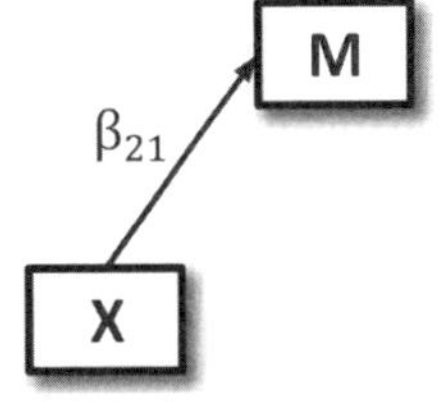

要求 2：以中介變數迴歸模型確認自變數 X 對中介變數 M 具有顯著之預測力。假如中介變數 M 與自變數 X 無相關，則變數 M 無法爲自變數 X 中介任何效應。

步驟 3：控制自變數 X 後，以結果變數迴歸模型確認：（1）中介變數 M 對依變數 Y 之作用（β_{32}）；（2）比較步驟 1 與步驟 3 中，自變數 X 對依變數 Y 之迴歸係數的變化（β_{11} vs. β_{31}）。

$Y = \beta_{30} + \beta_{31}X + \beta_{32}M + \varepsilon_3$（結果變數模型）

$M \rightarrow Y$ adjusted for X, $p < 0.05$ for β_{32}.

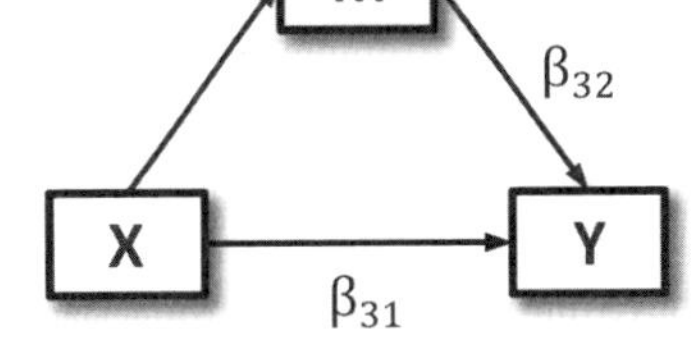

要求 3：中介變數 M 對依變數 Y 具有顯著之預測力。

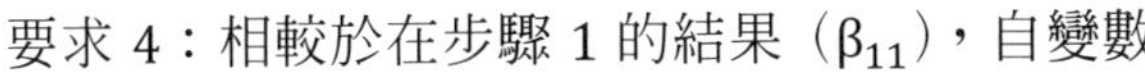

要求 4：相較於在步驟 1 的結果（β_{11}），自變數 X 對依變數 Y 之迴歸係數的強度在結果變數模型中（β_{31}），明顯降低，亦即，$|\beta_{31}| < |\beta_{11}|$。

直接與間接效應之估計

1. 直接效應：β_{31}。
2. 間接效應：
   （a）乘積法（product method）：$\beta_{21} \times \beta_{32}$。
   （b）差異法（difference method）：$\beta_{11} - \beta_{31}$。

效應的解釋

1. 直接效應：當中介變數 M 保持不變時，自變數 X 增加一個單位，依變數 Y 的變化程度。
2. 間接效應：當自變數 X 保持相同水準時，中介變數 M 增加一個單位，依變數 Y 的變化程度 [14,15]。

使用 Baron & Kenny 之中介分析時，須注意下列數項要點：（1）在線性迴歸模型中，總效應等於直接效應與間接效應之總和，例如，上述模型中總效應等於 $(\beta_{31}) + (\beta_{21} \times \beta_{32})$；然而，在非線性迴歸模型中，總效應通常不等於直接效應與間接效應的總和，而爲兩者之修正組合 [15]。（2）Baron & Kenny 方法的步驟 1 要求總效應（β_{11}）必須具有統計學顯著性；然而，當直接和間接效應顯現不同的方向時，在沒有顯著總效應（β_{11}）的情況下，仍然可能存在中介作用，此現象稱爲不一致的中介效應（inconsistent mediation）。因此，在中介分析中，步驟 1 不應視爲一個必要的條件。

（二）Baron & Kenny 方法之應用限制

Baron & Kenny 方法對直接與間接效應之估計具有兩個重要的限制 [12]。

1. 效應分解的問題

無論使用乘積法或差異法將總效應分解爲直接與間接效應，此方法只適用於線性迴歸分析中介與結果變數的模型，並且必須設定暴露與中介因子沒有交互作用。倘若資料具有交互作用，則獲得之效應估計值無法正確解釋中介效應。此外，若結果變數爲二分類時，即使沒有「暴露－中介」之交互作用，由於 OR 的不可折疊性（non-collapsibility），此分析法亦會產生不可解釋之估計值。詳細說明可參閱 VanderWeele 對中介分析之著作 [16]。在此，不可折疊性係指，暴露對疾病之 OR 值不等於以第三因子分層而得之分層別 OR 值總合。因此，暴露對疾病之 OR 值無法折疊爲分層 OR 值 [17]。

2. 未測量之干擾作用

此方法假設 $M \rightarrow Y$ 的路徑未測量之干擾作用（unmeasured confounding）。觀察型的研究無法完全達到此條件，故可能無法符合此一假說。雖然隨機對照試驗可將實驗因子（例如，不同的治療方案）隨機化，但通常不會對中介因子進行隨機分配，故仍可能違反此一假說。

三、因果中介分析（causal mediation）

因果中介分析爲一種透過潛在結果框架（potential outcome framework）理論，允許「暴露－中介」交互作用存在的狀況下，分解直接與間接效應，並可應用於非線性迴歸模型，以估計直接與間接效應的方法 [18]。因果中介分析明確地指出影響直接與間接效應估計的 4 項「未測量之干擾作用」的假說。因此，此方法可解決 Baron & Kenny 中介分析之應用限制，並可使用敏感性分析（sensitivity analyses），檢查資料是否違反 4 項「未測量之干擾作用」假說，評估分析結果的穩健性。由於因果中介分析涉及多項的理論與運算，已超出此書的應用範圍，在此不多作陳述。美國哈佛大學 VanderWeele 博士撰寫一本完整闡述因果中介推論與分析之教科書 [16]，並提供哈佛大學系列網路演講的 4 份資料，內容回顧了近年的因果中介文獻與實際的應用工具。有興趣的讀者可參閱下列四份演講資料，相關的網路連結如下所示：

Part 1: https://vimeo.com/harvardcatalyst/review/123625538/7fd460d231

Part 2: https://vimeo.com/harvardcatalyst/review/123625537/7241c2dd4e

Part 3: https://vimeo.com/harvardcatalyst/review/123625539/d70731540c

Part 4: https://vimeo.com/harvardcatalyst/review/123625540/00f720c86f

結　語

本章內容具有下列數項重點：

1. 效應修飾重視暴露對結果之效應是否在另一個類別因子（修飾因子）之間具有異質的差異，而交互作用重視暴露對結果之聯合效應是否超越獨立效應的預期總合。中介分析探討暴露與結果之間是否具有中介因子，有助於瞭解疾病的致病路徑。
2. 分層風險的絕對差異與相對差異可分別用於偵測加法模式與乘法模式之修飾作用。在加法與乘法模式下，分別比較觀察效應與預期聯合效應之差異可偵測加法與乘法模式之交互作用，但測量模式的選擇影響交互作用的判定結果。
3. 交互作用可分別在橫斷、病例對照，以及世代型研究資料執行特定的統計檢定。
4. 中介分析透過中介因子的辨識，探討暴露經由中介因子影響疾病發生的潛在過程或機制，以中介路徑的方式解釋觀察到的暴露與疾病之關係。
5. Baron & Kenny 之中介分析法被廣泛使用，但此方法具有應用的限制。

關鍵名詞

成分致因（component cause）

效應修飾（effect modification）

交互作用（interaction effect）

中介作用（mediation effect）

充分致因（sufficient cause）

易感因子（susceptibility factor）

協同交互作用（synergistic interaction）

不明互補成分致因（unidentified complementary component causes）

修飾因子（effect modifier）

聯合效應（joint effect）

拮抗交互作用（antagonistic interaction）

加法交互作用（additive interaction）

乘法交互作用（multiplicative interaction）

獨立效應（independent effect）

風險差異（rate difference）

風險比（rate ratio）

對比值（odds ratio）

相對過度風險交互作用（relative excess risk due to interaction）

交互作用可歸因比例（proportion attributable to interaction）

協同指數（synergy index）

量性交互作用（quantitative interaction）

質性交互作用（qualitative interaction）

配對病例對照研究（matched case-control study）

鑑別性錯誤分類（differential misclassification）

中介因子（mediator, intermediate, or intervening variable）

間接效應（indirect effect）

直接效應（direct effect）

建構效度（construct validity）

未測量之干擾作用（unmeasured confounding）

潛在結果框架（potential outcome framework）

敏感性分析（sensitivity analyses）

複習問題

1. A 與 B 二分類因子對疾病之觀察發生率（IR）分別為：$IR_{A^+B^+} = 38.2\ (\times 10^{-3})$、$IR_{A^+B^-} = 12.1\ (\times 10^{-3})$、$IR_{A^-B^+} = 17.2\ (\times 10^{-3})$、$IR_{A^-B^-} = 4.5\ (\times 10^{-3})$。請問加法模式之預期聯合效應與預期聯合風險各為何？乘法模式之預期聯合效應與預期聯合風險各為何？
2. 可用以偵測病例對照研究資料之加法交互作用的測量方法為何？
3. 某一病例對照研究欲探討環境菸害（environmental tobacco smoke, ETS）對氣喘發生之風險，依個案是否吸菸分層後之資料顯示如下列表格。試問：(1) 環境菸害與吸菸對氣喘發生風險之相對過度風險交互作用（relative excess risk due to interaction, RERI）為何？ (2) 如何以分層資料評估乘法模式之修飾作用？

環境菸害	吸菸		無吸菸	
	氣喘	無氣喘	氣喘	無氣喘
有	160	90	80	62
無	40	130	40	62
合計	200	220	120	124

4. 請說明干擾作用如何影響交互作用的評估？
5. Baron & Kenny 中介分析法之應用限性為何？
6. 研究者探討暴露因子 A 經由因子 B 與因子 C 對結果變數 D 的可能中介作用，迴歸模型的分析數據顯示於下表。試問：(1) 因子 A 經由因子 B 作用於變數 D 的中介作用為何？ (2) 因子 A 經由因子 C 作用於變數 D 的中介作用為何？ (3) 因子 A 作用於變數 D 之直接作用為何？

迴歸模型	迴歸係數（β）	P values
D＝1.2＋0.8A	0.8	0.009
B＝1.1+0.6A	0.6	0.032
C＝1.3+0.5A	0.5	0.152
D＝0.9+0.2A+0.4B+0.9C	0.2	0.041
	0.4	0.015
	0.9	0.027

參考答案

第 1 題

(1) 加法模式

預期聯合效應：$(\mathrm{IR}_{A^+B^-} - \mathrm{IR}_{A^-B^-}) + (\mathrm{IR}_{A^-B^+} - \mathrm{IR}_{A^-B^-})$

$= (12.1 - 4.5) + (17.2 - 4.5) = 20.3\ (\times 10^{-3})$

預期聯合風險：$(\mathrm{IR}_{A^+B^-} + \mathrm{IR}_{A^-B^+} - \mathrm{IR}_{A^-B^-})$

$= 12.1 + 17.2 - 4.5 = 24.8\ (\times 10^{-3})$

(2) 乘法模式

預期聯合效應：$(\mathrm{RR}_{A^+B^-} \times \mathrm{RR}_{A^-B^+}) = \left(\frac{12.1}{4.5}\right) \times \left(\frac{17.2}{4.5}\right) = 10.3$

預期聯合風險：$\frac{(\mathrm{IR}_{A^+B^-} \times \mathrm{IR}_{A^-B^+})}{\mathrm{IR}_{A^-B^-}} = \frac{(12.1 \times 17.2)}{4.5} = 46.2\ (\times 10^{-3})$

第 2 題

(1) **RERI** $= (\mathrm{oOR}_{X+Z+} - \mathrm{oOR}_{X+Z-} - \mathrm{oOR}_{X-Z+} + 1)$

(2) **AP** $= \frac{\mathrm{RERI}}{\mathrm{oOR}_{X+Z+}}$

(3) **S** $= \frac{(\mathrm{oOR}_{X+Z+} - 1)}{(\mathrm{oOR}_{X+Z-} - 1) + (\mathrm{oOR}_{X-Z+} - 1)}$

第 3 題

(1) **RERI** $= (\mathrm{oRR}_{X+Z+} - \mathrm{oRR}_{X+Z-} - \mathrm{oRR}_{X-Z+} + 1)$

$= \frac{160 \times 62}{40 \times 90} - \frac{40 \times 62}{130 \times 40} - \frac{80 \times 62}{40 \times 62} + 1 = 1.28$

Smoking	ETS	Cases	Controls
Yes	Yes	160	90
Yes	No	40	130
No	Yes	80	62
No	No	40	62

(2) 吸菸分層：**OR** $= \frac{160 \times 130}{40 \times 90} = 5.78$

不吸菸分層：**OR** $= \frac{80 \times 62}{40 \times 62} = 2.00$

5.78 > 2.00 → OR 值可能具有顯著的分層異質性

→ 可使用 logistic regression model 執行（吸菸 × 環境菸害）之交互作用項的係數檢定，以判定是否具有顯著的乘法模式之修飾作用。

第 4 題

干擾因子可能以選擇性的混淆作用影響交互作用的效應評估，亦即異質性效應可能來自分層之間不同的干擾作用。例如，在探討暴露 X 與結果變數 Y 之關係時，變數 Z 為修飾因子，變數 C 為 X 與 Y 之關係的干擾因子，且與 Z 相關。若 C 在 Z^{-} 之分層時對 X 與 Y 之關係無干擾作用，而顯現 $RR = 1.5$，但在 Z^{+} 之分層時具干擾作用，而顯現 $RR = 3.2$（調整 C 時，$RR = 1.5$）。因此，若控制干擾因子 C，X 與 Y 之關係在變數 Z 的分層之間為同質的，而不具交互作用。

第 5 題

Baron & Kenny 之中介分析具有二個問題，分別為：(1) 效應分解的問題；(2) 未測量之干擾作用的問題。

第 6 題

(1) $0.6 \times 0.4 = 0.24$

(2) 因為因子 A 對因子 C 無顯著作用（β = 0.5, P value = 0.152），故因子 A 無法經由因子 C 中介作用於變數 D

(3) 0.2

引用文獻

1. VanderWeele TJ. On the distinction between interaction and effect modification. Epidemiology 2009;**20(6)**:863-71.
2. Corraini P, Olsen M, Pedersen L, Dekkers OM, Vandenbroucke JP. Effect modification, interaction and mediation: an overview of theoretical insights for clinical investigators. Clin Epidemiol 2017;**9**:331-38.
3. Szklo M, Nieto FJ. Epidemiology: Byond the Basics. Jones & Bartlett Learning, 2019.

4. Lee CH, Wu DC, Lee JM, Wu IC, Goan YG, Kao EL, et al. Carcinogenetic impact of alcohol intake on squamous cell carcinoma risk of the oesophagus in relation to tobacco smoking. Eur J Cancer 2007;**43(7)**:1188-99.

5. Lee CH, Lee JM, Wu DC, Goan YG, Chou SH, Wu IC, et al. Carcinogenetic impact of ADH1B and ALDH2 genes on squamous cell carcinoma risk of the esophagus with regard to the consumption of alcohol, tobacco and betel quid. Int J Cancer 2008;**122(6)**:1347-56.

6. Knol MJ, VanderWeele TJ, Groenwold RH, Klungel OH, Rovers MM, Grobbee DE. Estimating measures of interaction on an additive scale for preventive exposures. Eur J Epidemiol 2011;**26(6)**:433-8.

7. Last TL, VanderWeele TJ, Haneuse S, Rothman KJ. Modern Epidemiology. Lippincott Williams & Wilkins, 2021.

8. VanderWeele TJ, Knol MJ. A tutorial on interaction. Epidemiol Methods 2014;**3(1)**:33-72.

9. Savitz DA, Brett KM, Evans LE, Bowes W. Medically treated miscarriage in Alamance County, North Carolina, 1988-1991. Am J Epidemiol 1994;**139(11)**:1100-6.

10. Shao SC, Chang KC, Lin SJ, Chang SH, Hung MJ, Chan YY, et al. Differences in outcomes of hospitalizations for heart failure after SGLT2 inhibitor treatment: effect modification by atherosclerotic cardiovascular disease. Cardiovasc Diabetol 2021;**20(1)**:213.

11. Lee CH, Lee JM, Wu DC, Hsu HK, Kao EL, Huang HL, et al. Independent and combined effects of alcohol intake, tobacco smoking and betel quid chewing on the risk of esophageal cancer in Taiwan. Int J Cancer 2005;**113(3)**:475-82.

12. Population Health Methods: Causal Mediation. Available at: https://www.publichealth.columbia.edu/research/population-health-methods/causal-mediation.

13. Baron RM, Kenny DA. The moderator-mediator variable distinction in social psychological research: conceptual, strategic, and statistical considerations. J Pers Soc Psychol 1986;**51(6)**:1173-82.

14. Robins JM, Greenland S. Identifiability and exchangeability for direct and indirect effects. Epidemiology 1992;**3(2)**:143-55.

15. Pearl J. Direct and indirect effects. Proceedings of the seventeenth conference on uncertainty in artificial intelligence. San Francisco: Morgan Kaufmann, 2001;411-20.

16. VanderWeele TJ. Explanation in Causal Inference: Methods for Mediation and Interaction. 1st ed. Oxford University Press, 2015.

17. Whitcomb BW, Naimi AI. Defining, quantifying, and interpreting "noncollapsibility"

in epidemiologic studies of measures of "effect". Am J Epidemiol 2021;**190(5)**:697-700.

18. VanderWeele TJ, Vansteelandt S. Conceptual issues concerning mediation, interventions and composition. Statistics and Its Interface 2009;**2**:457-68.

第五篇

流行病學的應用

第 14 章　慢性病流行病學

第 15 章　疾病篩檢與診斷工具之信效度

第 16 章　精神流行病學

第 17 章　傳染病流行病學

第 14 章
慢性病流行病學

于明暉、簡國龍　撰

學習目標

一、瞭解慢性病的全球趨勢及公共衛生上的重要性

二、瞭解慢性病的防治目標與策略

三、藉由心血管疾病與癌症的應用實例，瞭解慢性病的防治

前 言

人類的疾病型態由傳染性疾病演進成慢性病，造成慢性退化性疾病的原因主要爲非傳染性病因，此類慢性病目前爲貢獻在全球非傳染性疾病（non-communicable disease, NCD）的主要疾病負擔型態。依據 WHO 2021 年的全球資料，每年 30-69 歲的年齡層有 1,500 萬人死於 NCD，這些過早的死亡（premature death）中 85% 發生在低中收入國家，主要的 NCD 死因型態包括心血管疾病、癌症、慢性阻塞性肺病、以及糖尿病，其中心血管疾病和癌症影響超過六成的 NCD 過早的死亡數。

慢性病的特色包括疾病有長時間的誘導期，而病程時程較長，疾病發生的危險因子常是多重原因，且經歷多階段的變化。依據 WHO 2021 年的全球資料，慢性病的發生主要和四大行爲相關的危險因子有關，包括抽菸、體能不活動（physical inactivity）、不健康飲食及酒精過量的使用，這些因子也影響代謝危險因子的增加，包括血壓增高、過重／肥胖、高血糖、以及高血脂，進而增加慢性病罹病與死亡的風險。

慢性病流行病學在慢性病的防治——包括危險因子偵測、罹病風險評估、疾病篩檢與早期介入治療，均扮演重要的角色。1948 年由美國 National Heart, Lung, and Blood Institute（NHLBI）支援開始的佛萊明罕心臟研究（Framingham Heart Study）首開由慢性病流行病學的實證醫學研究至落實慢性病的預防與控制的先河，其爲一典型的世代研究，經由長期收集社區居民的疾病及危險因子，首要目標在於探討常見危險因子與心血管疾病罹病的關係，這個研究除在心血管疾病之病因與自然史的瞭解上產生重要的貢獻，也開創利用危險因子建構佛萊明罕危險分數（Framingham risk score）來評估未來 10 年罹病的風險，以此罹病風險作爲心血管疾病早期介入治療的基礎（詳見第 19 章）。

第一節 慢性病的防治目標與策略

公共衛生在慢性病的防治目標，主要是降低疾病的發生率，延遲疾病及失能的發生，減輕疾病的嚴重性、限制殘障，並增進生活品質及延長壽命。

一、慢性病的防治的目標

根據 2013-2020 NCD 全球行動綱領（Global Action Plan），NCD 防治的全面性目標包括減少因 NCD 而提前死亡率（25%），並維持糖尿病及肥胖比率（0%），特定目標包括減少酒精使用（10%）、增加體能活動（10%）、減少飲食的鹽分（30%）、減少抽菸率（30%）、改善血壓控制（25%）、改善高危險群的治療涵蓋率（50%）、及提高基本照顧及必需醫療率（80%）。據此，提出監測架構與 9 大目標及 25 項指標（表 14-1）。

表 14-1：針對 NCD 的全面性監測架構、9 大目標、及 25 項指標

架構成份	目標	指標
一、死亡率及致病率		
因 NCDs 造成的早期死亡	1. 因心血管疾病、癌症、糖尿病、慢性肺疾病全部死亡率降低 25%。	1. 在 30 到 70 歲死亡機率。 2. 每 10 萬人口各種類型的癌症發生率。
二、行爲相關風險因子		
酒精有害的使用	2. 在國家層次減少至少 10% 的酒精使用。	3. 在 15 歲以上每年全部酒精使用量，依純酒精濃度（公升）計算。 4. 年齡標準化之青年人及成年人的重度喝酒的盛行率。 5. 在青少年及成年人因酒精相關的死亡率及罹病率。
體能不活動	3. 不足夠體能活動的盛行率降低 10%。	6. 青少年體能不足（每天少於 60 分鐘中度到重度強度體能活動）的盛行率。 7. 在 18 歲以上體能不足（定義以每週小於 150 分鐘的至少中度體能活動）年齡標準化的盛行率。
減鹽／減鈉飲食	4. 平均鹽／鈉攝食降低 30%。	8. 在 18 歲以上成年人年齡標準化平均鹽分（氯化鈉）攝取量。
菸草使用	5. 在 15 歲以上抽菸的盛行率降低 30%。	9. 青少年抽菸的盛行率。 10. 在 18 歲以上成年人年齡標準化的抽菸率。
三、生物性風險因子		
高血壓	6. 高血壓盛行率降低 25%。	11. 在 18 歲以上成年人高血壓的年齡標準化的盛行率（定義依收縮壓 ≥ 140mmHg 或舒張壓 ≥ 90mmHg）及平均收縮壓值。

表 14-1：針對 NCD 的全面性監測架構、9 大目標、及 25 項指標（續）

架構成份	目標	指標
糖尿病及肥胖症	7. 停止糖尿病及肥胖症上升趨勢。	12. 在 18 歲以上高血糖及糖尿病（定義以飯前血糖 ≥ 7.0 mmol / L 或 ≥ 126 mg / dL 或服用降血糖藥）的年齡標準化盛行率。 13. 在青少年體重過重及肥胖（根據 WHO 規定生長曲線定義，依年齡性別，增加 1 標準差為體重過重，超過 2 個標準差為肥胖）的盛行率。 14. 在 18 歲以上成年人過重及肥胖的年齡標準化盛行率（根據 BMI ≥ 25 kg / m^2 為過重，而 BMI ≥ 30 kg / m^2 為肥胖）。 15. 在 18 歲以上成年人飽和脂肪酸攝取占總能量攝取的年齡標準化百分比。 16. 在 18 歲以上成年人一天消耗小於 5 個份量（400 毫克）的蔬菜水果的年齡標準化盛行率。 17. 在 18 歲以上成年人高膽固醇血症（定義總膽固醇 ≥ 5.0 mmol / L 或 ≥ 190 mg / dL）的年齡標準化盛行率及平均總膽固醇血值濃度。
四、國家系統的反應		
預防心臟病及腦中風的藥物使用	8. 至少有≥ 50% 符合標準的成年人接受藥物治療及諮詢（包括血糖控制）以避免心臟病及腦中風的發生。	18. 符合標準的成年人（定義是 40 歲以上且 10 年心血管疾病風險 ≥ 30% ，包括已有心血管疾病患者）接受藥物治療及諮詢（包括血糖控制）預防心臟病發作和腦中風之比率。
以基本藥物及基礎醫學技術來治療 NCD	9. 以公衆及私人部門治療 NCD，針對可負擔的基礎醫療技術及基本藥物，包括學名藥，提供 80% 的可用性。	19. 可用性及可負擔性、品質、安全、有效性的基本藥物，包括學名藥，以及基礎醫療技術在公衆及私人部門。 20. 在癌症死亡病人，以嗎啡及相似藥物的強效 opioid 止痛藥的消耗量評估獲取緩和醫療的可及性。 21. 採用全國性政策以限制飽和性脂肪酸並清除反式脂肪酸（即部分水解植物油）在食物供給上的添加。 22. 全國性計畫及政策適當的提供合適性，且符合成本效益及可負擔性的疫苗注射針對人類乳突病毒的感染。 23. 提出政策減少市場推銷，零食、非酒精飲料、高飽和脂肪酸、反式脂肪酸、高糖及鹽分的食物對孩童的影響。 24. 疫苗注射計畫涵蓋 B 型肝炎感染，並且監測嬰兒接受到第三劑 B 型肝炎疫苗（HepB3）。 25. 在 30 歲到 49 歲婦女至少接受一次子宮頸抹片檢查的比率，且根據國家計畫或政策訂出不同年齡層更多或更少的抹片檢查的比率。

針對慢性病隨年齡老化的自然史，以預防醫學的角度來看，可以分成三段防治。首先，是初段預防（primary prevention），針對尚未罹病的群眾（disease-free population），著重於促進全民健康與避免或減少危險因子，其目標在降低一般人口的發生率。其次，是次段預防（secondary prevention），針對無明顯症狀的早期病理變化（asymptomatic biological / pathological change），著重篩檢及早期診斷，目標在於阻斷疾病的進程和預防嚴重的疾病。最後，是末段預防（tertiary prevention），針對臨床疾病，著重治療，目標在於減輕疾病的嚴重性、限制殘障。以三段預防而言，針對可改變的危險因子進行初段預防，是重要且低花費的一個有效策略，但危險因子與慢性病隨著老化增加，公共衛生仍需結合醫療單位投資於慢性病的管理（chronic disease management），早期偵測 / 篩檢疾病、追蹤及監測慢性病的進程發展以即時治療。

二、慢性病的防治策略

在實施上，慢性病的防治仍遭逢重要的挑戰，包括如何建立監測資料系統（surveillance system）、健康不平等（health disparities）、及罹病風險的溝通等。

根據美國疾病控制和預防中心定義，流行病學的監測意指持續有系統的收集、分析及解釋健康相關的資料，以進一步作計畫、執行及評估公共衛生實務，並即時的把此類資料提供給相關人員參考。此種監測系統提供時間的趨勢，並找出高危險族群，以進一步做健康促進及阻介計畫，同時可用做評估阻介計畫的成效。目前臺灣由政府設立的慢性病長期監測系統為癌症登記（詳見本章第三節應用實例 – 癌症流行病學之四、流行病學應用於癌症的防治 –（二）數據蒐集與測量），而政府對於臺灣一般人口生活習慣因子的監測，也有國民健康署定期做全國的行為習慣危險因子的收集。

而欲達成 NCD 防治的全面性目標，追求健康公平為世界的趨勢，健康不平等會隨著地理、國家、社經地位的差異，例如教育程度、職業類別以及收入狀況而有明顯的差異，此種健康不平等使得慢性病的介入管理無法達成全面性。

第二節　慢性病實例：心血管疾病流行病學

心血管疾病（cardiovascular disease, CVD）的範圍，由疾病發展而言包括冠狀動脈心臟病（coronary heart disease ，冠心症）、腦中風、周邊血管狹窄疾病，是臨床定義的心血管疾病。就全球疾病負擔，冠心症和腦中風爲心血管疾病的主要死因。在經濟開發的工業化國家，以美國爲例，冠心症爲十大死因之首，一半以上的心血管疾病死亡是屬於冠心症。以臺灣近年來的十大死因而言，冠心症和腦中風分占第二名和第四名，死因分率約 12% 和 7% 上下，也再再顯示這兩種心血管疾病是重要的疾病死因。

冠心症也被稱爲缺血性心臟病（ischemic heart disease），這是因爲供給心肌的血流減少所造成的，其原因通常是冠狀動脈因發生動脈粥樣硬化（atherosclerosis）而造成動脈管腔狹窄。冠心症最常以心絞痛（胸痛）、心梗塞和猝死來表現。在經濟開發的工業化國家，如美國、大多數歐洲國家，冠心症的年齡標準化死亡率在 1970 年代早期達到高峰之後，已穩定下降，但全世界不同開發程度的國家有不同的隨時間變遷趨勢；在開發中國家，冠心症發生率仍有持續增加的趨勢；而在臺灣，女性的冠心症死亡率已下降，而對於男性，冠心症的死亡率仍有增加的趨勢，而男女性腦中風死亡率則皆有明顯下降的現象。

心血管疾病的危險因子包括：（1）生活習慣因子，例如抽菸、體能活動不足、不良的飲食習慣以及過量飲酒。（2）臨床相關因子，如代謝症候群、高血壓、高脂血症及糖尿病。（3）新興的生物指標，如高血清同半胱胺酸（homocysteine）、C 反應性蛋白（C-reactive protein）可能爲危險因子，而 n-3 脂肪酸、多種維生素的補充可能爲保護因子，而在臨床試驗上，目前以降低 C 反應性蛋白的角色最爲明顯。（4）家族史、遺傳或基因變異。（5）一些被視爲早期的臨床疾病的表現，如頸動脈硬化、左心室肥厚、或週邊血管硬化等。

公共衛生欲達成降低心血管疾病發生率與死亡率之目標，需透過一般人口的預防（population-wide strategies）及高危險群（high-risk strategies）預防的併行策略。在一般人口的策略上，防治心血管疾病的重要項目如對抽菸、體能不活動、肥胖作積極控制，改善生活型態方式如教育減鹽、均衡的飲食習慣，這些針對一般人口避免危險因子與健康促進的策略，通常相當具有成本效益。

然而，對於心血管疾病危險因子例如一些被視爲早期的臨床疾病的表現以及三高因子——高血壓、高脂血（hyperlipidemia）、和糖尿病的篩檢、臨床追蹤、與治療，只有對於高危險群才具有成本效益。因此在高危險群策略上，對於何人或何時需要接受臨床追蹤與治療以及治療的目標，取決於風險臨界值（risk threshold）的概念。例如對一般無或只有一個心血管疾病危險因子的人，罹病風險低，符合藥物治療的低密度脂蛋白（low density lipoprotein, LDL）標準設定爲 LDL ≥ 190 mg / dL ，而對於十年內心血管疾病罹病風險高（>20%）的人，符合藥物治療的標準設定爲 LDL ≥ 130 mg / dL 。

因此以心血管疾病爲例在慢性病高危險群的防治策略上，極爲重要的是一般人口的區分危險群與鑑定高危險群。有關心血管疾病的實際防治，從風險因子的建立到疾病風險的預測，最有名的例子是美國的佛萊明罕心臟研究。進一步的細節，可參見本書第 19 章。

第三節　慢性病實例：癌症流行病學

一、癌症的概述

（一）流行趨勢

依據 2020 年世界衛生組織（World Health Organization, WHO）的估計，全球約一千九百萬癌症新發生病例，接近一千萬病例死亡。整體（男女性合併）而言，高發生率的前五名癌症依序爲女性乳癌、肺癌、大腸癌、前列腺癌（攝護腺）、和肝癌，高死亡率的前五名癌症爲肺癌、大腸癌、肝癌、胃癌、以及女性乳癌。隨著人口老化和人口數增長，以及危險因子分布的改變，預估未來 20 年，將增加 47% 的新病例數，而且發展中國家將比經濟轉型國家增加得更爲快速。值得注意的是，除了子宮頸癌而外，癌症的新病例數增加幾乎是全面性的，這不僅限於目前發生率隨時間增加快速的癌症（例如乳癌和前列腺癌），即使有些癌症的發生率已經呈現下降趨勢，例如胃癌和肺癌，但因人口老化和人口數增長，新病例數仍舊增加。相對於腦中風和冠心病之死亡率在大多數國家已呈現大幅下降的趨勢，幾種高發生率的癌症類型，例如肺癌、肝癌、以及胃癌，五年的存活率皆約 20% ，更凸顯癌症新發生病例數持續增長的重要性 [1,2] 。

臺灣地區自 1982 年癌症即成爲第一位死因直至目前。依據衛生福利部國民健康署公布的癌症登記與死亡資料，近年癌症的粗發生率約為每年每十萬人口 500，男性的發生率高於女性，且三分之一的臺灣地區總死亡數來自癌症的貢獻，心臟疾病和腦中風約占總死亡數的 20%。高發生率的前五名癌症依序為大腸癌、肺癌、女性乳癌、肝癌、和口腔癌，高死亡率的前五名癌症依序為肺癌、肝癌、大腸癌、女性乳癌、以及前列腺癌。和全球比較，臺灣的男性和女性都有極高的肝癌發生率和死亡率，而臺灣雖非乳癌的高發生率地區，但女性乳癌是臺灣上升最為快速且持續保持上升趨勢的癌症。

（二）癌症的疾病特性

致癌過程牽涉多重危險子的影響和多階段的發展（multistage, multifactorial carcinogenesis），從危險因子暴露到早期惡性腫瘤的發生通常需要多年的時間。致癌的過程至少分為三個階段的演進，分別為啓始（initiation）、促進（promotion）、和進展（progression）階段 [3]。啓始階段牽涉單一或數個基因產生不可逆的突變，或是 DNA 分子丟失一段鹼基序列。在促進階段，早期通常為可逆的階段，其分子層次上，主要為基因表現改變，並不牽涉 DNA 結構的變化，在細胞層次上，被引發 DNA 突變的腫瘤細胞增生與累積導致早期腫瘤之生成。在進展階段，腫瘤侵犯性成長並可經由血液或淋巴系統擴散或轉移（metastasis）到身體其他區域形成腫瘤。

導致癌症產生的危險因子可能來自於化學性（例如抽菸、嚼檳榔、黃麴毒素飲食上的暴露）、生物性（例如病毒、細菌、或寄生蟲）和物理性（例如紫外線、游離輻射）等環境因素、內生性因子（例如肥胖、糖尿病）、和遺傳的作用。成年期的癌症大部份符合慢性複雜性疾病（complex chronic disease）的特徵，和多重常見基因多型性變異（common genetic variants）與環境因子間的複雜交互作用有關。例如乳癌，30% 的病例有乳癌家族史，至今大規模的乳癌全基因組關聯性研究聯盟（breast cancer association study consortium）經由全基因體關聯研究（genome-wide association study），至少發現 182 個單鹼基多型性（single nucleotide polymorphism）和乳癌罹病風險相關，這些變異型基因的頻率 >0.01，和乳癌的危險因子例如乳房密度（breast density）、肥胖、生殖 / 月經史、及荷爾蒙替代療法形成複雜的交互作用，整體而言，這些變異型基因可解釋 18% 乳癌家族史所帶有的風險，但絕大多數變異型基因所增加的 odds ratio <1.3 [4]。

（三）癌症流行病學的挑戰

發生於成年人的癌症，除具有一般慢性複雜性疾病之特質——誘導期長、發展的過程牽涉多重危險因子間複雜的交互作用，相對於心血管疾病，癌症的發生率更低，病理發展的中間過程時常不像心血管疾病具有非侵犯性診斷（noninvasive diagnosis）工具，許多致癌因子的測量也不像心血管疾病的病因例如高血壓、高血脂、糖尿病可以臨床監測。對於慢性複雜性疾病，在瞭解多階段發展的自然史，長期追蹤的縱式世代研究（longitudinal cohort study），尤其是基於一般人口的研究（population-based study），是最爲理想的研究設計，但癌症相對於心血管疾病，爲獲得足夠分析的發生或死亡事件數，需要更爲龐大的世代研究樣本以及長期的追蹤，同時對於致癌因子和中間過程的病理發展，時常需要發展非侵犯性的生物標記（biomarkers）。

二、癌症的測量

癌症具有罕見疾病、高致死率的特徵，因此對於癌症的分布及自然史的描述，較少使用盛行率（prevalence），最常使用的測量指標爲死亡率（mortality）和發生率（incidence）。

（一）死亡率

癌症死亡率通常以 1 / 100000 per year 表示。臺灣和大多數國家經由通報死亡證明書，均有死亡登記系統，因此估計死亡率並不困難。對於高致死率（致死率短期趨近 1）的癌症，依據：致死率 = 死亡率 / 發生率的關係，可利用死亡率估計發生率。

（二）發生率

癌症發生率的測量分成兩類：發生率（incidence rate）或稱發生密度（incidence density），以及累積發生率（cumulative incidence）。

不論哪一類發生率的測量，都需要獲得癌症發生數——時常以新診斷的癌症病例（newly diagnosed cases）定義。癌症發生病例數資料，通常來自地區或國家的癌症登記系統（population-based cancer registry），臺灣地區的癌症登記始於 1979

年，所有癌症病例的涵蓋率或完整性（completeness）逐年遞增至 98% ，具有組織學或細胞學診斷確認的比例爲 93% [5] 。

（三）發生率（發生密度）

癌症發生率通常以 1/100000 per year 表示。此測量估計族群（population）的癌症之發生速率，意義上是族群多快有新的病例發生。

（四）累積發生率

癌症的累積發生率估計短期（例如 3 年、5 年）或長期（例如 10 年、20 年）罹病的風險（risk），通常以 1/100 爲單位。發生密度在意義上爲「族群」的一個測量指標，而累積發生率爲假設無競爭死因下，「個人」（individual）在一段時間罹病的機率（probability）。在慢性病防治上，累積發生率應用在評估個人未來罹病的風險，而可以針對高危險群早先在未罹病前進行降低風險的預防。例如圖 14-1 所示累積代謝危險因子（包括肥胖、糖尿病、高三酸甘油脂、及高血壓）對臺灣地區 B 型肝炎病毒慢性感染者罹患肝癌的累積發生率，≥3 vs. 0 個代謝危險因子，10 年的累積風險（cumulative risk）爲 13.6% vs. 4.8% ，若能儘早預防或治療代謝異常，則可降低肝癌罹病風險 [6] 。

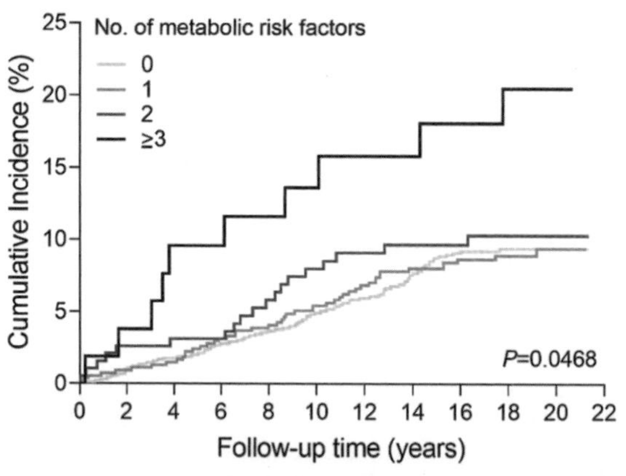

圖 14-1：慢性 B 型肝炎病毒帶原者代謝危險因子之數目與肝癌的累積發生率 [6]

（五）盛行率

盛行率估計特定時點或期間存活的病例數（包括新發生病例、先前發生而存活的病例、以及復發病例）占全存活人口的分率（proportion）。盛行率應用於瞭解需要治療及醫療照護的疾病負擔及分布，其大多應用於致死率低的癌症，例如子宮頸癌 [7]，或在篩檢計畫下描述癌症的偵測率（detection rate）或分布，例如 prostate specific antigen（PSA）篩檢，PSA 的陽性率或前列腺癌的偵測率。盛行率受發生率和病程（duration）長短或致死率（存活）的影響，由於癌症的發生率低，對於存活率低的癌症，龐大人口的癌症盛行率調查通常不切實際，但可由癌症登記資料，利用發生率與存活期間估計盛行率 [8]。

三、生物標記與分子流行病學

傳統的癌症流行病學研究收集暴露（危險因子）與疾病資料的方式經由問卷、病歷或紀錄（例如職業暴露），在探討暴露與疾病的關係上，對於暴露至發病的分子路徑（molecular pathway）或致病機轉視爲黑盒子。「分子流行病學」（molecular epidemiology）這個名詞在 1982 年被提出，應用在癌症研究，形成一個新典範轉移。癌症分子流行病學強調應用生物標記或分子技術在暴露、個人易感性、臨床前期疾病、以至臨床疾病的測量（圖 14-2）[9]。

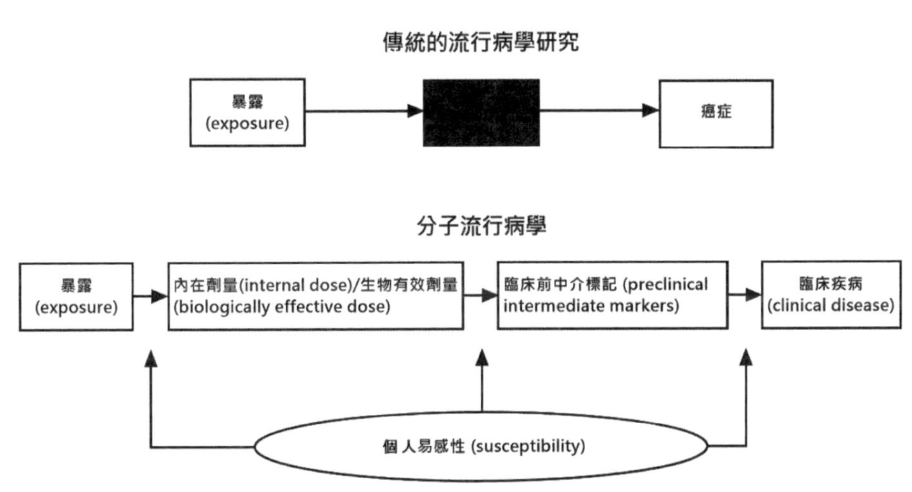

圖 14-2：癌症分子流行病學：暴露至臨床疾病之生物標記發展 [9]

生物標記的定義，簡言之，即是利用生物檢體（例如血液、尿液、及組織等）測量暴露、內生性因子、生理或病理的變化。近代生物標記的發展已成爲癌症研究和精準醫學（precision medicine）的重要領域，在發展個人化健康照顧（personalized health care），考慮人與人間的差異，生物標記在風險評估、癌症篩檢、臨床試驗、以及癌症預後（prognosis）與存活的預測上，廣泛的被應用。依癌症自然史發展的過程，生物標記可分成暴露（exposure）、內在劑量（internal dose）、生物有效劑量（biologically effective dose）、個人易感性（susceptibility）、臨床前的中介標記（intermediate markers）（反映早期的臨床作用或臨床前期疾病 preclinical disease）、以及癌症的存活或預後（圖 14-2）。表 14-2 呈現有關各類標記簡介及應用例子。在過去，致癌機轉的研究主要是以動物模式和體外細胞培養實驗，生物標記的應用，使得人類的流行病學研究對癌症病因、致病機轉、以及自然史更爲瞭解 [10]。以下實例爲深入的討論可供參考。

（一）暴露標記（exposure biomarkers）

暴露包括內生性因子和外生性環境因子，其標記的發展，使得無法以問卷或記錄收集的暴露資料可以在流行病學研究進行致癌作用的探索和評估。化學致癌物的暴露標記可以分成內在暴露劑量（internal dose）和生物有效劑量（biologically effective dose）標記（表 14-2）。舉例如下。

1. 黃麴毒素 B_1（aflatoxin B_1, AFB_1）

AFB_1 來自花生與五穀雜糧在高溫多濕的儲存環境下孳生的黃麴黴菌，1960 年代 AFB_1 在動物實驗即被發現有極強的肝毒性 [15]。AFB_1 的食品污染主要分布在東南亞和非洲，這些高污染地區亦是肝癌和 B 型肝炎的高盛行地區，雖然 AFB_1 的飲食暴露長期被懷疑是這些地區除了 B 型肝炎而外的另一個肝癌的主要決定因子 [16]，但直至 AFB_1 的暴露標記發展，才獲得 AFB_1 和人類肝癌有關的直接證據。

AFB_1 會引起基因突變，來自和肝細胞 DNA 形成鍵結物（adducts）誘導突變產生。在 AFB_1 進入人體後，經肝臟代謝，其各種代謝產物包括 AFM_1、AFP_1、AFB_1-DNA 鍵結物（主要是 AFB_1-N^7-guanine adduct）等排泄至尿液中，被發展成爲測量 AFB_1 暴露的尿液標記。1992 年的一個研究，利用上海的一個大規模前瞻型研究凍存的尿液檢體進行巢式病例對照研究，分析 AFB_1 DNA 鍵結物（AFB_1-N^7-guanine adduct）和其他 AFB_1 代謝產物，發現肝癌病例 AFB_1 暴露率顯著比對照組高（OR = 3.8, 95% CI: 1.2-12.2），更重要的是，AFB_1 和 B 型肝炎有強交互作用，兩者皆暴露和兩者皆無暴露者比較的 OR = 60.1（95% CI = 6.4-561.8）[17]，遠比只有 B 型肝炎（OR = 4.8, 95% CI: 1.2-19.7）或只有 AFB_1 暴露

表 14-2：癌症生物標記類型與應用例子

生物標記類型	定義	例子	暴露來源	癌症	參考文獻
暴露標記	生物檢體所測得暴露量	子宮頸細胞（子宮頸抹片）人類乳突病毒（HPV）DNA	HPV 病毒感染	子宮頸癌	[11]
		血清 B 型肝炎病毒（HBV）DNA 濃度	HBV 病毒感染	肝癌	[12]
致癌物內在劑量（internal dose）	生物檢體中的致癌物或其代謝產物濃度	尿液黃麴毒素 B_1（AFB_1）及其代謝產物（AFM_1、AFP_1）	飲食 AFB_1 污染	肝癌	[17,19]
致癌物生物有效劑量（biologically effective dose）	生物檢體中的致癌物和 DNA、蛋白質之鍵結物（adducts）濃度	AFB_1 和肝細胞 DNA 鍵結物（AFB_1-N^7-guanine adducts）排泄至尿液、血清 AFB_1 和白蛋白鍵結物（AFB_1-albumin adducts）	飲食 AFB_1 污染	肝癌	[17-19]
		4- 氨基聯苯和血紅素鍵結物（4-aminobiphenyl hemoglobin adducts）	抽菸、染髮劑	膀胱癌	[20]
個人易感性（susceptibility）	影響對致癌之作用或反應的個人易感性生物標記	代謝遺傳易感性：穀胱甘肽 S- 轉移酶（glutathione S-transferase, GST）M1 基因多型性	飲食 AFB_1 污染	肝癌	[19,21]
		遺傳易感性：類固醇 5α 還原酶第二型（SRD5A2）V89L 基因多型性	內生性男性激素睪固酮（testosterone）	肝癌	[13]
中介標記（intermediate biomarkers）	反映早期臨床前期的作用或臨床前期病理發展階段	血液的淋巴球細胞 DNA 特定基因的甲基化	抽菸	肺癌	[22]
		血液的淋巴球細胞 DNA 特定基因的甲基化	肥胖	大腸癌	[14]

（OR＝1.9, 95% CI: 0.5-7.5）的罹病風險高許多。臺灣的環境潮濕多雨，穀物類及食品如果保存不當也容易滋生黃麴毒素，隨後臺灣的研究也繼續探討在 B 型肝炎病毒慢性感染的人，AFB_1 暴露標記和肝癌的關係，病例對照研究 [18] 和巢式病例對照研究 [19] 皆發現 AFB_1 暴露增加 B 型肝炎病毒慢性感染的人發生肝癌的風險，進一步提供 AFB_1 增加肝癌罹病風險的重要佐證。

2. 芳基胺類（arylamine）

包括多種化學致癌物，其暴露來源可來自抽菸〔主要爲 4- 氨基聯苯（4-aminobiphenyl, 4-ABP）〕，還有許多芳基胺類污染物是環境常見的暴露，但暴露來源並不清楚。流行病學研究發現大約一半的膀胱癌病例的發生和抽菸習慣有關，但有另一半非抽菸者罹患膀胱癌尚未知病因。2004 年 Gan 等利用質譜（mass spectrometry）發展 10 種芳基胺類污染物和血紅素形成鍵結物（alkylaniline–hemoglobin adducts）的生物有效劑量標記，分析所收集的膀胱癌病例和對照個案的血液檢體，研究發現除了 4-ABP 而外，在不抽菸者中，有另三種芳基胺類污染物和血紅素形成的鍵結物的濃度在病例組顯著高於對照組，濃度最高和最低四分位數相比，OR 介於 3~8，因而提供不抽菸者罹患膀胱癌之致癌物的重要線索 [20]。

（二）遺傳易感性（genetic susceptibility）

探討遺傳易感性和環境的交互作用，不僅增進對癌症病因機轉的瞭解，亦有助於瞭解人與人間罹癌風險的差異和鑑定高危險群。

幾乎所有的環境致癌物進入人體內經過代謝致活（activation）和解毒（detoxification）的代謝過程，許多主司致癌物代謝的酵素基因都存在遺傳多型性（genetic polymorphism），影響環境致癌物的遺傳易感性。以 AFB_1 爲例，AFB_1 在人體代謝活化的產物 AFB_1 exo-8,9-epoxide，爲主要形成 AFB_1-DNA 鍵結物的代謝產物，其後經由穀胱甘肽 S- 轉移酶（glutathione S-transferase, GST）M1 的代謝作用解毒。臺灣有關 AFB_1 和肝癌的巢式病例對照研究，進一步發現一般人口有大約半數人帶有 GSTM1 無效基因型（null genotype），其 GSTM1 基因缺損，因而產生不具代謝活性的酵素，對於 B 型肝炎病毒慢性感染者，AFB_1 暴露所增加的肝癌罹病風險，在帶有 GSTM1 無效基因型的人中極高（OR＝6~10），但在非無效基因型的人中，並無顯著增加的危險性 [19,21]。

（三）中介標記（intermediate biomarkers）

中介標記反映暴露產生的早期臨床前期的作用或臨床前期病理發展階段。在癌症的流行病學研究，應用中介標記增進對探討暴露和癌症之病因路徑（causal pathway）的瞭解。而發展中介標記除了在癌症病因研究上可應用在致癌機轉的探討，亦在臨床上的早期診斷以及追蹤監測高危險群具有應用價值。

危險因子的暴露導致分子的變化包括基因突變、基因表現或基因表現的調控機制（例如 DNA 甲基化，DNA methylation）、代謝路徑、以及蛋白質的變化等。隨著基因表現、DNA 甲基化的全基因體掃描、以及廣泛的分析代謝物（metabolites）和蛋白質的代謝體學（metabolomics）與蛋白質體學（proteomics）的高通量實驗技術（high-throughput technologies）的發展，中介標記成爲癌症研究和臨床應用蓬勃發展的重要領域。

例如仍有多數的肺癌病人初次發現腫瘤時已是晚期，已知抽菸爲肺癌的主要危險因子，抽菸包含許多致癌物可引起癌症發展過程中重要的基因產生甲基化改變，進而影響基因表現和功能。研究發現吸菸和不抽菸者發生肺癌，基因甲基化的改變不同，進一步研究發現抽菸引起的特定基因之甲基化的改變，不僅存在於肺癌腫瘤組織，也被發現在痰液檢體的支氣管上皮細胞以及血液淋巴球細胞萃取出的 DNA 呈現 [22]，因此血液的淋巴球細胞 DNA 特定基因的甲基化，可發展爲抽菸引起的肺癌之早期反應的非侵犯性標記。

四、流行病學應用於癌症的防治

公共衛生對於癌症的防治，以降低一般人口（average population）的發生率與死亡率爲著眼點，爲達此目的，流行病學主要應用於以下幾個領域：（一）偵測危險因子與初級預防；（二）數據蒐集與測量；（三）風險評估與區分罹病風險群；（四）早期診斷；以及（五）研擬介入（intervention）與評估預防計畫的功效。

第一個領域與瞭解病因和癌症發展的自然史有關，藉由減少或避免危險因子降低癌症發生率。第二個領域相關於癌症監測系統，透過癌症登記系統的建立，長期有系統的蒐集癌症病例資料，進行發生率、死亡率的計算與例行監測。第三個領域是一個聯結危險因子的偵測到早期診斷與介入的一個階段，此階段牽涉蒐集影響癌症發展的危險因子資料，針對個人（individual）進行短期與長期的罹癌或死亡風險評估，由區分不同的風險群銜接不同強度（intensity）的癌症篩檢與預防介入計畫。第四個領域相關於對尚未有明顯症狀的臨床前期（preclinical stage）在可治療或可治癒的關鍵期發現早期的腫瘤。第五個領域是關於研擬各種癌症防治計畫，並評估其產生降低發生率與死亡率的效果。

（一）偵測危險因子與初級預防

瞭解病因和自然史爲癌症預防的基礎。癌症的病因研究，如前所述（本節一之（三）「癌症流行病學的挑戰」），基於一般人口的長期縱式世代研究，是最爲理想的研究設計，但因癌症的發生率低，有些癌症的危險因子證據主要來自病例對照研究，其因果相關判定的原則在於是否有足夠的統計檢力（statistical power）、適當的暴露與干擾因子測量和控制、是否存在許多跨族群的研究獲得一致的結果、以及生物贊同性（biological plausibility）的考慮。

大部分癌症的發生和多重危險因子有關，但 Doll and Peto（1981）估計 90% 以上的癌症發生來自外在因子（extrinsic factor），偵測可改變的危險因子（modifiable risk factors），並針對可改變的危險因子進行預防計畫，常可對一般人口癌症之發生率的下降產生巨大的影響。癌症主要可改變的危險因子可分成四類：傳染性病源、風險行爲、肥胖與糖尿病、以及環境污染 [23,24]。以下舉例從偵測危險因子的流行病學研究至癌症控制。

1. 傳染病源

全球 15% 的癌症病例發生可歸因於傳染病源的慢性感染包括病毒、細菌、和寄生蟲，而亞洲傳染病源相關的癌症病例占全世界的 63.6%。依據 WHO 之國際癌症研究機構（International Agency for Research on Cancer, IARC）2022 年的資料，在所有傳染病源相關的癌症病例中，36.3% 歸因於幽門螺旋桿菌（Helicobacter pylori, HP），31.1% 歸因於人類乳突病毒（human papillomavirus, HPV），16.3% 可歸因於 B 型肝炎病毒（hepatitis B virus, HBV），7.1% 歸因於 C 型肝炎病毒（hepatitis C virus, HCV）。

（1）流行病學研究

目前四大主要和癌症相關的傳染病源——HP（胃癌）、HPV（子宮頸癌）、HBV（肝癌）、HCV（肝癌），慢性感染期長，在多年長時間感染甚至發病前時常無明顯的臨床症狀，在一般人口的盛行率高，但人與人間慢性感染的自然史多變，和宿主免疫與病源菌的交互作用有關，最終慢性感染者中只有一小部分人發生癌症。因此這些傳染病源並不構成癌症發生的充分致因（sufficient cause），尚有其他多重因子的影響。例如 HBsAg 陽性（B 型肝炎病毒表面抗原—— 一個 HBV 慢性感染的血清標記）和肝癌的關係，大部分世代研究估計的相對危險性在 10 倍以上 [25]，但大規模的長期世代研究估計 HBsAg 慢性帶原者至 70 歲其肝癌的終身罹病危險性（lifetime risk）約 9% [26]。

因此慢性傳染病源和癌症的病因探討，不像大多數急性傳染病，從傳染病源的暴露到臨床症狀的出現，潛伏期短，罹病率高，致病模式可以病源、宿主易感性、和環境三者的互相（平衡）關係來解釋。雖然探討傳染病源與癌症的關係更爲複雜也更具挑戰性，這四大與癌症相關的傳染病源，已被 IARC 判爲有足夠證據（sufficient evidence）支持爲致癌的病因，主要依據來自流行病學與感染生物標記的研究。

各傳染病源和癌症因果上的聯繫之判斷基礎來自不同的流行病學證據。HP 是一個常見的感染，而且通常爲終身帶菌，雖然感染率有地理上分布的差異，但估計全世界大約一半人口感染 HP，然而胃癌的發生率卻非常低。HP 和「腸型」（intestinal type）及「彌漫型」（diffuse type）胃癌相關的證據主要來自許多病例對照研究，以及有限的前瞻型研究，包括巢式病例對照研究與世代研究，病例對照研究的 OR 估計值約 1.8，前瞻型研究的 OR 估計值較高約 2.0，HP 和早期的胃癌（OR~6）的關係比晚期的胃癌（OR~2.13）強 [27]。

HPV 和子宮頸癌相關的證據主要來自病例對照研究，發現聚合酶鏈鎖反應（polymerase chain reaction）偵測的子宮頸抹片檢體之病毒 DNA 及某些病毒亞型（subtype）和子宮頸癌的強相關，OR 估計值大多在 20 倍以上。HPV DNA 和子宮頸癌的輕度或重度癌前病變（low or high grade squamous intraepithelial lesions）的大規模前瞻型研究，發現 OR 也皆在 20 倍以上，特別是持續感染某些高致癌力的病毒亞型（例如 HPV 16、18 型）[28]。

HBV 是第一個被證明可導致人類癌症的病毒。對於 HBV 與肝癌，流行病學樹立了一個如何建立傳染病源與癌症的因果關係，以致透過疫苗計畫阻斷傳染途徑達到癌症預防的典範。1970 年代，HBsAg 陽性率和肝癌地理生態上的強相關（geographical ecological correlation）首度被提出，在地理分布的報告，幾乎沒有一個肝癌的高發生率地區是 HBsAg 陽性的低盛行地區，但可惜的是，之後的病例對照研究使用敏感度低的 HBsAg 檢測方法並未獲得一致相關的結果。HBV 爲肝癌病因的關鍵證據來自 R. Palmer Beasley 等在臺灣進行的前瞻型研究，這個研究以參加公務人員健保的 22,707 名男性公務員爲研究對象，利用高敏感度的放射免疫分析（radioimmunoassay）對血清 HBsAg 施測，平均追蹤 3.3 年，發現 HBsAg 陽性和陰性比較，罹患肝癌的相對危險性指標高達 223，而且肝癌及肝硬化占 HBsAg 陽性個案死因分率的 54.3%，相對於 HBsAg 陰性個案的僅 1.5% [29]。此研究在方法上的重要性不僅在於首度利用前瞻型研究建立 HBV 慢性感染和肝癌的時序相關（temporal relationship），同時估計未來防治計畫施政考慮的絕對危險性指標——肝癌發生率，並顯現 HBV 爲肝癌的主要決定因子。除此之外，R. Palmer Beasley 等也經由在臺灣的 B 型肝炎家族聚集研究，推測早年母子垂直傳染途逕爲 HBV 慢性感染的主因，更加強支持 HBV 慢性感染早在罹患肝癌之前的數十年 [30]，這一連串的研究爲奠定臺灣以至全球新生兒 B 型肝炎疫苗計畫的基礎。

相對於 1963 年 HBV 被 Baruch Blumberg 發現，HCV 在 1978 年被發現爲輸血所引起的非 A 非 B 型肝炎（post-transfusion non-A, non-B hepatitis, NANB hepatitis）之感染性病源，直至 1989 年，經歷了許多年，才由美國 Chiron 公司和疾病控制和預防中心的科學家合作從 NANB 型肝炎的黑猩猩實驗分離鑑定出來 [31]。血清 HCV 抗體標記的發展是研究慢性肝炎和肝癌的一個里程碑，透過過去所收集凍存的慢性肝病病人的血液檢體分析，研究證據很快的累積，發現嚴重的慢性肝病尤其是輸血後 NANB 慢性肝炎相關的嚴重慢性肝病病人，和無病的對照組或捐血者比較，皆有顯著高比率的血清 HCV 抗體陽性，揭開長期以來 NANB 型肝炎爲何引起嚴重的慢性肝炎及肝硬化的謎底。HCV 在 1993 年被 IARC 定義爲人類的致癌病因，主要來自不同族群的許多病例對照研究皆發現血清 HCV 抗體陽性和肝癌存在強相關，在大部分研究中 OR 皆在 10 倍以上，此強相關性即使在 B 型肝炎盛行的地區亦存在 [32]。在 C 型肝炎或輸血後 NANB 型慢性肝炎自然史的世代研究，發現 HCV 的慢性感染半數以上皆會產生不同程度的慢性肝病，雖然自然史多變，C 型肝炎和 B 型肝炎的致癌過程，皆和肝炎、肝硬化相關 [24]。

（2）偵測傳染病源與癌症控制

65%-80% 的胃癌可歸因於 HP 感染，近期的研究發現 1988 至 2012 年間，全世界 43 個國家的胃癌發生率已大幅下降，大多數國家呈現 30%-50% 的下降，而且預測穩定下降的趨勢將持續至 2030 年。對於胃癌發生率的下降，HP 感染的篩檢和治療根除計畫爲主因之一，尤其是經濟高度發展國家，將 HP 治療根除計畫納入健康保險政策，已見明顯的預防功效 [33]。超過 90% 的子宮頸癌和癌前病變可測得 HPV DNA [34]，因此 HPV 可視爲子宮頸癌的必要因子（necessary cause），目前有效的 HPV 疫苗計畫將可預期根除 HPV 感染及子宮頸癌。截至 2019 年，全球已有 124 個國家實施 HPV 疫苗計畫，2006 年上市的 HPV 四價疫苗（預防感染 HPV 亞型 6, 11, 16 和 18）已被證明具有顯著降低癌前病變的功效，在瑞典超過 160 萬人的追蹤研究，發現在控制其他因子以後，HPV 四價疫苗和子宮頸癌發生的相對危險性（incidence rate ratio）估計爲 0.37（95% CI＝0.21-0.57），而且 17 歲以前已接種疫苗的女性，相對危險性更下降到 0.12 [35]。

全球肝癌的發生率至少 50% 可歸因於 HBV，25% 可歸因於 HCV。安全有效的新生兒 HBV 疫苗計畫爲預防肝癌的基礎，臺灣自 1986 年開始全面性新生兒 HBV 疫苗計畫，5 歲以下孩童的 HBsAg 陽性率已從疫苗計畫前的 9.8% 降至 1999 年的 0.7%，至 2004 年，一個針對 6-19 歲的孩童 20 年的長期追蹤研究報告，接種疫苗和未接種疫苗的出生世代相比，年齡、性別控制後的肝癌 OR 爲 0.31（95% CI＝ 0.24-0.41）[36]。而對於 B 型肝炎病患，有效抑制病毒活性的抗病毒藥物研發並應用在第一線治療，研究報告已顯示抗病毒治療顯著的降低肝癌發生率 [37]。臺灣自 2003 年將 B 型肝炎抗病毒治療納入健保給付，預期將可貢獻在肝癌發生率的進一步下降。對於 HCV，抗病毒治療顯著降低肝癌發生率，過去十年抗病毒治療之直接作用抗病毒藥物 direct-acting antivirals（DAAs）的發展，全面提高治療的反應率（90%-95%）[38]，和 HBV 抗病毒治療不同，HCV 抗病毒治療可清除病毒，2021 年世界肝炎日，WHO 推動加強根除 HCV 計畫，設定全球 2030 年爲 HCV 根除時間，欲達此目標，如何推展有效的 HCV 篩檢計畫是目前最大的挑戰。

2. 風險行為（risk behavior）

抽菸和喝酒習慣爲導致癌症的常見危險因子和風險行爲，許多病例對照研究和世代研究報告，抽菸相關的癌症部位包括：呼吸道（肺、喉）、消化道（口腔、食道、肝、胃、和胰臟）、泌尿道（膀胱和腎）、以及生殖道（子宮頸癌）。喝酒相關的癌症部位包括：咽／喉、口腔、食道、肝臟、大腸、以及女性的乳癌。大部分癌症部位，抽菸喝酒習慣在男性的 PAF（population attributable fraction）均遠高於女性，對於肺癌和喉癌，抽菸是主要危險因子，PAF 估計 >50%。對於咽／喉癌、口腔癌、食道癌、和肝癌，喝酒爲主要危險因子，PAF 估計 25%-50% [39]。

男性抽菸喝酒習慣的盛行率遠高於女性。在男性中，抽菸可解釋全球 80% 的肺癌死亡率，肺癌最高發生率的地區在美國以及歐洲部分國家，最低發生率地區在亞洲某些地區，但在西方世界國家包括美國、英國，由於預防吸菸和戒菸計畫有效降低抽菸的盛行率，在 1990 年以前，這些國家的男性肺癌死亡率已呈現明顯的下降 [40]。WHO 於 2003 年世界衛生大會通過菸草控制框架公約（WHO Framework Convention on Tobacco Control），包括廣泛禁止菸草廣告、公共場所禁菸、提高價格和稅收、在菸草製品上印製健康警告標籤等，截至 2010 年，已有 168 個國家批准施行。

3. 肥胖及糖尿病

全球肥胖盛行率的增加是一個癌症發生率逐漸上升的重要原因。有關過重或肥胖增加癌症罹病風險的證據，來自許多病例對照研究和世代研究，而大規模的世代研究提供支持此一因果聯繫的主要證據。例如美國癌症協會（American Cancer Society）1982 年所建立的 90 萬美國成年人的長期追蹤研究，經過 16 年的追蹤，分析 body mass index（BMI）和 57,145 名個案癌症死亡的關係，在控制年齡、教育程度及生活飲食習慣後，不分性別，過重 / 肥胖和食道癌、大腸癌、膽囊癌、肝癌、胰臟癌、腎癌、非霍奇金氏淋巴瘤（non-Hodgkin lymphoma）、以及多發性骨髓瘤增高的死亡率相關 [41]。至今，IARC 和世界癌症研究基金會（World Cancer Research Fund）認定已有充分證據顯示肥胖導致癌症的部位包括：食道腺癌、結腸癌、膽道癌、肝癌、腎癌、子宮內膜癌、侵犯型攝護腺癌、以及停經後乳癌。而全球肥胖相關的癌症病例數，停經後乳癌占 23.6%、子宮內膜癌占 22.3%、結腸癌占 17.7% [23,40]。

由縱式世代研究、BMI 多時點的測量，研究結果也支持早年的肥胖和持續的肥胖增加癌症的罹病風險。歐洲六個世代研究包含 221,274 成年人的合併分析，納入研究的個案 ≥ 2 次 BMI 測量，進一步發現 40 歲前的過重和較長時間過重增加肥胖相關的癌症發生之風險 [42]。澳洲一個包含 30,377 個案的長期追研究，利用個案回憶 18-21 歲的 BMI 問卷、進入研究（40-69 歲）以及追蹤期間（罹癌前）的 BMI 測量，進行軌跡型態（BMI trajectories）分析，更發現和長期處在正常 BMI 以下的人相比，由正常轉至過重或肥胖，或過重轉至肥胖，皆顯著增加肥胖相關的癌症罹病風險 [43]。肥胖除了在成人盛行，近年來也在青少年呈現顯著增加的趨勢，過去的研究主要探討中年或老年肥胖對癌症發生的影響，最近以色列的一個包含 230 萬人的追蹤研究，利用始於 1967 年青少年期測量的 BMI，追蹤至 2012 年，發現青少年時期較高的 BMI 顯著增加中年以後的癌症發生率 [44]，顯示青少年時期早期預防肥胖的重要性。

肥胖爲第二型糖尿病的主要危險因子，美國糖尿病學會及癌症學會依據流行病學研究的證據——大部分爲大規模的世代研究，產生共識報告 [45]：第二型糖尿病增加肝癌、大腸癌、胰臟癌、子宮內膜癌、乳癌、及膀胱癌的罹病風險。糖尿病和這些癌症的相關，可能部分來自糖尿病的危險因子，例如肥胖、不良的飲食習慣、和不運動，但糖尿病相關的高胰島素、高血糖、和發炎亦爲可能的致癌機轉。

肥胖防治已成爲全球公共衛生當前要務之一，推動藉由健康的生活飲食習慣、減重預防糖尿病，以及控制糖尿病患者之血糖，爲降低癌症罹病風險的重要預防策略。

4. 環境污染

空氣污染影響的人口層面廣泛，爲近年全球主要致癌的環境污染。空氣中的懸浮顆粒（particulate matter, PM）已被 IARC 指定爲致癌物，證據來自 PM2.5（aerodynamic diameter ≤ 2.5 μm）及 PM10（aerodynamic diameter ≤ 10 μm）和肺癌的流行病學研究，主要包括 17 個世代研究之肺癌發生率與死亡率的估計，這些研究來自歐美和亞洲國家 [46]，其中美國 ACS-CPS II（American Cancer Society- Cancer Prevention II study）、歐盟 ESCAPE（European Study of Cohorts for Air Pollution Effects）、以及羅馬的空污研究都是超過數十萬以至百萬人的長期 PM 暴露和肺癌的世代研究 [47-49]。根據 IARC 所依據的研究，進一步的統合分析（meta-analysis），其所包含的個別研究，納入的條件限制在考慮重要干擾因子（包括抽菸、社經地位／收入、教育程度和性別）之研究，分析結果獲得與 IARC 一致的結論，而且發現和 PM2.5 相關的肺癌罹病風險對於肺腺癌以及在過去有吸菸習慣者中更爲顯著 [50]。

WHO 估計全球的肺癌死亡率，約 5% 可歸因於 PM 2.5 [51]，肺癌在許多歐美國家爲首位癌症死因，法國和加拿大估計肺癌的發生病例數中約 4%-7% 可歸因於 PM2.5 [52,53]。

（二）數據蒐集與測量

以全人口爲基礎的癌症登記（population-based cancer registry, PBCR）定義爲

收集特定人口（通常是指某一有限的地理範圍）所有新發生的癌症病例，爲最重要的癌症監測系統（cancer surveillance system）。WHO 的癌症登記小組委員會起始於 1950 年，提供癌症登記方法指南，但並非所有的 PBCR 皆提供高品質的資料，PBCR 的建立與使用需要考慮完整性——指對於特定人口癌症病例通報的涵蓋率、資料的正確性、和適時的提供即時資料，才能正確反映癌症的時間趨勢 [54] 。

PBCR 在癌症控制所擔任的角色，除提供癌症發生率數據，亦包括收集腫瘤組織型態、臨床期別（clinical stage at diagnosis）、治療及存活等重要資料。PBCR 已廣泛應用在描述流行病學，分析癌症的時間趨勢及地理分布。同時 PBCR 爲發展癌症防治計畫（cancer control program）的必要基礎，當有癌症預防、篩檢計畫實施的狀況，PBCR 可藉由時間趨勢分析、監測及評估其功效。

（三）風險評估與區分罹病風險群

由於癌症是一個多重危險因子的慢性複雜疾病，一般族群個體間癌症的罹病風險有很大的變異。癌症風險評估（risk assessment）是一個策略，幫忙公共衛生決策者及臨床醫師以個人未來不同的短期或長期罹病機率爲基礎，進行更爲有效的預防介入計畫及治療。風險評估與一般人口罹病風險群區分（population risk stratification）也是癌症防治上精準醫學的基石。

1. 風險評估的步驟

（1）收集危險因子資料

此步驟擬定研究設計及個案來源，收集跟臨床結果相關的危險因子資料，可能包括臨床資料、個人及家族病史、環境危險因子、以及生物標記。

（2）建立癌症預測模式

此步驟透過危險因子分析建立多變項複迴歸預測模式，利用 ROC 曲線（receiver operating characteristic curve）及 AUC（area under a curve）評估預測模式對未來是否罹病的鑑別力（discrimination power），評估模式預測的準確度（predictive accuracy），包括估計敏感度（sensitivity）及特異度（specificity），以及分析利用模式預測的校準（calibration）程度——指預測的短期、長期累積危險性（cumulative risk）和實際資料顯示之觀察結果的一致性。

（3）區分罹病風險群

在此步驟依照短期、長期累積危險性確立罹病風險群的區分標準。

（4）預測模式的獨立驗證（independent validation）

此步驟牽涉選取獨立樣本，旨在瞭解所建立的預測模式是否在獨立樣本有不劣於原研究樣本之表現（model performance）。

（5）可用性（utility）評估

此步驟評估使用預測模式可能的損害及益處（harms and benefits）。決策曲線分析（decision curve analysis）是 2006 年提出的一個方法 [55]，常應用在此步驟，其在考慮預防或介入治療計畫實施的最低罹病風險（threshold probability of disease）的條件下，權衡預測模式篩選高危險群之預測的假陽性 / 假陰性、估計所產生的淨效益（net benefit）。

2. 應用實例

個人風險評估（personalized risk assessment）模式已應用在許多癌症（例如乳癌、肺癌、大腸癌、胃癌、及肝癌等）發展，部分模式亦已廣泛應用於個人化篩檢計畫（personalized screening program）。表 14-3 呈現預測模式與應用實例。

表 14-3：癌症風險預測模式與應用實例

癌症	預測模式	危險因子	臨床結果	ROCAUC	應用	參考文獻
乳癌	Gail Model	年齡、種族、初經年齡、第一胎活產年齡、良性乳房疾病（benign breast disease, BBD）－活檢次數及 BBD 非典型增生、一等親乳癌家族史	侵襲癌：5 年、≥ 10 年、終身罹病風險	一般族群 (0.54-0.67) 高危險群 (0.45-0.74)	(1) 篩檢 (2) tamoxifen 荷爾蒙化學預防	[56-58]
	Breast Cancer Surveillance Consortium (BCSC) model	年齡、種族、良性乳房腫瘤－無或 BBD 非典型增生、乳小葉原位癌、一等親乳癌家族史、乳房密度	侵襲癌：5 年、≥ 10 年、終身罹病風險	一般族群 (0.66)	篩檢	[59]

表 14-3：癌症風險預測模式與應用實例（續）

癌症	預測模式	危險因子	臨床結果	ROCAUC	應用	參考文獻
肺癌	National Lung Screening Trial (NLST) model	年齡（55-74 歲）、抽菸量包 - 年（≥30 pack-years of smoking）、戒菸時間（< 15 years since quitting）	6- 年肺癌罹病風險	抽菸者：0.69	Low-dose CT 篩檢	[61]
	PLCOm2012	年齡、教育程度、肺癌家族史、BMI、慢性阻塞性肺病（chronic obstructive pulmonary disease）、抽菸期間、平均每天抽菸支數、戒菸時間、過去癌症病史、種族	6- 年肺癌罹病風險	抽菸者：0.80	Low-dose CT 篩檢	[61]

PLCO: Prostate Lung Colorectal and Ovarian Cancer Screening Trial.

（1）乳癌

Gail model 是一個乳癌的風險預測模式，最早 1989 年由 Mitchell Gail 等人發展產生 [56]，利用年齡、種族、生殖史（初經年齡、第一胎活產年齡）、良性乳房疾病 / 活體組織採檢狀況、及乳癌家族史建構多變項預測模式，此模式已被廣泛應用在美國白人女性的乳癌風險評估，評估五年和終身罹病風險。在應用上，Gail model 評估的罹病風險爲乳房攝影（mammography）篩檢間隔時間及對高危險群使用 tamoxifen 荷爾蒙治療預防乳癌的基礎 [57]。但此模式在一般族群的 ROCAUC 只有 0.54-0.67，爲改善預測乳癌的鑑別力及考慮非白種女性，已陸續有其他模式加入其他危險因子資訊，BCSC（Breast Cancer Surveillance Consortium）模式是 2015 年發展和經過獨立驗證的一個模式，此模式加入和乳癌罹病風險具有強相關的乳房密度（breast density），ROCAUC 爲 0.66 [58]。

（2）肺癌

美國國家肺部篩檢試驗（National Lung Screening Trial, NLST）在 2010 年的研究報告，接受低劑量電腦斷層掃描（low-dose computed tomography [CT]）的參加者，其死於肺癌的風險，比接受胸部 X 光影像檢查者低 20% [60]。美國的預防服務工作小組 USPSTF（US Preventive Services Task Force）隨即依據 NLST 的標

準定義高危險群：年齡在 55 至 80 歲之間、抽菸超過 30 包 - 年（pack-year）、以及過去 15 年內吸菸的人，建議高危險群應每年掃描一次。但 USPSTF 並未對此標準計算罹病風險，許多被診斷為肺癌的病人並不符合 USPSTF 標準。PLCOm2012 預測模式是利用後來的 PLCO 試驗（Prostate Lung Colorectal and Ovarian Cancer Screening Trial）的資料所發展出的一個模式 [61,62]，此試驗追蹤 6 年的結果，發現 PLCOm2012 加入其他危險因子，相對於 NLST，提高敏感度及陽性預測值，且並不減損特異度 [61]。

過去的研究對預測模式的比較，是利用現有資料進行回溯世代研究分析（retrospective cohort study analysis）。2017 年首次有前瞻型研究，在個案進入研究時，即以 PLCOm2012 和 NLST 篩選高危險群的原則選擇 low-dose CT 參加者，此研究發現 PLCOm2012 比 NLST 模式，可偵測更高比例的早期肺癌（77% vs. 57%）[62]。

（3）肝癌

REACH-B 是以臺灣 B 型肝炎病毒慢性帶原者為對象所發展的一個肝癌風險預測模式，此模式包含年齡、性別、肝炎指標、以及病毒標記 HBeAg 抗原及病毒 DNA 濃度資訊，目標在以 B 型肝炎病毒慢性帶原者不同的肝癌罹病風險為基礎，產生適當的臨床處置和銜接抗病毒治療，模式表現（model performance）經在香港和韓國的亞洲族群獨立驗證 [63]。除危險因子的初級預防，篩檢已被大型世代研究報告可改善早期偵測率及降低肝癌死亡率，但依循專家會議設立的篩檢標準，接受篩檢率偏低，且標準並非一體適用（one-size-fits-all）於不同的族群。一個臺灣的世代研究，包含三個不同的研究世代來源，利用年齡、過去肝病史、肝癌家族史、肝炎指標及抽菸習慣建構風險預測模式，此模式預測未來 3- 年、5- 年、和 10- 年肝癌罹病的 ROCAUC~0.8，且在不同特性的研究世代交叉驗證均有類似的 ROCAUC，重要的是，本研究進一步利用決策曲線分析，評估使用專家會議設立的篩檢標準和以本研究個人化風險預測模式為基礎的篩檢標準選擇接受篩檢的對象，發現個人化風險預測模式更具有效益。此模式的建構並未使用昂貴的血清標記，目標在應用於一般人口，讓一般民眾對於個人罹病的風險有所認知，有助於改變風險行為、增加高危險群接受篩檢率 [64]。

（四）早期診斷

初段預防經由避免危險因子的暴露或降低癌症發生的風險，為癌症防治最有效的策略。但對於許多常見癌症，早期無明顯的症狀，次段預防（secondary prevention）透過癌症篩檢早期診斷早期治療，爲降低癌症死亡率的另一道防線，尤其是對於某些很難經由初段危險因子預防的癌症（例如：乳癌——主要危險因子爲女性荷爾蒙和生殖史相關因素），以及高致死率癌症，例如肺癌五年存活率僅約15%、肝癌 20%、胃癌 30%。

1. 篩檢計畫

（1）篩檢計畫的適合性

大規模的國家癌症篩檢計畫需要經費以及醫療人力配合，因此篩檢計畫在擬定前需要考慮以下幾個重點：（1）一般人口的發生率與死亡率；（2）篩檢工具：效度（早期腫瘤偵測的敏感度及特異度）和信度（重複測量的一致性及觀察者間的一致性），以及可行性（例如價格及是否有侵犯性）；（3）對於早期腫瘤是否存在有效的治療方法，因此早期診斷可改善存活率或治癒率。

（2）篩檢計畫的評估

（2.1）評估指標

• 預測值（predictive value）

篩檢針對沒有明顯臨床症狀（asymptomatic）的人，陽性結果需要進一步的診斷確認，因此僞陽性（false positive）的結果會產生受檢者不必要的擔憂、增加爲進一步確定診斷所需的花費和人力、或不必要的侵犯性檢查（例如活體組織檢查）、甚至不必要的治療。

因此篩檢計畫的評估需要考慮「益」（benefits）與「害」（hazards）兩相權衡。降低篩檢計畫所帶來的「害」，需要考慮僞陽性及相關的指標：盛行率、陽性預測值、及陰性預測值。增加盛行率，提高陽性預測值，但陰性預測值下降。因此有效的選取適當的高危險群爲篩檢對象，例如前段所述經由個人化風險評估定義高危險群以爲癌症篩檢對象或施行篩檢強度（頻率）的依據，是一個增加篩檢計畫效益的重要策略。

• 存活（survival）或致死率（case fatality）

篩檢的目標最終是在可改善存活或治癒的關鍵期偵測早期腫瘤，因此篩檢的預期結果是減少死亡。但若以存活或致死率爲評估指標會受到先導時間偏差（lead time bias）、時距偏差（length bias）、和過度診斷偏差（overdiagnosis）所帶來的影響（圖 14-3）。先導時間偏差是指篩檢導致早期診斷，但最終死亡時間未改變

A

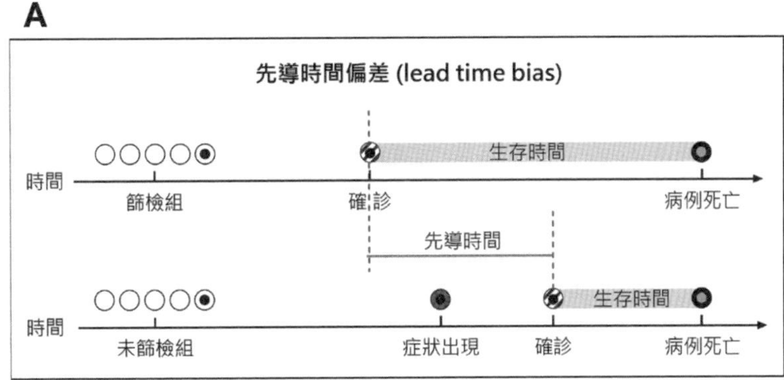

B

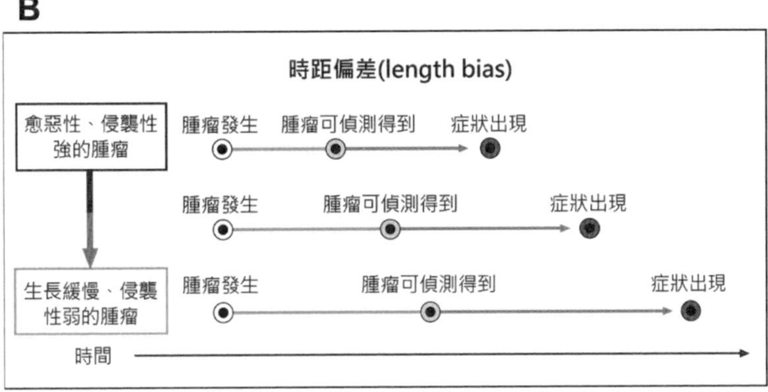

C

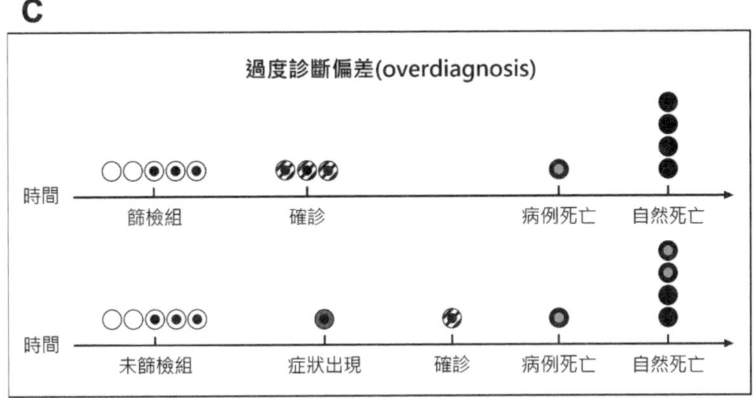

圖 14-3：篩檢評估的偏差類型 [66]

A. 先導時間偏差（lead time bias）：由此例，篩檢組和未篩檢組各有一名病例，篩檢導致早期診斷，致使存活時間增加，雖然篩檢和未篩檢的病例死亡時間相同。B. 時距偏差（length bias）：侵犯性愈強的腫瘤長得愈快，可被篩檢偵測至臨床症狀發生的期間愈短，除非篩檢頻率增加，否則侵犯性愈強的腫瘤有較短可被篩檢偵測的期間，因此會有較高比例生長緩慢的腫瘤在篩檢組。C. 過度診斷偏差（overdiagnosis）：因存在生長緩慢在有生之年不會發生臨床症狀的癌症被篩檢偵測出來。由此例，篩檢組和未篩檢組各有三名病例，且其中皆有一名病例死於癌症，其他兩名病例都發生非因癌症的自然死亡（雖然篩檢組的病例經過治療，而未篩檢組的病例未偵測到癌症並未治療），但因篩檢組偵測出三名病例，而未篩檢組只被發現一名病例，因此存活率兩組相比：66% vs. 0，然而其實癌症死亡率相同。

（亦即如同未篩檢狀況）。臨床前篩檢可偵測期（detectable period）的時間長短，在人與人間有所差異，時距偏差的產生是因有些腫瘤生長較為緩慢，臨床前期（preclinical phase）較長，因此有更多的機會被篩檢偵測到，但這群癌症病人無論是否經篩檢其致死率皆較低。過度診斷偏差指的是經由篩檢偵測出的早期病灶可能並不具有臨床重要性，不致對病人的生存產生影響。過度診斷偏差可視為時距偏差的一個極端的例子。例如美國 PSA 篩檢攝護腺癌計畫，估計攝護腺癌的終身罹病風險為 17%，但攝護腺癌的終身死亡風險約 3%，這 6：1 的差距被發現來自一部分人雖確診攝護腺癌，但終身並不會產生臨床症狀，稱之為沉默的疾病儲主（silent disease reservoir），這些患者不會發生攝護腺癌死亡 [65]。因此減少攝護腺癌的過度診斷，需要考慮會發生侵襲性攝護腺癌（aggressive prostate cancer）的高危險群。

• 死亡率

篩檢計畫的功效是以癌症死亡率（cancer mortality）及晚期癌症（advanced cancer）的發生率為評估指標。有效的篩檢計畫應降低癌症死亡率和晚期癌症的發生率，亦即接受篩檢族群的癌症死亡率（晚期癌症的發生率）低於未接受篩檢族群的癌症死亡率（晚期癌症的發生率），圖 14-4 以肺癌篩檢為例。

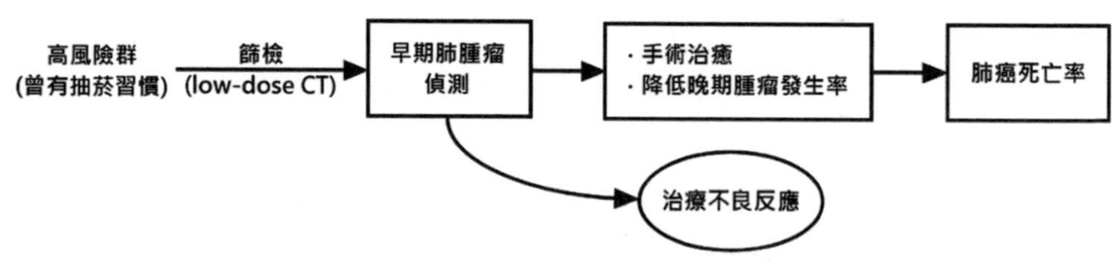

圖 14-4：肺癌篩檢和結果評估 [67]

（2.2）研究設計

評估篩檢計畫的功效可經由實驗性流行病學與觀察性流行病學研究設計，但採用觀察性研究設計評估篩檢計畫，易有健康篩檢者偏差（healthy screenee bias），產生高估篩檢計畫功效的結果，因是否接受篩檢為個人的選擇，健康篩檢者偏差是一種選擇偏差（selection bias），若選擇接受篩檢跟個人對健康的認知或健康促進行為有關，接受篩檢者傾向比較健康的人，因此參加篩檢者不能代表一般族群。

至目前，評估篩檢計畫採隨機分配的臨床試驗（randomized controlled trial, RCT）之研究有限，但仍有一些大規模的 RCT 提供篩檢計畫功效的重要證據。

例如 HIP（Health Insurance Plan）是 1963-1975 年的一個 RCT，這個試驗針對 40-64 歲的女性，欲評估使用乳房攝影（mammography）篩檢的功效，實驗組接受乳房攝影，對照組接受一般的醫療照護（usual medical care），追蹤 9 年的期間，研究發現 50 歲以上的婦女，篩檢降低死亡率，但對 40-49 歲的婦女不具功效 [68]。

Low-dose CT 是近 20 年發展的肺癌篩檢方法，觀察性研究報告 low-dose CT 比傳統的胸部 x 光攝影可以偵測更多的結節（某些結節會發展成肺癌）和早期肺癌，NLST 是一個美國國家癌症研究所經費資助的多中心 RCT，目標在比較 low-dose CT（實驗組）和胸部 x 光攝影（對照組）篩檢的功效，這個試驗開啓於 2002 年，以年齡在 55 至 74 歲之間吸菸的高危險群爲研究對象，包括 53,454 研究個案，經過 6.5 年的追蹤，此研究首次報告 low-dose CT 篩檢顯著降低肺癌死亡率 [67,69]。NELSON 是近期報告的 low-dose CT 之大規模臨床試驗，這是一個 2000 年開始的 RCT，以荷蘭和比利時的一般族群爲研究對象，包含年齡在 50 至 74 歲之間的 13,195 名男性和 2,594 名女性研究個案，個案進入研究需要符合吸菸之高危險群的條件，隨機分配於 low-dose CT（基線、第一、第三、和第 5.5 年接受 low-dose CT）和不篩檢兩組，追蹤 ≥ 10 年，研究結果報告篩檢 vs. 非篩檢：肺癌死亡率 2.5 / 1000 人年 vs. 3.3 / 1000 人年；10- 年的相對危險性（cumulative risk ratio）：0.76（95% CI: 0.61-0.94）[70]。

2. 發展癌症早期生物標記

近 20 年高效率分子技術平台陸續發展，例如全基因體單鹼基多型性（single nucleotide polymorphism, SNP）掃描、轉錄組學（transcriptomics）、表觀遺傳學（epigenomics）、蛋白質體學（proteomics）、代謝體學（metabolomics）、以及次世代定序（next generation sequencing）等，早期癌症生物標記成爲一個流行病學結合臨床與基礎醫學蓬勃研究的領域。

依循美國癌症研究所 EDRN（Early Detection Research Network）計畫，發展大量人口篩檢工具（population-screening tool），從開發生物標記、驗證、至評估新標記使用在眞實世界癌症篩檢計畫之功效，可區分爲五個階段，這五個階段應用不同的流行病學研究設計 [71]。

（1）臨床前探索分析（Preclinical Exploratory Studies）

此階段研究的目標在於探索有希望作爲生物標記的方向，通常牽涉侵犯性的生物檢體採檢，以瞭解腫瘤的特徵和探索生物標記的方向，例如比較癌症病人腫瘤組織和周邊非腫瘤組織的基因、蛋白質表現的差異。但未來發展早期偵測癌症的生物標記，仍需要非侵犯性生物檢體，例如血液、尿液。

（2）臨床評估（Clinical Assay Development for Clinical Disease）

此階段的目標在於利用非侵犯性生物檢體（noninvasive biospecimens），探討候選標記在腫瘤組織的表現與非侵犯性生物檢體的表現之相關性，例如在腫瘤組織測得的基因表現和血液該基因蛋白質表現的關係。透過病例對照研究設計，比較病例與對照組之非侵犯性生物標記的表現，分析 TPR（true-positive rate）、FPR（false-positive rate）、以及 ROC（receiver operating characteristic curve）、AUC（area under a curve），瞭解標記對處在不同臨床期（clinical stage）、腫瘤特徵的癌症病人之鑑別力，以及其他因子（例如年齡、性別、抽菸習慣、其他疾病等）對標記的影響。此階段應考慮病例對照研究需有足夠的樣本數和統計檢力，以達到以上目的。

（3）回溯縱式資料庫研究（Retrospective Longitudinal Repository Studies）

此階段研究的目標在於瞭解標記是否能偵測臨床症狀出現前的早期癌症，而且評估何時可偵測到，是否在有機會改善存活或治癒的關鍵期可偵測到，以及訂立篩檢陽性的標準。

在研究設計上，此階段研究仰賴長期追蹤研究對進入研究時無癌症的人長期追蹤監測癌症發生的過程所建立的資料和生物檢體庫。研究設計如圖 14-5 所示，

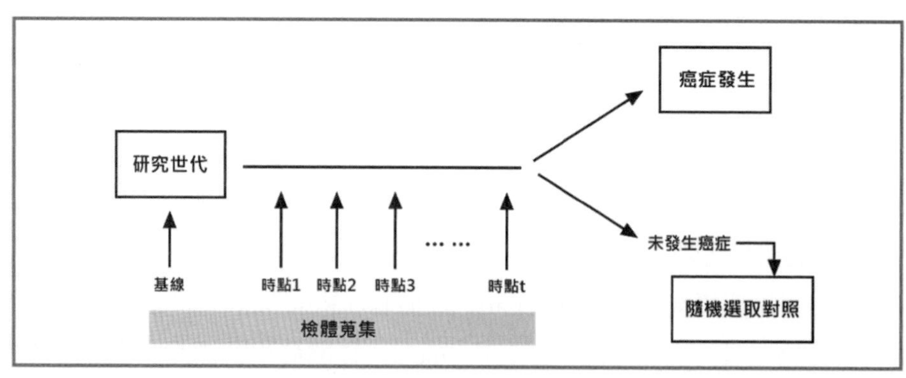

圖 14-5：回溯縱式資料庫研究設計

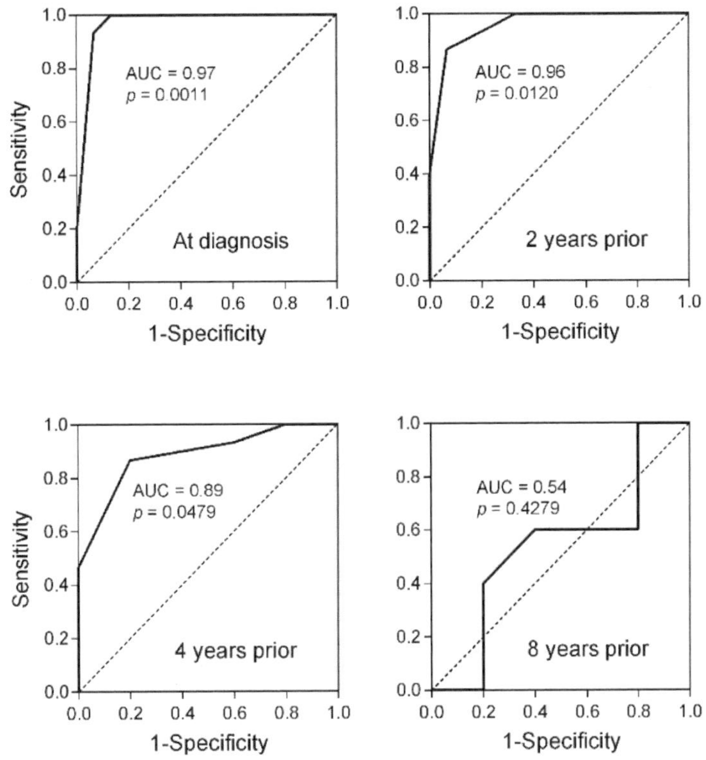

圖 14-6：PSA 濃度在攝護腺癌病人之臨床前期的不同時間點和對照組比較之 ROC 曲線

在世代研究下進行巢式病例對照研究取樣（nested case-control sampling），比較病例組在臨床診斷前不同時點所採集的生物檢體其標記測量值和對照組測量值間之差異，評估臨床前期不同時間的 TPR、FPR、及 ROCAUC。例如，應用圖 14-5 的研究設計，分析攝護腺特定抗原（prostate specific antigen, PSA）濃度在攝護腺癌病人之臨床前期的不同時間和對照組比較之 ROC 曲線，由結果可見，在考慮 FPR（1-Specificity）壓低到約 5%，PSA 在攝護腺癌診斷的前 2 年的 AUC 為 0.96，大約可偵測近 90%（Sensitivity）的攝護腺癌（圖 14-6）[71]。

此階段除需要考慮病例組與對照組的樣本數外，尚須考慮研究個案分布於臨床前期不同時間採集的檢體數是否適當。

（4）前瞻篩檢研究

此階段藉由世代研究設計探討應用標記所能達到的癌症早期偵測率，並欲瞭解篩檢陽性的病人之特徵，也藉以評估未來篩檢計畫的可行性，包括因篩檢假陽性而轉介的比率（false referral rate），以及篩檢計畫的順從性（compliance）和影響民眾接受度的因素。此階段研究族群的選擇需要考慮未來篩檢的目標族群（target population），在樣本數的估計上，需考慮如何精確的估計早期癌症的偵測率及假陽性的轉介率。

（5）評估應用早期偵測生物標記對癌症防治的功效（Cancer Control Studies）

最後一個階段的研究目標在評估篩檢計畫的功效，瞭解以早期癌症偵測標記爲基礎的篩檢是否可降低癌症死亡率。如前所述，理想上有關篩檢計畫的功效評估，研究設計最好是採行 RCT，而在分析上，也考慮成本效益分析（cost-effectiveness analysis），以及篩檢是否影響癌症確診後病人的生活品質（quality of life）。另一方面，既然偵測早期腫瘤，目標在降低一般人口的癌症死亡率，利用癌症登記資料，監測實施篩檢計畫的特定人口之癌症死亡率的長期變遷趨勢也是需要的。

（五）介入與評估預防計畫的功效

癌症的預防性介入（preventive intervention），除了可由一般人口的健康促進計畫，改變健康行爲及生活飲食習慣而外，致癌爲長期、多階段的過程，因此給予積極的介入計畫阻斷病理發展的機會。化學預防（chemoprevention）或稱治療性預防（therapeutic prevention）是 1976 年由 Michael Sporn 提出的癌症預防策略，藉由藥劑降低癌症的發生率或死亡率，或更廣泛的意指逆轉致癌的任一個過程（圖 14-7）[72,73]。

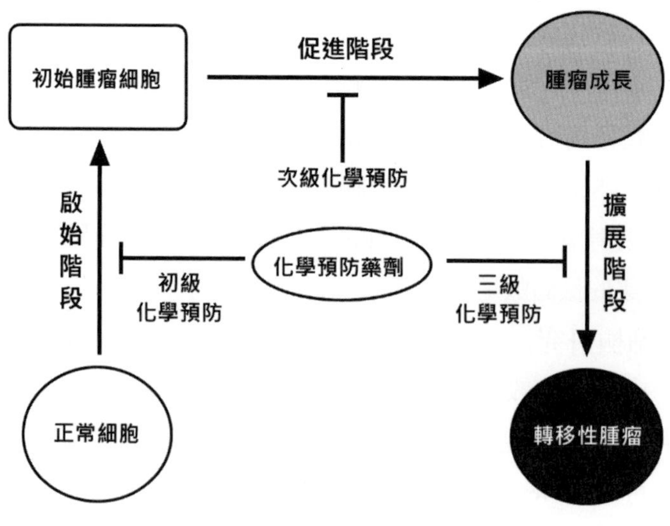

圖 14-7：致癌階段和化學預防 [73]

1. 流行病學研究設計

化學預防可應用在一般族群或高危險群，RCT 爲評估化學預防功效之理想的流行病學研究設計。雖然化學預防最終的目標在降低癌症發生率，但時常也會使用中介標記或化學預防藥劑針對的表現型（target phenotype）作爲評估指標。例如 temoxifen 是 1980 年代用來治療乳癌的藥物，1998 年美國的食品藥品監測管理局也正式允許 temoxifen 使用在停經前或停經後高危險性的婦女，用以降低乳癌的罹病風險。後續的研究針對 4 種 SERM（selective estrogen receptor modulators; tamoxifen, raloxifene, arzoxifene 和 lasofoxifene）藥物的 RCT 進行統合分析，在平均 5 年的追蹤期間，相對於安慰劑組，SERM 顯著降低 38% 的乳癌發生率 [74]。乳房攝影密度（mammographic breast density）爲發生乳癌的一個極強的預測因子，2011 年的一個研究也發現，temoxifen 預防性治療可致使乳房攝影密度下降，連帶降低乳癌的罹病風險，因此乳房攝影密度可作爲一個 temoxifen 的反應指標，應用於 temoxifen 對乳癌化學預防計畫的中介指標 [75]。

2. 化學預防計畫

化學預防使用在未罹患癌症的人身上，因此一項成功的化學預防計畫，需要考慮藥劑的安全性與可容忍的毒性，以及適用的罹病風險族群。評估化學預防計畫的 RCT，常聚焦在特殊癌症或劑量、藥物使用期間、以及特殊風險族群，因此對於一般族群的化學預防，基於藥劑的安全性，最好尚有大規模的前瞻型觀察性流行病學研究探討長期使用的效用及副作用（side effect），提供眞實世界資料（real world data）佐證。

例如阿斯匹靈（aspirin）是常見使用的藥物，其對癌症的預防研究，至少有五個 RCT，大部分參加試驗的研究個案爲心血管疾病的病人。在追蹤 3 至 20 年以後，統合分析的證據支持每日低劑量的阿斯匹靈使用顯著降低癌症發生率，增加追蹤期間，預防效用更爲明顯，尤其是對於大腸癌 [76]。2015 年美國的預防服務工作小組 USPSTF 推薦心血管疾病的高危險群使用每日低劑量的阿斯匹靈預防大腸癌。但阿斯匹靈對癌症的預防功效是否僅限於心血管疾病的高危險群仍需進一步研究。2016 年的一個研究，利用美國的兩個大型的觀察性世代研究—— the Nurses'Health Study（1980-2010）和 Health Professionals Follow-up Study（1986-2012），廣泛的探討不同劑量的阿斯匹靈與使用期間對全癌症及不同癌症的預防效果，發現每週使用阿斯匹靈 0.5-1.5 standard aspirin tablets ≥ 6 年顯著降低全癌症發生率，尤其對腸胃消化道癌症的預防效果更爲明顯，此研究進一步瞭解阿斯匹靈對癌症的預防功效在一般族群也存在效果 [77]。

結　語

本章由非傳染慢性病的全球趨勢，來說明它在公共衛生上的重要性。針對非傳染慢性病的防治，需要一個完整的架構，從描述性流行病學（死亡率及致病率）、行爲相關風險因子（物質使用與體能不活動）、生物性風險因子（高血壓、糖尿病、與肥胖）、到國家系統的反應（全國性照護政策）。藉由兩類不同的慢性病實例，心血管疾病與癌症，本章進一步說明相關的流行病學研究與發現。

關鍵名詞

非傳染性疾病（non-communicable disease）
心血管疾病（cardiovascular disease）
冠狀動脈心臟病（coronary heart disease）
佛萊明罕心臟研究（Framingham Heart Study）
癌症（cancer）
多重危險因子多階段致癌（multistage, multifactorial carcinogenesis）
啓始（initiation）
促進（promotion）
進展（progression）
單鹼基多型性（single nucleotide polymorphism, SNP）
縱式世代研究（longitudinal cohort study）
發生率（incidence rate）
發生密度（incidence density）
累積發生率（cumulative incidence）
累積危險性（cumulative risk）

死亡率（mortality）
致死率（fatality）
盛行率（prevalence）
初段預防（primary prevention）
次段預防（secondary prevention）
一般人口癌症登記（population-based cancer registry）
精準醫學（precision medicine）
幽門螺旋桿菌（Helicobacter pylori, HP）
人類乳突病毒（human papillomavirus, HPV）
B 型肝炎病毒（hepatitis B virus, HBV）
C 型肝炎病毒（hepatitis C virus, HCV）
肥胖（obesity）
糖尿病（diabetes mellitus）
空氣中的懸浮顆粒（particulate matter, PM）
癌症分子流行病學（cancer molecular epidemiology）
生物標記（biomarker）
暴露標記（exposure biomarker）
內在劑量（internal dose）
生物有效劑量（biologically effective dose）
個人易感性（individual susceptibility）
遺傳易感性（genetic susceptibility）
中介標記（intermediate biomarker）
可改變的危險因子（modifiable risk factors）
充分致因（sufficient cause）
病例對照研究（case-control study）
世代研究（cohort study）
風險評估（risk assessment）
個人風險評估（personalized risk assessment）
預測模式（predictive model）
ROC 曲線（receiver operating characteristic curve）
曲線下的面積（area under a curve, AUC）

鑑別力（discrimination power）
敏感度（sensitivity）
特異度（specificity）
校準（calibration）
獨立驗證（independent validation）
決策曲線分析（decision curve analysis）
篩檢（screening）
個人化篩檢計畫（personalized screening program）
沒有明顯症狀（asymptomatic）
效度（validity）
信度（reliability）
乳癌（breast cancer）
Gail Model
肺癌（lung cancer）
低劑量電腦斷層掃描（low-dose computed tomography [CT]）
肝癌（hepatocellular carcinoma）
陽性預測值（positive predictive value）
陰性預測值（negative predictive value）
眞陽性率（true positive rate, TPR）
假陽性率（false positive rate, FPR）
先導時間偏差（lead time bias）
時距偏差（length bias）
過度診斷偏差（overdiagnosis）
存活（survival）
健康篩檢者偏差（healthy screenee bias）
選擇偏差（selection bias）
實驗性流行病學（experimental epidemiology）
隨機分配有控制組的臨床試驗（randomized controlled trial, RCT）
早期生物標記（early detection biomarker）
早期偵測研究網路（Early Detection Research Network, EDRN）
回溯縱式資料庫研究（retrospective longitudinal repository studies）

巢式病例對照研究（nested case-control study）

介入（intervention）

化學預防（chemoprevention）

複習問題

1. 描述癌症分布或趨勢的流行病學指標有哪些？
2. 癌症分子流行病學之生物標記有哪幾類？說明暴露標記、生物有效劑量標記、易感性標記、和中介標記的意義及應用。
3. 癌症防治的公共衛生三段預防策略為何？
4. 如何進行癌症風險評估？
5. 如何建立和評估癌症罹病風險預測模式？有哪些指標？
6. 何謂回溯縱式資料庫研究設計（retrospective longitudinal repository studies）？說明此研究設計在早期癌症偵測標記發展的應用。
7. 如何評估癌症篩檢計畫的功效？包括研究設計及流行病學指標的選擇。
8. 何謂「先導時間偏差」、「時距偏差」、「過度診斷偏差」？若產生這些偏差，對評估癌症篩檢計畫會有何影響？
9. 癌症化學預防的意義為何？
10. 哪些流行病學研究設計可應用於評估癌症化學預防的功效？如何應用？

引用文獻

1. Sung H, Ferlay J, Siegel RL, Laversanne M, Soerjomataram I, Jemal A, et al. Global cancer statistics 2020: GLOBOCAN estimates of incidence and mortality worldwide for 36 cancers in 185 countries. CA Cancer J Clin 2021;**71**:209-249.
2. Global Burden of Disease Cancer Collaboration, Fitzmaurice C, Allen C, Barber RM, Barregard L, Bhutta ZA, Brenner H, et al. Global, regional, and national cancer

incidence, mortality, years of life lost, years lived with disability, and disability-adjusted life-years for 32 cancer groups, 1990 to 2015: a systematic analysis for the global burden of disease study. JAMA Oncol 2017;**3**:524-548.

3. Pitot HC. The molecular biology of carcinogenesis. Cancer 1993;**72(3 Suppl)**: 962-970.

4. Lilyquist J, Ruddy KJ, Vachon CM, Couch FJ. Common genetic variation and breast cancer risk-past, present, and future. Cancer Epidemiol Biomarkers Prev 2018;**27**:380-394.

5. Chiang CJ, Wang YW, Lee WC. Taiwan's nationwide cancer registry system of 40 years: past, present, and future. J Formos Med Assoc 2019;**118**:856-858.

6. Yu MW, Lin CL, Liu CJ, Yang SH, Tseng YL, Wu CF. Influence of metabolic risk factors on risk of hepatocellular carcinoma and liver-related death in men with chronic hepatitis B: a large cohort study. Gastroenterology 2017;**153(4)**:1006-1017.

7. Shrestha AD, Neupane D, Vedsted P, Kallestrup P. Cervical cancer prevalence, incidence and mortality in low and middle income countries: a systematic review. Asian Pac J Cancer Prev 2018;**19**:319-324.

8. Jung KW, Won YJ, Kong HJ, Lee ES; Community of Population-Based Regional Cancer Registries. Cancer statistics in Korea: incidence, mortality, survival, and prevalence in 2015. Cancer Res Treat 2018;**50**:303-316.

9. Vineis P, Perera F. Molecular epidemiology and biomarkers in etiologic cancer research: the new in light of the old. Cancer Epidemiol Biomarkers Prev 2007;**16**: 1954-1965.

10. Schulte PA, ed. Molecular Epidemiology: Principles and Practices. Academic Press, 2012.

11. Ylitalo N, Sørensen P, Josefsson AM, Magnusson PK, Andersen PK, Pontén J, et al. Consistent high viral load of human papillomavirus 16 and risk of cervical carcinoma in situ: a nested case-control study. Lancet 2000;**355**:2194-2198.

12. Yu MW, Yeh SH, Chen PJ, Liaw YF, Lin CL, Liu CJ, et al. Hepatitis B virus genotype and DNA level and hepatocellular carcinoma: a prospective study in men. J Natl Cancer Inst 2005;**97**:265-272.

13. Yu MW, Yang YC, Yang SY, Cheng SW, Liaw YF, Lin SM, et al. Hormonal markers and hepatitis B virus-related hepatocellular carcinoma risk: a nested case-control study among men. J Natl Cancer Inst 2001;**93**:1644-1651.

14. Campanella G, Gunter MJ, Polidoro S, Krogh V, Palli D, Panico S, et al. Epigenome-wide association study of adiposity and future risk of obesity-related diseases. Int J Obes (Lond) 2018;**42**:2022-2035.

15. Wogan GN, Kensler TW, Groopman JD. Present and future directions of

translational research on aflatoxin and hepatocellular carcinoma. A review. Food Addit Contam Part A Chem Anal Control Expo Risk Assess 2012;**29**:249-257.

16. Beasley RP. Hepatitis B virus. The major etiology of hepatocellular carcinoma. Cancer 1988;**61**:1942-1956.
17. Ross RK, Yuan JM, Yu MC, Wogan GN, Qian GS, Tu JT, et al. Urinary aflatoxin biomarkers and risk of hepatocellular carcinoma. Lancet 1992;**339**:943-946.
18. Wang LY, Hatch M, Chen CJ, Levin B, You SL, Lu SN, et al. Aflatoxin exposure and risk of hepatocellular carcinoma in Taiwan. Int J Cancer 1996;**67**:620-625.
19. Yu MW, Lien JP, Chiu YH, Santella RM, Liaw YF, Chen CJ. Effect of aflatoxin metabolism and DNA adduct formation on hepatocellular carcinoma among chronic hepatitis B carriers in Taiwan. J Hepatol 1997;**27**:320-330.
20. Gan J, Skipper PL, Gago-Dominguez M, Arakawa K, Ross RK, Yu MC, et al. Alkylaniline-hemoglobin adducts and risk of non-smoking-related bladder cancer. J Natl Cancer Inst 2004;**96**:1425-1431.
21. Chen CJ, Yu MW, Liaw YF, Wang LW, Chiamprasert S, Matin F, et al. Chronic hepatitis B carriers with null genotypes of glutathione S-transferase M1 and T1 polymorphisms who are exposed to aflatoxin are at increased risk of hepatocellular carcinoma. Am J Hum Genet 1996;**59**:128-134.
22. Russo AL, Thiagalingam A, Pan H, Califano J, Cheng KH, Ponte JF, et al. Differential DNA hypermethylation of critical genes mediates the stage-specific tobacco smoke-induced neoplastic progression of lung cancer. Clin Cancer Res 2005;**11**:2466-2470.
23. Global Cancer Observatory. https://gco.iarc.fr.
24. Schottenfeld D, Fraumeni JF. Cancer Epidemiology and Prevention. Oxford Scholarship Online, 2009.
25. Yu MW, Chen CJ. Hepatitis B and C viruses in the development of hepatocellular carcinoma. Crit Rev Oncol Hematol 1994;**17**:71-91.
26. Yu MW, Chang HC, Liaw YF, Lin SM, Lee SD, Liu CJ, et al. Familial risk of hepatocellular carcinoma among chronic hepatitis B carriers and their relatives. J Natl Cancer Inst 2000;**92**:1159-1164.
27. Huang JQ, Sridhar S, Chen Y, Hunt RH. Meta-analysis of the relationship between Helicobacter pylori seropositivity and gastric cancer. Gastroenterology 1998;**114**: 1169-1179.
28. Kjaer SK, van den Brule AJ, Paull G, Svare EI, Sherman ME, Thomsen BL, et al. Type specific persistence of high risk human papillomavirus (HPV) as indicator of high grade cervical squamous intraepithelial lesions in young women: population based prospective follow up study. BMJ 2002;**325**:572.

29. Beasley RP, Hwang LY, Lin CC, Chien CS. Hepatocellular carcinoma and hepatitis B virus. A prospective study of 22 707 men in Taiwan. Lancet 1981;**2**:1129-1133.

30. Beasley RP. Hepatitis B virus as the etiologic agent in hepatocellular carcinoma – epidemiologic considerations. Hepatology 1982;**2(suppl)**:21S-26S.

31. Houghton M. The long and winding road leading to the identification of the hepatitis C virus. J Hepatol 2009;**51**:939-948.

32. Yu MW, You SL, Chang AS, Lu SN, Liaw YF, Chen CJ. Association between hepatitis C virus antibodies and hepatocellular carcinoma in Taiwan. Cancer Res 1991;**51**:5621-5625.

33. Lin Y, Zheng Y, Wang HL, Wu J. Global patterns and trends in gastric cancer incidence rates (1988-2012) and predictions to 2030. Gastroenterology 2021;**161**: 116-127.

34. Muñoz N, Bosch FX, de Sanjosé S, Herrero R, Castellsagué X, Shah KV, et al.; International Agency for Research on Cancer Multicenter Cervical Cancer Study Group. Epidemiologic classification of human papillomavirus types associated with cervical cancer. N Engl J Med 2003;**348**:518-527.

35. Lei J, Ploner A, Elfström KM, Wang J, Roth A, Fang F, et al. HPV vaccination and the risk of invasive cervical cancer. N Engl J Med 2020;**383**:1340-1348.

36. Chang MH, You SL, Chen CJ, Liu CJ, Lee CM, Lin SM, et al.; Taiwan Hepatoma Study Group. Decreased incidence of hepatocellular carcinoma in hepatitis B vaccinees: a 20-year follow-up study. J Natl Cancer Inst 2009;**101**:1348-1355.

37. Lok AS, McMahon BJ, Brown RS Jr, Wong JB, Ahmed AT, Farah W, et al. Antiviral therapy for chronic hepatitis B viral infection in adults: a systematic review and meta-analysis. Hepatology 2016;**63**:284-306.

38. Morgan RL, Baack B, Smith BD, Yartel A, Pitasi M, Falck-Ytter Y. Eradication of hepatitis C virus infection and the development of hepatocellular carcinoma: a meta-analysis of observational studies. Ann Intern Med 2013;**158**:329-337.

39. Whiteman DC, Wilson LF. The fractions of cancer attributable to modifiable factors: a global review. Cancer Epidemiol 2016;**44**:203-221.

40. Jemal A, Center MM, DeSantis C, Ward EM. Global patterns of cancer incidence and mortality rates and trends. Cancer Epidemiol Biomarkers Prev 2010;**19**:1893-1907.

41. Calle EE, Rodriguez C, Walker-Thurmond K, Thun MJ. Overweight, obesity, and mortality from cancer in a prospectively studied cohort of U.S. adults. N Engl J Med 2003;**348**:1625-1638.

42. Bjørge T, Häggström C, Ghaderi S, Nagel G, Manjer J, Tretli S, et al. BMI and weight changes and risk of obesity-related cancers: a pooled European cohort study. Int J Epidemiol 2019;**48**:1872-1885.

43. Yang Y, Lynch BM, Dugué PA, Karahalios A, MacInnis RJ, Bassett JK, et al. Latent class trajectory modeling of adult body mass index and risk of obesity-related cancer: findings from the Melbourne Collaborative Cohort Study. Cancer Epidemiol Biomarkers Prev 2021;**30**:373-379.

44. Furer A, Afek A, Sommer A, Keinan-Boker L, Derazne E, Levi Z, et al. Adolescent obesity and midlife cancer risk: a population-based cohort study of 2·3 million adolescents in Israel. Lancet Diabetes Endocrinol 2020;**8**:216-225.

45. Giovannucci E, Harlan DM, Archer MC, Bergenstal RM, Gapstur SM, Habel LA, et al. Diabetes and cancer: a consensus report. CA Cancer J Clin 2010;**60**:207-221.

46. IARC (International Agency for Research on Cancer). Outdoor Air Pollution. IARC Monogr Eval Carcinog Risks Hum 109.

47. Pope CA 3rd, Burnett RT, Thun MJ, Calle EE, Krewski D, Ito K, et al. Lung cancer, cardiopulmonary mortality, and long-term exposure to fine particulate air pollution. JAMA 2002;**287**:1132-1141.

48. Raaschou-Nielsen O, Andersen ZJ, Beelen R, Samoli E, Stafoggia M, Weinmayr G, et al. Air pollution and lung cancer incidence in 17 European cohorts: prospective analyses from the European Study of Cohorts for Air Pollution Effects (ESCAPE). Lancet Oncol 2013;**14**:813-822.

49. Cesaroni G, Badaloni C, Gariazzo C, Stafoggia M, Sozzi R, Davoli M, et al. Long-term exposure to urban air pollution and mortality in a cohort of more than a million adults in Rome. Environ Health Perspect 2013;**121**:324-331.

50. Hamra GB, Guha N, Cohen A, Laden F, Raaschou-Nielsen O, Samet JM, et al. Outdoor particulate matter exposure and lung cancer: a systematic review and meta-analysis. Environ Health Perspect 2014;**122**:906-911.

51. Cohen AJ, Ross Anderson H, Ostro B, Pandey KD, Krzyzanowski M, Künzli N, et al. The global burden of disease due to outdoor air pollution. J Toxicol Environ Health A 2005;**68**:1301-1307.

52. Kulhánová I, Morelli X, Le Tertre A, Loomis D, Charbotel B, Medina S, et al. The fraction of lung cancer incidence attributable to fine particulate air pollution in France: impact of spatial resolution of air pollution models. Environ Int 2018;**121**: 1079-1086.

53. Gogna P, Narain TA, O'Sullivan DE, Villeneuve PJ, Demers PA, Hystad P, et al.; ComPARe Study Team. Estimates of the current and future burden of lung cancer attributable to PM2.5 in Canada. Prev Med 2019;**122**:91-99.

54. Parkin DM. The evolution of the population-based cancer registry. Nat Rev Cancer 2006;**6**:603-612.

55. Vickers AJ, Elkin EB. Decision curve analysis: a novel method for evaluating prediction models. Med Decis Making 2006;**26**:565-574.

56. Gail MH, Brinton LA, Byar DP, Corle DK, Green SB, Schairer C, et al. Projecting individualized probabilities of developing breast cancer for white females who are being examined annually. J Natl Cancer Inst 1989;**81**:1879-1886.

57. Nazarali SA, Narod SA. Tamoxifen for women at high risk of breast cancer. Breast Cancer 2014;**6**:29-36.

58. Wood ME, Farina NH, Ahern TP, Cuke ME, Stein JL, Stein GS, et al. Towards a more precise and individualized assessment of breast cancer risk. Aging 2019;**11**: 1305-1316.

59. Tice JA, Miglioretti DL, Li CS, Vachon CM, Gard CC, Kerlikowske K. Breast density and benign breast disease: risk assessment to identify women at high risk of breast cancer. J Clin Oncol 2015;**33**:3137-3143.

60. National Lung Screening Trial Research Team, Aberle DR, Adams AM, Berg CD, Black WC, Clapp JD, Fagerstrom RM, et al. Reduced lung-cancer mortality with low-dose computed tomographic screening. N Engl J Med 2011;**365**:395-409.

61. Tammemägi MC, Katki HA, Hocking WG, Church TR, Caporaso N, Kvale PA, et al. Selection criteria for lung-cancer screening. N Engl J Med 2013;**368**:728-736.

62. Tammemagi MC, Schmidt H, Martel S, McWilliams A, Goffin JR, Johnston MR, et al.; PanCan Study Team. Participant selection for lung cancer screening by risk modelling (the Pan-Canadian Early Detection of Lung Cancer [PanCan] study): a single-arm, prospective study. Lancet Oncol 2017;**18**:1523-1531.

63. Yang HI, Yuen MF, Chan HL, Han KH, Chen PJ, Kim DY, et al.; REACH-B Working Group. Risk estimation for hepatocellular carcinoma in chronic hepatitis B (REACH-B): development and validation of a predictive score. Lancet Oncol 2011;**12**:568-574.

64. Hung YC, Lin CL, Liu CJ, Hung H, Lin SM, Lee SD, et al. Development of risk scoring system for stratifying population for hepatocellular carcinoma screening. Hepatology 2015;**61**:1934-1944.

65. Sandhu GS, Andriole GL. Overdiagnosis of prostate cancer. J Natl Cancer Inst Monogr 2012;**45**:146-151.

66. Patz EF Jr, Goodman PC, Bepler G. Screening for lung cancer. N Engl J Med 2000;**343**:1627-1633.

67. National Lung Screening Trial Research Team, Aberle DR, Berg CD, Black WC, Church TR, Fagerstrom RM, Galen B, et al. The National Lung Screening Trial: overview and study design. Radiology 2011;**258**:243-253.

68. Shapiro S. Evidence on screening for breast cancer from a randomized trial. Cancer 1977;**39(6 Suppl)**:2772-2782.

69. National Lung Screening Trial Research Team, Aberle DR, Adams AM, Berg CD,

Black WC, Clapp JD, Fagerstrom RM, et al. Reduced lung-cancer mortality with low-dose computed tomographic screening. N Engl J Med 2011;**365**:395-409.

70. de Koning HJ, van der Aalst CM, de Jong PA, Scholten ET, Nackaerts K, Heuvelmans MA, et al. Reduced lung-cancer mortality with volume CT screening in a randomized trial. N Engl J Med 2020;**382**:503-513.
71. Pepe MS, Etzioni R, Feng Z, Potter JD, Thompson ML, Thornquist M, et al. Phases of biomarker development for early detection of cancer. J Natl Cancer Inst 2001;**93**:1054-1061.
72. Sporn MB. Approaches to prevention of epithelial cancer during the preneoplastic period. Cancer Res 1976;**36(7 PT 2)**:2699-2702.
73. George BP, Chandran R, Abrahamse H. Role of phytochemicals in cancer chemoprevention: insights. Antioxidants 2021;**10**:1455.
74. Cuzick J, Sestak I, Bonanni B, Costantino JP, Cummings S, DeCensi A, et al.; SERM Chemoprevention of Breast Cancer Overview Group. Selective oestrogen receptor modulators in prevention of breast cancer: an updated meta-analysis of individual participant data. Lancet 2013;**381**:1827-1834.
75. Cuzick J, Warwick J, Pinney E, Duffy SW, Cawthorn S, Howell A, et al. Tamoxifen-induced reduction in mammographic density and breast cancer risk reduction: a nested case-control study. J Natl Cancer Inst 2011;**103**:744-752.
76. Rothwell PM, Wilson M, Elwin CE, Norrving B, Algra A, Warlow CP, et al. Long-term effect of aspirin on colorectal cancer incidence and mortality: 20-year follow-up of five randomised trials. Lancet 2010;**376**:1741-1750.
77. Cao Y, Nishihara R, Wu K, Wang M, Ogino S, Willett WC, et al. Population-wide impact of long-term use of aspirin and the risk for cancer. JAMA Oncol 2016;**2**:762-769.

第15章 疾病篩檢與診斷工具之信效度

李采娟　撰

學習目標

一、清楚瞭解精密度之定義、影響精密度之主要來源及提高策略

二、清楚瞭解準確度之定義、影響準確度之主要來源及提高策略

三、知道如何計算敏感度、特異度、陽性預測值與陰性預測值

四、清楚瞭解接收者操作特徵曲線之原理及最佳切點的標準

五、清楚瞭解系列檢定與平行檢定之定義，及如何計算兩種篩檢方法之總和敏感度和總和精確度

前　言

在疫情嚴峻時期，「PCR 核酸檢測」及「快篩」話題不斷之際，瞭解篩檢及診斷工具之信效度，避免因不瞭解使用測量工具的信效度而產生錯誤之解釋，尤爲重要。因此本章介紹篩檢及診斷工具之信效度定義與基本概念，因爲一般篩檢及診斷工具由生化值、影像判讀、機電儀器、基因檢測或問卷測量所決定，所以介紹完信效度定義，再說明如何提高測量信度與效度之策略；接下來根據有或無黃金標準的情況下介紹效度之評估指標，在有黃金標準的效度評估指標包含敏感度和特異度，及篩檢與診斷工具的表現指標：陽性預測值與陰性預測值，內容包括定義、公式與實務之應用，再介紹兩種多篩檢工具使用方法，一是系列檢定（series tests），另一是平行檢定（parallel tests），內容包括其定義及如何計算多篩檢工具使用之總和敏感度和總和精確度。無黃金標準的效度評估包含內容效度（content validity）、表面效度（face validity）、建構效度（construct validity）和準則相關效度（criterion-related validity）的定義與說明。

第一節　精密度

精密度（precision）又可稱爲可重複性（reproducibility）、可靠性（reliability）和一致性（consistency）。一個測量工具的精密度在於它的可重現（reproducible）程度，當每次測量時都可得到幾乎相同的值，表示此測量工具有相當高的精密度，如以光束秤多次測量體重皆可得到相同的數值；而測量生活質量的訪談容易因訪員或場合不同而可能產生不同的值，這表示前者有較高的精確度，而後者有較低的精確度。

一、進行測量時影響精密度的主要來源

精密度受隨機誤差的影響，隨機誤差越大，測量越不精確。測量的隨機誤差主要來源有三。

（一）觀察者的變異（observer variability）

由觀察者產生的，包括訪談中的用詞選擇和操作機械儀器技能的變異，而這些變異是隨機的。

（二）儀器的變異（instrument variability）

由儀器引起的，包括環境因素的變化（例如溫度）、老化的機械部件 、不同的試劑批次等隨機變異 。

（三）受試者的變異（subject variability）

由於研究受試者的內在生物學變異性，與研究中的變量無關，例如人的血壓並不是維持常數，而是不斷的變動，這些變異是隨機 。

二、精密度之評估

精密度評估乃藉由重複測量的再現性，藉由比較同一個人（觀察者內之再現性）或不同人（觀察者間之再現性）所做的測量結果是否一致，前者稱爲**評估者內的一致性**（**intra-rater agreement**），後者稱爲**評估者間的一致性**（**inter-rater reliability**）；同樣地，它可以在儀器內或儀器間進行評估。針對相同的一群人，在不同時間點以相同測量工具重複測量兩次，評估前後兩次測量的一致性稱爲**再測試信度**（**test-retest reliability**）；心理測量工具的量表，通常會有多個題目測量相同的概念，這些測量相同概念題目間的一致性稱爲內部一致性（internal consistency），當這些題目是序位變數，一般以 Cronbach α 係數評估 [1] ，當這些題目是二元變數，則以 Kuder-Richardson 統計量（Kuder-Richardson Formula 20, 簡稱 KR-20）評估 [2] 。連續變數工具的再現性通常以受試者內標準差或變異係數（受試者內標準差除以均值）表示 [3] 。對於二元類別測量工具，經常使用的統計量包括一致性百分比和 kappa 統計量 [4-6] ，而一個測量爲類別（如兩個或多個評估者），另一個測量爲連續，經常使用的統計量爲組內相關係數（interclass correlation coefficient, ICC）[7] 。其中 kappa 統計量公式爲：

$$\text{Kappa 統計量} = \frac{\text{觀察一致性} - \text{期望一致性}}{1 - \text{期望一致性}}$$

$$= \frac{p_o - p_e}{1 - p_e} \text{ where } p_o = \sum_i p_{ii}, p_e = \sum_i p_{i.}p_{.j}$$

其中 P_{ii} 是表格格子 (i, i) 的比例，$P_{i.}$ 是第 i 行中的比例；$P_{.j}$ 是第 j 列中的比例。假設有一研究評估兩位評估者判讀影像結果的一致性，判讀結果如表 15-1：

表 15-1：兩位評估者的結果

	評估者一		
評估者二	陽性	陰性	總和
陽性	100	20	120
陰性	50	130	180
總和	150	150	300

kappa 值 =(觀察機率 – 期望機率) / (100% – 期望機率)；

上述表格觀察機率 (Po) = (100+130) / 300 = 0.77；

期望機率 (Pe) = ((150 × 120) / 300) + ((150 × 180) / 300)) / 300 = (60+90) / 300 = 0.5；

kappa 值 =(Po – Pe) / (100% – Pe) = 0.53。

kappa 值一般會介於 −1 到 1 之間，kappa 值 ≤ 0 表示沒有一致（no agreement），0.01-0.20 表示稍微一致（none to slight），0.21-0.40 表示一般一致（fair），0.41-0.60 表示中等一致（moderate），0.61-0.80 表示相當一致（substantial），0.81-1.00 表示幾乎完全一致（almost perfect agreement）。上述表格所得到的 kappa 值爲 0.53，表示兩位評估者的一致性爲中等。

至於組內相關係數，爲兩位或多位評估者對相同受試者評估得分數值間的相關，得分爲連續變項，它的可能數值介於 −1 到 1 之間，當 ICC 絕對值小於 0.5 表示信度差，0.5-0.75 之間表示信度中等，0.75-0.9 之間表示信度好，大於 0.90 表示信度相當好 [8]。根據不同的情況，它有 10 個不同計算公式 [9]。下列舉例說明最常見情況之例子，以說明其公式和計算。假設隨機找了四位評分者針對一群病人評分，而此群病人爲所有病人中的一個隨機樣本，而所得的分數如表 15-2 所示：

表 15-2：病人受 4 位評估者評分的結果

病人	評估者			
	1	2	3	4
1	9	8	11	8
2	13	11	15	13
3	10	10	12	11
4	3	6	9	6
5	13	13	17	10
6	19	23	27	18

每個受試者可用下列方程式表示：

$Y_{ij} = \mu + \beta_i + \varepsilon_{ij}$，其中

$\beta_i \sim \mathrm{N}(0, \sigma_\beta^2)$ 隨機受試者效應；

$\varepsilon_{ij} \sim \mathrm{N}(0, \sigma^2)$ 為試驗誤差。

兩個測量的共變數為 $Cov(Y_{ij}, Y_{ik}) = \sigma_\beta^2$；

每個測量變數為 $Var(Y_{ij}) = \sigma_\beta^2 + \sigma^2$；

組內相關係數(ICC) $= \dfrac{\sigma_\beta^2}{\sigma_\beta^2 + \sigma^2}$

利用 SAS 的 mixed 程序以最大概似法（maximum likelihood method）估計，可得下列報表：

Covariance Parameter Estimates

Cov Parm	**Estimate**
ID	22.4149
Residual	6.1250

組內相關係數爲 22.4149 / (22.4149+6.1250) = 0.785，表示評估者間有好的一致性。

三、提高精密度之策略

有五種方法可以減少隨機誤差並提高測量精密度，此五種方法描述如下：

（一）標準化測量方法

應有測量操作手冊，內容包括如何進行測量的具體說明，例如關於如何準備環境和受試者、如何進行和記錄訪視、如何校正儀器等的書面說明。即使只有一個觀察者，進行每次測量的具體書面指南也將有助於此觀察者在整個研究期間的表現保持一致。

（二）觀察員（observer）或訪員（interviewer）的培訓和認證

培訓將提高測量技術的一致性，特別是當有多個觀察員或訪員時。通常需要對操作手冊中規定的技術，進行正式測試觀察員或訪員掌握之程度，並證明觀察員或訪員已達到規定的水準。

（三）精煉（refine）工具

機械和電子儀器可以藉由設計以減少變異性，同樣地，問卷和訪談可以藉由編寫來提高字義清晰度並避免潛在的誤解。

（四）自動化儀器

觀察者進行測量的方式容易有變異，可以通過自動機械設備和自填問卷來降低或消除上述變異。

（五）重複測量

透過重複測量並使用兩個或多個數值的平均值，可以減少任何來源隨機誤差的影響。這種策略將大大提高精密度，主要限制是增加成本和重複測量實務上的困難。

第二節　準確度

測量工具的準確度（accuracy）在於它代表眞實値的程度，準確度是受系統誤差（偏差）的影響；精密度與準確度兩者沒有必然聯繫。例如，如果無意中使用被稀釋兩倍的標準品重複測量血清膽固醇，結果將不準確，但仍可能是精確的

（始終相差兩倍）。然而，準確度和精密度通常是齊頭並進的，許多提高精密度的策略也會提高準確度。

一、進行測量時影響準確度的主要來源

前面關於精密度中提到的三個主要測量誤差來源，準確度也都有。

（一）觀察者偏差

觀察者對測量的認知有意或無意的扭曲。它可能代表儀器操作方式的系統錯誤，例如以水銀汞柱血壓計測量時習慣站著，眼睛由上往下判讀數據，或在採訪對象時使用引導性問題。

（二）儀器偏差

由機械儀器的功能故障引起，未校準的體重秤可能向下漂移，導致體重讀數始終偏低。

（三）受試者偏差

測量的扭曲來自於研究對象，例如在報告過去的暴露時會有受訪者的回憶偏差。例如，乳腺癌患者認爲酒精是導致癌症的原因時，乳腺癌患者可能會誇大他們的酒精攝取量。

二、準確度之評估

準確性的評估可分爲在有和沒有黃金標準兩種情況下，當有黃金標準時，敏感度（sensitivity）和特異度（specificity）爲兩個準確度之評估指標；而當沒有黃金標準時，通常爲主觀和抽象現象之心理測量（psychometric）工具的效度評估，在本章節將介紹內容效度、表面效度、建構效度和準則相關效度。這些評估方式將於第三小節詳細介紹。

三、提高準確性的策略

提高準確性的主要方法包括前面列出的前四種提高精密度策略，另外尚有下列三種。

（一）設計不顯眼（unobtrusive）的測量

可以設計受試者沒注意到的測量，從而消除他們有意識地偏向地報導的可能性。例如，在醫院餐廳評估放置洗手液和手部衛生海報的效果時，利用了與餐廳顧客混在一起的觀察員來進行測量。

（二）校正（adjust）儀器

許多儀器，尤其是機械或電氣儀器的準確度，可以通過使用黃金標準進行定期校正來提高。

（三）盲性（blinding）

這種策略不能確保測量的整體準確度，但它可以消除對一個研究組的影響大於另一組別的差異偏差。在雙盲臨床試驗中，受試者和觀察者不知道是否分配了活性藥物或安慰劑，使得兩組中測量結果的任何不準確之處都是相同的。

就如同和精密度一樣，每個測量工具的標準化步驟和人員培訓是必要的，任何有可能隨時間變化的儀器都需要校正，並且在可行的情況下盲性是不可缺少的。至於是否採取其他策略的決定取決於研究人員的判斷，考慮的因素是預期不準確程度對研究結論的潛在影響，以及策略的可行性和成本。

第三節　篩檢及診斷工具之準確性或效度評估

一、有黃金標準的情況

（一）敏感度與特異度

準確性的評估是透過將測量工具結果與「黃金標準」進行比較，黃金標準被認爲最能代表此特性眞實數値，黃金標準的選取是根據該領域以前的經驗來決定，將哪種測量方法指定爲黃金標準可能是研究人員需要做出的艱難判斷。

對於連續尺度上的測量工具，準確度可用研究測量工具的測量值與研究黃金標準工具數値之間的平均差異，可進行 Bland–Altman 分析 [10]。對於二元類別變項，與黃金標準相比的準確性用敏感性和特異性來評估。對於具有兩個以上選項的類別量表的測量工具，可以計算每個選項的正確百分比。

篩檢或診斷工具的準確性是透過評估它應該做的事情之能力來衡量，也就是說，正確地將患有臨床前期疾病的人（篩檢工具）或有疾病的人（診斷工具）分類爲陽性檢測結果，將沒有臨床前期疾病或疾病的人分類爲陰性檢測結果。評估篩檢或診斷工具的準確性通常在臨床場所透過病例對照研究設計，以黃金標準找出有臨床前期或疾病的人作爲病例組，無臨床前期或疾病的人作爲對照組。

假設 D1 是有特定疾病的事件，D2 是沒有患病的事件，其中 D1 和 D2 互斥且疾病狀態只有這兩種可能性，是由黃金準則檢測所判定的結果；T+ 代表篩檢或診斷工具檢測爲陽性的結果，T– 代表篩檢或診斷工具檢測爲陰性結果。若以 2×2 表格呈現，則如表 15-3 所示：

表 15-3：評估篩檢或診斷工具準確性之摘要表格

篩檢或診斷工具 ＼ 黃金標準	D1	D2	
T+	a	b	a+b
T-	c	d	c+d
	a+c	b+d	a+b+c+d

a 代表眞陽個案數，b 代表僞陽個案數，c 代表僞陰個案數，d 代表眞陰個案數。因爲採用的是病例對照研究設計，敏感性和特異性兩者皆爲條件機率，計算的條件機率是針對有無疾病或疾病前期狀態。敏感性爲在眞實有疾病或疾病前期者中檢測爲陽性結果的機率，而特異性爲在眞實沒有疾病或疾病前期者中檢測爲陰性結果的機率，另外有兩個條件機率爲僞陰率和僞陽率，僞陰率爲在眞實有疾病或疾病前期者中檢測爲陰性結果的機率，而僞陽率爲在眞實沒有疾病或疾病前

期者中檢測爲陽性結果的機率。敏感性加上僞陰率等於 1，而特異性加上僞陽率等於 1。若以方程式表示：

$$\text{敏感性}：P(T^+|D_1)=\frac{a}{a+c}；\text{特異性}：P(T^-|D_2)=\frac{d}{b+d}；$$

$$\text{僞陰性}：P(T^-|D_1)=\frac{c}{a+c}；\text{僞陽性}：P(T^+|D_2)=\frac{b}{b+d}$$

（二）陽性預測值與陰性預測值

當研究者把一個已被評估準確性的篩檢或診斷工具運用於某特定族群，假設此族群疾病盛行率爲 $P(D_1)$，想要知道那些檢驗結果爲陽性的人中有多少眞的有病或疾病前期，而那些檢驗結果爲陰性的人中有多少眞的沒病或疾病前期，前者爲陽性預測值，後者爲陰性預測值，這兩個指標爲篩檢或診斷工具的表現。根據貝氏定理：

$$\text{陽性預測值}：P(D_1|T^+)=\frac{P(D_1)P(T^+|D_1)}{P(D_1)P(T^+|D_1)+P(D_2)P(T^+|D_2)}$$

$$\text{陰性預測值}：P(D_2|T^-)=\frac{P(D_2)P(T^-|D_2)}{P(D_1)P(T^-|D_1)+P(D_2)P(T^-|D_2)}$$

上述公式中 $P(T^+|D_1)$ 爲敏感性；$P(T^+|D_2)$ 爲僞陽率；$P(T^-|D_1)$ 爲僞陰率；而 $P(T^-|D_2)$ 爲特異性。

假設某疾病在 30 歲以上人口的盛行率爲 0.0001，55 歲以上爲 0.001，65 歲以上爲 0.01，此疾病的某一個篩檢工具的敏感性爲 0.9，特異性爲 0.85，若將此篩檢工具用來篩檢 30 歲以上人口，其陽性與陰性預測值分別爲：

$$P(D_1|T^+)=\frac{0.0001\times 0.9}{(0.0001\times 0.9)+(0.9999\times 0.15)}=0.0006$$

$$P(D_2|T^-)=\frac{0.9999\times 0.85}{(0.0001\times 0.1)+(0.9999\times 0.85)}=0.999988$$

若將此篩檢工具用來篩檢 55 歲以上人口，其陽性與陰性預測值分別爲：

$$P(D_1|T^+)=\frac{0.001\times 0.9}{(0.001\times 0.9)+(0.999\times 0.15)}=0.00597$$

$$P(D_2|T^-)=\frac{0.999\times 0.85}{(0.001\times 0.1)+(0.999\times 0.85)}=0.999882$$

若將此篩檢工具用來篩檢 65 歲以上人口，其陽性與陰性預測值分別為：

$$P(D_1|T^+) = \frac{0.01 \times 0.9}{(0.01 \times 0.9) + (0.99 \times 0.15)} = 0.057143$$

$$P(D_2|T^-) = \frac{0.99 \times 0.85}{(0.01 \times 0.1) + (0.99 \times 0.85)} = 0.998813$$

從上述結果可以看出來，當人口盛行率愈高，陽性預測值也顯著的升高，所以篩檢通常設定在高危險群。在 65 歲以上人口，每 1000 例陽性，只有 57.1 例的眞實病例，這樣的機率好像很低。請注意，在進行篩檢之前，從人口中隨機選擇的個案會有病的機率為 0.01，這稱為事前機率。在進行篩檢之呈陽性後，一個人患病的機率為 0.0571，這是事後機率。雖然篩檢陽性者患病的機率沒有很高，但篩檢增加了正確診斷疾病的機會，因為篩檢陽性者患病的機率是從人群中隨機選擇人而患有該疾病機率的 5.7（0.0571/0.01）倍。

(三) 接收者操作特徵曲線（receiver operating characteristic curve，ROC 曲線）

診斷是一個不完美的過程。理論上，需要一個既具有高敏感度和高特異性的檢測工具。然而，在現實中，這樣的檢測工具通常是不可能的。當篩檢或診斷是由一個連續生化指標所決定，判斷正常與異常之間的切點是可以由臨床決策決定的。假設有一個模擬生化值在有病與無病族群分布的情形如圖 15-1，將生化指標值的切點定的高，如以 4.0 為切點，只能診斷出部分有病的人，這將使得敏感性低，但同時也有低的偽陽率（高的特異性）；若將此生化指標值的切點定的低，如以 3.0 為切點，這時將能診斷出大部分有病的人，升高敏感性，但同時也升高偽陽率（降低特異性）；也就是說當提高敏感度，就只能犧牲特異性作為代價；同樣地，當提高特異性敏感度，就只能犧牲敏感度作為代價。

當透過改變切點來提高敏感性以增加診斷工具判定陽性測試之結果，在此情況下將增加敏感性和偽陽率（因為降低特異性），這種情況適用於當診斷工具失敗偵測疾病時會有很嚴重後果；當透過改變切點來提高判定陰性測試之結果，在此情況下將增加特異性和偽陰率（因為降低敏感性），這種情況通常適用於當診斷工具所造成的偽陽性的傷害很大時。

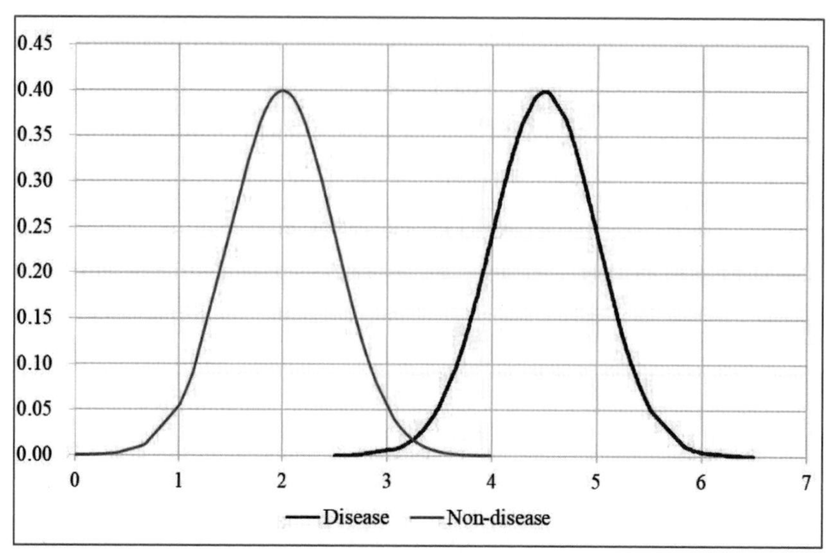

圖 15-1：一個模擬（simulated）生化值在有病與無病族群分布之情形

接收者操作特徵曲線（receiver operating characteristic curve ，又稱 ROC 曲線）是一種坐標圖式的分析工具 [11] ，是一個折線圖，它繪製了一系列切點的眞陽率與僞陽率的關係。ROC 分析的是二元變數，也就是只有兩種類別的結果變數，例如：（陽性 / 陰性）（有病 / 沒病），而自變數測量是一個連續變數時，用連續自變數來判定正常與異常必須用一個切點來分類。例如，用斷食血糖值來檢測一個人是否有糖尿病，測出的斷食血糖值是連續的實數（從 0~200 都有可能），以 126 爲切點，切點以上便診斷爲有糖尿病，切點以下者診斷爲無糖尿病。二元分類模型的個案預測有四種結局：

1. 眞陽（TP）：診斷爲有，實際上也有糖尿病。
2. 僞陽（FP）：診斷爲有，實際卻沒有糖尿病。
3. 眞陰（TN）：診斷爲沒有，實際上也沒有糖尿病。
4. 僞陰（FN）：診斷爲沒有，實際卻有糖尿病。

當以黃金標準給定一個二元分類結果和決定連續自變數的某個切點，就能從所有樣本計算出一個僞陽率和眞陽率的座標點，若將所有連續自變數的可能數值作爲切點所求取的僞陽率和眞陽率座標點，將僞陽率當 X 軸，眞陽率當 Y 軸，即可畫出 ROC 曲線。

從（0,0）到（1,1）的對角線將 ROC 空間劃分爲左上 / 右下兩個區域，在這條線以上的點代表了一個「好」的分類結果（勝過隨機分類），而在這條線以下的點代表了「差」的分類結果（劣於隨機分類）。ROC 曲線像肩膀的點若越往左上角，表示其辨識能力越好，越往對角線靠近，表示其辨識能力越差。完美的預測是一個在左上角的點，在 ROC 空間座標（0,1）點，X＝0 代表著沒有僞陽率，Y＝1 代表著沒有僞陰率（所有的陽性個案都是眞陽性）；也就是說，以此連續自變項分類輸出結果是陽性或陰性，都是 100% 正確。這是眞實有病與沒病者在此連續自變數的分布沒有重疊。當 ROC 曲線位於從（0,0）到（1,1）對角線上，表示此連續自變項的判定能力就是跟拋硬幣一樣的好，有 0.5 猜對的機率。

當評估現有的診斷工具時，這種圖表可用於幫助評估診斷工具的有用性並確定最合適的切點。圖 15-2 中的虛線相當於此診斷工具的僞陽率結果（X 軸）對應於眞陽率結果（Y 軸），即爲 ROC 曲線下面積（area under a curve, AUC），其數值介於 0~1 之間，代表此連續變數分辨結果的能力。線越靠近圖表的左上角，表示診斷工具越準確，曲線下面積數值也愈大。此外，最接近左上角的點通常被選爲同時最大化敏感度和特異性的切點，這個點也相當於 Youden 指數的數值。

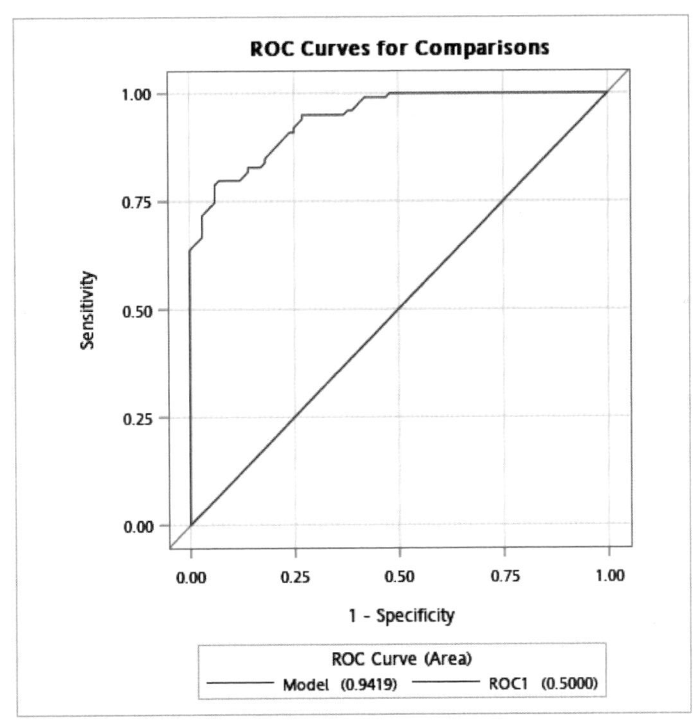

圖 15-2：以圖 15-1 之資料所製作出之 ROC 曲線

Youden J 統計量（也稱爲 Youden 指數）是一個統計量，該指數由 W. J.

Youden 提出 [12]，作爲一種摘要二元診斷工具表現的方法。其公式爲：

$$J = 敏感性 + 特異性 - 1$$

它的值範圍從 0 到 1（含），當診斷工具對患有和不患有疾病的組別給出相同比例的陽性結果時，Youden 指數數值爲零，即診斷工具是無用的；Youden 指數數值爲 1，表示沒有僞陽性或僞陰性個案，即測試是完美的。該指數對僞陽性和僞陰性值給予相同的權重，因此具有相同 Youden 指數值的不同診斷工具在總錯誤分類的比例相同。對於一個連續變數的診斷工具，Youden 指數是針對 ROC 曲線的所有點去計算的，當 Youden 指數的最大值可用作選擇最佳切點的標準。

（四）合用兩種以上工具的篩檢法（the use of multiple tests）

要同時提高診斷或篩檢工具的敏感性和特異性，需要新科技的進步，如發現新的生化值，此生化值的分布在有病和沒有病人下重疊部分少。另外可利用同時採用兩種篩檢方法來進行檢定，合用兩種以上工具的篩檢法（the use of multiple tests），可分成兩大類，一是**系列檢定**（**series tests**），另一是**平行檢定**（**parallel tests**）。所謂系列檢定係指進行第一個篩檢工具測試後，僅檢測呈陽性的人接受第二個篩檢工具測試；在兩個篩檢工具均呈陽性時，始判定爲「陽性個案」；換句話說，在該系列方法中的任何一項呈現陰性，則認定爲「陰性個案」；系列檢定將使得減少僞陽率，增加特異性和陽性預測值，相反地，將增加僞陰率，降低敏感性和陰性預測值。此種篩檢方式在使用多個篩檢工具的方法中，有較高的效率（efficiency）[13]，即在無需對所有患者進行所有篩檢下可獲得相同數量的正確診斷分類。

平行檢定係指二個篩檢工具同時測試，其檢驗結果的判定有兩種 [13]，一爲在任何一種篩檢方法下呈現陽性，其判定爲「陽性個案」（either-test-abnormal criterion for a positive combination），當所有篩檢方法均呈陰性，始認定爲「陰性個案」，將使得減少僞陰率，增加敏感性和陰性預測值，相反地，將增加僞陽率，降低特異性和陽性預測值。在此種平行檢定中，總和敏感度和總和特異性分別爲：

$$\begin{aligned}總和敏感度 &= A\ 工具敏感性 + B\ 工具敏感性 - (A\ 工具敏感性 \times B\ 工具敏感性)\\ &= A\ 工具敏感性 + [(1 - A\ 工具敏感性) \times B\ 工具敏感性]\end{aligned}$$

$$總和特異性 = A\ 工具特異性 \times B\ 工具特異性$$

假設有兩個篩檢某疾病之工具 A 和 B，A 工具之敏感性和特異性分別為 0.75 和 0.7，B 工具之敏感性和特異性分別為 0.7 和 0.8，若採用上述平行檢定，總和敏感度為 0.925，總和特異性為 0.56，可見敏感度相較於工具 A 或 B 皆比較高，而特異性相較於工具 A 或 B 皆比較低，因此偽陰率下降，從 0.25 或 0.3 降為 0.075；而增加偽陽率，從 0.3 或 0.2 上升為 0.44；當疾病盛行率不變的情況下，因為偽陽率增加，陽性預測值將會降低，因為偽陰率降低，陰性預測值將增加。

另一種為兩種篩檢方法皆呈現陽性，才判定為「陽性個案」(both-test-abnormal criterion for a positive combination)，當任一篩檢方法均呈陰性或所有篩檢方法均呈陰性，始認定為「陰性個案」，將使得減少偽陽率，增加特異性和陽性預測值，相反地，將增加偽陰率，降低敏感性和陰性預測值。在此種系列檢定中，總和敏感度和總和特異性分別為：

總和敏感度＝A 工具敏感性×B 工具敏感性

總和特異性＝A 工具特異性＋B 工具特異性－(A 工具特異性×B 工具特異性)

＝A 工具特異性＋(1－A 工具特異性)×B 工具特異性

連續上述兩個篩檢工具 A 和 B，若採用上述平行檢定，總和敏感度為 0.525，總和特異性為 0.94，可見敏感度相較於工具 A 或 B 皆比較低，而特異性相較於工具 A 或 B 皆比較高，因此偽陰率增加，從 0.25 或 0.3 上升為 0.475；而偽陽率下降，從 0.3 或 0.2 下降為 0.06；當疾病盛行率不變的情況下，因為偽陽率下降，陽性預測值將會增加，因為偽陰率增加，陰性預測值將下降。

二、主觀和抽象現象之心理測量（psychometric）工具的效度（validity）評估

有效性類似於準確性，可視為一個定性維度來考慮衡量指標如何代表感興趣的現象。例如，血液中肌酸酐（creatinine）和胱蛋白 C（cystatin C）（腎臟排泄的兩種化學物質）的測量可能同樣準確，例如在真實水平的 1% 以內，但胱蛋白 C 作為腎功能的測量可能更有效，因為肌酸酐水平受肌肉量的影響 [14]。

有效性通常不適合使用黃金標準進行評估，尤其是針對主觀和抽象現象的測量，例如疼痛或生活質量。社會科學家已經發展了定性和定量方法來評估這些測量方法的有效性。

在古典的測驗效度模型中，建構效度、內容效度與效標效度並列爲三個主要的效度驗證統計法 [15]。現代的「效度理論」把建構效度視爲效度研究之宗，因爲建構效度概括了其他效度驗證類型 [16]。

（一）內容效度（content validity）

檢查測量工具有多大程度上能代表所研究現象的所有特質；例如，評估生活品質的量表是否包括關於社會、身體、情感和智力功能的問題，即涵蓋生活品質所有重要的層面，若有，則此工具具有內容效度。當一個評估憂鬱的測量工具，若它只評估抑鬱症的情感維度（affective dimension），而沒有考慮到行爲維度（behavioral dimension），此憂鬱測量工具則缺乏內容效度。

Lawshe 發展了一種廣泛被使用來評估內容效度的方法 [17]，它本質上是一種衡量評估者之間關於某特定項目對於此概念重要性的協議方法。此方法選取一群專家，請每個專家針對每個項目評估此題對此概念是否「必要」、「有用，但不是必要」和「不必要」，Lawshe 認爲當超過一半的專家認爲此項目爲必要，這個項目即具有某些程度的內容效度。Lawshe 提出了內容效度比値（content-validity ratio, CVR），其計算公式爲：

$$CVR = \frac{Ne - N/2}{N/2}$$

Ne：對於評估工具中某一特定題目，評斷該題爲重要的專家人數。

N：所有的專家人數。

（二）表面效度（face validity）

主觀上認爲測試涵蓋了它聲稱要測量的概念的程度，如果一個測試「看起來像」是測量它應該測量的內容，則可以說它具有表面效度。表面效度評估對於使用此工具者、決定使用此工具者以及其他技術上未經培訓的觀察者判斷此工具是否「看起來有效」[18]。表面效度不同於內容效度，內容效度需要使用被公認是此主題的專家來評估測量工具項目是否符合定義的內容，其評估比表面效度需更嚴格的統計測試。

（三）建構效度（construct validity）

指某測量工具與其宣稱要評估的理論概念（concept）間的一致程度 [19]；

任何測量工具建立其整體建構效度是至關重要。當研究無法直接測量或觀察的事物，例如智力、自信或幸福感時，建構效度的評估構念尤爲重要，一般需要多個可觀察或可衡量的指標來衡量這些建構。

何謂建構？建構是基於經驗觀察的理論概念（theoretical concept）、主題（theme）或想法（idea），通常這是一個無法直接測量的變量。一些常見的建構包括：自尊、邏輯推理、學術動機和社交焦慮，通常無法直接觀察或測量這些建構，需要調查一組指標來檢驗這些建構的假設。

構造可以是簡單的，也可能是複雜的。例如，像手的慣用偏好這樣的概念很容易評估：可以用一個簡單的調查問題，詢問參與者哪隻手是他們的慣用手；也可用觀察的方式，要求參與者執行簡單的任務，例如撿起一個物體或畫一隻貓，並觀察他們用哪隻手來執行這些任務。

較複雜的概念，如社交焦慮，需要更細微的測量，如心理問卷和臨床訪談。一般的作法，會用多個維度（multi-dimension）來量化。維度是組成建構的部分，它們聯繫在一起構成一個整體。例如社交焦慮這個建構的概念定義爲嚴重害怕處於社交場合以至於影響日常生活的狀態。以此爲建構，社交焦慮由幾個維度組成。包括心理維度：強烈的恐懼和焦慮；生理維度：身體壓力指標；和行爲維度：避免社交環境。

什麼是建構效度？就如一開始的定義，建構效度涉及測量工具準確評估其設定要測量概念的程度。在研究中，很重要的是針對建構和維度的想法進行操作定義，即設計具體和可測量的特徵。在收集或分析數據之前，需要清楚定義建構以及維度，及彼此如何相互關聯。這有助於確保您使用的任何測量方法都能準確地評估您正在調查的特定建構。

下面範例說明如何建構社交焦慮測量，假設你設計了一個簡單的問卷來評估大學生的社交焦慮。您設計了下列的問題來衡量您的社交焦慮建構：

1. 當其他人都已經就座時，您多常會避免進入房間？
2. 其他人是否會將您描述爲安靜？
3. 與新認識的人交談時，您多常擔心說一些愚蠢的話？
4. 你多害怕在觀眾面前發表演講？
5. 您多常避免與他人進行眼神交流？
6. 比起一大群朋友，你更喜歡擁有少數親密的朋友嗎？

在設計或評估測量時，重要的是要確保您的測量都只專注於您的特定建構。

例如，評估您的測量度量，在完成問卷時會考慮一些問題：問卷是否僅測量社交焦慮？這些問題是否涵蓋了社交焦慮的所有方面？你的問題是否避免衡量其他相關的結構，如害羞或內向？上述有些問題針對的是害羞和內向以及社交焦慮。這表示您的問卷過於廣泛，需要進一步縮小範圍，以僅關注社交焦慮。

建構效度主要有兩種類型。一是收斂效度（convergent validity），評估你的測量工具與相關建構測量的相對應程度。在研究中，您預期相關建構的測量相互關聯。如果你有兩個相關的量表，那麼在一個量表上得分高的人往往也會在另一個量表上得分也較高。例如，問卷定稿後，將其與另一個量表一起分發給大學生受試者，其中一個量表是一種現有的、廣泛使用的成人社交焦慮量表。透過評估此評估工具分數與現有量表分數的相關來檢查新問卷是否具有收斂效度。另一是判別效度（discriminant validity），測量你的測量工具與不同建構測量無關或負相關的程度。判別效度意味著兩個不同建構的測量工具，實際上應該是不相關的、非常弱相關的或負相關。檢查判別效度的方式與收斂效度相同，透過比較測量不同建構工具的結果，評估它們是否相關或如何相關。那如何選擇不相關的建構？最好在同一類別中選擇理論上不同或相反概念的建構。例如，如果有興趣建構是一種人格特徵，如內向，那麼選擇完全相反的性格特徵如外向，是合適的。可以預期內向工具分數的結果與外向工具分數的結果呈負相關。

（四）準則相關效度（criterion-related validity）

指的是一個新測量工具與廣爲接受的現有測量工具的相關或一致程度，新的測量工具與現有測量工具必須測量相同的建構或概念，即現有的測量工具可說是一個此測量現象的外部標準（an external criterion of the phenomenon being measured）[19]。求職者在面試過程中進行表現（performance）測試，如果該測試分數準確地預測了員工在工作中的表現，則稱此表現測試工具具有準則效度。有兩種型態的準則校度，一爲**預測效度**（**predictive validity**），另一爲**同時效度**（**concurrent validity**）。預測效度評估測量工具預測結果的能力，例如評估憂鬱症的問卷對失業或自殺的預測效果如何？預測效度的評估，首先收集測量工具的分數；然後在稍後的某個時間收集外部標準度量（criterion measure）。例如針對求職者進行認知測量工具分數的收集，然後在這些人工作一年後，關聯他們的認知測試分數與他們第一年的工作績效分數。另一個相關的例子是大學入學考試分數，這些分數是通過收集考生高中和高中期間的分數來驗證的，然後經過一年或更長時間後，關聯此分數與他們第一年的大學平均成績。若評估工具和外部標準度量是同時間量測，則爲同時效度。以評估現任員工工作表現量表爲例，此工作表現量表爲一個員工以自我報導方式量測其工作上的表現，除了此測量工具外，若其長官同時評估員工的表現，若兩者的分數有很高的相關性，則表示此自填工作表現量表具有同時效度。

第四節　篩檢及診斷工具之研究設計

評估診斷或篩檢工具準確性研究（diagnostic and screening accuracy studies）的設計主要有病例對照、橫斷面或世代研究，主要是根據研究回答問題的不同。

一、病例對照研究（case-control study）

當研究問題是想瞭解診斷或篩檢工具的準確度，特別是診斷或篩檢工具開發的早期，想瞭解此診斷或篩檢工具是否値得進一步研究。在分別對黃金標準所定義之患有和未患有疾病的人進行抽樣，並比較兩組的測試結果。之後，當研究問題是診斷或篩檢工具的臨床效用（clinical utility）時，疾病和非疾病受試者的分布應該要與臨床應用該工具族群的分布相似，使用病例對照抽樣設計很難獲得具有代表整個目標人群的樣本。此研究設計針對患有和未患疾病的人進行抽樣，因爲必須先以黃金標準進行檢測，再進行評估診斷或篩檢工具之檢測，在測量過程中會出現偏差，即因爲它的測量是在疾病狀態測量之後進行的。此外，採用這種抽樣方式的研究通常不能用於估計預測能力（predictive ability）。

二、橫斷面研究設計（cross-sectional study）

在臨床場所針對連續患者樣本進行評估，這樣所獲得的樣本較能反應臨床場所病人，通常會產生更有效和可解釋的結果。例如，在連續一千名成人肝膽科進行甲狀腺結節超音波檢查之患者中，以超音波影像特質，如形狀、鈣化程度、迴聲性（echogenicity）等預測甲狀腺惡性腫瘤，在進行甲狀腺結節超音波檢查過程中同時也進行穿刺細胞學檢查，分辨甲狀腺結節良性或惡性。由於受試者是同時進行超音波和穿刺檢查，超音波測量過程比較不會出現偏差，而且甲狀腺惡性腫瘤的患者疾病的分布應合理地代表到此科就診的患者。

三、世代研究設計（cohort study）

當想瞭解篩檢工具的預後能力（prognostic ability）需要世代研究設計，此類研究又被稱爲預後測試研究（prognostic test studies），通常預後標誌物（prognostic marker）或生物標誌物（biomarker）被評估是否有助於辨識或分類未來具有不同風險之結果。在前瞻性設計中，測試在研究起始點完成，然後追蹤受試者以查看誰產生了感興趣的結果。如佛萊明罕心臟研究（Framinghan Heart Study）以世代研究設計探討膽固醇是否可以預測冠狀動脈心臟病的發生。若過去所網羅的世代研究有收集受試者的血清樣本，當有新的檢測被發展出後，可以使用回顧性世代研究，例如 HIV 陽性患者的病毒載量（viral load），如果之前有血液樣本的世代可用，就可以測量儲存的血液中的病毒載量，看看它是否能預測預後。如果感興趣的結果發生率低且檢測費用昂貴，則巢式病例對照研究（nested case-control study）對研究者特別有吸引力。

結　語

本章陳述的重點有以下四點：

1. 如何進行精密度之評估。
2. 如何進行準確度之評估。
3. 如何進行敏感度、特異度、陽性預測值和陰性預測值之估算。
4. 主觀和抽象現象之心理測量（psychometric）工具的效度評估。

關鍵名詞

系列檢定（series tests）
平行檢定（parallel tests）
內容效度（content validity）
表面效度（face validity）
建構效度（construct validity）
準則相關效度（criterion-related validity）
精密度（precision）
可重複性（reproducibility）
可靠性（reliability）
一致性（consistency）
可重現（reproducible）
觀察者的變異（observer variability）
儀器的變異（instrument variability）
受試者的變異（subject variability）
評估者內的一致性（intra-rater agreement）
評估者間的一致性（inter-rater reliability）
再測試信度（test-retest reliability）
內部一致性（internal consistency）
Kuder-Richardson 統計量（Kuder-Richardson Formula 20）
組內相關係數（interclass correlation coefficient）
沒有一致（no agreement）
稍微一致（none to slight agreement）
一般一致（fair agreement）
中等一致（moderate agreement）
幾乎完全一致（almost perfect agreement）
最大概似法（maximum likelihood method）
觀察員（observer）
訪員（interviewer）
精煉（refine）

準確度（accuracy）
敏感度（sensitivity）
特異度（specificity）
心理測量（psychometric）
不顯眼（unobtrusive）
校正（adjust）
盲性（blinding）
接收者操作特徵曲線（receiver operating characteristic curve）
曲線下面積（area under a curve）
合用兩種以上工具的篩檢法（the use of multiple tests）
效率（efficiency）
效度（validity）
肌酸酐（creatinine）
胱蛋白 C（cystatin C）
情感維度（affective dimension）
行爲維度（behavioral dimension）
內容效度比值（content-validity ratio）
概念（concept）
理論概念（theoretical concept）
主題（theme）
想法（idea）
維度（dimension）
收斂效度（convergent validity）
判別效度（discriminant validity）
測量現象的外部標準（an external criterion of the phenomenon being measured）
表現（performance）
預測效度（predictive validity）
同時效度（concurrent validity）
標準度量（criterion measure）
篩檢及診斷工具之研究設計（study design for screening and diagnostic tests）
診斷或篩檢工具準確性研究（diagnostic and screening accuracy studies）

病例對照研究（case-control study）
臨床效用（clinical utility）
預測能力（predictive ability）
橫斷面研究設計（cross-sectional study）
迴聲性（echogenicity）
世代研究設計（cohort study）
預後能力（prognostic ability）
預後測試研究（prognostic test studies）
預後標誌物（prognostic marker）
生物標誌物（biomarker）
佛萊明罕心臟研究（Framinghan Heart Study）
病毒載量（viral load）
巢式病例對照研究（nested case-control study）

複習問題

1. 在篩選檢定時，可以進行系列檢定（series tests）和平行檢定（parallel tests）。請解釋何謂系列檢定和平行檢定，並說明這兩個檢定對敏感度和精確度的影響。
2. 請說明篩檢工具中敏感度（sensitivity）、特異性（specificity）、陰性預測值（negative predictive value）與陽性預測值（positive predictive value）的定義，哪兩者為事前機率（prior probability）？哪兩者為事後機率（posterior probability）？
3. 臺灣自 89 年 7 月開始在新生兒篩檢的項目中增列了先天性腎上腺增生症，在進行新生兒先天性腎上腺增生症篩檢時，共篩檢了 300,000 位新生兒，此疾病的發生率為 1/10,000，在罹患先天性腎上腺增生症患者中，20 位檢查結果為陽性反應；在正常新生兒中，有 10 位檢查結果為陽性反應，請計算此篩檢工具的敏感度（sensitivity）、精確度（specificity）、陽性預測值（positive predictive value）、陰性預測值（negative predictive value）、陽性概似比（likelihood ratio positive）與陰性概似比（likelihood ratio negative）。

4. 心電圖與心臟超音波是臨床醫師用來診斷心室中膈缺損（ventricular septal defect, VSD）的篩檢工具，當使用兩種方式篩檢 300 位病人，結果如下表所述。

篩檢結果	VSD	No VSD	總計
T_1^+, T_2^-	20	40	60
T_1^-, T_2^+	30	30	60
T_1^+, T_2^+	60	20	80
T_1^-, T_2^-	10	90	100
總計	120	180	300

T1：心電圖檢查；T2：心臟超音波檢查

(1) 採用平行檢查（parallel tests）之任一種篩檢陽性法（either-test-abnormal criterion），計算敏感度（sensitivity）和特異度（specificity）。

(2) 採用平行檢查（parallel tests）之兩種篩檢陽性法（both-test-abnormal criterion），計算敏感度（sensitivity）和特異度（specificity）。

(3) 採用系列檢查（serial tests），計算敏感度（sensitivity）和特異度（specificity）。

5. 有一研究在 A 縣市進行 4,000 人的糖尿病篩檢調查，假設該縣市糖尿病盛行為 10% ，篩檢結果如下表所述。

篩檢結果	糖尿病	沒有糖尿病
陽性	360	700
陰性	140	2800
總計	500	3500

(1) 計算此篩檢工具之敏感度（sensitivity）和特異度（specificity）。

(2) 計算此篩檢工具在一個糖尿病盛行率為 20% 人口下之陽性預測值（predictive positive value）和陰性預測值（predictive negative value）。

引用文獻

1. Cronbach LJ. Coefficient alpha and the internal structure of tests. Psychometrika 1951;**16**:297-334. doi: 10.1007/BF02310555.

2. Kuder GF, Richardson MW. The theory of the estimation of test reliability. Psychometrika 1937;**2**:151-60. doi: 10.1007/BF02288391.
3. Bunting KV, Steeds RP, Slater LT, Rogers JK, Gkoutos GV, Kotecha D. A practical guide to assess the reproducibility of echocardiographic measurements. Journal of the American Society of Echocardiography 2019;**32**:1505-15. doi: 10.1016/j.echo.2019.08.015.
4. Bland JM, Altman DG. Measurement error and correlation coefficients. BMJ (Clinical research ed) 1996;**313**:41-2. doi: 10.1136/bmj.313.7048.41.
5. Cohen J. A coefficient of agreement for nominal scales. Educational and Psychological Measurement 1960;**20**:37-46.
6. Newman TB, Kohn MA. Evidence-Based Diagnosis: An Introduction to Clinical Epidemiology. Cambridge University Press, 2020.
7. Bartko JJ. The intraclass correlation coefficient as a measure of reliability. Psychological reports 1966;**19**:3-11. doi: 10.2466/pr0.1966.19.1.3.
8. Portney LG, Watkins MP. Foundations of Clinical Research: Applications to Practice. Hall Upper Saddle River, NJ: Pearson/Prentice Hall, 2009.
9. Koo TK, Li MY. A guideline of selecting and reporting intraclass correlation coefficients for reliability research. Journal of chiropractic medicine 2016;**15**:155-63. doi: 10.1016/j.jcm.2016.02.012.
10. Bland JM, Altman DG. Statistical methods for assessing agreement between two methods of clinical measurement. Lancet 1986;**1**:307-10.
11. Fawcett T. An introduction to ROC analysis. Pattern Recognition Letters 2006;**27**:861-74. doi: https://doi.org/10.1016/j.patrec.2005.10.010.
12. Youden WJ. Index for rating diagnostic tests. Cancer 1950;**3**:32-5. doi: 10.1002/1097-0142(1950)3:1<32::aid-cncr2820030106>3.0.co;2-3.
13. Cebul RD, Hershey JC, Williams SV. Using multiple tests: series and parallel approaches. Clinics in laboratory medicine 1982;**2**:871-90.
14. Peralta CA, Shlipak MG, Judd S, et al. Detection of chronic kidney disease with creatinine, cystatin C, and urine albumin-to-creatinine ratio and association with progression to end-stage renal disease and mortality. JAMA 2011;**305**:1545-52. doi: 10.1001/jama.2011.468.
15. Guion RM. On Trinitarian doctrines of validity. Professional Psychology 1980;**11**:385-98. doi: 10.1037/0735-7028.11.3.385.
16. Messick S. Validity of psychological assessment: validation of inferences from persons' responses and performances as scientific inquiry into score meaning. American Psychologist 1995;**50**:741-9. doi: 10.1037/0003-066X.50.9.741.
17. Lawshe CH. A quantitative approach to content validity. Personnel Psychology

1975;**28**:563-75. doi: 10.1111/j.1744-6570.1975.tb01393.x.

18. Holden RB. Face validity. In Weiner IB, Craighead WE, eds. The Corsini Encyclopedia of Psychology. 4th ed. Hoboken, New Jersey: Wiley, 2010;637-638.

19. Cronbach LJ, Meehl PE. Construct validity in psychological tests. Psychological Bulletin 1955;**52**:281-302. doi: 10.1037/h0040957.

第 16 章
精神流行病學

陳娟瑜　撰

學習目標

一、瞭解精神疾病（含物質使用疾患）流行病學的歷史背景及演進

二、瞭解精神疾病的特性及流行病學研究方法

三、從描述性流行病學觀點，瞭解精神疾病在人、時、地的分布

四、從分析與實驗性流行病學，瞭解精神疾病的危險與保護因子

五、瞭解精神疾病的預防與介入架構及執行

前　言

本章將分爲四部分：前二節先針對精神疾病的特性及研究工具，提供一全面性的入門介紹；第三節則從描述性流行病學觀點，簡述精神疾病在人、時、地的分布及在特殊族群的議題；第四節則從分析與實驗性流行病學，簡述已知影響精神疾病的危險／保護因子以及聚焦精神疾病預防與介入架構，並簡介實證基礎的策略及措施。最後將從社會生態系統觀點，提出減少就醫障礙、促進復元福祉及提升整體心理衛生的巨觀因素。

第一節　歷史背景

正如流行病學轉型理論（epidemiological transition）所預測 [1]，隨著經濟發展與人口結構的改變，影響人類的疾病會從傳染病轉移至非傳染病（non-communicable disease），其中即包括精神疾病（含心理及成癮疾患）。相較於一般流行病學或其他以疾病／傷害爲導向（如傳染病、癌症、心臟血管等）的流行病學而言，精神流行病學的發展起步略晚且初期進度緩慢。

從 19 世紀初期，蘇格蘭、英格蘭、美國等已陸續針對精神病院、收容所及普查產生例行的統計報告，早期疾病型態多限於瘋狂（insanity）及白癡（idiocracy）兩項，且診斷標準因地區而異；疾病類型於 20 世紀初逐漸納入不同類型的精神病（psychoses）。在此期間，研究投入以社會學及統計學家爲主，從福利觀點，探究機構內精神疾病患者在人口學、經濟狀況及社區發展等特性的分布 [2-4]。第二次世界大戰後，爲評估士兵及退伍軍人於門診方面的醫療需求，美國發展出精神疾病分類系統 Medical 203，並於 1952 年發行的第一版精神疾患診斷與統計手冊（Diagnostic and Statistical Manual of Mental Disorders, DSM-I）中，將精神疾病分爲器質性（organic）、智能障礙、非器質性（non-organic）三大類，並針對 106 項疾患列出分類定義及命名描述 [3]。Medical 203 的發展也間接促成世界衛生組織於第六版國際疾病傷害及死因分類（International Classification of Diseases, Injuries, and Causes of Death, ICD-6）中首次增列精神疾病篇章。美國國家心理衛生研究部（National Institute of Mental Health, NIMH）於 1946 年成立，初期相關研究及統計仍聚焦在社會生態學（socio-ecological）模式，探討社會環境及人口學特性與精神疾病的關係。待 1980 年美國精神醫學會發行 DSM-III，其明確的診斷標準、多軸向診斷系統（Multiaxial Assessment）及減少病因連結的架構，輔以同時期非專業訪員也能使用之標準化訪談工具的發展，例如診斷訪談評估表（Diagnostic Interview Schedule, DIS），使精神流行病學研究踏出機構，開啓大型家戶調查的旅程 [5-7]，探究社區盛行率／發生率、自然史及其他非人口學變項的危險因子。之後隨著遺傳學、神經科學等生物醫學知識的累積及研究工具的普及，醫學模式（medical model）疾病導向逐漸成爲研究精神疾病的主流觀點 [4,8]。

世界衛生組織於 1949 年正式成立心理衛生部（mental health section）。早期部中的委員會採用理想性、抽象的心理衛生定義——個體與他人形成和諧關係及避免衝突的能力 [9]。然隨著 ICD-6 及 DSM-I 的發展，委員會逐漸轉向至醫學病理導向的疾患觀點，並決議從最棘手的疾病——思覺失調症著手調查。隨著應用傳統流行病學調查方法的發展，學派建構概念的差異與衝突逐漸浮現（如個案的定義、精神疾病的傳染模式等），也間接促成了精神流行病學此領域在國際舞台的成形。世界衛生組織爲協助各地區進行精神疾病的調查，陸續招募非英、美兩國之專家委員，其中最爲人熟知的精神流行病學研究先驅之一，是曾任世界衛生組織高級專業顧問，後來擔任首任研究部部長的林宗義教授 [10,11]（圖 16-1）。其在任期間規劃於九個國家進行的「思覺失調症國際先驅研究」（International Pilot Study of Schizophrenia, IPSS）[12]，更是奠定之後跨文化、跨國精神疾病比較研究的基礎。

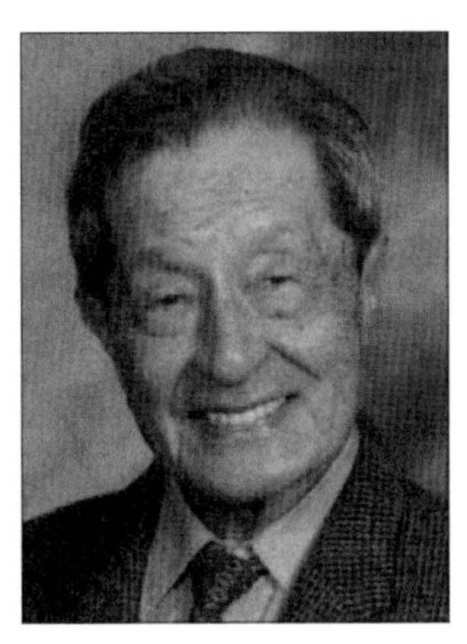

- 1947 年於臺大醫院創立神經精神科部，規劃臺灣心理衛生服務及進行一系列流行病學調查 [13,14]。
- 1956 年被世界衛生組織聘爲社會及流行病學部主任，負起國際精神醫學研究的指導角色。
- 1974 年擔任世界心理衛生聯盟（World Federation of Mental Health）主席。
- 2007 年獲選精神流行病學國際聯盟（International Federation of Psychiatric Epidemiology）榮譽會員

圖 16-1：林宗義教授

照片來源：Sartorius et al., 2011 [11]。

第二節　精神與物質使用流行病學特性

一、定義

精神流行病學是探究精神疾病在族群中分布、決定因素與預防發生及惡化的學問。相較於傳染病、心臟血管疾病或癌症，精神疾病定義的方式與觀點在過去百年間持續改變，而如何定義精神疾病本身，不僅是研究的題目，也隱藏著社會政治的議題；例如 80 年代將創傷後壓力症候群（post-traumatic stress disorder, PTSD）納入 DSM-III，有一部分即因應越南戰爭後，返國退伍軍人出現的醫療及社會福利問題。

目前臨床精神疾病定義與分類，多仰賴美國的精神疾病診斷與統計手冊，以及世界衛生組織的國際疾病傷害及死因分類。依照 2013 年第五版精神疾病診斷與統計手冊，精神疾病是：「一種症候群，病人在認知、情緒調控或行爲有臨床上顯著的障礙，且這些障礙反映了精神現象內在所本的心理、生物與發展過程的功能異常。精神疾病常常與社會、職業、或其他重要活動的失能與痛苦有關。但是要注意某些情況雖然也會顯著影響個人的認知、情緒或行爲，但是並不屬於精神疾病的範疇。例如面對壓力或失落事件時的反應，如果屬於一般可預期的或社會文化上可接受的範圍，則不是精神疾病。對於在宗教、政治或性的層面上的社會偏差行爲，以及發生在個人與社會之間的衝突衝撞，除非可以用前述個人的精神功能異常來說明，否則不屬於精神疾病。」[15,16]

類似的字句亦見於 1992 年第十版的國際疾病傷害及死因分類之第五章「心理與行爲疾患」（mental and behavioral disorders），但以相對簡短的方式描述痛苦或失能的相關症狀與行爲，並強調個人失能（personal dysfunction）的必要性。前列的描述顯示精神疾病的三項特性：（1）疾病的定義是建構在症狀（symptom）的表現，而非特定的生物指標（如體溫或心律）、病灶（如癌細胞）或病原（如病毒或細菌）；（2）症狀的表現是在心智層級的認知、情緒跟行爲三面向，而非身體層級（如發燒、胸悶等）；（3）爲符合精神疾病診斷上意義，症狀的評估必須建構在個人經歷及社會預期 [12]。這些特性不但反映精神疾病定義與診斷的複雜性，也增加不能以二元觀點探討疾病或健康議題的挑戰，如自殺、不明身體症狀（慢性疲勞症候群或自律神經失調）、精神與身體疾病交互作用等。事實上，人類心智與行爲活動是多樣且光譜狀（spectrum）的，例如：沮喪是人類的正常情緒反應，但究竟沮喪到何種程度才算失常，因目前無法有類似體溫計或病理切片的測量工具，須在排除身體疾病的情況下評估其沮喪的持續期間、激發因素及角色功能顯著障礙等因素；而顯著性、角色、功能障礙或正常與否的標準，往往是建構在社會與文化常模或共識。

精神疾病中，認知面向（如感覺、注意力、記憶力及問題解決等）的障礙表現常見於思覺失調症、雙相情緒障礙症（即躁鬱症）、阿茲海默及一些發展性疾患；情緒調控面向的障礙則常見於憂鬱症、雙相情緒障礙症及焦慮症等；行爲面向則常見於物質使用疾患。此外，嚴重精神疾病（serious mental illness, SMI）係指因認知、情緒調控或行爲問題，嚴重干擾一項或多項重要活動，造成顯著功能障礙的精神疾病，常見如思覺失調症、雙相情緒障礙及憂鬱症。

時至今日，精神疾病（psychiatric disease）的定義與分類仍是精神流行病學研究的核心課題之一 [16,17]，討論議題常涉及症狀表現、臨床群集、個案分類方式——類別（categorical）或光譜（spectrum）、共病症（comorbidity）、生物指標性等。在腦科學日新月異的發展及精準精神醫學的旗幟引領下，美國國家心理衛生研究部於近期開始推動「研究領域準則」（Research Domain Criteria, RDoC）計畫，期許藉由基因組學與神經科學瞭解精神疾病的病理生理學，跳脫以往僅以症狀爲主要依據的疾病分類框架，發展篩檢工具以及治療方案 [18]。建構在精神疾病是大腦的疾病，病灶爲腦神經迴路的假設下，研究領域準則將人類行爲功能表現分成六大領域：一、負效價系統（negative valence systems）：負責厭惡情境或場合的反應（如害怕及恐懼）；二、正效價系統（positive valence systems）：負責激勵動機情境或場合的反應（如回饋尋求）；三、認知系統（cognitive systems）：負責不同的認知過程；四、社會過程（social processes）：調解不同人際活動場域下的反應；五、喚醒及調節系統（arousal and regulatory systems）：負責按情境產生活化神經系統，提供適宜平衡的系統調節 （如能量及睡眠）；以及六、感覺運動系統（sensorimotor）：負責行爲控制與執行及學習發展歷程中的細緻化。

在現今社會，疾病診斷是開啓後續處遇、病症控制、保險給付，甚至某些福利資格或身分的依據。然醫學模式下的精神疾病診斷，也可能帶來汙名（stigma）、歧視與社會排除（如造成找工作或交朋友的困難），甚或有醫療診斷被當成社會控制手段的風險，以疾病標籤來坐實處罰或制止不被社會規範允許的偏差行爲的理由。以近期世界衛生組織在第十一版的國際疾病傷害及死因分類中，將遊戲成癮疾患（gaming disorder）納入心理與行爲疾患爲例 [19]，目前的疾患診斷多建構在成癮疾患中的失去控制、排擠其他重要活動、知其有害而繼續爲之等症狀表現；然實體的理論依據、臨床工具性及預後、治療介入的意義等，仍需更多的實證研究累積。此外，當目前數位原生世代的兒少是此疾患的高風險族群時，僞陽性診斷的傷害、正常與失常（病理）行爲界線及社會政策意涵（如親子關係），如何在不傷害人權下進行心理健康促進與精神疾病處遇（詳見兒童權利公約）[20]，更有待社會相關利益者的集體關注或討論。在一直變化的社會環境中，如何區分正常與不正常、瘋狂與惡行，以建構精神疾病的實體性且權衡疾病標籤的利弊？[5,12,21]，是精神流行病學及公共衛生領域需要面對的挑戰。

二、精神流行病學的調查方法及個案確認

精神流行病學的調查方法大抵依賴行政資料、臨床研究，及社區調查 [17,22-27]。

行政資料是精神流行病學研究的重要資訊來源，來源包括疾病登記系統、醫療保險、社會福利等。經由將既存的常規收集資料去識別化，針對清楚界定的族群（通常是大樣本），可提供描述性（如盛行率、發生率、趨勢等）、人時地分布、服務利用（如急診、藥物）等全面性與系統性的數據。此外，藉由長期追蹤與連結其他行政資料（如領養系統、死亡登記、犯罪資料、家戶登記等），亦增加進一步探討精神疾病的危險因子（如家族史或出生產傷）、預後（如復發、死亡、藥物副作用等）、社會問題（如犯罪或傷害等）或政策評估的機會 [24,25,28-33]。精神疾病登記系統在北歐國家、加拿大、以色列皆已建立多年，其中以丹麥、瑞典與芬蘭國家登記系統爲依據的相關發表尤受矚目 [22,31,34,35]。Fazel 及其同仁連結瑞典精神疾病登錄與犯罪資料探討精神疾病與犯罪的關係，結果顯示無共病物質使用的思覺失調症患者的暴力犯罪風險勝算比爲 1.2 [36]。2018 年丹麥的研究則指出，相較於無精神疾病族群，精神疾病患者成爲犯罪受害者的風險增加 64%，此風險在女性藥癮患者更高達 412% [30]。類似的應用亦見於臺灣，一項連結健保資料與死亡登記探討雙相情緒障礙的死亡風險顯示，青壯年族群的年齡標準化死亡比（standardized mortality ratio, SMR）在男性及女性分別爲 7.7 與 11.6；進一步分析後發現，自然死因在男女的死亡比值爲 6.9 與 9.1，非自然死因則高達 7.9 與 13.9；女性的相對死亡風險差異遠高於男性 [37]。另一項利用海洛因使用疾患治療登錄系統及出生登記的研究則發現，海洛因使用者其子女在六歲前的標

準化死亡比爲 2.3，在非自然死因死亡率更高達 4.2 [25]。在應用行政資料進行精神流行病學研究時，雖然取得相對便宜及省時，但對於行政資料的涵蓋率、診斷的效度或其他變項準確性、診斷標準的變化（如從 DSM-IV 轉變成 DSM-V）、個案的臨床嚴重性（通常求醫個案的症狀嚴重度較高或持續時間較長），以及不同求診歷程（如第一次求醫年紀不等於發病年紀）的影響，須審愼評估不同分類、選樣過程及時間參數可能帶來的誤差 [16,22]。

臨床資料的研究多建構在求診的病患，場域多半是診所、醫院或疾病聯盟（consortium）。相對於行政資料，臨床資料的研究通常伴隨較完整或多樣的心理衡鑑、生物檢體（如抽血、腦部影像等）[38,39]；研究議題多半聚焦在精神疾病的危險因子（如遺傳、心理特質或人口學）、藥物反應及副作用及臨床預後。在此類以精神專科醫生主導的研究，個案的確認多仰賴具有精神醫學背景的專業人員進行訪談，訪談的工具常爲半結構式（Semi-structured）的問卷，如常見的臨床訪談評估表（Clinical Interview Schedule, CIS）[40]、神經精神醫學臨床評估表（Schedules for Clinical Assessment in Neuropsychiatry, SCAN）[38,41-43]、兒少版情感型疾患及思覺失調流行病學版（Kiddie-Schedule for Affective Disorders and Schizophrenia- Epidemiological version, K-SADS-E）[27,44,45]。大體而言，臨床收案的診斷效度品質較佳且生醫指標的資訊較爲多元 [16]。然以求醫患者爲研究族群依據時，不同臨床嚴重性及求診歷程可能產生誤差（如求醫的個案臨床症狀通常較爲嚴重，或是由特定機構轉介）；這樣的現象在無專責服務區（catchment area）概念或研究單位並非地區內單一專責醫療機構時，尤值得注意。

隨著 DSM-III 出版及非專業訪員（lay person）可使用之標準化訪談工具的發展（如 DIS），精神流行病學在社區的研究觸角得以加速拓展，經由社區、家戶或學校等場域進行調查，探究更多未曾求醫，或是在疾病前期（prodromal）、亞域值（sub-threshold）的個案，並瞭解其求醫路徑、尙未被滿足的服務需求、評估疾病嚴重性及失能、以及計算疾病負擔 [46]。研究的工具從早期在美國 80 年代的 ECA（Epidemiological Catchment Area）研究的 DIS，到 90 年代 NCS（National Comorbidity Survey）的組合型國際診斷訪談（Composite International Diagnostic Interview, CIDI），一直到近期的世界衛生組織的 World Mental Health Composite International Diagnostic Interview（WMH-CIDI）[27,47-50]。截至目前爲止，全世界有超過 20 個不同發展程度及文化的國家，使用標準化訪談工具進行大規模的心理衛生或精神流行病學調查，其中以世界衛生組織推動的 World Mental Health

Survey 最爲人所知 [17,51]。然而，使用標準化訪談工具進行個案確認的品質，仍存在明顯的文化與疾病間差異 [17,49,52]。以美國爲例，早期的 ECA 研究顯示，常見精神疾病（如憂鬱症、酒精使用疾患等）的信效度明顯優於低盛行率的疾患（如思覺失調症）[49]。2003-2005 年臺灣精神疾病調查（Taiwan Psychiatric Morbidity Survey, TPMS）利用中文版組合型國際診斷訪談進行家戶調查，重鬱症的終生及一年盛行率分別爲 1.2% 及 0.6%，相較於其他工業化國家，偏低的數據不排除來自對精神疾病症狀表述的文化差異 [48]。

除了半結構及標準化訪談，精神流行病學調查也可經由受訪者自陳問卷。此類問卷評估時間多爲近期（如一個月內）的症狀表現，設定分數切點以篩檢可能個案；問卷種類涵蓋非特異性的心理問題（如 Chinese Health Questionnaire, CHQ）[53]、酒精使用疾患（如自填式華人飲酒問題篩檢問卷 C-CAGE Questionnaire; Alcohol Use Disorders Identification Test, AUDIT）[54,55]，以及憂鬱症（如 Center for Epidemiological Studies Depression Scale, CESD; Patient Health Questionnaire, PHQ）[56-58]。社區調查除了多步驟抽樣後進行的個體直接訪談，精神流行病學也常藉由兩階段收案 [7,17,45,59]，在考慮信度及效益的情況下增加個案確診品質。第一階段由非專業訪員執行篩選評估，之後在第二階段針對所有篩選陽性與特定比例的篩選陰性個案，由專業人員進行半結構式訪談。此外，針對兒少或是個案資料收集不易的對象（如自殺），爲提升資料的信度及完整性，多元訊息提供者評估（multi-informant assessment）亦是常用的資料收集方式 [6,60]。以兒少族群爲例，資料收集對象通常會涉及主要照顧者（通常是父母）及老師。一項 2000 年研究利用兒童行爲檢核表父母塡寫版（Child Behavior Checklist, CBCL-C）及教師報告表（Teacher's Report Form, TRF-C）評估臺灣國中生族群的退縮、抱怨身體不適、焦慮 / 憂鬱、社交問題、思考問題、注意力問題、違紀行爲及攻擊行爲等八項情緒與行爲問題。父母及老師在間隔一個月的再測信度分別爲 0.78 及 0.72。父母與老師的評估一致性因問題而異：由違紀行爲及攻擊行爲兩項組成外化問題的一致性（r = 0.42）明顯高於由退縮、抱怨身體不適、焦慮 / 憂鬱三項組成的內化問題（r = 0.10）；八項情緒與行爲問題中以違紀行爲的一致性最高 [60]。兒少族群心理衛生或精神疾病的長期追蹤研究，針對同一問題的資料提供者可能因發展階段而異（如國小時是父母，高中時是自己），問卷或訪談工具亦會隨發展階段而改變。

原則上隨著族群抽樣與資料收集技術日新月異，社區調查的研究應該日趨成熟及多元應用，然臺灣在推展以家戶或學校精神疾病調查的挑戰卻日趨嚴峻。相關的障礙如民眾對於參與研究的意願偏低、對於精神疾病（含物質使用疾患）此議題的排斥與擔憂，以及未成年族群更有需要法定代理人（通常父母）同意的要求等，使得研究的回應率通常落於 50% 或更低。即使是在符合行政目的的全國調查下，一些心理衛生及精神疾病的情況因屬稀有事件或個體屬特定少數族群，仍無法獲得具統計效力的樣本數來執行進一步的次族群分析（如原住民身分）。

第三節　描述性流行病學

一、自然史 [12,27,50,61]

精神疾病的自然史研究是在群體層級探究精神疾病的發作（onset）、進程（course）與結果，議題涵蓋風險表徵呈現、疾患臨床表現演化，到後期起伏的變化 [62]，歷程從第一次發作的症狀（symptom）及徵候（sign）出現，至發病後的長期結果發展（如緩解與復發）。研究定義發作的概念有二種：（1）首次有症狀受到臨床醫生注意或個體自覺，及（2）症狀首次符合臨床疾患診斷標準。欲探討疾患症狀層級的自然史有賴定期性長期追蹤研究，並有系統性評估臨床症狀的訪談。早期自然史的研究多聚焦在未接受醫療介入的患者，然隨著精神藥物的可近性增加，近期有部分學者亦將已接受治療患者納入探討疾患自然史的研究對象，並調查醫療介入後的症狀變化及後續發展 [63]。以下將會以思覺失調症及物質使用疾患作爲認知與行爲疾患的範例，介紹精神疾病的自然史。

以終生盛行率近 1/100 的思覺失調症而言 [64]，有將近一半爲急性發作，另一半具有長期前驅症狀期（prodromal phase）。相對於正向症狀（尋常人不會有的症狀，如妄想和幻覺），負向症狀（缺乏尋常人應該擁有的特質，如情感平淡和說話內容貧乏）通常較早出現，平均在第一次發作前五年即出現。就進程而言，思覺失調症的症狀變化差異大，超過一半以上會經歷多次的發作；大抵三分之一有良好預後，三分之一預後不佳但仍可維持社會功能，另三分之一則預後較差，有慢性化症狀及中度功能障礙，有賴重複住院治療或長期照護。90 年代初期在美國長島進行的 The Suffolk County Mental Health Project 顯示，從第一項思覺失調症症狀出現到第一次住院的中位數是 248 天（男性 189 天，女性 346 天）[65]。針對治療或照護結果的評估，目前採用的指標眾多，從復原、功能障礙、生活品質、症狀緩解及死亡等 [24,37,64]。就思覺失調症而言，臺灣近期青壯族群的標準化死亡比在男性與女性分別為 5.1、9.8 [37]，數值略高於其他已開發國家，在女性族群尤其明顯 [66]。

過去 20 年，物質（或毒品）使用的疾病觀點已經逐漸紮根。在醫療模式下，物質使用疾患是一項慢性、容易復發的疾患；自然史發展依時序從物質暴露、開始使用、持續使用、臨床症狀出現，至符合臨床診斷（見圖 16-2）[67]。從機率的觀點而言，沒有物質的暴露，個體開始使用物質的機會等於零。有暴露機會後，某特定比例的人即會於極短的時間內開始使用。物質使用相關疾患的發展往往需要多次的物質使用，單獨一次的物質使用並不足以符合臨床診斷。從初始物質使用到第一次相關疾患的臨床症狀出現，間隔時間約 2-3 年 [67]。臺灣近期 K 他命使用者三年內再犯率將近四成，標準化死亡比約 4-5 [68]；而 1998-2001 年出監的一級（海洛因居多）及二級（安非他命居多）毒品使用者的標準化死亡比依序為 6.8 與 3.4 [69]。

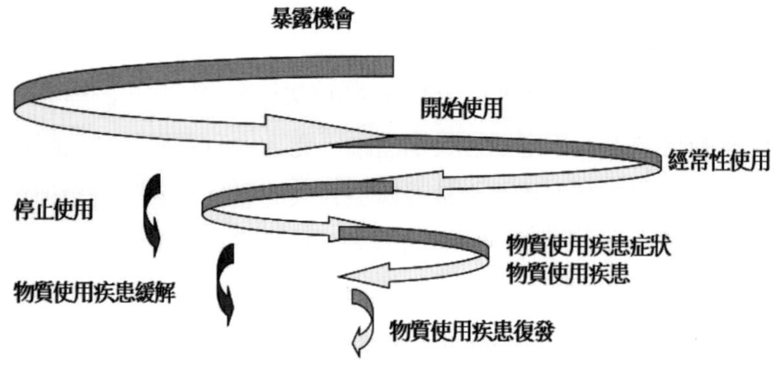

圖 16-2：物質使用疾患自然史

受精神衛生服務消費者運動（即精神疾病患者是使用精神衛生治療或支持服務的人）影響，recovery 的概念從結果導向的復原轉化至過程導向的復元 [70]。在復原的架構中，recovery 著重回復到病前的狀態，評估指標是症狀緩解、獨立、工作（或學習）與常規社交休閒活動。然在復元的架構中，recovery 著重一個罹病的人如何維持有意義的生活，評估指標是對未來有盼望、心理安適、目標導向與賦權，強調個體對自身目標具正向前景，並有做決定的權力。

二、盛行率：指標與數據

在進行精神疾病調查研究時，盛行率常見的三項測量指標爲終生盛行率（lifetime prevalence）、期盛行率（period prevalence）及點盛行率（point prevalence）[27,50]。終生盛性率的分子條件爲「一生中曾在某一個時間點有符合個案定義（診斷或是症狀）者」。期盛行率的評估期間通常爲三個月、六個月或一年；以年盛行率爲例，分子是「過去 12 個月期間曾有符合個案定義（診斷或是症狀）者」。點（或近期）盛行率的分子則是在調查進行時符合個案定義者，常見的分子時間定義爲過去一星期或一個月。終生及期盛性率統計常見於橫斷性調查，一方面呼應精神疾病具有慢性、容易復發的特性，一方面也反映標準化訪談工具（如組合型國際診斷訪談等）中將個人歷史經歷納入評估特性。期盛行率中的年盛行率數値，常應用於整體心理衛生醫療及社福資源規劃。點盛行率則聚焦目前症狀活躍期（active episode）狀態。應用家戶調查之橫斷性研究估算整體族群的精神疾病終生盛行率時，因爲罹患精神疾病者有較高死亡率、較容易遺忘等情況，以及抽樣過程經常排除高風險族群（如住院患者、矯正機關收容人及遊民），可能因偏誤（如倖存者偏誤、選樣偏誤等）造成低估之風險 [71,72]。在兒少族群中，針對未達發生高峰期的疾患及資料回溯時間短（相較於成年族群）的情況下，可嘗試由終生盛行率間接推估發生率。

根據全球疾病負擔研究，2016 年精神與成癮疾患的點盛行率約爲 16% [73]。一項整理 1980 到 2013 年間在 63 個國家進行的 174 項調查，以常見精神疾病（即重鬱症、焦慮症、與物質使用疾患）爲主題的統合分析指出，將近 1/3（30%）的人終其一生有罹患過至少一種常見的精神疾病；過去一年的盛性率爲 17.6% [74]。亞洲高收入國家的終生及年估計値爲 21.4% 及 11.5%。2013-2016 年世界衛生組織針對全世界八個國家的大一學生調查，常見的精神疾病（即重鬱症、廣泛性焦慮症、恐慌症、躁鬱症、酒精使用疾患與藥物使用疾患）的終生及年盛行率分別爲 35.3% 及 31.4%；其中，年盛行率最高的疾患爲重鬱症（18.5%）及廣泛性焦慮症（16.7%）。針對兒少族群的統合分析則顯示，在考慮功能障礙的條件下，精神疾病的盛行率爲 13.4%；常見的疾患爲焦慮症（6.5%）、侵擾行爲障礙症（disruptive behavior disorders, DBDs ，5.7%），注意力缺乏過動症（3.4%）及憂鬱症（2.6%）[75]。一社區家戶調查中，65 歲以上老人的精神疾病終生及年盛行率爲 47% 與 35.2%，且年盛行率較高的疾患爲憂鬱症（11.6%）、恐慌症（9.2%）及酒精使用疾患（5.8%）[76]。在矯正系統收容族群中，精神病（psychosis）與憂鬱症的盛行率為 3.7% 及 11.4% [77]。街友族群中，精神疾病的盛行率之估計值從 48.4% 到 98%，常見的疾患為憂鬱／焦慮症（11.4%-57.9%）、物質使用疾患（4.5%-60.9%）及知覺思調症（1%-45%）[78]。長照機構的年老族群中，常見的精神疾病為失智症（58%）及憂鬱症（29%）；失智患者中行為精神症狀（behavioral and psychological symptoms of dementia, BPSD）盛行率為 79%。

林宗義教授於 1946-1948 及 1961-1963 年期間針對臺灣北中南的木柵、新埔、安平三個社區進行調查，由精神科醫師進行訪談診斷的情況下，推估兩時期任一精神疾病的終生盛行率分別為 0.94% 及 1.72% [14]，且最常見的疾患均為智能障礙及思覺失調症。1983-1985 年鄭泰安醫師於臺灣當時屏東縣鹽埔鄉、高雄縣旗山鎮、高雄市三地區進行非嚴重精神疾病調查（Minor Psychiatric Morbidity Survey）。研究採兩階段收案訪視—— 第一階段採 GHQ 做初步評估，之後第二階段採中文版臨床訪談評估表做確診。結果顯示任一精神疾病及非嚴重精神疾患（non-psychotic disorders）的盛行率分別為 26.2% 及 24.2%，最常見的為焦慮症（15.7%）[79]。同時期胡海國醫師主導之臺灣精神流行病學計畫（Taiwan Psychiatric Epidemiological Project）採多階段抽樣，於臺灣市區、郊區及鄉村三種特性社區進行家戶調查，根據診斷訪談評估表推估 DSM-III 任一疾患的終生盛行率分別為 21.7%、34.9%、30.4%，最常見的疾患為廣泛性焦慮症及菸品使用疾患 [80]。臺灣精神疾病的盛行率在過去 20 年間有顯著的增加，在臺灣社會變遷調查以 12 題 GHQ 進行面訪，評估可能常見精神疾患（probable common mental disorder），趨勢分析顯示近期盛行率從 1990 年的十分之一（11.5%）增加到 2010 年的四分之一（23.8%）[53]。

針對兒少族群，1994-1995 年於臺北市、臺北縣（現新北市）、高雄縣（現高雄市）三縣市的抽樣國中進行調查。兩階段收案訪視結果顯示，DSM-IV 任一精神疾病的三個月（季）盛行率在七、八、九年級分別為 20.3%、22.7% 及 14.8%；其中憂鬱症及物質使用疾患的估計值，均隨年紀呈現顯著增加 [45]。2015-2017 年進行的全國兒童精神疾患研究（Taiwan's National Epidemiological Study of Child Mental Disorders），針對三、五、七年級學童進行調查，符合 DSM-V 任一疾病條件終生及六個月盛行率為 31.6% 及 25%。進一步按疾病分析指出，最常見的三項疾病其終生盛行率分別為焦慮症（15%）、睡眠疾患（12%）與注意力缺乏過動症

（10%）；3.1% 於過去六個月曾有自殺的意念，1.7% 則有自殺計畫 [44]。早期一項針對臺灣四個原住民氏族的酒精使用調查顯示，DSM-III-R 酒精依賴在泰雅族、阿美族、布農族及排灣族的終生盛行率爲 21.5%、17.1%、32.0 及 23.3%；同時期臺北漢族酒精依賴的盛行率爲 1.5% [40]。

雖然透過行政資料（如健康保險）資料，可以使用求診個案來間接推估族群的疾患年盛性率，然估計値常低於社區調查，且差異程度隨疾病的嚴重性及盛行率而異。以憂鬱症爲例，臺灣社區調查年盛行率約爲健保估計値的 2-3 倍；較常見的焦慮及恐慌症（panic disorder）的盛行率差異更可至 5 倍 [28,48]。最後，雖然精神衛生法中第 3 條定義「精神疾病指思考、情緒、知覺、認知、行爲等精神狀態表現異常，致其適應生活之功能發生障礙，需給予醫療及照顧之疾病；其範圍包括精神病、精神官能症、酒癮、藥癮及其他經中央主管機關認定之精神疾病」，但是目前全民健康保險法第 51 條中明列「藥癮治療」非保險給付範圍。因此，即使健康保險有給付酒精與藥物使用造成之身體疾病與傷害，酒藥癮的相關研究仍有賴其他行政資料。

三、發生率

執行具族群代表性之疾病或傷害的長期追蹤研究是一項挑戰。當流行病學調查的議題涉及精神疾病時（如從無到有的新發生個案、從疾患活躍期到緩解或復發），由於症狀診斷評估複雜、疾患屬稀有事件、患者在其他社會機構的轉移（如長期照護、監所等）、疾病本身的社會標籤等影響下，往往使得長期追蹤研究的專業及經費門檻相對高。目前以社區爲主的發生率數據，多來自少數幾個高度重視心理衛生的歐美國家 [50]，文獻中常見的如美國 80 年代以社區居民爲研究對象的 ECA、在長島地區追蹤第一次住院精神病患者的 Suffolk County Mental Health Project，以及美國探究兒少族群發展及情緒疾患的 Great Smoky Mountains Study [81]；在英國爲 90 年代探討憂鬱及精神病的 Avon Longitudinal Study of Parents and Children（ALSPAC）[82]，或是紐西蘭的 Dunedin Multidisciplinary Health and Development Study。近期新發展的世代研究也將基因，甚至腦影像列入收集指標，如挪威的 Mother and Child Cohort Study（MoBa）招募超過 110,000 孕婦，收集母親、父親及其子女的生物指標，以探討身體及心理發展。除了社區調查，行政資料如醫療保險等也可用來估算「求醫」精神疾病的發生率及再入院。精神疾病流行病學常見的發生率爲累積發生率（cumulative incidence）及發生率（incidence rate）[27]。從疾病自然史的觀點而言，個案條件可因疾病而異，包括疾病發作、症狀出現、或後續問題（如復發或過量用藥）。

累積發生率 = 新發個案數 / 族群中尚未符合個案條件（at-risk）之人數
發生率 = 新發個案數 / 族群中尚未符合個案條件（at-risk）之人年數

思覺失調症的發生率值有相當大的範圍（0.04~0.15 / 1000 人年），中位數值約 0.15 / 1000 人年 [64]。根據全球疾病負擔調查報告，2017 年全球年齡調整的憂鬱症發生率爲 3.25 / 1000，東南亞區的估計值爲 2 / 1000 [83]。目前臺灣在社區收案探討精神疾病發生率的研究非常少見；陳爲堅等追蹤臺灣四個原住民氏族的研究發現，DSM-III-R 酒精使用疾患在泰雅族、阿美族、布農族及排灣族的年發生率估計爲 4%、2.8%、4.9% 及 3.4%；同時期美國 ECA 數據爲 2% [84]。

四、人口社會學特性的分布

精神疾病的盛行及發生率在年齡、性別、經濟、都市化程度等特性上，隨疾病呈現不同程度的差異 [50,64,67]。

雖然疾病的盛性率基本上隨著年齡而增加，疾病發生的高峰期卻因病而異。從美國 ECA 一系列的研究顯示，思覺失調症的發生率從青春期急速爬升，在 25-27 歲達高峰後緩慢下降，躁鬱症的發生類似地在 25 歲前達到高峰。物質使用疾患的高峰期也是在 20-25 歲前達到高峰；然而，憂鬱症的發生高峰期相對來的晚了 10 年左右（35-45 歲）[50]。在性別方面，思覺失調、自閉症、注意力不足 / 過動症的盛行率，大抵上男性均高於女性（男女性別比爲 2~4），物質使用疾患的男女性別多落在 5~6。躁鬱症的性別比例趨近，憂鬱症、焦慮症、飲食疾患的性別比則大約爲 1 / 2~1 / 3 [41,45,85]，且憂鬱症的性別差異常於青春期後顯現。以憂鬱症爲例，一份近期系統分析顯示 DSM / ICD 診斷工具研究的男女性盛行率分別爲 3.1% 及 5.5%，症狀量表工具的值則爲 11.6% 及 17.0%。精神疾病的性別差異，除了反映性別間不同的易感性、生物及社會層級的危險因素，也可能來自不同的求醫歷程、醫囑遵從行爲及治療反應；這也是在解讀不同收案流程（社區調查與臨床研究及其結果）的性別差異時，所需要留心的 [28]。

大抵而言，精神疾病較常見於社會經濟的弱勢階層 [86]，然差異比因生命發展階段（青春期、青壯年、中老年等）及社會經濟指標（如收入、教育程度、職業、貧窮等）而異。都市化程度較高地區，嚴重性精神疾病（SMI）盛行率也較高 [48,87,88]。社會經濟地位與精神疾病的相關性，可能涉及雙向的社會因果（social causation）及社會選擇（social selection / drift）。社會因果假設低社經地位藉由逆境、壓力、不良物質環境等因素增加精神疾病的風險，而社會選擇則認爲精神疾病（或前期症狀）會影響個體在社會階層進升或維持的能力，導致無法脫離低社經或轉移到較低的社經位置。研究顯示，社會因果機制在憂鬱及物質使用疾患較爲重要，社會選擇的機轉則在思覺失調症較爲明顯 [89]。

五、疾病負擔

罹患精神疾病除了影響角色功能及生活品質，亦增加罹患其他身體疾病及過早死亡的風險 [24,37,66,69,90-92]。2016 年有超過十億人口身受心理及成癮疾患困擾，影響全球近 16% 的人口。根據最新一期全球疾病負擔研究顯示，精神疾病（憂鬱、焦慮、思覺失調、雙相情緒障礙症、自閉症、注意力缺乏 / 過動、飲食疾患、發展智能礙障、行爲規範障礙、其他疾患）於 2019 年貢獻 4.9% 全球失能校正人年（disability-adjusted life year, DALY）損失，造成近 125.3 百萬人年損失，爲排行第七的疾病種類 [93]。因上述 10 項精神疾病對早逝的影響不大，在人年損失絕大部分是來自失能損失年（因身體障礙造成的健康壽命損失的年數，Years of healthy life lost due to disability, YLD）的情況下 [93]，間接說明精神疾病是影響失能損失年排名第二的原因（14.5%）。然上述估算方式因無加入其他如物質使用疾患（18.1 百萬）、自傷（34.1 百萬）、阿茲海默症與失智（25.3 百萬）等失能校正人年，明顯低估整體精神疾病的疾病負擔的影響 [73,94,95]。以 2016 年爲例，精神疾病造成近 162.5 百萬失能校正人年，占全球損失的 6.8%。

精神疾病的負擔明顯因區域及人口學特性而異 [92]。Rehm 及 Shield 分析 2016 年資料後發現，精神疾病失能校正人年與國家經濟發展及收入不平等呈現正相關；當以國民生產毛額與吉尼係數評估時，皮爾森相關係數分別爲 0.55 及 0.56 [73]。在個人層級，影響全球女性失能校正人年的前三名精神疾病依序爲憂鬱症、焦慮症及藥物使用疾患，男性則爲憂鬱症、藥物使用疾患及酒精使用疾患 [73]。年輕族群是國家未來發展的基礎，精神疾病造成的疾病負擔逐漸受到關注。2010 年精神疾病造成 0-24 歲 5.7% 失能校正人年損失；在中等及高收入國家，精神疾病更是造成失能損失年（YLD）的首要因素，貢獻高達 23.8% 及 34.8% [96]。不論是心理疾患或物質使用疾患，失能校正人年損失的高峰期均落於青壯年（20-24 及 25-29 歲）階段 [97]。在 20-24 歲族群中，就精神疾病而言，影響失能損失年最多的是憂鬱症、焦慮症及藥物使用疾患；就危險因子而言，酒精則是排名第一的因素 [98]。

近期一項臺灣的研究指出，20-29 歲此年齡層中，思覺失調症患者男女性預估有 15 及 9 年的損失人年 [90]。死亡原因以非自然死因（如自殺、意外等）的風險尤爲突出；以臺灣青壯族群爲例，男性思覺失調症及躁鬱症在非自然死因的標準化死亡比爲 5.6 及 12.6，而女性則爲 7.9 及 13.9 [37]。精神疾病的負擔不僅影響患病者本人，也影響家庭及社會。一項臺灣的研究指出，在 20-29 歲年齡層中，男性思覺失調症的終生醫療費用預估爲美金 48,000（近台幣 1,440,000）元，女性則約美金 53,000（近台幣 1,590,000）元。此外，父母雙方任一人有嚴重精神疾病者，其子女在五歲前早夭的標準化死亡比爲 1.8，自然與非自然死因的數值分別爲 1.8 及 8.4 [32]。值得注意的是，抗精神藥物（如 clozapine 及 olanzapine）的使用，會增加肥胖及代謝症候群的罹患風險。臺灣超過三成以上思覺失調症患者有代謝症候群 [99]，此現象也間接增加臨床治療的複雜性，甚或影響病患就醫及醫囑遵從行爲。

第四節　分析及實驗性流行病學

一、概念架構

多數精神疾病發生的危險因子極爲多元，無所謂充分及必要因素。體質－壓力（diathesis-stress）及傾向－激發（predisposition-excitation）模式觀點（見圖 16-3），將影響精神疾病的因素分成先天體質與後天環境兩個面向 [100,101]，而精神疾病的發生是在先天體質及環境壓力暴露總和超過閾値的結果。如個體體質（如遺傳、神經系統、家族史等）的暴露較高，其對環境壓力的承受能力就降低；如果環境中的壓力不高，即使個體較脆弱（vulnerable），個體亦能承受且功能順利運作，然而當環境壓力（如經歷貧窮、工作不穩定或失業、兒虐等）增加，具脆弱體質個體就易產生症狀、精神疾病或失能。閾値曲線除了受個體發展階段與疾病種類而異，生命歷程的經驗也須納入考慮。從預防的觀點，可以從群體或個體層級減少壓力事件或增加社會支持，作爲降低社區中的精神疾病與其傷害的策略。

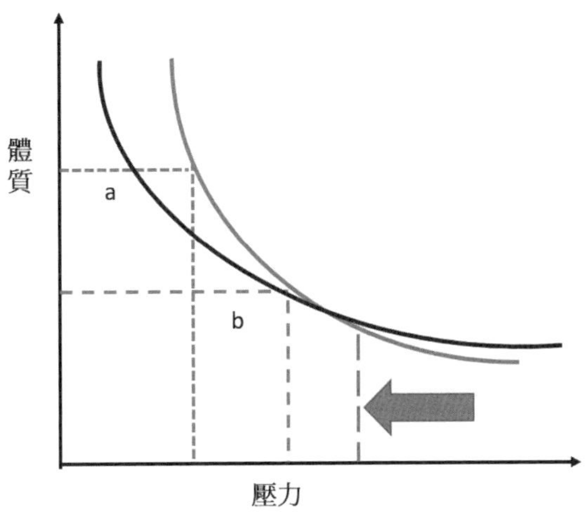

圖 16-3：體質－壓力模式

二、危險／保護因子

就如大部分的慢性病，精神疾病的致病因子與作用機轉是多步驟（multi-stage）、多病因（multifactorial etiology）——即致病因素的貢獻因疾病自然史發展階段有所不同 [5,12,27,50,64,102]。在本文，危險因子係指增高精神疾病發生，或促進自然史演進至下一階段有關的因素，因素的存在必須在疾病發生之前，不必然等於致病因素（cause）；保護因子則指精神疾病發生或在自然史演進至下一階段，與風險降低有關的因素。橫斷式調查、病例對照、縱貫式追蹤研究等是常見用來探討精神疾病危險／保護因子的研究設計。近十年來，歐美國家研究經費資助逐漸聚焦在可改變（modifiable）的因素及生物指標，期能提供更多介入方案的設計與規劃的實證基礎 [12,50,61]。

（一）遺傳

遺傳在許多精神疾病扮演重要的角色。從家庭研究、雙胞胎、領養研究中，確定遺傳對精神疾病發生與臨床表徵的影響 [39,103]。一等親內家族史增加疾病罹患的風險比從阿茲海默的 4 倍到自閉症的 150 倍。行爲遺傳學藉由雙胞胎等研究設計，估計精神疾病的遺傳性（heritability）。精神疾病遺傳性的估算亦因研究族群、收案定義及樣本數而有所差異，思覺失調症的遺傳性較高，多高於 80%（即疾病風險變異中，有高達 80% 受遺傳因素影響），注意力不足 / 過動的遺傳性值約爲 70%-80%，物質使用疾患的遺傳性約 40%-60%，而憂鬱症遺傳性則落在 35%-50% 的範圍 [50]。連鎖研究（linkage study）或關聯性研究（association study）等分子遺傳學研究，則藉由目標或全基因組找尋候選基因（或染色體上的位置）[38,104]。臺灣的漢族因爲肝臟細胞負責乙醇代謝之 ALDH 缺損，無法正常代謝酒精轉化成的乙醛，在受乙醛累積而易產生臉紅、頭痛、嘔吐等不適症狀後，減少或停止喝酒，使得攜帶有 ALDH2 *2 基因型（尤其是 ALDH2 *2/*2）成爲酒癮的保護因子 [104]。基因對於精神疾病的影響，可能受環境影響。一項於紐西蘭於 1,000 多名兒童進行的長期追蹤研究顯示，攜帶短 5HTT gene-linked polymorphic region（5HTTLPR）短序對偶基因者，其青壯年時期憂鬱症比例會增加；然此基因相關增加僅在經歷四項以上壓力事件或童年經歷虐待者顯現 [105]。

（二）產前及生命早期的暴露 [5,12,50,106]

目前研究顯示，成年健康與疾病的發展可溯及生命早期環境的影響。一系列的研究指出，子宮內營養不良、壓力（地震、家庭暴力等）、感染（如流感）、藥物（如酒精、非法精神作用性物質）等因素，亦是增加發展性疾患與精神疾病的危險因子。1944-1945 年荷蘭及 1956-1961 年中國大躍進時的饑荒暴露經驗，會增加後代大約兩倍罹患思覺失調症的風險 [107]。英國的 Avon Longitudinal Study of Parents and Children 從第三孕期至青春期追蹤近 8,000 名兒童發現，媽媽孕期的高度焦慮會增加後代在 4 歲、7 歲、9 歲、11.5 歲及 13 歲罹患可能（Probable）精神疾病風險近兩倍 [108]。子宮內及嬰兒期是建構神經系統與心智功能的重要時期。母親物理與心理壓力的暴露，可藉由下視丘－腦垂體－腎上腺軸的反應、免疫活化、胎盤功能、腸道菌及感知經驗等途徑，改變影響腦部後續的發展與成熟過程，增加罹患不同精神疾病的風險。孕期酒精的暴露也顯示會增加後代胎兒酒精症候群、行爲規範障礙症及注意力不足 / 過動症的風險 [109]。有鑑於孕期酒精暴露與後代發展及精神疾病的相關性，在近期 DSM-V 中，將酒精暴露神經行爲相關疾患 Neurobehavioral Disorder Associated with Prenatal Alcohol Exposure（ND-PAE）列入觀察疾患名單，針對神經認知功能、自我控管及調節功能三面向做進一步的研究。

（三）壓力事件及社會環境

壓力（stress）暴露一直是流行病學探討社會環境對精神疾病發生、持續、復發、與後續結果的研究重點（尤其是憂鬱及焦慮症），其扮演的角色涉及危險因子、觸發因子（trigger）、中介因子到修飾因子（effect modifier）。壓力來源大抵可分成一般生活壓力（如離婚、失業）、災難事件（如天災）、童年創傷（如虐待、忽略及霸凌）以及少數身分壓力（如性別少數）。一系列的研究顯示，童年創傷不但增加情感、焦慮、物質使用及侵擾行爲障礙的發生 50%-100%，亦會增加精神疾病臨床問題的持續 [110-113]。世界衛生組織心理衛生調查進一步分析指出，高收入國家與中等收入國家的精神疾病中，有 28.7% 及 30% 可歸因於童年逆境經驗（adverse childhood experience, ACE）；此可歸因比例在行爲疾患（如物質使用疾患）中更高達 44% 與 47% [113]。事實上，創傷對人後續罹患精神疾病風險的角色，因創傷種類、暴露頻率、個體特質（如遺傳、人格與韌性）與社會環境支持有關 [105]。貧窮是增加精神疾病罹病風險的已知危險因子，亦是影響生活場域中壓力事件發生的來源 [89,114]。美國 Great Smoky Mountains Study 是一項探討北卡印地安保留區兒少發展精神疾病的長期追蹤研究。研究進行期間適逢賭場設立，保留區部分家庭因賭場回饋信託基金而脫貧。在自然實驗（natural experiment）設計下，杜克大學的 Costello 等發現，未介入前貧窮組兒少的精神及情緒症狀分數，顯著高於非貧窮組；因回饋金介入脫貧的兒少，其精神及情緒症狀分數均有顯著改善 [115]。巨觀的社會環境（如媒體、經濟環境與政策）也在精神疾病及自殺行爲上扮演相當的角色 [53,116-118]。2005 年 4 月，影藝界名人倪敏然的自殺，造成電視新聞臺及平面媒體長達兩個星期以上的連續報導。鄭泰安等研究發現，此種聳人聽聞、同情且鉅細靡遺的報導方式促成後續模仿效應。倪自殺後一個月，男性自殺風險增加 17%，且多與倪相同採上吊自殺 [116]。對於過去曾嘗試自殺者，因爲模仿、合理化、無望感及學習自殺方法，使得再次自殺的風險增加近 52 倍 [119]。

（四）汙名（stigma）

精神疾病汙名化是精神患者或高風險族群尋求專業協助及復原歷程的障礙 [70,120]。依照認知行爲模式，汙名伴隨著認知層級的刻板印象、情感層級的偏見與行爲層級的歧視三個緊密相關的元素（見圖 16-4）。刻板印象（stereotype）是大眾對於特定社會族群的知識結構，伴隨著負面評價；如精神病患者是有暴力傾向的，是能力不足的，是不負責任的 [120] 。人們可經由接觸或媒體暴露產生甚或強化刻板印象。偏見是對特定族群因刻板印象產生的情感反應，如對前述暴力的危險產生的恐懼或不適。負向情感可能影響歧視行爲的產生——針對特定族群外顯的，負面的行動，如逃避、排擠、攻擊等。汙名大抵可以分成四種類：大眾汙名、自我汙名、逃避標籤及結構式汙名 [70]；自我汙名可能傷害患者的自尊與自我效能，逃避標籤則常降低患者的就醫意願及醫囑遵從性。汙名的程度也依精神疾病種類而異；相較於憂鬱症，臺灣民眾反映思覺失調症的暴力傾向與不可預測較高，且較不願意與思覺失調症患者聯繫互動 [120] 。

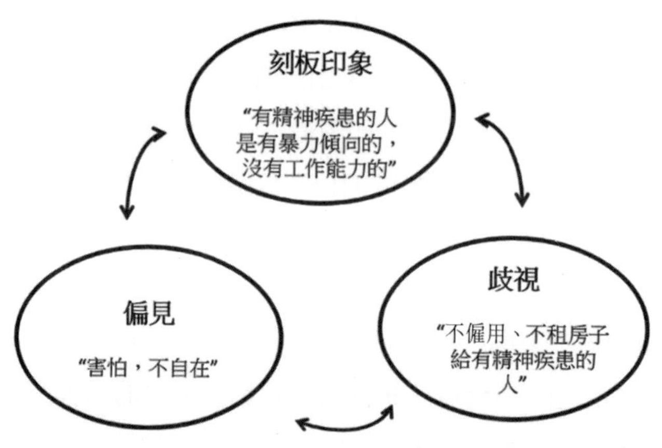

圖 16-4：精神疾病汙名化的認知行為模式

三、精神疾病與物質使用預防

公共衛生的一項特色是重視「預防甚於治療」。公共心理衛生的預防任務，除了減少疾病的發生，更積極地在群體層級經由強化福祉以促進心理健康。因爲社會及經濟因素在心理衛生與精神疾病中扮演重要角色，有效的心理衛生促進往往有賴非衛生部會的跨部會合作，包括教育、勞工、交通、國土規劃、媒體、司法系統等。常見的有效心理衛生促進，包括生命早期的親職教育，經由家訪的方式提供諮商或強化親子互動，提升照顧者的敏感性及嬰孩依附行爲，培養孩童的韌性、增加心理健康及福祉，更積極減少精神疾病（如行爲規範障礙症、物質使用疾患等）的發生 [102,121] 。其他心理健康促進計畫如學齡階段的生活技巧訓練（life skills training）、成人職場的壓力認知及風險管理，以及老人族群的社交活動方案等。

1994 年美國國家醫學院（Institute of Medicine）發表 *Reducing Risks for Mental Disorders: Frontiers for Preventive Intervention Research* 一書 [122,123]，將「預防」界定爲臨床可診斷之疾病發生前的介入措施，「治療」是爲改善症狀或治癒疾病而提供的服務，「維持」則是強化復健以及減少復發或再發（見下列圖 16-5）。美國國家醫學院採用 Gordon 早期三段預防的概念，將「預防」分成：

- 全面性預防（Universal prevention）——目標爲全部族群，如以學校爲基礎推動生活技能訓練，以預防菸品、酒精及毒品使用。
- 選擇性預防（Selective prevention）——目標爲由生物、社會或心理指標界定的高風險次族群，如精神疾病患者的後代。
- 指標性預防（indicative prevention）——目標爲已經有亞臨床症狀，但尚未符合診斷或具有特定精神疾病體質生物指標的個體。

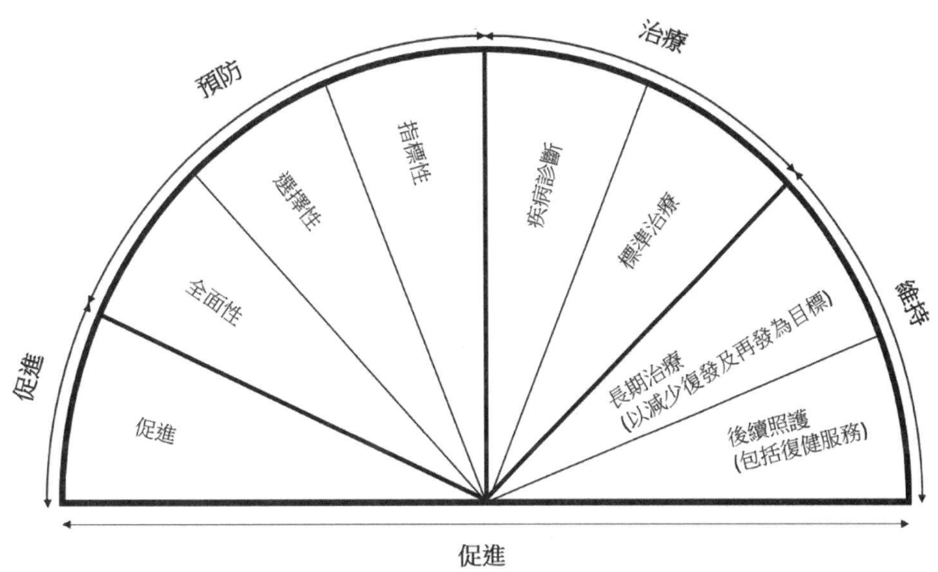

圖 16-5：美國國家醫學院心理衛生預防光譜

許多精神（認知、情緒、行爲）疾患的自然史具慢性、緩解及多次復發的特性。隨著對精神疾病多病因及多步驟的瞭解，公共衛生及行爲科學的團隊開始探究預防精神疾病發生，以及惡化的原理，並發展、執行及評估在不同生命歷程與生態場域的預防策略。一項統合分析整理 1995-2003 年期間進行的 16 項精神疾病（標的以憂鬱症居多）隨機分派預防研究，顯示預防可以減少近 27% 的新發生

個案 [124]，其中在指標性預防計畫的相對危險性為 0.58（0.37-0.92）。這項初步的分析，給了精神疾病預防學界及實務界一劑強心針，也讓後續的心理衛生／精神疾病的預防投入日趨規模化。

時間與空間是心理衛生促進及精神疾病預防計畫發展的重要參數 [102]。時間指的是研究族群的生命歷程，以及成效持續時間；空間指的是族群生態系統及預防執行的場域。依照精神發展病理學，多數精神疾病的危險／保護因子在生命早期已表現，而一些精神疾病的前驅症狀於青春期前即顯現。預防策略設計的原理，大抵依據目前已知的危險／保護因子及致病機轉。針對可改變因子（如父母教養行為或校園霸凌等），著重在減少危險因子及增加保護因子的暴露；針對不可改變因子（如家族史），則著重改變中介因子，以減少或減緩疾病的發生。預防計畫效果評估的時間軸，需要將精神疾病的致病過程、自然史演化與生命歷程列入規劃參考，但長期的追蹤評估不僅對預防介入隨時間變化的效果有所瞭解，也有助深入瞭解標的精神疾病的特性及探討預防的中介因素的路徑。

生態系統學派運用過程、人、環境、時間（Process-Person-Context-Time）去探究精神疾病的演進與發生。相對於傳統宿主－環境－病原模式中環境的平面化，生態系統的環境是層層套疊的，人位居圓核心，環境包含與個體日常互動的微觀系統（如家庭、學校）、外系統（媒體、社區等），到最遠的鉅觀系統（如文化、法律等）[117,125]。環境的定義超越空間環境，包括社會環境及其成員（如家庭的父母、辦公室的同仁、社區中鄰居等）；環境之間並非獨立，而是有相關甚或因果關係（如勞工法影響照顧者的工時等）。環境對人的影響並非總是單向，而是相互影響的（reciprocal），例如：個體罹病狀態會影響系統對其期待與互動方式。值得注意的是，人與環境的互動會因為時間（如個體年紀、時期）而異，因標的預防疾患指標而不同（如行為、情緒等），使得預防介入的內容、執行預防的場域亦須按目標族群的年齡或發展階段調整 [126]。

目前大多危險因子與心理衛生／精神疾病的相關性不具特異性，不是所謂的必要或充分因子。真實世界裡，危險因子常是相關甚或是聚集的；一旦個體的易感受性增加，往往暴露在多項危險因子中。故針對單一因子設計的預防介入計畫，其效果相當有限 [102]，因此精神疾病的介入計畫通常會依據理論，同時針對多項危險因子進行。但也因為不具特異性，一些心理衛生／精神疾病可能共享類似的危險因子或機轉，預防介入計畫亦有可能帶來標的疾患以外的好處。一項針對國小一、二年級學生，於巴爾的摩公立國小執行的全面性預防（Good Behavior

Game, GBG），根據生命歷程及社會場域理論，利用班級管理與酬償強化正向行爲，以期預防物質使用及臨床問題。在追蹤長達 12-13 年，至其成年早期後發現，GBG 不單顯著減少物質使用疾患、反社會人格疾患、偏差及犯罪行爲，也減少自殺與學校心理衛生服務利用，屬具投資效益的全面性預防計畫 [127]。

四、預防及介入方案的執行

雖然一些心理衛生、精神疾病或行爲問題的隨機對照試驗顯示良好的預防成效，但眞正應用及推動這些預防方案的並不多。正如身體疾患的醫療處置，在臨床實驗證明某藥物有效後，眞正的好處來自於病患實際的使用，是以隨後的挑戰是如何讓醫療機構與病人知道有這一藥物？如何增加病人對這些藥物的可得性及可近性？如何讓病人維持醫囑行爲？而較臨床醫療處置更具挑戰的，是精神疾病或行爲問題的預防介入計畫內容及執行方式，不限於「藥物」的服用或注射，更常涉及心理或社會理論的認知行爲治療、晤談或團體活動。一些預防計畫參與的對象大多不僅限於個體（案），也需要家人、教師、護理師、或社區成員的參與；執行預防的場域，常需要多社會機構或單位（如家庭、學校、社區等）的投入 [126]。

精神疾病或行爲問題預防計畫在眞實世界的大規模推動，實有賴一項近 20 年來興起的專業——執行科學（Implementation science）——研究促進整合研究實證及健康照護政策實務的方法，分成散播及執行（Dissemination and Implementation, D & I）研究 [128,129]。散播研究是探討有目標的散布資訊及預防方法到特定的受眾，目的是爲了瞭解如何傳播及維持預防相關的知識與實證。執行研究爲應用策略來採用及整合實證預防策略到特定的場域（如臨床及社區），以期改善病患及族群健康 [130-132]。執行科學基本上建構在一個問題：如何讓實證成爲實務操作的依據，讓實證基礎的預防介入變成標準服務，並讓更多人得其益？爲回答此問題，Proctor 針對心理衛生服務的執行研究發展一概念架構 [131,132]。除了傳統的顧客成果，預防介入的執行研究成果強調服務（或方案）推動過程的可行性、依從性、滲透性、可接受性、可維持性、採用性、及費用等指標（見下列圖 16-6）。

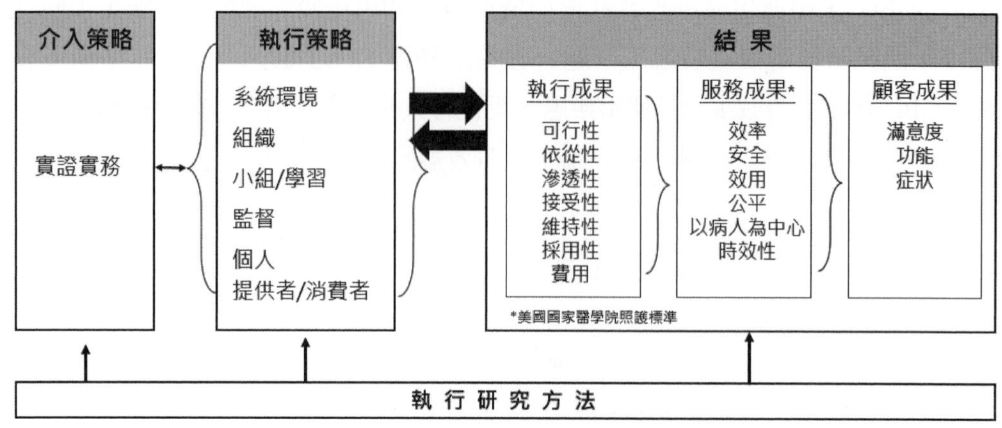

圖 16-6：Proctor 的執行研究概念架構

結 語

從永續發展的觀點，心理衛生不該僅是全球衛生，更是全球發展的優先事項。精神流行病學是探究精神疾病的概念定義、自然史、疾病率、決定因素及預防介入的學問。在心理衛生與精神疾病造成個體、家庭及社會負擔日趨增加的背景下，上述各項流行病學的數據是建構國家心理衛生政策的重要基礎 [133]。不論是促進心理衛生、預防精神疾病的發生、規劃早期偵測及提供適當治療機會、改進精神疾病者的健康及社會功能，以及減少精神疾病相關的損失人年，均有賴流行病學從群體觀點提供本土的實證資料。

如何利用卻不誤用（濫用）數據，瞭解實證的落差或缺口，在臺灣目前精神疾病患者仍是被標籤、歧視、邊緣化，甚至不受重視（相較於身體疾病）的情況下，是精神流行病學應用於政策規劃時必須面對的難題及考驗。如在大型流行病學社區調查中，缺乏或民眾參與相關研究意願不高的情況下，如何從健保資料中窺探心理衛生與精神醫療服務，從疾病篩檢偵測、首次發作求醫、預後發展，到社區復健的衛生及社政服務之落差，以及過程中的障礙與決定因素；又如機構內（如監所、安置機構）群體的精神疾病之高盛行率，反映的不僅是前端群體層級的預防介入處置所累積的落差，更顯現機構單位對精神衛生服務及專業人員的需求。此外，雖然精神疾病的發生及復元，深受生理及社會因素影響，相對於以醫學模式（或藥物）治療爲基礎的發表，有關微觀系統（如學校）、外系統（如社區)、到鉅觀系統（如政策）[117,125,126] 的環境壓力、疾病的處置或介入（如社區治療或社會復歸)、汙名與歧視、次族群的異質性，甚或政策（如強制住院、身心障礙權利公約）等影響，臺灣仍需要更多系統性觀點的探討、實證的累積，以及參與性倡議 [8,20,129,134] 。

關鍵名詞

組合型國際診斷訪談（Composite International Diagnostic Interview, CIDI）
精神疾病診斷與統計手冊（Diagnostic and Statistical Manual of Mental Disorders, DSM）
體質－壓力（diathesis-stress）
光譜狀（spectrum）
疾患（disorder）
指標性預防（indicative prevention）
思覺失調症國際先驅研究（International Pilot Study of Schizophrenia, IPSS）
終生盛行率（lifetime prevalence）
多資料提供者評估（multi-informant assessment）
發作（onset）
期盛行率（period prevalence）
點盛行率（point prevalence）
疾病前期（prodromal）
研究領域準則（Research Domain Criteria, RDoC）
選擇性預防（selective prevention）
嚴重精神疾病（serious mental illness, SMI）
半結構式（semi-structured）
社會因果（social causation）
社會選擇（social selection/drift）
汙名（stigma）
全面性預防（universal prevention）

複習問題

1. 試說明精神疾病的定義及特性。
2. 試說明精神流行病學調查的資料來源及可能的優缺點。
3. 試舉例精神疾病流行病學社區調查的收案研究設計。
4. 請說明精神疾病流行病學調查在特殊族群可能遭遇的困難。
5. 簡單說明精神疾病自然史的概念。
6. 試說明精神疾病流行病學常見的三項盛行率指標及其用途。
7. 試說明社會經濟地位與精神疾病的相關性的可能機轉。
8. 何謂汙名？試說明精神疾病汙名化可能的影響。
9. 請針對一精神疾病，簡單說明可能的危險及保護因子。
10. 試說明美國國家醫學院預防精神疾病的三階段預防。

引用文獻

1. Omram AR. The epidemiologic transition: a theory of the epidemiology of population change. Bulletin of the World Health Organization 2001;**79**:161-70.
2. Faris REL, Dunham HW. Mental Disorders in Urban Areas: An Ecological Study of Schizophrenia and Other Psychoses. 1st ed. University of Chicago Press, 1939.
3. Grob GN. The origins of American psychiatric epidemiology. American Journal of Public Health 1985;**75**:229-36.
4. Demazeux S. Psychiatric epidemiology, or the story of a divided discipline. International Journal of Epidemiology 2014;**43**:i53-i66.
5. Mechanic D, McAlpine DD, Rochefort DA. Controlling mental illness. Theory, research, and methods of intervention. In: Mechanic D, McAlpine DD, Rochefort DA, eds. Mental Health and Social Policy: Beyond Managed Care. Pearson Higher Ed, 2013;102-38.
6. Yang HJ, Chen WJ, Soong WT. Rates and patterns of comorbidity of adolescent behavioral syndromes as reported by parents and teachers in a Taiwanese nonreferred sample. Journal of the American Academy of Child & Adolescent

Psychiatry 2001;**40**:1045-52.

7. Dohrenwend BP, Dohrenwend BS. Perspectives on the past and future of psychiatric epidemiology. The 1981 Rema Lapouse Lecture. American Journal of Public Health 1982;**72**:1271-9.

8. Editorial. Brain health and its social determinants. Lancet 2021;**398**:1021.

9. Lovell AM. The World Health Organization and the contested beginnings of psychiatric epidemiology as an international discipline: one rope, many strands. International Journal of Epidemiology 2014;**43**:i6-i18.

10. Lin TY, Standley CC. The scope of epidemiology in psychiatry. Geneva: World Health Organization, 1962.

11. Sartorius N, Cooper J, Cheng AT, Chong MY. Professor Tsung-yi Lin. The Psychiatrist 2011;**35**:36.

12. Keyes KM, Schwartz SB, Susser ES. Chapter 34 Psychiatric Epidemiology. In: Lash TL, VanderWeele TJ, Haneuse S, Rothman KJ, eds. Modern Epidemiology. Philadelphia; New York; London: Wolters Kluwer Health/Lippincott Williams & Wilkins Philadelphia, 2021;875-94.

13. Lin TY. Evolution of mental health programme in Taiwan. American Journal of Psychiatry 1961;**117**:961-71.

14. Lin TY, Chu HM, Rin H, Hsu CC, Yen EK, Chen CC. Effects of social change on mental disorders in Taiwan: observations based on a 15-year follow-up survey of general populations in three communities. Acta Psychiatrica Scandinavica 1989;**79**:11-33.

15. American Psychiatric Association. Diagnostic and statistical manual of mental disorders: DSM-5. 5th ed. Arlington, VA: American Psychiatric Association, 2013.

16. Burger H, Neeleman J. A glossary on psychiatric epidemiology. Journal of Epidemiology & Community Health 2007;**61**:185-9.

17. Henderson AS. Psychiatric epidemiology now: some achievements and prospects. Epidemiology and Psychiatric Sciences 2012;**21**:161-6.

18. NIMH Information Resource Center. Research Domain Criteria (RDoC). Available at: https://www.nimh.nih.gov/research/research-funded-by-nimh/rdoc.

19. Billieux J, Stein DJ, Castro-Calvo J, Higushi S, King DL. Rationale for and usefulness of the inclusion of gaming disorder in the ICD-11. World Psychiatry 2021;**20**:198.

20. 人權公約實施監督聯盟：聯合國九大核心人權公約。取自 https://covenantswatch.org.tw/un-core-human-rights-treaties/。引用 2022/02/04。

21. Wakefield JC. The concept of mental disorder: diagnostic implications of the harmful dysfunction analysis. World Psychiatry 2007;**6**:149.

22. Plana-Ripoll O, Lasgaard M, Mneimneh ZN, McGrath JJ. The evolution of psychiatric epidemiology: where to next? Canadian Journal of Psychiatry 2021;**66**:774-7.

23. Fuhrer R, Anderson KK. Teaching a course in psychiatric epidemiology. In: Olsen J, Saracci R, Trichopoulos D, eds. Teaching Epidemiology: A Guide for Teachers in Epidemiology, Public Health and Clinical Medicine. 3rd ed. New York, NY: Oxford University Press, 2010;338-55.

24. Chen YH, Lee HC, Lin HC. Mortality among psychiatric patients in Taiwan—results from a universal National Health Insurance programme. Psychiatry Research 2010;**178**:160-5.

25. Fang SY, Huang N, Tsay JH, Chang SH, Chen CY. Excess mortality in children born to opioid-addicted parents: a national register study in Taiwan. Drug and Alcohol Dependence 2018;**183**:118-26.

26. Jablensky A. Research methods in psychiatric epidemiology: an overview. Australian & New Zealand Journal of Psychiatry 2002;**36**:298-310.

27. Slade T, Degenhardt L, Wang PS, et al. Psychiatric epidemiology. Psychiatry 2015;**1**:407-34.

28. Chien IC, Chou YJ, Lin CH, Bih SH, Chou P. Prevalence of psychiatric disorders among National Health Insurance enrollees in Taiwan. Psychiatric Services 2004;**55**:691-7.

29. Chiang CL, Chen PC, Huang LY, et al. Time trends in first admission rates for schizophrenia and other psychotic disorders in Taiwan, 1998-2007: a 10-year population-based cohort study. Social Psychiatry and Psychiatric Epidemiology 2017;**52**:163-73.

30. Dean K, Laursen TM, Pedersen CB, Webb RT, Mortensen PB, Agerbo E. Risk of being subjected to crime, including violent crime, after onset of mental illness: a Danish national registry study using police data. JAMA Psychiatry 2018;**75**:689-96.

31. Kendler KS, Ji J, Edwards AC, Ohlsson H, Sundquist J, Sundquist K. An extended Swedish national adoption study of alcohol use disorder. JAMA Psychiatry 2015;**72**:211-8.

32. Chen YH, Chiou HY, Tang CH, Lin HC. Risk of death by unnatural causes during early childhood in offspring of parents with mental illness. American Journal of Psychiatry 2010;**167**:198-205.

33. Chou IJ, Kuo CF, Huang YS, et al. Familial aggregation and heritability of schizophrenia and co-aggregation of psychiatric illnesses in affected families. Schizophrenia Bulletin 2017;**43**:1070-8.

34. Munk-Jørgensen P, Kastrup M, Mortensen P. The Danish psychiatric register as a tool in epidemiology. Acta Psychiatrica Scandinavica 1993;**87**:27-32.

35. Miettunen J, Suvisaari J, Haukka J, Isohanni M. Use of register data for psychiatric epidemiology in the Nordic countries. Textbook of Psychiatric Epidemiology 2011:117-31.

36. Fazel S, Långström N, Hjern A, Grann M, Lichtenstein P. Schizophrenia, substance abuse, and violent crime. JAMA 2009;**301**:2016-23.

37. Pan YJ, Yeh LL, Chan HY, Chang CK. Transformation of excess mortality in people with schizophrenia and bipolar disorder in Taiwan. Psychological Medicine 2017;**47**:2483-93.

38. Wu LSH, Huang MC, Fann CSJ, et al. Genome-wide association study of early-onset bipolar I disorder in the Han Taiwanese population. Translational Psychiatry 2021;**11**:1-8.

39. Lee M, Chen C, Lee C, et al. Genome-wide association study of bipolar I disorder in the Han Chinese population. Molecular Psychiatry 2011;**16**:548-56.

40. Cheng AT, Chen WJ. Alcoholism among four aboriginal groups in Taiwan: high prevalences and their implications. Alcoholism: Clinical and Experimental Research 1995;**19**:81-91.

41. Lee CS, Liao SF, Liu IC, Lee WC, Cheng AT. Incidence of first onset alcohol use disorder: a 16-year follow-up in the Taiwanese aborigines. Social Psychiatry and Psychiatric Epidemiology 2013;**48**:955-63.

42. Cheng A, Tien A, Chang C, et al. Cross-cultural implementation of a Chinese version of the Schedules for Clinical Assessment in Neuropsychiatry(SCAN)in Taiwan. British Journal of Psychiatry 2001;**178**:567-72.

43. 張景瑞、李朝雄、劉嘉逸等人：臺灣中文版神經精神醫學臨床評估表（SCAN）之發展。臺灣精神醫學 2002；**16**：25-34.

44. Chen Y-L, Chen WJ, Lin K-C, Shen L-J, Gau SS-F. Prevalence of DSM5 mental disorders in a nationally representative sample of children in Taiwan: methodology and main findings. Epidemiology and Psychiatric Sciences 2020;**29**,e15:1-9.

45. Gau SS, Chong MY, Chen TH, Cheng AT. A 3-year panel study of mental disorders among adolescents in Taiwan. American Journal of Psychiatry 2005;**162**:1344-50.

46. Demyttenaere K, Bruffaerts R, Posada-Villa J, et al. Prevalence, severity, and unmet need for treatment of mental disorders in the World Health Organization World Mental Health Surveys. JAMA 2004;**291**:2581-90.

47. Wittchen HU. Reliability and validity studies of the WHO-Composite International Diagnostic Interview (CIDI): a critical review. Journal of Psychiatric Research 1994;**28**:57-84.

48. Liao SC, Chen W, Lee MB, et al. Low prevalence of major depressive disorder in Taiwanese adults: possible explanations and implications. Psychological Medicine

2012;**42**:1227-37.

49. Eaton WW, Hall AL, Macdonald R, Mckibben J. Case identification in psychiatric epidemiology: a review. International Review of Psychiatry 2007;**19**:497-507.

50. Eaton WW, Fallin MD. Public Mental Health. 2nd ed. New York, NY: Oxford University Press, 2019.

51. Kessler RC. Psychiatric epidemiology: challenges and opportunities. International Review of Psychiatry 2007;**19**:509-21.

52. Anthony JC, Folstein M, Romanoski AJ, et al. Comparison of the lay diagnostic interview schedule and a standardized psychiatric diagnosis: experience in eastern Baltimore. Archives of General Psychiatry 1985;**42**:667-75.

53. Fu TST, Lee CS, Gunnell D, Lee WC, Cheng ATA. Changing trends in the prevalence of common mental disorders in Taiwan: a 20-year repeated cross-sectional survey. Lancet 2013;**381**:235-41.

54. Chen CH, Chen WJ, Cheng AT. Prevalence and identification of alcohol use disorders among nonpsychiatric inpatients in one general hospital. General Hospital Psychiatry 2004;**26**:219-25.

55. 郭千哲、陳為堅、鄭泰安：Validity of the CAGE questionnaire in a primary care setting in Taiwan: a cross-cultural examination。中華公共衛生雜誌 1999；**18**：87-94。

56. Eaton WW, Smith C, Ybarra M, Muntaner C, Tien A. Center for Epidemiologic Studies Depression Scale: review and revision(CESD and CESD-R). In: Maruish ME, ed. The Use of Psychological Testing for Treatment Planning and Outcomes Assessment: Instruments for Adults. Lawrence Erlbaum Associates Publishers, 2004;363-77.

57. Chien C, Cheng T. Depression in Taiwan: epidemiological survey utilizing CES-D. Seishin shinkeigaku zasshi 1985;**87**:335-8.

58. Tsai FJ, Huang YH, Liu HC, Huang KY, Huang YH, Liu SI. Patient health questionnaire for school-based depression screening among Chinese adolescents. Pediatrics 2014;**133**:e402-e9.

59. Goldberg DP, Cooper B, Eastwood MR, Kedward H, Shepherd M. A standardized psychiatric interview for use in community surveys. British Journal of Preventive & Social Medicine 1970;**24**:18-23.

60. Yang HJ, Soong WT, Chiang CN, Chen WJ. Competence and behavioral/emotional problems among Taiwanese adolescents as reported by parents and teachers. Journal of the American Academy of Child & Adolescent Psychiatry 2000;**39**:232-9.

61. Mechanic D, McAlpine DD, Rochefort DA. Psychiatric epdemiology. Science, counting, and making sense of the numbers. In: Mechanic D, McAlpine DD,

Rochefort DA, eds. Mental Health and Social Policy: Beyond Managed Care. Pearson Higher Ed, 2013;70-101.

62. Eaton WW. Studying the natural history of psychopathology. In: Tsuang MT, Tohen M, Jones PB, eds. Textbook in Psychiatric Epidemiology. Washington, D.C.: John Wiley and Sons, 2011;183-98.

63. Evans EA, Hser YI. The natural history, clinical course, and long-term recovery from opioid use disorders. In Kelly JF and Wakeman SE,eds. Treating Opioid Addiction. Springer, 2019;181-96.

64. Eaton WW, Chen C, Bromet EJ. Epidemiology of Schizophrenia. In: Tsuang MT, Tohen M, Jones PB, eds. Textbook in Psychiatric Epidemiology. 3rd ed. Washington, D.C.: John Wiley and Sons, 2011;263-87.

65. Bromet EJ, Fennig S. Epidemiology and natural history of schizophrenia. Biological Psychiatry 1999;**46**:871-81.

66. Saha S, Chant D, McGrath J. A systematic review of mortality in schizophrenia: is the differential mortality gap worsening over time? Archives of General Psychiatry 2007;**64**:1123-31.

67. Anthony JC. Epidemiology of drug dependence. In: Davis KL, Charney D, Coyle JT, Nemeroff C, eds. Neuropsychopharmacology: The Fifth Generation of Progress. Washington D.C.: American College of Neuropsychopharmacology, 2002;1557-74.

68. Pan WH, Wu KCC, Chen CY, et al. First-time offenders for recreational ketamine use under a new penalty system in Taiwan: incidence, recidivism and mortality in national cohorts from 2009 to 2017. Addiction 2021;**116**:1770-81.

69. Chen CY, Wu PN, Su LW, Chou YJ, Lin KM. Three-year mortality and predictors after release: a longitudinal study of the first-time drug offenders in Taiwan. Addiction 2010;**105**:920-7.

70. Corrigan P, Lee EJ. Recovery and stigma in people with psychiatric disability. In: Rosenberg SJ, Rosenberg J, eds. Community Mental Health: Challenges for the 21st Century. New York, NY: Routledge, 2013;3-21.

71. Streiner DL, Patten SB, Anthony JC, Cairney J. Has ‘lifetime prevalence’ reached the end of its life? an examination of the concept. International Journal of Methods in Psychiatric Research 2009;**18**:221-8.

72. Compton WM, Dawson D, Duffy SQ, Grant BF. The effect of inmate populations on estimates of DSM-IV alcohol and drug use disorders in the United States. American Journal of Psychiatry 2010;**167**:473-4.

73. Rehm J, Shield KD. Global burden of disease and the impact of mental and addictive disorders. Current Psychiatry Reports 2019;**21**:1-7.

74. Steel Z, Marnane C, Iranpour C, et al. The global prevalence of common mental

disorders: a systematic review and meta-analysis 1980-2013. International Journal of Epidemiology 2014;**43**:476-93.

75. Polanczyk GV, Salum GA, Sugaya LS, Caye A, Rohde LA. Annual research review: a meta-analysis of the worldwide prevalence of mental disorders in children and adolescents. Journal of Child Psychology and Psychiatry 2015;**56**:345-65.
76. Andreas S, Schulz H, Volkert J, et al. Prevalence of mental disorders in elderly people: the European MentDis_ICF65+ study. British Journal of Psychiatry 2017;**210**:125-31.
77. Fazel S, Seewald K. Severe mental illness in 33 588 prisoners worldwide: systematic review and meta-regression analysis. British Journal of Psychiatry 2012;**200**:364-73.
78. Hossain MM, Sultana A, Tasnim S, et al. Prevalence of mental disorders among people who are homeless: an umbrella review. International Journal of Social Psychiatry 2020;**66**:528-41.
79. Cheng TA. A community study of minor psychiatric morbidity in Taiwan. Psychological Medicine 1988;**18**:953-68.
80. Hwu HG, Yeh EK, Chang LY. Prevalence of psychiatric disorders in Taiwan defined by the Chinese diagnostic interview schedule. Acta Psychiatrica Scandinavica 1989;**79**:136-47.
81. Costello EJ, Copeland W, Angold A. The Great Smoky Mountains study: developmental epidemiology in the southeastern United States. Social Psychiatry and Psychiatric Epidemiology 2016;**51**:639-46.
82. Niarchou M, Zammit S, Lewis G. The Avon Longitudinal Study of Parents and Children(ALSPAC)birth cohort as a resource for studying psychopathology in childhood and adolescence: a summary of findings for depression and psychosis. Social Psychiatry and Psychiatric Epidemiology 2015;**50**:1017-27.
83. Liu Q, He H, Yang J, Feng X, Zhao F, Lyu J. Changes in the global burden of depression from 1990 to 2017: findings from the Global Burden of Disease study. Journal of Psychiatric Research 2020;**126**:134-40.
84. Chen WJ, Cheng AT. Incidence of first onset alcoholism among Taiwanese aborigines. Psychological Medicine 1997;**27**:1363-71.
85. Ferrari A, Somerville A, Baxter A, et al. Global variation in the prevalence and incidence of major depressive disorder: a systematic review of the epidemiological literature. Psychological Medicine 2013;**43**:471-81.
86. McLaughlin KA, Breslau J, Green JG, et al. Childhood socio-economic status and the onset, persistence, and severity of DSM-IV mental disorders in a US national sample. Social Science & Medicine 2011;**73**:1088-96.

87. Vassos E, Pedersen CB, Murray RM, Collier DA, Lewis CM. Meta-analysis of the association of urbanicity with schizophrenia. Schizophrenia Bulletin 2012;**38**:1118-23.

88. Ventriglio A, Torales J, Castaldelli-Maia JM, De Berardis D, Bhugra D. Urbanization and emerging mental health issues. CNS Spectrums 2021;**26**:43-50.

89. Dohrenwend BP, Levav I, Shrout PE, et al. Socioeconomic status and psychiatric disorders: the causation-selection issue. Science 1992;**255**:946-52.

90. Lêng CH, Chou MH, Lin SH, Yang YK, Wang JD. Estimation of life expectancy, loss-of-life expectancy, and lifetime healthcare expenditures for schizophrenia in Taiwan. Schizophrenia Research 2016;**171**:97-102.

91. Scott KM, Lim C, Al-Hamzawi A, et al. Association of mental disorders with subsequent chronic physical conditions: world mental health surveys from 17 countries. JAMA Psychiatry 2016;**73**:150-8.

92. Alonso J, Chatterji S, He Y. The Burdens of Mental Disorders: Global Perspectives from the WHO World Mental Health Surveys. Cambridge University Press, 2013.

93. GBD Mental Disorders Collaborators. Global, regional, and national burden of 12 mental disorders in 204 countries and territories, 1990-2019: a systematic analysis for the Global Burden of Disease Study 2019. Lancet Psychiatry 2022;**9(2)**:137-50.

94. Institute for Health Metrics and Evaluation. Drug use disorders－Level 3 cause. Available at: https://www.healthdata.org/results/gbd_summaries/2019/drug-use-disorders-level-3-cause.

95. Patel V, Saxena S, Lund C, et al. The Lancet Commission on global mental health and sustainable development. Lancet 2018;**392**:1553-98.

96. Erskine H, Moffitt TE, Copeland W, et al. A heavy burden on young minds: the global burden of mental and substance use disorders in children and youth. Psychological Medicine 2015;**45**:1551-63.

97. Whiteford HA, Ferrari AJ, Degenhardt L, Feigin V, Vos T. The global burden of mental, neurological and substance use disorders: an analysis from the Global Burden of Disease Study 2010. PloS One 2015;**10**:e0116820.

98. Mokdad AH, Forouzanfar MH, Daoud F, et al. Global burden of diseases, injuries, and risk factors for young people's health during 1990-2013: a systematic analysis for the Global Burden of Disease Study 2013. Lancet 2016;**387**:2383-401.

99. Huang MC, Lu ML, Tsai CJ, et al. Prevalence of metabolic syndrome among patients with schizophrenia or schizoaffective disorder in Taiwan. Acta Psychiatrica Scandinavica 2009;**120**:274-80.

100. Kendler KS. A prehistory of the diathesis-stress model: predisposing and exciting causes of insanity in the 19th century. American Journal of Psychiatry

2020;**177**:576-88.

101. Fowles D. Schizophrenia: diathesis-stress revisited. Annual Review of Psychology 1992;**43**:303-36.

102. Arango C, Díaz-Caneja CM, McGorry PD, et al. Preventive strategies for mental health. The Lancet Psychiatry 2018;**5**:591-604.

103. Cooper B. Nature, nurture and mental disorder: old concepts in the new millennium. British Journal of Psychiatry 2001;**178**:s91-s101.

104. Chen WJ, Loh E, Hsu YPP, Chen CC, Yu JM, Cheng AT. Alcohol-metabolising genes and alcoholism among Taiwanese Han men: independent effect of ADH2, ADH3 and ALDH2. British Journal of Psychiatry 1996;**168**:762-7.

105. Caspi A, Sugden K, Moffitt TE, et al. Influence of life stress on depression: moderation by a polymorphism in the 5-HTT gene. Science 2003;**301**:386-9.

106. Monk C, Lugo-Candelas C, Trumpff C. Prenatal developmental origins of future psychopathology: mechanisms and pathways. Annual Review of Clinical Psychology 2019;**15**:317-44.

107. St Clair D, Xu M, Wang P, et al. Rates of adult schizophrenia following prenatal exposure to the Chinese famine of 1959-1961. JAMA 2005;**294**:557-62.

108. O'donnell KJ, Glover V, Barker ED, O'connor TG. The persisting effect of maternal mood in pregnancy on childhood psychopathology. Development and Psychopathology 2014;**26**:393-403.

109. Fryer SL, McGee CL, Matt GE, Riley EP, Mattson SN. Evaluation of psychopathological conditions in children with heavy prenatal alcohol exposure. Pediatrics 2007;**119**:e733-e41.

110. Green JG, McLaughlin KA, Berglund PA, et al. Childhood adversities and adult psychiatric disorders in the national comorbidity survey replication I: associations with first onset of DSM-IV disorders. Archives of General Psychiatry 2010;**67**:113-23.

111. McLaughlin KA, Green JG, Gruber MJ, Sampson NA, Zaslavsky AM, Kessler RC. Childhood adversities and adult psychiatric disorders in the national comorbidity survey replication II: associations with persistence of DSM-IV disorders. Archives of General Psychiatry 2010;**67**:124-32.

112. McLaughlin KA, Green JG, Gruber MJ, Sampson NA, Zaslavsky AM, Kessler RC. Childhood adversities and first onset of psychiatric disorders in a national sample of US adolescents. Archives of General Psychiatry 2012;**69**:1151-60.

113. Kessler RC, McLaughlin KA, Green JG, et al. Childhood adversities and adult psychopathology in the WHO World Mental Health Surveys. British Journal of Psychiatry 2010;**197**:378-85.

114. Lund C, Breen A, Flisher AJ, et al. Poverty and common mental disorders in low and middle income countries: a systematic review. Social Science & Medicine 2010;**71**:517-28.

115. Costello EJ, Compton SN, Keeler G, Angold A. Relationships between poverty and psychopathology: a natural experiment. JAMA 2003;**290**:2023-9.

116. Cheng AT, Hawton K, Lee CT, Chen TH. The influence of media reporting of the suicide of a celebrity on suicide rates: a population-based study. International Journal of Epidemiology 2007;**36**:1229-34.

117. Raifman J, Moscoe E, Austin SB, McConnell M. Difference-in-differences analysis of the association between state same-sex marriage policies and adolescent suicide attempts. JAMA Pediatrics 2017;**171**:350-6.

118. Chang SS, Gunnell D, Sterne JA, Lu TH, Cheng AT. Was the economic crisis 1997-1998 responsible for rising suicide rates in East/Southeast Asia? a time-trend analysis for Japan, Hong Kong, South Korea, Taiwan, Singapore and Thailand. Social Science & Medicine 2009;**68**:1322-31.

119. Cheng AT, Hawton K, Chen TH, et al. The influence of media coverage of a celebrity suicide on subsequent suicide attempts. Journal of Clinical Psychiatry 2007;**68**:9065.

120. Lien YJ, Kao YC. Public beliefs and attitudes toward schizophrenia and depression in Taiwan: a nationwide survey. Psychiatry Research 2019;**273**:435-42.

121. Wahlbeck K. Public mental health: the time is ripe for translation of evidence into practice. World Psychiatry 2015;**14**:36-42.

122. Committee on Prevention of Mental Disorders Institute of Medicine. Reducing risks for mental disorders: frontiers for preventive intervention research. Washington, D.C.: National Academy of Science, 1994.

123. Munoz RF, Mrazek PJ, Haggerty RJ. Institute of Medicine report on prevention of mental disorders: summary and commentary. American Psychologist 1996;**51**:1116-22.

124. Cuijpers P, Van Straten A, Smit F. Preventing the incidence of new cases of mental disorders: a meta-analytic review. Journal of Nervous and Mental Disease 2005;**193**:119-25.

125. Yip PS, Caine E, Yousuf S, Chang SS, Wu KCC, Chen YY. Means restriction for suicide prevention. Lancet 2012;**379**:2393-9.

126. Castillo EG, Ijadi-Maghsoodi R, Shadravan S, et al. Community interventions to promote mental health and social equity. Focus 2020;**18**:60-70.

127. Kellam SG, Mackenzie AC, Brown CH, et al. The good behavior game and the future of prevention and treatment. Addiction Science & Clinical Practice 2011;**6**:73-84.

128. Brown CH, Curran G, Palinkas LA, et al. An overview of research and evaluation designs for dissemination and implementation. Annual Review of Public Health 2017;**38**:1-22.

129. Windle M, Lee HD, Cherng ST, et al. From epidemiologic knowledge to improved health: a vision for translational epidemiology. American Journal of Epidemiology 2019;**188**:2049-60.

130. Neta G, Brownson RC, Chambers DA. Opportunities for epidemiologists in implementation science: a primer. American Journal of Epidemiology 2018;**187**:899-910.

131. Proctor E, Silmere H, Raghavan R, et al. Outcomes for implementation research: conceptual distinctions, measurement challenges, and research agenda. Administration and Policy in Mental Health and Mental Health Services Research 2011;**38**:65-76.

132. Proctor EK, Landsverk J, Aarons G, Chambers D, Glisson C, Mittman B. Implementation research in mental health services: an emerging science with conceptual, methodological, and training challenges. Administration and Policy in Mental Health and Mental Health Services Research 2009;**36**:24-34.

133. Jenkins R. Making psychiatric epidemiology useful: the contribution of epidemiology to government policy. Acta Psychiatrica Scandinavica 2001;**103**:2-14.

134. 有點怪也 OK 。衛福專業社會實踐培力基地。取自 https://www.mentalhealth4all.tw/?fbclid=IwAR1ubFWg0PBNMox_NcOBqP_t-XoFdwqlSmWC-XG2gU3KaKLLzkDHacXxTJY。引用 2022/05/04。

第17章
傳染病流行病學

方啓泰　撰

學習目標

一、能說明研究傳染性疾病時，必須同時考慮的兩個不同面向

二、能說明基礎再生數（basic reproductive number, R0）的意義，及其三項決定因子

三、能說明傳播潛伏期（latent period）、可傳染期（infectious period）、與臨床潛伏期（incubation period）的意義

四、能說明研究傳染性病原體在族群中傳播時，必須考慮的三大因素

五、能說明有效再生數（effective reproductive number, Rt）的意義

六、能說明族群免疫（herd immunity）的達成條件，及達成後的效果

七、能說明判定甲直接將傳染性病原體傳播給乙的必要條件

八、能列舉主要傳播途徑

九、能說明傳染病防治的兩大目標，及防治措施的主要類別

前　言

對傳染性疾病的研究是流行病學發展最早、最深入完整，在公共衛生實務上應用最廣泛的領域。在全球疫情時代，傳染病流行病學專業知識更是防疫成功的關鍵與國家社會安危所繫。

研究傳染病流行病學，必須具備各種病原體的微生物學與免疫學知識作爲基礎，並且充分瞭解從通報、採檢、到檢驗的實際流程、實驗室診斷方法、傳染病防治政策與法規、民眾行爲與社會心理等傳染病防治實務各面向，才能正確解讀及分析傳染病流行病學數據[1]。本章謹爲初學者介紹傳染病流行病學入門的基本概念。

第一節　傳染病基本特性

與非傳染性疾病（心血管疾病、癌症、失智症等）不同，傳染性疾病的研究必須同時考慮「致病」(Pathogenesis，從致病危險因子、致病機轉、病理變化、到診斷、臨床病程、治療、預後、及預防）與「傳播」(Transmission，從傳播危險因子、傳播途徑、到調查個體間傳播鏈、分析族群層次疫情變化、防治措施成效評估、防疫政策與實務等）兩個不同面向。

傳染性疾病特有的「傳播」特性，也就是接觸染疫者（因）而被傳染（果）後，本身染疫（果）又會成爲新一批接觸者染疫的原因（因），此與非傳染性疾病流行病學因果關係概念中，暴露（因）與發病（果）涇渭分明的觀念完全不同。

在非傳染性疾病，從暴露於物理性病因（輻射）、化學性病因（毒性化學物質）、生物性病因、不良飲食及生活習慣、或遺傳基因等（因）到疾病發生（果）是單向、線性的概念。非傳染性疾病的發生率，大致與族群暴露量（例如：抽菸人口數、環境污染量）成正比。只要將該項暴露量降低到某一安全水準以下，不須降到零，就可以有效預防疾病發生。

但傳染性疾病則不然。傳播力強的病原體一旦進入無免疫力人群，將迅速在

1 初學者若有興趣進一步深入學習傳染病流行病學，可參考衛生福利部疾病管制署與國立臺灣大學合作，共同設立的國立臺灣大學「傳染病學」學分學程網站：https://webpageprodvm.ntu.edu.tw/ntuidrec/Default.aspx。提供國內最完整的傳染病專業課程學習地圖（課程包含流行病學、微生物學／蟲媒防治、與國家級傳染病防治實務課程三大領域，詳見課程表）、及線上學習資源。

人群傳播，而最終疫情規模大小，與最初暴露量完全無關。極少數的一兩例境外移入病例即可在短時間迅速擴散，造成災難性疫情爆發。傳染性疾病並不適用「安全水準」的觀念。防治時，若不顧付出經濟成本，將境內病原體完全清除（elimination）或從全球根除（eradication），當疫苗保護力隨時間衰退，或不具免疫力的新世代逐漸取代已有免疫力的老世代，導致群體免疫轉弱時，疫情又會再度全面爆發。這種週期性、反覆爆發的特性，成爲傳染性疾病防治的重大挑戰 [1,2]。

第二節　傳染性病原體傳播力的量化指標——R0

造成傳染性疾病的病原體必然是生物性病因。各種致病因子中，唯獨生物性病原體具備自我複製能力，能在宿主個體內繁殖且在宿主族群中擴散。但反之則未必：並不是所有生物性病因均會造成傳染性疾病。例如：癌症化學治療導致宿主免疫力缺損。在此情況下，原本不具致病力的腸道或環境微生物有機會侵入人體，所導致的伺機性感染（opportunistic infections）對免疫力正常的健康人並不具傳染性。又如：犬傳人狂犬病（被感染狂犬病毒犬科動物咬傷而遭感染），也不會透過人與人之間日常接觸而傳播。以上兩個例子說明：生物性病原體並不一定就是傳染性病原體。是否具有「人傳人」（human-to-human transmission）傳播力，是一個生物性病原體是否對人類構成傳染性威脅的關鍵特徵。

我們可以運用上述原則，對一新偵測到禽流感病毒株的威脅等級，進行專業評估：

1. 已有「禽傳禽」，但未發現「禽傳人」：動物傳染病。
2. 已有「禽傳人」，但未發現「人傳人」：對禽農、獸醫等構成職業性感染風險。
3. 已有「禽傳人」，且已證實「人傳人」：人類傳染病，對一般人構成傳播風險。

傳染性病原體的特徵爲具有「人傳人」傳播力。可以從此一質性（qualitative）描述出發，進一步量化其「傳染人數」，來建立傳播力強弱的量性（quantitative）指標。這就是基礎再生數（basic reproductive number，亦可寫爲 basic reproduction number 或 basic reproductive ratio，縮寫爲 R0）的概念。R0（英文發音爲 R nought 或 R zero）是傳染病流行病學最重要的參數。

R0 的正式定義如下：「在一個完全不具免疫力的人群，一個指標病例造成的第二波（Secondary）病例數。」[2-4]

從上述定義，可發展出下列極重要觀念：傳染性病原體的 R0 必然大於 0。但若 R0 在 0 與 1 之間，意即：第二波病例數少於指標病例數，其傳播鏈無法持續，很快就中斷，無法在人群中造成大規模的傳播。要能造成大規模傳播，R0 必須大於 1，傳播鏈才會持續甚至擴大。

因此，生物性病原體對人類的威脅性，依其 R0 值，可以進一步區分為以下三類：

1. R0 =0：不會人傳人（no human-to-human transmission）。
2. R0 <1：有限人傳人（limited human-to-human transmission）。
3. R0 >1：持續人傳人（sustained human-to-human transmission）。

（2）與（3）的區別非常重要：R0 <1 傳染性病原體雖有可能人傳人，但並不會導致疫情爆發，其公共衛生意義與 R0 >1 傳染性病原體完全不同。以 2013 年中國長江三角洲發現的 H7N9 禽流感病毒為例：H7N9 人類病例絕大多數為禽傳人，僅有少數家戶內人傳人案例 [5]。經推算，H7N9 禽流感病毒對人類的 R0 值僅有 0.07 [6]，無法造成大規模人類疫情 [5,6]。

相反地，R0 >1 這一類病原體，則具有造成大規模疫情爆發的風險。以造成 2019 冠狀病毒疾病（Coronavirus disease 2019, COVID-19）的 SARS-CoV-2 病毒為例，其 R0 值高達 3.6 到 6.4 [7,8]，因而造成全球疫情大流行。R0 數值越大，其傳播速度越快，對人群威脅也越大。例如：R0＝2 的傳染性病原體，僅以一傳二、二傳四、四傳八的速度在人群中傳播；但是 R0＝10 的傳染性病原體，卻是以一傳十、十傳百、百傳千的驚人速度快速地在人群中擴散。

R0 值高低，由傳染性病原體的生物學特性與宿主族群的社會因素共同決定，R0 值可進一步因素分解成下列三項決定因子的乘積（圖 17-1）[2-4]。

1. 接觸率（每單位時間接觸人次數）（Contact rate）。
2. 每次接觸傳播機率（Probability of transmission per contact）。
3. 平均可傳播期（Mean duration of infectiousness）。

以上三項決定因子，是以公共衛生介入措施降低 R0 數值，防堵疫情傳播的作用標的（Target）。以 COVID-19 防疫為例，說明如下 [7,8]：

1. 暫停辦理大型集會活動、遠距教學或遠距工作、會議線上化：可大幅降低每單位時間接觸人次數（接觸率）。

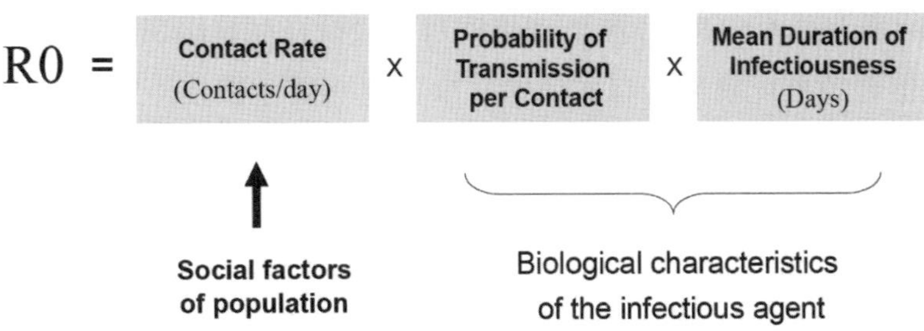

Effective public health interventions can suppress R0 to less than 1, through targeting its three determinants.

圖 17-1：基礎再生數 R0：三項決定因子

2. 全民戴口罩、保持社交距離：可大幅降低每次接觸傳播機率。
3. 迅速隔離確診者與匡列接觸者：可大幅縮短平均可傳染期。原因為：雖然確診者與被傳染接觸者在生物學上確實仍具有傳染性，但確診者／接觸者在隔離／檢疫狀態下，已無法繼續傳播病原體給他人，在流行病學上，其可傳染期就被大幅縮短。

第三節　從感染到傳播的動態過程

在傳播過程中，從宿主個體被感染（Infected）（傳染性病原體進入體內）的時間點，到被感染者本身開始具有傳染性（Infectious）（可將傳染性病原體傳給他人）的時間點，這段時間間隔稱為「傳播潛伏期」（Latent period 或 Latency）[2-4]。

傳播潛伏期是一個傳染性病原體最重要的流行病學特徵之一。不同的傳染性病原體，傳播潛伏期有極大差異。例如：流行性感冒病毒（Influenza virus）的傳播潛伏期非常短，平均為 1.6 天 [9]；相較之下，結核桿菌（Mycobacterium tuberculosis）的傳播潛伏期則可長達數個月 [10-13]。SARS-CoV-2 病毒的傳播潛伏期平均約為 3 天 [7]。

在傳播潛伏期後，被感染的宿主個體進入「可傳染期」（Infectious period）開始具有傳染性，能將傳染性病原體傳染給接觸者，造成次發性病例。隨著宿主免疫反應啓動，體內傳染性病原體被宿主免疫系統逐漸清除，傳播性逐漸下降，到最後終結可傳染期。SARS-CoV-2 病毒的可傳染期在症狀出現後，平均持續約 6 天 [14]。但若免疫反應無法有效清除傳染性病原體，例如：人類免疫不全病毒（HIV），被其感染的宿主個體將長期處於具有傳播性的帶原狀態（Carrier state）。

第四節　從感染到發病的動態過程

傳染病另外一個重要面向是致病過程。從宿主個體被感染（Infected）（傳染性病原體進入體內）的時間點，到開始出現症狀（Onset of illness）的時間點，這段時間間隔，稱爲「臨床潛伏期」（Incubation period）[2-4]。

如果臨床潛伏期比傳播潛伏期更長，則病人在出現症狀之前，就已經具有傳染性，稱爲「症狀前傳播」（Pre-symptomatic transmission）。感染 SARS-CoV-2 的病人，平均在出現症狀前兩天，就開始具有傳染性 [14,15]。症狀前傳播事件可在調查傳播鏈時，觀察到兩個現象：

1. 由接觸日期推算的次發性病例（Secondary cases）被指標病例（Index cases）傳染的日期，早於指標病例的發病日。
2. 從指標病例的發病日，到次發性病例的發病日，之間的時間間隔稱爲「世代間隔期」（Serial interval）[16]，短於指標病例的臨床潛伏期。

出現症狀後，部分病人可能會出現重症（Severe disease）需要住院接受治療，甚至不幸死亡。重症／死亡率是傳染性病原體毒性（Virulence）的重要指標 [2]。但判讀時，必須注意：重症／死亡率數據，在很大程度上，受年齡、原本健康情形、是否接種疫苗、或是否接受抗微生物藥物治療，以及接受治療時機的影響 [17]。青壯年、原本健康情況良好、無慢性病史者、曾接種疫苗者、早期診斷、迅速接受治療者，重症死亡率必然低；相反地，幼童與老人、原本就有慢性疾病者、未接種疫苗者、延誤診斷與治療時機者，重症死亡率必然較高 [17,18]。

以判讀 SARS-CoV-2 Omicron 變異株的重症死亡率數據爲例：感染 SARS-CoV-2 Omicron 變異株重症死亡率看似很低，是因感染 Omicron 變異株者大多數爲青壯年、打過兩劑甚至三劑疫苗，並不能推論爲 Omicron 變異株本質毒性（Intrinsic virulence）很低——若控制感染者年齡與疫苗接種造成的干擾作用，

Omicron 變異株的本質毒性與 Delta 變異株並無明顯差別 [17,19]。

評估一個傳染性病原體對公共衛生的影響時，重症死亡率必須乘上感染人數，才能正確理解其造成的社會衝擊。高 R0 值、具高度傳播力的傳染性病原體，即使粗死亡率看似很低，但在高比例人口遭感染時，仍會造成大量民眾死亡 [20]。

康復後，留下長期後遺症的比例，是傳染性病原體毒性的另外一個重要參考指標。例如：SARS-CoV-2 感染，即使起初僅輕症甚至無症狀，也會對大腦灰質造成長期傷害 [21]。從急性 SARS-CoV-2 感染康復後，高達 49%（95% Confidence interval: 40%-59%）康復者罹患疲倦、記憶力受損等長期新冠後遺症 [22]。SARS-CoV-2 感染康復者更面臨顯著上升的長期心血管疾病風險 [23]。

第五節　影響傳染性病原體在族群中傳播的因素

一個傳染性病原體在族群中的傳播，受到宿主（host）、病原體（pathogen）、環境（environment）三大因素影響——被稱爲「流行病學鐵三角」（Epidemiologic triangle）。每一個因素，又可進一步細分爲許多複雜的面向。宿主因素包括：宿主爲人類或動物、是否有中間宿主或病媒、人類宿主是否需考慮免疫狀態、不同傳播風險族群、年齡層、是否有疫苗、疫苗接種率及保護力可持續時間等問題；病原體因素包括：病原體微生物學特性、傳播與致病機轉、有哪些傳播途徑、是否需考慮不同菌株、病毒株、或變異株、是否需考慮病原體突變與演化等問題；而環境因素則包括：傳播場所（特定社區場所、家戶內、或醫院內）、影響傳播率的外在自然環境條件，例如：氣溫、聖嬰現象 [24]、環境通風 [13] 等，以及與傳播密切相關的內在人文環境條件例如：特殊文化、認知、行爲等（圖 17-2）[2-4]。

在全球化時代，影響傳染性病原體傳播的地理與交通因素（包括病例的地理分布、交通網絡、人口移動、跨境傳播等）日益受到重視；而對個人而言，因傳播事件的發生或不發生，存在隨機因素（chance），研究一波疫情的開始與終結時，需使用隨機過程（stochastic process）來描述此時的傳播現象。

感染者是否能被早期診斷、隔離、接受治療，也是影響病原體在族群中傳播的關鍵因素。早期給予有效的抗菌或抗病毒藥物治療，可有效阻斷結核病（tuberculosis, TB）與 HIV 在人群中的傳播 [25,26]。公共衛生防治措施（public

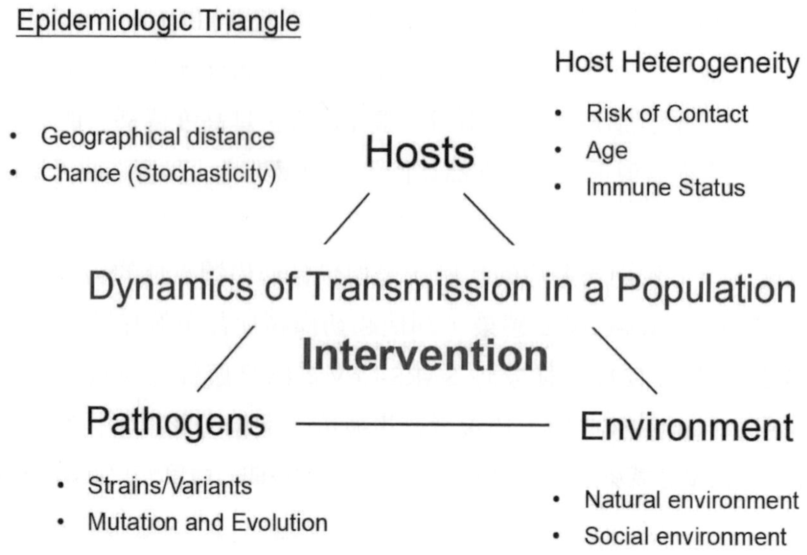

Epidemiologic Triangle

- Geographical distance
- Chance (Stochasticity)

Hosts

Host Heterogeneity

- Risk of Contact
- Age
- Immune Status

Dynamics of Transmission in a Population

Intervention

Pathogens

- Strains/Variants
- Mutation and Evolution

Environment

- Natural environment
- Social environment

圖 17-2：影響傳染性病原體在族群中傳播的因素

health interventions）例如改善室內通風可阻斷 TB 傳播 [13]。又如：迅速對 HIV 感染者等高風險群提供 A 型肝炎疫苗接種，可有效控制性行爲傳播 A 型肝炎疫情 [27]。

上述眾多因素，加上因素彼此間的交互影響，使得一個傳染性病原體在人群中傳播的眞實情況，呈現極端複雜、多變、且隨時間動態變化的面貌。

第六節　研究疫情動態變化——傳染病流行病學數理模式

影響傳染性病原體在族群中傳播的因素眾多且複雜。研究疫情的動態變化時必須使用數理建模（modeling）方法，針對明確界定、希望釐清的問題，將可能造成影響的關鍵因素納入動態分析架構 [2-4]。

本節以下謹爲初學者介紹在最簡單的情況下，疫情動態變化背後的基本法則。

若病原體在宿主族群的傳播符合下列三項條件：

1. 直接人傳人：經由直接人際接觸傳播，不經過病媒。
2. 均勻混合（homogenous mixing）：接觸機率皆相等。
3. 從急性感染康復後終生免疫：傳播潛伏期極短，可忽略，也不會形成長期帶原狀態。

此時，可將族群人口區分為：可被感染（susceptible）、感染後具傳染性（infectious）、與康復（recovered）三個不重疊類別。

若將情境進一步簡化為：人口為定值（假設染疫後全部康復，無人死亡），而且在開始時，除了極少數指標病例之外，其他人均不具免疫力（susceptible）。此簡化情境稱為簡單疫情模式（simple epidemic model），此時疫情動態變化遵循下列基本法則：

一、封閉人群——疫情從指數爆發、高峰、到燃盡

封閉人群（closed population）：指沒有移入，也忽略新生兒的出生與自然死亡世代交替。此情境適用於短時間，例如數個月，而且可忽略人口移動的影響時。

（一）指數爆發（exponential phase）

疫情剛開始時，每一波染疫人數以 R0 值倍數增加指數遞增。R0 值越高，增加速度越快（圖 17-3）。

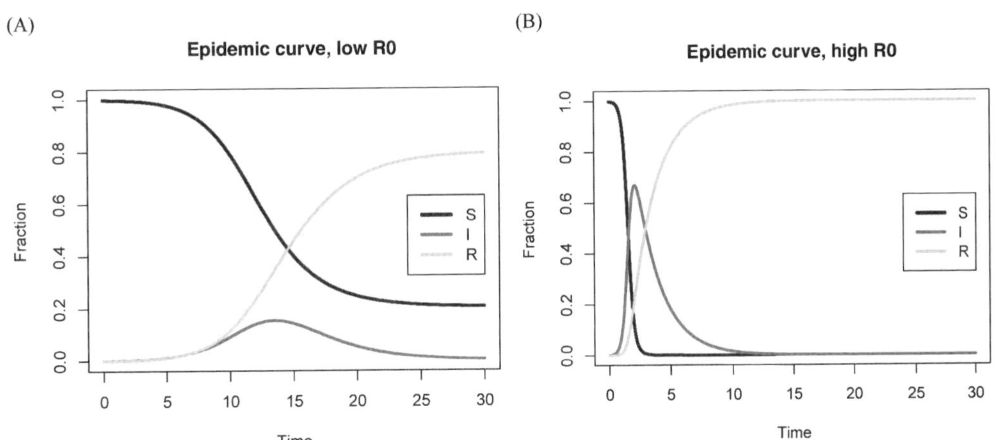

圖 17-3：簡單疫情模式（Simple epidemic model）：無移入或出生死亡，無染疫死亡

1. 橫軸為時間，縱軸為可被感染（Susceptible, S）、感染後具傳染性（Infectious, I）、與康復（Recovered, R）三類別人口百分比。
2. (A) 低 R0 值病原體（R0 =1.8）；(B) 高 R0 值病原體（R0 = 10）。

製圖者：陳怡誼

（二）高峰（Peak）

隨著可被感染人數快速減少，新增染疫人數逐漸趨緩，總染疫人數達到高峰後，無法進一步增加（圖 17-3）。

此動態變化背後原因如下：隨著染疫人數爆增，無效接觸（染疫者與其他染疫者或康復者的接觸，並不會導致新感染）比例也快速增加。染疫者與可被感染者（Susceptible）的接觸才是有效接觸。因此，R0 值需乘上在時間點 t 時可被感染人口比例，才能反映時間點 t 的傳播率，此即「有效再生數」（effective reproductive number，亦可寫爲：effective reproduction number 或 effective reproductive ratio, R）的概念。R（英文縮寫亦可寫爲 Re，但是更常寫作 Rt，意即在時間點 t 時的 R 值）是 R0 值概念的進一步延伸。

R 的正式定義如下：「在一個部分具免疫力的人群，一個指標病例造成的第二波病例數。」[2-4]

在時間點 t 時，R 的數值由下列公式決定 [2-4]：

$$Rt = R0 \times \text{Susceptible \% at time t (St)}$$

隨著染疫人數爆增，可被感染者快速減少。當 St 降低到 1/R0 時，R 值降低到 1。此時每天新染疫人數等於每天康復人數，總染疫人數無法進一步增加，而達到高峰。過了高峰，R 值小於 1，導致疫情下降。

（三）燃盡（Burnout）

在沒有移入或新生兒出生的封閉人群，可被感染者人數無法補充，St 只會逐漸減少，讓 R 值一路降到趨近零而終結疫情。疫情燃盡時，尚未染疫人口的比例，與 R0 值高低有關。如圖 17-3 所示：低 R0 情境，例如 R0＝1.8，疫情結束時仍有約 20% 人口未染疫；但在高 R0 情境，例如 R0＝10，則疫情燃盡時，尚未染疫人口比例接近零。

以上法則適用於封閉人群情境，特別是短時間內的疫情動態。但若將研究時間從幾個月延長到數十年，此時就必須考慮出生與自然死亡導致的世代交替。

二、出生死亡世代交替——疫情週期性爆發與地方型流行化

世代交替導致原有已經對傳染性病原體具免疫力的老年人，被未曾感染、不具免疫力、可被感染的新世代所取代，使 Susceptible % at time t (St) 與 R 值逐漸上升。因此，在出生死亡世代交替的情境，疫情並不會燃盡。

若出生率不高，如同臺灣社會目前的情況，則每年出生的新生兒數不足以在當年度提升 R 值到 1 以上。此時，將每隔幾年，當可被感染的新世代人數逐漸累積到一定比例，R 值大於 1 時疫情爆發，形成每隔幾年週期性爆發流行的型態。經數十年後逐漸達到穩定狀態時，R＝1，成爲地方型流行（Endemic），每年有穩定的發生率（圖 17-4）。

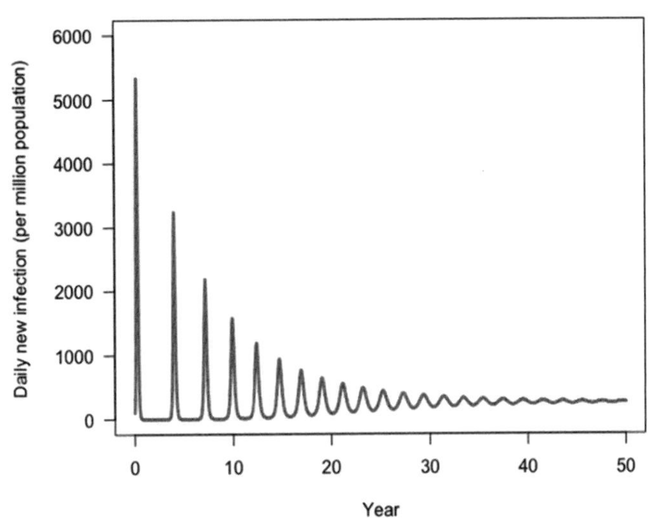

圖 17-4：簡單疫情模式（Simple epidemic model）：考慮出生死亡世代交替情境

未曾感染過傳染性病原體的新世代人數逐漸累積到一定比例，當 R 值大於 1 時疫情爆發。形成每隔幾年，週期性爆發流行的型態。數十年後達到穩定狀態時，R = 1，成爲地方型（Endemic）流行，每年有穩定的發生率。

製圖者：陳怡誼

三、族群免疫

疫苗接種（vaccination）將未感染者（uninfected）從可被感染（susceptible）狀態轉爲免疫（immunized）狀態，達成個體免疫。若對族群以全面疫苗接種（mass vaccination）將可被感染人口比例（susceptible %）降低到 1/R0 以下，讓

R 值持續低於 1 [2-4]：

$$R = R0 \times \text{Susceptible}\ \% < 1$$

以全面疫苗接種達成 R <1 稱爲「族群免疫」（Herd immunity），可產生下列效果 [28]：

1. 預防疫情爆發：在傳染性病原體進入人群之前完成全面接種。
2. 迅速控制疫情：在疫情出現後，加速全面接種 [27]。
3. 消除（elimination）：對已經進入週期性爆發或地方型流行疫情，全面疫苗接種，可讓疫情逐漸消失；或僅剩零星（sporadic）病例；或僅在少數拒絕接種疫苗社區偶發小規模爆發流行 [28]。

達到群體免疫的條件爲 [2-4]：

$$\text{疫苗保護力 (effectiveness)} \times \text{疫苗接種率 (coverage rate)} > 1-(1/R0)$$

由於以全面接種達成族群 R 值持續低於 1，其前提爲個體接種後可產生長期持續保護。若（1）疫苗保護力衰退（waning）快，無法持久；或是（2）因傳染性病原體快速演化，出現不被疫苗接種後產生的抗體有效中和的新變異株，導致疫苗接種者仍發生新變異株突破性感染（breakthrough infection），此時族群免疫難以達成。這是 COVID-19 不適用「族群免疫」概念的根本原因 [28]。

第七節　傳播鏈調查與病原體溯源——分子流行病學

傳染病流行病學數理模式（modeling）從宏觀角度，分析人類族群疫情動態變化背後的法則。傳染病分子流行病學（molecular epidemiology）則從微觀角度，比對從不同來源採檢分離出來的傳染性病原體基因序列，判定是否爲同一株（clonality）。若爲不同株，則進一步分析其分子親緣關係（phylogeny）。兩者均爲深入研究傳染性疾病的關鍵研究進路（approach），彼此相輔相成 [2]。

在下列兩方面，傳染病分子流行病學分析提供重要的關鍵資訊：

一、確認傳染（Confirmation of transmission）及釐清傳播鏈

要判定甲直接將傳染性病原體傳播給乙，除了兩人接觸與發病時間需符合傳播事件時序性（傳播潛伏期、可傳染期、臨床潛伏期），還須分子流行病學分析顯示從兩人分離出的傳染性病原體爲同一株（clonality）。若甲乙兩人感染的病原體爲不同株，則否定甲直接傳染給乙。人際接觸網絡複雜時，分子流行病學分析對釐清傳播來源及傳播鏈的困難工作提供關鍵協助。確認傳染與釐清傳播鏈，不但對化解爭議事件提供科學證據，在公共衛生實務上對瞭解防疫破口所在，預防未來再發生類似事件也有莫大幫助。

二、監測病原體的突變與演化，追溯新病原體株、突變株、或變異株的起源

監測傳染性病原體的突變（mutation）與演化（evolution）至關重要，因爲變異株可能具有更強的傳播性（transmissibility）、造成更嚴重的疾病（severe diseases）、對疫苗產生免疫逃脫（immune escape）、或對治療藥物產生抗藥性（resistance）而嚴重影響疫苗保護效果與藥物治療效果，對公共衛生與醫療造成重大衝擊 [29]。若新變異株已出現，分析其與先前的病原體株的分子親緣關係（phylogeny）以釐清其起源，對擬定正確因應策略也極爲重要。

圖 17-5 顯示 Nextstrain.org 分子流行病學分析 SARS-CoV-2 病毒株的親緣關係。清楚可見 Omicron 變異株（以橙色標示）並不是由 Delta 變異株（以綠色標示）演化而來，而是一個完全不同的演化分支。因此，認爲 Omicron 變異株是從 Delta 變異株演化、弱化、流感化而來的想法，從分子流行病學觀點，是完全不正確的。因應 Omicron 變異株全球大流行時，不應認爲是 Delta 變異株的弱化版，而輕忽其威脅性。

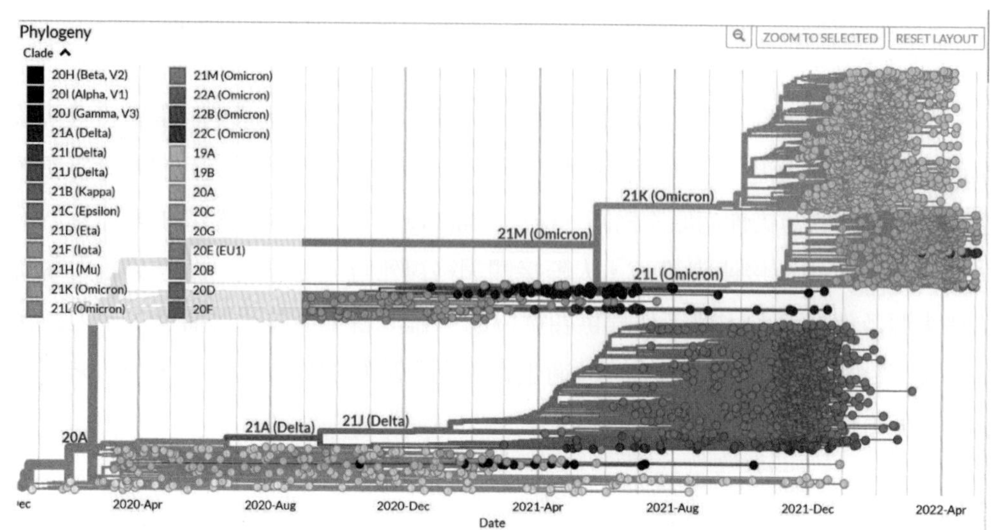

圖 17-5：分子流行病學分析 SARS-CoV-2 病毒株親緣關係（Phylogeny)

資料來源：Nextstrain.org (https://nextstrain.org/). Accessed on May 8, 2022. (Used under a CC-BY-4.0 license, with attribution to nextstrain.org.)

第八節　傳染病防治原理

傳染病防治有兩個目標，兩者同樣重要，且相輔相成 [2,3]：

1. 降低傳播（minimize transmission）
2. 減少重症（minimize occurrence of diseases）

降低傳播不但可以大幅度減少感染人數，同時也大幅降低傳染性病原體持續演化成具有更強致病性的新變異株的風險。減少重症死亡，則可以大幅度降低一般民眾對疫情的恐懼，讓降低傳播的措施能落實。

降低傳播需考慮傳染性病原體的傳播途徑及其特性，主要傳播途徑如下 [2]：

1. 空氣傳播（airborne transmission）
2. 飛沫傳播（droplet transmission）
3. 接觸傳播（contact transmission）
4. 血液體液傳播（blood or body fluid transmission）
5. 病媒傳播（vector-borne transmission）
6. 水媒或食媒傳播（waterborne/foodborne transmission）

防治措施可分爲以卜四項主要類別：

一、公共衛生措施

1. 採檢與接觸者追蹤（testing and contact tracing）：擴大採檢以早期發現確診者並予隔離（isolation）；同時追蹤與確診者有密切接觸、可能已經感染但目前仍在潛伏期而無症狀／採檢陰性的密切接觸者（close contacts），予以檢疫（quarantine）。兩者目的均爲防止具傳染性的感染者與一般民眾接觸，以阻斷進一步傳播 [2,3,7,8]。
2. 環境衛生：改善通風 [13]、病媒防治、水污染防治、食品衛生。

二、個人防護

1. 個人防護裝備（personal protection equipment, PPE）：外科口罩、N95 口罩、面板、髮帽、護目鏡、防護衣等。
2. 個人衛生：手部衛生（hand hygiene）、使用抗菌消毒劑（antiseptics）沐浴 [30]。

三、疫苗接種（vaccination）

預防傳播及降低重症。

四、抗微生物藥物（antimicrobials）

治療（treatment）或暴露前預防（pre-exposure prophylaxis）[31]。

每一個特定傳染性病原體，其傳播特性、致病特性、可運用的防治措施選項，以及社會經濟考量等各自不同。規劃整體防治策略時，需綜合考慮所有面向，擬定最有效且最具可行性的防治策略。

臺大公共衛生學系與臺大「傳染病學」學程共同開設的國家級傳染病防治實務專業課程「傳染病防治實例」課程（一學期 2 學分）邀請衛生福利部疾病管制署專家到校授課，對各種常見傳染病防治政策與實務有詳細的進一步介紹。本課程線上學習資源已公開於臺大開放式課程網站：http://ocw.aca.ntu.edu.tw/ntu-ocw/ocw/cou/104S106。有興趣的初學者可進一步深入閱讀。

第九節　傳染病流行病學實際應用：COVID-19

2019 年底，COVID-19 疫情於中國大陸武漢爆發，並向外擴散。臺灣疾病管制署於 12 月 31 日接獲武漢爆發不明肺炎警訊，立即啓動對武漢等高風險地區入境者檢疫措施，並於 2020 年 1 月 20 日確診首例境外移入病例。同日，行政院核准成立「嚴重特殊傳染性肺炎中央流行疫情指揮中心」。當時決策者面臨的首要關鍵問題是：此新型冠狀病毒（2019 新型冠狀病毒，正式命名爲：SARS-CoV-2）的傳播力多強？是否沿用 2003 年「嚴重急性呼吸道症候群」（severe acute respiratory syndrome, SARS）防疫模式即可成功控制 COVID-19 疫情？

在傳染病流行病學，R0 是病毒傳播力的量化指標。若 R0 值大於 1，病毒將持續傳播，導致疫情爆發。R0 值越高，病毒傳播力越強，疫情擴散速度越快。相反地，若 R0 值小於 1，則病毒將無法持續傳播造成疫情。2020 年 1 月 29 日，我們（Chen & Fang）[7] 取得中國疾病預防及控制中心公布的武漢疫情依發病日流行曲線數據，以數理模式分析，推算出 SARS-CoV-2 的 R0 值在 4.0 以上，顯示此新病毒具有較 2003 年 SARS 冠狀病毒（R0 值在 2.5 到 3 之間）更強的傳播力。

我們立即開始分析反制策略 [7] 。模擬結果顯示：若僅採取 2003 年 SARS 防疫模式（出現症狀採檢確診、接觸者疫調匡列隔離），不論出現症狀後採檢多快或接觸者匡列比例多高，所有情境 R0 值皆高於 1，無法控制 SARS-CoV-2 疫情擴散（圖 17-6 右側組圖）。但若加上 75% 民眾戴外科口罩，即可一舉將 R0 值降到 1 以下成功控制疫情（圖 17-6 左側組圖）。以上分析顯示：全民戴上外科口罩是破解 SARS-CoV-2 傳播的關鍵。口罩可以同時降低染疫者傳播病毒與未染疫者被感染風險，與醫用 N95 口罩（戴久會缺氧不適）不同，外科口罩不但防護效果極高，戴起來也舒適美觀，是防治 COVID-19 疫情的關鍵利器。

爲實現上述破解 2019 新冠病毒傳播的數理模式，政府動員所有口罩廠商大量生產外科口罩（口罩國家隊）；並以實名制確保臺灣製高品質口罩公平地分配給兩千三百萬民眾。口罩國家隊迅速增加的外科口罩產量，及民眾踴躍全面配戴，將 2019 新冠病毒 R0 值在 2020 年 4 月後成功降至 1 以下，在臺灣境內已經無法有效傳播。到 2020 年底，檢測 269,935 人後，僅有 55 例本土確診，4 月 13 日後到 2020 年底不再有新增本土病例 [7] 。

與此同時，2020 年 2 月 18 日南韓大邱市爆發中國以外首次大規模 COVID-19

Contact tracing (%)

Mask-wearing or social distancing (%)	0%	25%	50%	75%	90%
0%	2.6	2.3	1.9	1.6	1.3
25%	2.0	1.8	1.5	1.2	1.0
50%	1.4	1.2	1.0	0.9	0.7
75%	0.9	0.7	0.6	0.5	0.4
90%	0.5	0.4	0.4	0.3	0.3

* Duration from symptom onset to isolation = 2 days

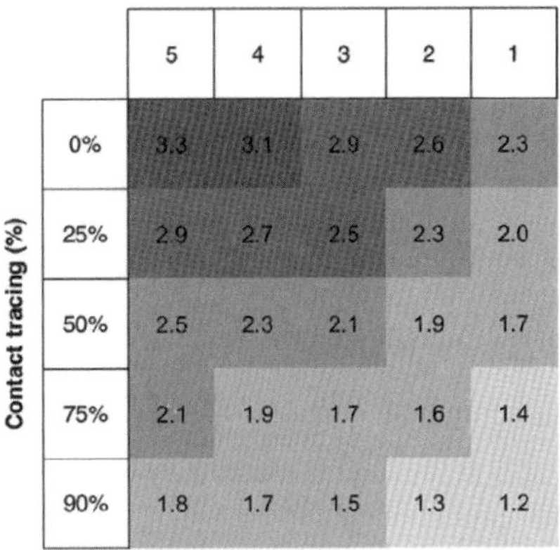

Day(s) from symptom onset to isolation

Contact tracing (%)	5	4	3	2	1
0%	3.3	3.1	2.9	2.6	2.3
25%	2.9	2.7	2.5	2.3	2.0
50%	2.5	2.3	2.1	1.9	1.7
75%	2.1	1.9	1.7	1.6	1.4
90%	1.8	1.7	1.5	1.3	1.2

* No mask-wearing or social distancing

圖 17-6：不同策略下的 SARS-CoV-2 病毒 R0 值

（右側組圖）若僅採取 2003 年 SARS 防疫模式（出現症狀採檢確診、接觸者疫調匡列隔離），不論出現症狀後採檢多快或接觸者匡列比例多高，所有情境的 R0 值皆高於 1（紅色），無法控制 SARS-CoV-2 疫情擴散。

（左側組圖）但若加上全民戴外科口罩，即能將 R0 值降到 1 以下，成功控制疫情：（1）若僅隔離有症狀病人，可將 R0 值降到 2.6（最左上深紅色方塊）；（2）加上匡列 75% 接觸者並予以隔離檢疫，則可將 R0 值再降到 1.6（最上排右起第二個淺紅色方塊）；（3）若再加上 50% 民眾戴外科口罩，即可一舉將 R0 值降到 1 以下而成功控制疫情（第三排右起第二個淺綠色方塊）。若外科口罩使用率達到 75%，將 R0 值進一步降低到 0.5（第四排右起第二個淺綠色方塊），防治效果將會更好。

資料來源：陳怡諠、方啓泰，2021 [7]。（Share copy and redistribute under the CCBY-NC-ND license.）

疫情。2020 年 2 月 25 日，南韓駐臺北姜副代表拜會我們 [8]，請教一個關鍵問題：韓國政府是否需要對南韓大邱市實施封城，強制民眾待在家裡不准外出，並禁止民眾向外逃至其他城市，以防疫情向外擴散？

我們反對封城 [8]。但南韓當時外科口罩存量不足以提供給所有民眾，而且在疫情爆發時也來不及增產。我們因此建議韓國以不封城的社交距離管制暫時代替口罩，配合擴大採檢追蹤接觸者，可望迅速控制南韓大邱疫情（圖 17-7）[8]。

南韓政府採納我們的建議，於 2020 年 2 月 26 日宣布大邱市全面停班停課、停止集會 / 聚會，但不限制民眾外出或前往其他地區，配合對高風險群（新天地教會）擴大採檢及接觸者追蹤，在四週內迅速控制 COVID-19 疫情 [8]（圖 17-8）。

2021 年 5 月 11 日，雙北偵測到萬華疫情，並發現其防疫破口（不戴口罩的特種營業），迅速關閉八大行業，將破口堵住。指揮中心依據我們數理模式在韓國大邱的成功經驗 [8]，以更精緻、不封城的管制措施（僅暫停特種營業及集會、教

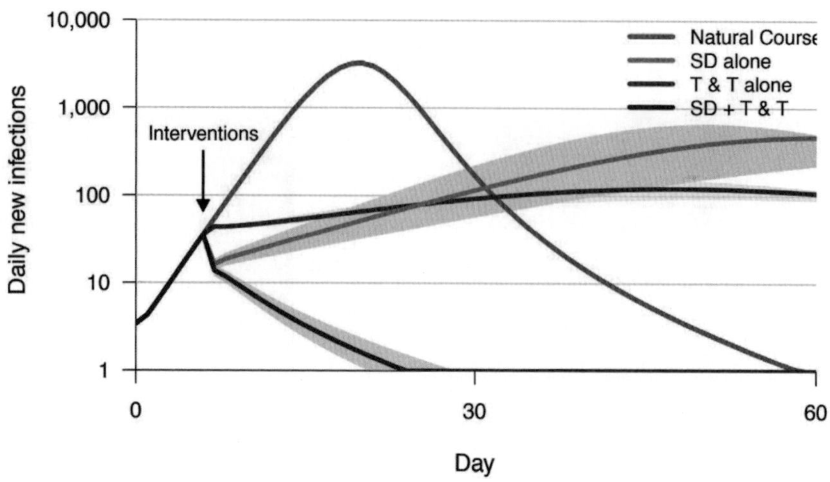

圖 17-7：不同策略下南韓大邱市 COVID-19 疫情曲線

不封城的社交距離（停班停課、暫停集會與聚會，但不限制民眾移動）降低 75% 接觸率（Non-lockdown social distancing, SD），再加上擴大採檢與追蹤 75% 接觸者（T & T）可望迅速控制大邱疫情。

資料來源：陳怡諠、方啓泰，2021 [8]。(Share copy and redistribute under the CCBY-NC-ND license.)

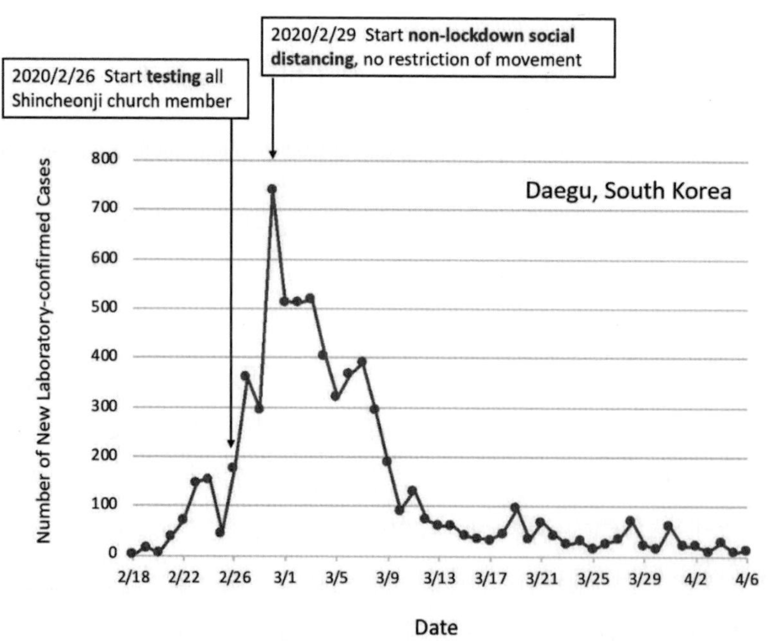

圖 17-8：南韓大邱市 COVID-19 疫情的成功控制，2020 年 2 月到 4 月

資料來源：韓國疾病管理廳；製圖者：陳怡諠

學線上化，但台積電等所有一般產業均可正常營運、戴口罩人員可正常上班及通勤，將對經濟的衝擊降到最低)，配合擴大採檢及接觸者追蹤，迅速控制疫情，讓臺灣本土疫情在從未封城的情況下，再度歸零，並維持良好控制到 2021 年底。

臺灣與南韓在 2020-2021 年成功控制 COVID-19 疫情是公共衛生重大成就，也顯示傳染病流行病學在國家面對全球疫情挑戰時可發揮關鍵作用，協助正確防疫決策，超前部署，確保對 COVID-19 的最終勝利。

(本節同時刊載於 2022 臺大公共衛生學院年報 COVID-19 專題報導：方啓泰、陳怡誼，2019 冠狀病毒疾病在臺灣與南韓的成功控制 (2020-2021)：傳染病流行病學數理模式對國家因應全球大流行的貢獻)

結　語

對傳染性疾病的研究是流行病學在公共衛生實務上應用最廣泛、也最具挑戰性的領域。本章介紹傳染病流行病學入門基本概念，內容涵蓋傳染病基本特性、傳播力的量化指標——基礎再生數 R0、從感染到傳播與發病的動態過程、影響傳染性病原體在族群中傳播的因素、分析疫情動態變化的傳染病數理模式、釐清傳播鏈與監測病原體突變與演化的分子流行病學、以及傳染病防治原理。最後以臺灣與南韓在 2020-2021 年成功控制 COVID-19 疫情爲例，說明本章介紹的傳染病流行病學原理如何在公共衛生政策上實際應用。

關鍵名詞

基礎再生數 (Basic reproductive number)
傳播潛伏期 (Latent period)
可傳染期 (Infectious period)
臨床潛伏期 (Incubation period)
流行病學鐵三角 (Epidemiologic triangle)

有效再生數（Effective reproductive number）
族群免疫（Herd immunity）

複習題目

1. 研究傳染性疾病時，需考慮哪些面向？
   (A) 致病（Pathogenicity）
   (B) 傳播（Transmission）
   (C) 需同時考慮
   (D) 以上皆非
2. 下列何者不是基礎再生數（Basic reproductive number, R0）的決定因子？
   (A) 接觸率（每單位時間接觸人次數）
   (B) 每次接觸傳播機率
   (C) 平均可傳播期
   (D) 在時間點 t 時，可被感染的人口比例
3. 世代間隔期（Serial interval）受下列何者影響？
   (A) 傳播潛伏期（Latent period）
   (B) 可傳染期（Infectious period）
   (C) 臨床潛伏期（Incubation period）
   (D) 以上皆是
4. 傳染性病原體在族群中傳播，可能受到下列哪些因素影響？
   (A) 經典的流行病學鐵三角：宿主、病原體、環境
   (B) 現代日益受到重視的地理 / 交通因素與隨機因素
   (C) 醫療與公共衛生防治措施
   (D) 以上皆是
5. 關於有效再生數（Effective reproductive number, Rt），何者為是：
   (A) Rt＝R0×Susceptible % at time t（在時間點 t 時，可被感染的人口比例）
   (B) Rt 非固定值，會隨時間而變化

(C) 當 Rt 值低於 1 時，疫情下降

(D) 以上皆是

6. 族群免疫（Herd immunity）達成條件為何？

(A) 疫苗保護力（Effectiveness）× 疫苗接種率（Coverage rate）> 1– (1 / R0)

(B) 疫苗的有效保護力可以持續很長時期

(C) 傳染性病原體不會快速演化而導致突破性感染（Breakthrough infection）

(D) 以上皆是

7. 如何判定甲直接將傳染性病原體傳播給乙？

(A) 接觸與發病時間符合傳播時序性（傳播潛伏期、可傳染期、臨床潛伏期）

(B) 從兩人分離出來的傳染性病原體為同一株（Clonality）

(C) 符合 (A) 或 (B) 其中一項即可

(D) 需同時符合 (A) 與 (B) 兩項條件

8. 下列那些傳染病防治措施可降低傳染性病原體的傳播？

(A) 公共衛生措施與個人防護

(B) 疫苗接種

(C) 抗微生物藥物：治療（Treatment）與暴露前預防（Pre-exposure prophylaxis）

(D) 以上皆是

參考答案

1.(C)　2.(D)　3.(D)　4.(D)　5.(D)　6.(D)　7.(D)　8.(D)

引用文獻

1. Dowdle WR. The principles of disease elimination and eradication. Bull World Health Organ 1998;**76 (Suppl 2)**:22-25.

2. Nelson KE, William CM. Infectious Disease Epidemiology: Theory and Practice. 2nd ed. Sudbury, MA: Jones and Bartlett, 2007.

3. Keeling MJ, Rohani P. Modeling Infectious Diseases in Humans and Animals. Princeton: Princeton University Press, 2008.

4. Vynnycky E, White RG. An Introduction to Infectious Disease Modeling. Oxford: Oxford University Press, 2010.

5. Liu Z, Fang CT. A modeling study of human infections with avian influenza A H7N9 virus in mainland China. Int J Infect Dis 2015;**41**:73-78.

6. Fang CT, Liu Z. Basic reproductive number (R0) of avian-origin influenza A (H7N9) virus in human. BMJ 2015;351. Available at: http://www.bmj.com/content/351/bmj.h5765/rr.

7. Chen YH, Fang CT. Combined interventions to suppress R0 and border quarantine to contain COVID-19 in Taiwan. J Formos Med Assoc 2021;**120**:903-905.

8. Chen YH, Fang CT, Huang YL. Effect of non-lockdown social distancing and testing-contact tracing during a COVID-19 outbreak in Daegu, South Korea, February to April 2020: a modeling study. Int J Infect Dis 2021;**110**:213-221.

9. Cori A, Valleron AJ, Carrat F, Scalia Tomba G, Thomas G, Boëlle PY. Estimating influenza latency and infectious period durations using viral excretion data. Epidemics 2012;**4**:132-138.

10. Behr MA, Edelstein PH, Ramakrishnan L. Revisiting the timetable of tuberculosis. BMJ. 2018;**362**:k2738. doi: 10.1136/bmj.k2738.

11. Behr MA, Edelstein PH, Ramakrishnan L. Is Mycobacterium tuberculosis infection life long? BMJ 2019;**367**:l5770. doi: 10.1136/bmj.l5770.

12. Chan PC, Peng SF, Chiou MY, Chang LY, Wang KF, Fang CT, Huang LM. Risk for tuberculosis in child contacts: development and validation of a predictive score. Am J Respir Crit Care Med 2014;**189**:203-213.

13. Du CR, Wang SC, Yu MC, Chiu TF, Wang JY, Chung PC, Jou RW, Chan PC, Fang CT. Effect of ventilation improvement during a tuberculosis outbreak in underventilated university buildings. Indoor Air 2020;**30**:422-432.

14. Cheng HY, Jian SW, Liu DP, Ng TC, Huang WT, Lin HH. Contact tracing assessment of COVID-19 transmission dynamics in Taiwan and risk at different exposure periods before and after symptom onset. JAMA Intern Med 2020;**180**:1156-1163.

15. He X, Lau EHY, Wu P, et al. Temporal dynamics in viral shedding and transmissibility of COVID-19. Nat Med 2020;**26**:672-5

16. Fine PE. The interval between successive cases of an infectious disease. Am J Epidemiol 2003;**158(11)**:1039-47.

17. Bhattacharyya RP, Hanage WP. Challenges in inferring intrinsic severity of the SARS-CoB-2 Omicron variant. N Engl J Med 2022;**386(7)**:e14.

18. The Novel Coronavirus Pneumonia Emergency Response Epidemiology Team. The epidemiological characteristics of an outbreak of 2019 novel coronavirus diseases (COVID-19) — China, 2020. China CDC Weekly 2020 Feb 21;**2(8)**:113-122.

19. Strasser Z, Hadavand A, Murphy S, Estiri H. SARS-CoV-2 Omicron variant is as deadly as previous waves after adjusting for vaccinations, demographics, and comorbidities [pre-print]. Available at: https://doi.org/10.21203/rs.3.rs-1601788/v1.

20. COVID-19 Excess Mortality Collaborators. Estimating excess mortality due to the COVID-19 pandemic: a systematic analysis of COVID-19-related mortality, 2020-21. Lancet 2022;**399**:1513-36.

21. Douaud G, Lee S, Alfaro-Almagro F, et al. SARS-CoV-2 is associated with changes in brain structure in UK Biobank. Nature 2022;**604**:697-707.

22. Chen C, Haupert SR, Zimmermann L, Shi X, Fritsche LG, Mukherjee B. Global prevalence of post Covid-19 condition or long Covid: a meta-analysis and systematic review. J Infect Dis 2022;**226**:1593-1607.

23. Xie Y, Xu E, Bowe B, Al-Aly Z. Long-term cardiovascular outcomes of COVID-19. Nat Med 2022;**28(3)**:583-90.

24. Tipayamongkholgul M, Fang CT, Klinchan S, Liu CM, King CC. Effects of the El Niño-Southern Oscillation on dengue epidemics in Thailand, 1996-2005. BMC Public Health 2009;**9**:422.

25. Fang CT, Hsu SM, Twu SJ, Chen MY, Chang YY, Hwang JS, Wang JD, Chuang CY. Decreased HIV transmission after a policy of providing free access to highly active antiretroviral therapy in Taiwan. J Infect Dis 2004;**190**:879-885.

26. Cohen MS, Chen YQ, McCauley M, et al. Prevention of HIV-1 infection with early antiretroviral therapy. N Engl J Med 2011;**365**:493-505

27. Lin KY, Sun HY, Chen YH, Lo YC, Hsieh SM, Sheng WH, Chuang YC, Pan SC, Cheng A, Hung CC, Fang CT, Chang SC. Effect of a hepatitis A vaccination campaign during a hepatitis A outbreak in Taiwan, 2015-2017: a modeling study. Clin Infect Dis 2020;**70**:1742-1749.

28. Morens DM, Folkers GK, Fauci AS. The concept of classical herd immunity may not apply to COVID-19. J Infect Dis 2022;**226**:195-198.

29. Centers for Disease Control and Prevention. SARS-CoV-2 variant classifications and definitions. Available at: https://www.cdc.gov/coronavirus/2019-ncov/variants/variant-classifications.html.

30. Tien KL, Sheng WH, Shiouh SC, Hung YP, Tien HF, Chen YH, Chien LJ, Wang JT, Fang CT, Chen YC. Chlorhexidine bathing to prevent central line-associated bloodstream infections in hematology units: a prospective, controlled cohort study. Clin Infect Dis 2020;**71**:556-563.

31. Molina JM, Capitant C, Spire B, et al. On-demand preexposure prophylaxis in men at high risk for HIV-1 infection. N Engl J Med 2015;**373**:2237-46.

第六篇

流行病學個案研究

前言：個案研究的選取

郭柏秀、邱弘毅

臺灣國民的平均餘命年年創新高，由 109 年簡易生命表統計資料，可得女性之平均餘命爲 84.7 歲，男性爲 78.1 歲，昭示了社會整體在公共衛生與醫療保健的成熟與進步。其中，流行病學與預防醫學中的三段五級之預防原則與落實，在促進健康與減少失能上功不可沒。流行病學研究的歷史通常認爲是起源於倫敦一場延宕數年的霍亂疫情的爆發，其中 John Snow 醫師在霍亂大流行期間進行的田野調查，與說服當地市政府將抽水泵把手移除以遏止流行的有效作爲，迅速地讓霍亂疫情達到有效控制，也因此被尊稱爲流行病學之父。

而全世界造成高疾病負擔的疾病型態，近幾十年來已由傳染性疾病演變成以慢性病爲主，以臺灣的十大死因而言，慢性疾病與事故傷害高居榜上，包括癌症、心臟疾病、肺炎等均名列前茅（衛福部 109 年國人死因統計結果）。直到 2019 年末世紀大疫 COVID-19 的出現，席捲全球造成健康與社會經濟的巨大損失，讓所有身歷其中的民眾，感受到前所未有的威脅。然而臺灣社會在過去幾十年來，累積良好的流行病學研究與政策執行及評估的經驗，在因應此類重大公共衛生事件的發生時，則顯示出其優勢。臺灣政府、社會及學界善於進行資料收集及數據分析，及時開發出防護用品，與具有良好效度的篩檢工具，加上執行有效、確實的防疫作爲 [1,2]。

流行病學身爲公共衛生的基礎學科之一，涵蓋紮實的流行病學研究設計方法，精準的資料處理與統計分析原則及方法，加上因果推論的核心精神，對於健康事件或疾病的人、時、地分布，與決定因子的探討，提供政策與醫藥轉譯的重要實證基礎。因而在現今公共衛生發展已達世界級標準的臺灣社會而言，瞭解流行病學內涵的重要性不僅是在學術研究的層級，更與群眾生活與健康息息相關。

奠基在良好的流行病學基礎與實證研究，而大幅改變了健康政策因而促進了民眾健康的例子相當多。在這一篇裡，我們挑選了三個不同主題的個案研究。第一個是「臺灣的 B 型肝炎防治」，聚焦在 B 型肝炎疫苗接種計畫對肝細胞癌發生的預防效果。第二個是「佛萊明罕心臟研究」（Framingham Heart Study, FHS），可說是心血管疾病最有名的長期世代研究。這兩個案例對於慢性發展的癌症與冠心病風險的預測，都有詳細的描述。第三個是「跨域大數據之應用」，介紹近代人體生物資料庫在健康事件中的應用。這三個案例的描述，可以作爲本書講述流行病學方法的整合運用，讓讀者可以瞭解流行病學在研究某個重要公共衛生健康議題的思維脈絡與對應的方法學，從而對流行病學研究的實務應用有一較完整的學習。讀者可以將此書視爲流行病學入門的基礎介紹讀本，因此也提醒讀者，較爲複雜的流行病學研究方法，與更多流行病學研究在政策轉譯上的實例，限於篇幅則並未被包含進來，可再參考其他進階版的流行病學書籍或已發表的文獻。

引用文獻

1. Wang CJ, Ng CY, Brook RH. Response to COVID-19 in Taiwan: big data analytics, new technology, and proactive testing. JAMA 2020;**323**:1341-1342.
2. Chen, SC. Taiwan's experience in fighting COVID-19. Nat Immunol 2021;**22**:393-394.

第 18 章
個案研究一：臺灣的 B 型肝炎防治

王豐裕　撰

學習目標

一、能知道我國 B 型肝炎防治上，重要的觀察性研究及臨床試驗及其結果

二、能知道我國全面性 B 型肝炎疫苗接種計畫的重要內容，及這項計畫在預防 B 型肝炎病毒感染及慢性帶原的效果

三、能知道我國全面性 B 型肝炎疫苗接種計畫，對於降低肝細胞癌發生的成效

四、能透過本個案研究熟悉及應用各項流行病學測量指標

五、能透過本個案研究熟悉如何評估介入措施的成效

前　言

死亡統計資料顯示，癌症一直是最主要的死亡原因之一。在癌症死亡中，肝細胞癌（hepatocellular carcinoma）一直占有相當高的比率，特別是在男性。因此，找到肝細胞癌的主要病因，開發有效的初段預防方法，減少肝細胞癌的發生率，進而減低肝細胞癌盛行率及死亡，是國人重大的科學議題，也是極重要的公共衛生議題。

經過眾人持續多年的努力及政府在經費上的挹注，我國在 B 型肝炎（hepatitis B）防治上的成就，受到國際一致性的肯定。同樣地，我國在 B 型肝炎研究上，有相當多的學術論文發表，刊登在國際一流期刊上的論文不知凡幾，受到同儕的廣泛引用，其中不乏國際上公認最卓越者。但因本個案研究聚焦於 B 型肝炎疫苗接種與肝細胞癌發生率變化之間的關係，只能挑選主題關聯性較強者，並依據個人主觀引用同時具代表性及重要性的論文。特別說明的是，因全面性 B 型肝炎疫苗接種計畫（Universal Hepatitis B Vaccination Program, UHBVP）於 1984 年開始實施，與建構這項計畫有關的觀察性研究及臨床試驗，是挑選論文最重要的考量之一。因此，許多在 1984 年後關於 B 型肝炎慢性感染與肝細胞癌發生危險性的卓越論文，並未加以引用，如陳建仁教授的社區性癌症篩檢世代研究相關發表（請參閱「第 8 章世代研究法」第五節、世代研究範例）。即便如此，遺漏許許多多優異的 B 型肝炎研究發表，仍是難以避免。讀者如對 B 型肝炎研究感到高度興趣，建議閱讀 Seto 等 [1] 及 McGlynn 等 [2] 所撰寫的綜論，再延伸閱讀。

本個案研究共分爲五個主題，包括：一、B 型肝炎病毒（hepatitis B virus, HBV）慢性感染與肝細胞癌；二、B 型肝炎垂直傳染研究；三、B 型肝炎臨床試驗，含兩項次主題：免疫球蛋白（hepatitis B immunoglobin, HBIG）臨床試驗及 B 型肝炎血漿疫苗臨床試驗；四、全面性 B 型肝炎疫苗接種計畫；及五、全面性 B 型肝炎疫苗接種計畫對肝細胞癌發生的預防效果。如讀者較關注 B 型肝炎疫苗接種的防治成效，建議先閱讀第四及第五兩部分。

第一節　B 型肝炎病毒慢性感染與肝細胞癌

死亡統計資料顯示，癌症一直是最主要的死亡原因之一。在 1954~1960 年期間，癌症是第七、八位死因，1961 年進入前五位死因，在 1963~1980 年期間爲第二位死因 [3]。1981 年起迄今，癌症已連續數十年位居第一位死因。在癌症死亡中，肝細胞癌一直占有相當高的比率，特別是在男性。1976 年諾貝爾醫學獎得主 Blumberg 博士，在 1965 年發現導致長潛伏期肝炎的病因——澳洲抗原（Australia antigen）後，開啓了 B 型肝炎研究。

Smith 及 Blumberg 首先指出 B 型肝炎與肝癌之間，可能有因果相關性存在 [4]。因我國是肝炎、肝硬化及肝癌的盛行區域，因此在 1970 年代初期，我國臨床醫學研究者即開始 B 型肝炎與肝癌的研究。Tong 等首先運用病例對照研究設計，探討肝炎相關抗原（hepatitis-associated antigen, HAA）與肝癌之間的相關性 [5]。肝炎相關抗原後來被證實是 B 型肝炎病毒顆粒的組成成分，即 B 型肝炎表面抗原（hepatitis B surface antigen, HBsAg）。

Tong 等的病例對照研究，共納入 55 位年齡 23~64 歲的肝細胞癌患者，及 943 位年齡 20~45 歲的健康成人 [5]。研究對象排除過去 12 個月內，有輸血或使用血液製劑者。肝細胞癌患者中，25 例係依據穿刺組織或解剖的病理檢查報告，其餘 30 例則是依據肝血管攝影證據。所有肝細胞癌患者，均在入院後 3~12 個月的期間內死亡。對照組則爲非住院患者，或是左營海軍基地的雇員，均無肝炎病史，且血清肝功能指標均於正常範圍。肝細胞癌患者中，44 例（80.0%）檢測爲肝炎相關抗原陽性，有病理證據者的陽性率（84.0%），稍高於依據影像學證據者（76.0%）。健康對照中，138 例（14.6%）爲肝炎相關抗原陽性。檢定結果顯示，肝細胞癌患者的肝炎相關抗原陽性率，顯著高於健康對照（$\chi^2 = 149$，$p < 0.0001$）。

爲了評估 HBsAg 帶原者的原發性肝細胞癌發生情形，以及探討 HBsAg 帶原是否爲原發性肝細胞癌的病因。Beasley 等 [6] 於 1975 年 11 月至 1978 年 6 月期間，建置一項男性公務員世代研究（n＝21227），這項世代研究亦納入參與一項心血管疾病研究的世代成員（n＝1480）。世代成員均簽署書面同意，並完成一份簡短健康問卷，使用健檢時抽取的血清樣本，以放射免疫分析法（radioimmunoassay, RIA）檢測血清 B 型肝炎標記。

本研究透過公保資料確認世代成員是否發生原發性肝細胞癌，公保局每個月均會提供退保資料（通常發生於公務員死亡時），研究人員即透過電話及信件，確認退保世代成員的健康情形。爲了確認公保資料的完整性，本研究主動追蹤所有 HBsAg 陽性者，及其年齡及籍貫配對的 HBsAg 陰性者。追蹤項目包括每年重新檢測 HBV 標記及填答健康問卷，研究期間的平均追蹤率達 95%。針對未回診者，進行電話訪問或家庭訪視。當發生世代成員死亡時，研究人員透過就診醫院的醫療紀錄確認。追蹤期間共 643 位退保，可透過這些努力確認其中 569 位的健康情形。

在 22,707 世代成員中，3,454 位爲 HBsAg 陽性，整體盛行率爲 15.2%。95% 的 HBsAg 陽性者於至少間隔 1 年後再度檢測，幾乎所有受檢者仍維持爲 HBsAg 陽性。因此，HBsAg 陽性者，即爲 HBsAg 慢性帶原者 [7]。依受檢者籍貫分析，以籍貫江西者之 HBsAg 陽性率最高（19.8%），籍貫山西者最低（4.9%）；籍貫在長江以北者，低於籍貫在長江以南者，HBsAg 陽性率分別爲 11.2%（970/8649）及 16.6%（1215/7317），且似乎祖籍在愈北部的省份，HBsAg 陽性率愈低。在 6,719 位籍貫臺灣的受檢者中，1,266 位（18.8%）爲 HBsAg 陽性 [7]。

追蹤至 1980 年 12 月 31 日止，累計約 75,000 追蹤人年，退休後追蹤漏失共 74 位（0.33%）。在追蹤期間共 307 位世代成員死亡，死因爲原發性肝細胞癌共 41 位，其中 19 例有病理檢查報告，19 例爲高血清乙型胎兒蛋白（alpha fetoprotein, AFP）合併影像學證據，其餘 3 例爲高血清乙型胎兒蛋白或有影像學證據；另有 19 位死因爲肝硬化。原發性肝細胞癌及肝硬化死亡個案中，HBsAg 陽性者分別爲 40 例及 17 例，HBsAg 陰性者分別爲 1 例及 2 例。HBsAg 陽性及陰性者的原發性肝細胞癌死亡危險性，分別爲每 10 萬人 1,158 人及 5 人；肝硬化死亡危險性，則分別爲每 10 萬人 492 人及 10 人。相對於 HBsAg 陰性者，HBsAg 陽性者的原發性肝細胞癌及肝硬化死亡的相對危險性，分別爲 223（95% 信賴區間：31~1621）及 47.4（95% 信賴區間：11.0~205.0）。

在整個世代或 HBsAg 陽性世代成員，原發性肝細胞癌死亡率皆有顯著的年齡趨勢（表 18-1）。年齡 <50 歲 HBsAg 帶原者，原發性肝細胞癌死亡危險性低於每 10 萬人 300 人，年齡 50 歲以上者，死亡危險性顯著提高到每 10 萬人超過 2,000 人。

世代成員中，有肝硬化病史或肝炎病史者，分別有 70 位及 1,257 位。原發性肝細胞癌死亡中，有肝硬化病史或肝炎病史者，分別有 5 位及 8 位。各危險因子分組的世代成員人數，及原發性肝細胞癌死亡數及死亡率，如表 18-2 所示。結果顯示年齡≥ 50 歲、HBsAg 陽性、有肝硬化病史或肝炎病史者，均有顯著較高原發性肝細胞癌死亡危險性。

表 18-1：年齡別世代成員人數及原發性肝細胞癌死亡數

年齡	全部			HBsAg 陽性			HBsAg 陰性	
	人數	肝癌死亡數	死亡率（10^{-5}）	人數	肝癌死亡數	死亡率（10^{-5}）	人數	肝癌死亡數
20-29	647	0	0.0	130	0	0.0	517	0
30-39	1,814	1	55.1	398	1	251.3	1,416	0
40-49	8,338	5	60.0	1,415	4	282.7	6,923	1
50-59	9,949	28	281.4	1,303	28	2148.9	8,646	0
60-69	1,920	7	364.6	206	7	3398.1	1,714	0

數據來自參考文獻 [6]。

表 18-2：世代成員原發性肝細胞癌死亡單因子分析

	人數	肝癌死亡數	死亡率（10^{-5}）
年齡（歲）			
20-49	10,799	6	55.6
≥ 50[1]	11,908	35	293.9
HBsAg			
陽性	3,454	41	1158.1
陰性	19,253	1	5.2
肝炎病史			
有	1,257	8	636.4
無	21,450	33	153.8
肝硬化病史			
有	70	5	7142.9
無	22,637	36	159.0

[1] 年齡 ≥50 歲者中，39 位年齡 ≥70 歲，無肝癌死亡。
數據來自參考文獻 [6]。

追蹤第 1~5 年起始的 HBsAg 慢性帶原人數，分別爲 3,454、3,426、3,397、2,275、及 309 人，發生於追蹤第 1 年及第 2 年的原發性肝細胞癌死亡數分別爲 15 例及 11 例，發生於追蹤第 3~5 年期間的死亡數，則分別爲 7 例、6 例及 1 例。比較每一追蹤年度的原發性肝細胞癌死亡率，顯示並無顯著差異性存在。

合併年齡、肝炎、肝硬化病史及 HBsAg 帶原狀態的影響，分析結果如表 18-3 所示。顯示年齡≥ 50 歲且 HBsAg 陽性者，有最高的原發性肝細胞癌死亡危險性（2316.3×10^{-5}），年齡 < 50 歲的 HBsAg 陽性者次之（257.3×10^{-5}）。相同地，有肝炎病史或有肝硬化病史的 HBsAg 帶原者，有最高的原發性肝細胞癌死亡危險性，分別爲 2051.3×10^{-5} 及 12500×10^{-5}，無肝炎病史或無肝硬化病史的

HBsAg 帶原者次之。

表 18-3：年齡、肝炎、肝硬化病史及 HBsAg 帶原狀態與原發性肝細胞癌死亡之兩因子分析

		人數	肝癌死亡數	死亡率（10^{-5}）
年齡（歲）	HBsAg			
≥ 50	陽性	1,511	35	2316.3
≥ 50	陰性	10,397	0	0.0
< 50	陽性	1,943	5	257.3
< 50	陰性	8,856	1	11.3
肝炎病史	HBsAg			
有	陽性	390	8	2051.3
有	陰性	867	0	0.0
無	陽性	3,064	32	1044.4
無	陰性	18,386	1	5.4
肝硬化病史	HBsAg			
有	陽性	40	5	12500.0
有	陰性	30	0	0.0
無	陽性	3,414	35	1025.2
無	陰性	19,223	1	5.2

數據來自參考文獻 [6]。

這項研究於追蹤期間共 307 例死亡，其中 105 例是發生在 HBsAg 帶原者，包括 57 例肝硬化及原發性肝細胞癌。顯示 HBsAg 帶原者有顯著較高的死亡危險性，且肝硬化及原發性肝細胞癌是這個男性公務員世代的主要死因。此外，本研究顯示 HBsAg 帶原與原發性肝細胞癌死亡之間，具有非常強的相關性。

第二節　B 型肝炎垂直傳染研究

一、以 B 型肝炎表面抗原為垂直傳染指標

Stevens 等邀請在 1972 年 12 月至 1973 年 11 月期間，到臺北榮民總醫院產前門診的懷孕婦女，參與一項探討 B 型肝炎垂直傳染機率的研究 [8]。該研究使用放射免疫法，檢測血清 HBsAg 狀態，並針對 IIBsAg 陽性者，進一步使用補體

固定法（complement fixation），定量血中 HBsAg 濃度；以 HBsAg 陽性婦女所生產嬰兒為研究組，採集分娩時臍帶血及出生後 1、3、6 個月及 1 年的血液樣本。收案期間共有 1,343 名懷孕婦女參與，經檢測 HBsAg 血清狀態，HBsAg 陽性者共 204 名，研究組即為這些同意參與研究的 HBsAg 陽性婦女所生產的嬰兒；另選取 20 位 HBsAg 陰性婦女所生產嬰兒為對照組，檢測嬰兒出生 1 年後及其生母的 HBsAg 血清狀態。

研究組中，生母有肝炎病史、或近期內輸血、注射或針灸的比例均很低，且收案時及追蹤期間，均未發生肝炎，並且其 HBsAg 血清狀態，均一直呈現陽性。相同地，對照組中，生母於收案時及分娩後 1 年，都沒有肝炎病徵，血清 HBsAg 則呈現陰性。在研究組嬰兒中，158 位從分娩後即開始追蹤，其中的 106 位完成出生後 6 個月的追蹤檢查，61 位嬰兒完成出生後 1 年的追蹤檢查。比較嬰兒在不同年齡時的血清 HBsAg 陽性率，顯示在出生後的前 2 個月，嬰兒血清 HBsAg 陽性率較低；出生後的第 3 個月起至 9 個月大，嬰兒血清 HBsAg 陽性率較高，但陽性率無明顯變化（圖 18-1）。

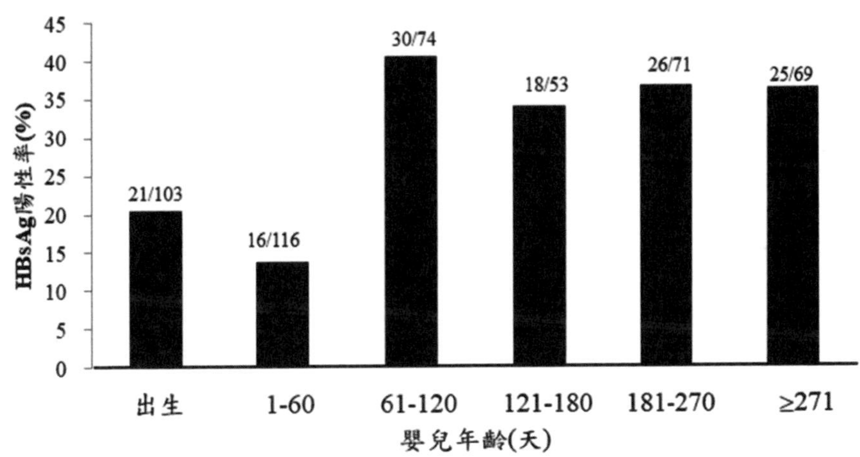

圖 18-1：HBsAg 陽性婦女所生產嬰兒於不同年齡時的血清 HBsAg 陽性率

數據來自參考文獻 [8]。

在以放射免疫法檢測呈 HBsAg 陽性的 63 位嬰兒中，其中 51 位（81%）在出生後 6 個月內，即呈 HBsAg 陽性；且在有後續追蹤檢體的 38 位嬰兒中，其中 35 位（92.1%）的追蹤檢體呈 HBsAg 陽性。以補體固定法定量嬰兒生母血中 HBsAg 濃度，濃度 < 1：2、1：2、1：4、1：8、1：16、1：32、1：64、及≥ 1：128 的

人數，分別爲 24、12、30、20、8、17、25、及 21 人，嬰兒血清 HBsAg 陽性的人數分別爲 0、1、0、6、3、10、22、及 20 人（圖 18-2）。

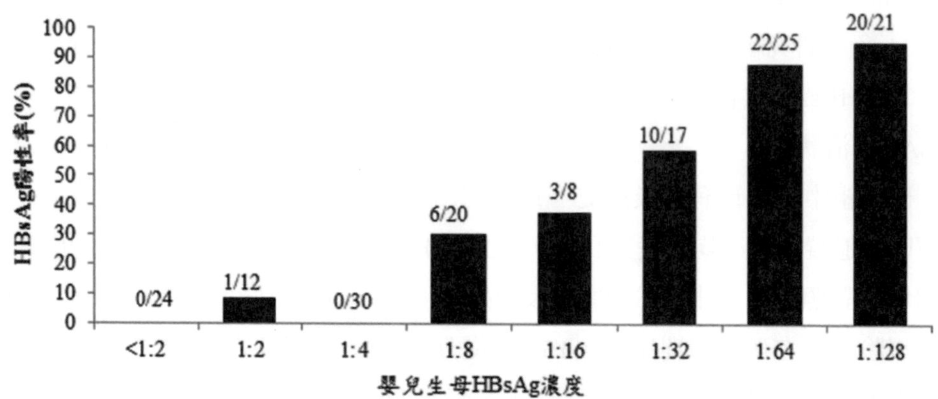

圖 18-2：嬰兒生母 HBsAg 濃度與嬰兒血清 HBsAg 陽性率

數據來自參考文獻 [8] 。

單因子相關分析顯示，生母血清 HBsAg 濃度≥ 1：8、臍帶血呈 HBsAg 陽性、及至少一位兄弟姐妹爲血清 HBsAg 陽性的嬰兒，均有較高的血清 HBsAg 陽性率（表 18-4）。在 HBsAg 陽性嬰兒中，除了 1 位之外，其餘 61 位均由血清 HBsAg 濃度≥ 1：8 的婦女所生產。在 23 位生父血清 HBsAg 陽性及 117 位生父血清 HBsAg 陰性的嬰兒中，嬰兒血清 HBsAg 爲陽性者，分別有 10 位及 46 位（表 18-4）。

表 18-4：影響嬰兒血清 HBsAg 狀態的因素分析

變數	組別	嬰兒總數	HBsAg 陽性	
			嬰兒數	陽性率（%）
嬰兒生母 HBsAg 濃度 [1]	≤ 1：4	66	1	1.5
	≥ 1：8	91	61	67.0
嬰兒生父 HBsAg 狀態	陰性	117	46	39.3
	陽性	23	10	43.5
臍帶血 HBsAg 狀態	陰性	82	29	35.4
	陽性	21	16	76.2
兄弟姊妹 HBsAg 狀態	均為陰性	39	4	10.3
	≥ 1 位陽性	36	26	72.2

[1] 缺 1 位生母 HBsAg 濃度。

數據來自參考文獻 [8] 。

進一步依嬰兒生母 HBsAg 濃度區分爲 ≤ 1：4 及 ≥ 1：8 兩組，顯示生母 HBsAg 濃度 ≥ 1：8 的嬰兒，除了有顯著較高的血清 HBsAg 陽性率之外，臍帶血 HBsAg 陽性率較高，嬰兒的兄弟姊妹爲血清 HBsAg 陽性的比率，也是顯著較高（圖 18-3）。

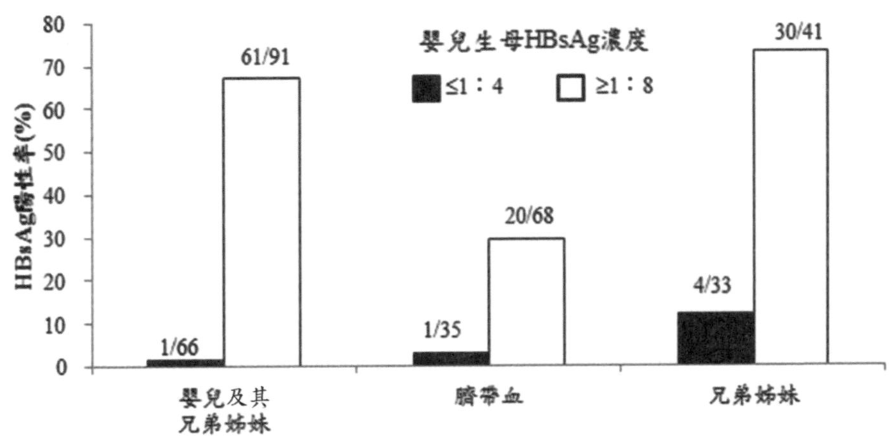

圖 18-3：嬰兒生母 HBsAg 濃度與嬰兒血清 HBsAg 陽性率

數據來自參考文獻 [8]。

有嬰兒雙親血清 HBsAg 狀態資料的家庭共 140 個，其中嬰兒雙親皆爲血清 HBsAg 陽性者有 23 個家庭。在這 23 個家庭中，生母血清 HBsAg 濃度高者，嬰兒血清 HBsAg 陽性率顯著較高；嬰兒生父血清 HBsAg 濃度的高低，則與嬰兒血清 HBsAg 陽性率無顯著關聯（圖 18-4）。

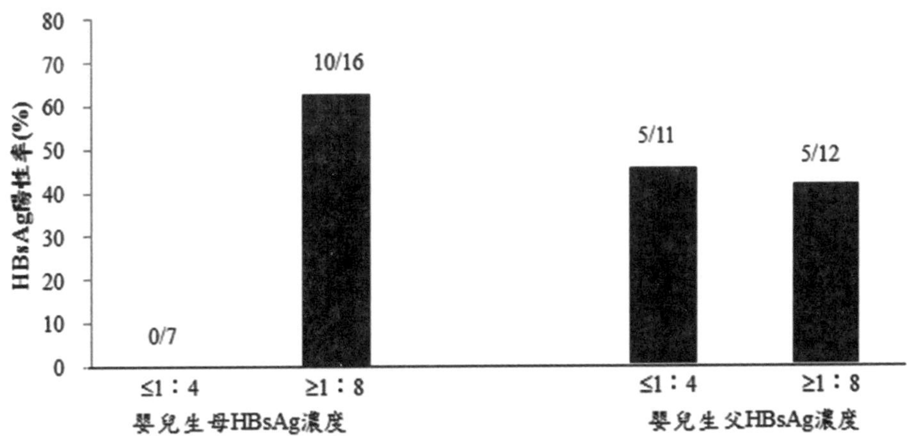

圖 18-4：在嬰兒雙親皆為血清 HBsAg 陽性的家庭中，雙親血清 HBsAg 濃度高低與嬰兒血清 HBsAg 陽性率

數據來自參考文獻 [8]。

針對 9 對嬰兒－生母皆爲 HBsAg 陽性的家庭，進行 HBsAg 血清亞型定型，其中 4 位嬰兒生父及 2 位嬰兒手足，亦均爲 HBsAg 陽性。分型結果顯示，所有嬰兒－生母及嬰兒－手足配對皆爲同一血清型，7 對爲 adw 血清型，另 2 對爲 adr 血清型；4 位嬰兒生父中，3 位與嬰兒及嬰兒生母爲同一血清型，另 1 位嬰兒生父的血清型則與其他家庭成員均不同。

Beasley 等排除前述 Stevens 等的研究 [8] 中，追蹤時間少於 3 個月的研究組嬰兒（n＝24），另加入後續收案 HBsAg 陽性婦女所生產的嬰兒（n＝13），評估餵哺母乳與嬰兒 HBsAg 血清狀態的關聯性 [9]。相同地，這項研究使用放射免疫法，檢測生母及嬰兒在嬰兒出生後 1、3、6 個月及 1 年的血清 HBsAg 狀態，針對 HBsAg 陽性樣本，以補體固定法定量血中 HBsAg 濃度；針對 HBsAg 陰性樣本，以血液凝集法（hemagglutation）測定血中 B 型肝炎表面抗體（anti-bodies against HBsAg, anti-HBs）濃度。這 147 位 HBsAg 陽性婦女所生產的嬰兒，從分娩後至少追蹤 3 個月，平均追蹤時間約 11 個月，平均每位嬰兒有 3 個不同時間點的血液樣本。

在 92 位以母乳餵哺的嬰兒中，45 位呈血清 HBsAg 陽性，4 位呈血清 anti-HBs 陽性；在 55 位不是以母乳餵哺的嬰兒中，血清 HBsAg 或 anti-HBs 陽性的嬰兒數，分別爲 29 位及 4 位。統計檢定顯示，是、否餵哺母乳兩組之嬰兒血清 HBsAg 陽性率及 anti-HBs 陽性率，皆無顯著差異性存在。研究者檢測 10 位 HBsAg 陽性及 22 位 HBsAg 陰性嬰兒的母乳樣本，檢測結果均呈 HBsAg 陰性。綜合這些證據，研究者認爲餵哺母乳與 B 型肝炎垂直感染並無關聯性存在 [9]。

二、B 型肝炎 e 抗原與 B 型肝炎垂直傳染

Stevens 等評估血清 B 型肝炎 e 抗原（hepatitis B e antigen, HBeAg）及 e 抗體（anti-bodies against HBeAg, anti-HBe），與 B 型肝炎垂直傳染的關聯性 [10]。這項研究的對象爲在 1974~1976 年期間，在臺北榮民總醫院進行產前門診，且參與一項 B 型肝炎免疫球蛋白（hepatitis B immunoglobin, HBIG）臨床試驗者。針對前項 HBIG 臨床試驗的對照組，且嬰兒生母血清 HBsAg 濃度高於 1：8 者，以血流動力析離術（rheopheresis）檢測其血清 HBeAg 及 anti-HBe 狀態。

研究期間，更具敏感性的放射免疫法，被開發出來檢測 HBeAg 及 anti-HBe。Stevens 等爲評估新方法的準確度，納入以血流動力析離術檢測，所有呈 anti-HBe

陽性者（n＝10），所有 HBeAg 及 anti-HBe 皆爲陰性者（n＝48），並隨機選取 18 位 HBeAg 陽性者，以新開發的 HBeAg 及 anti-HBe 放射免疫法重新檢測 [10]。圖 18-5 顯示以血流動力析離術檢測爲 HBeAg 陽性者或 anti-HBe 陽性者，以新的放射免疫法重新檢測，仍舊維持相同的結果；血流動力析離術檢測爲 HBeAg 及 anti-HBe 皆爲陰性者，當以更具敏感性的放射免疫法重新檢測，除了 6 位（12.5%）仍爲雙陰性之外，其餘均可被區分爲 HBeAg 陽性或 anti-HBe 陽性。

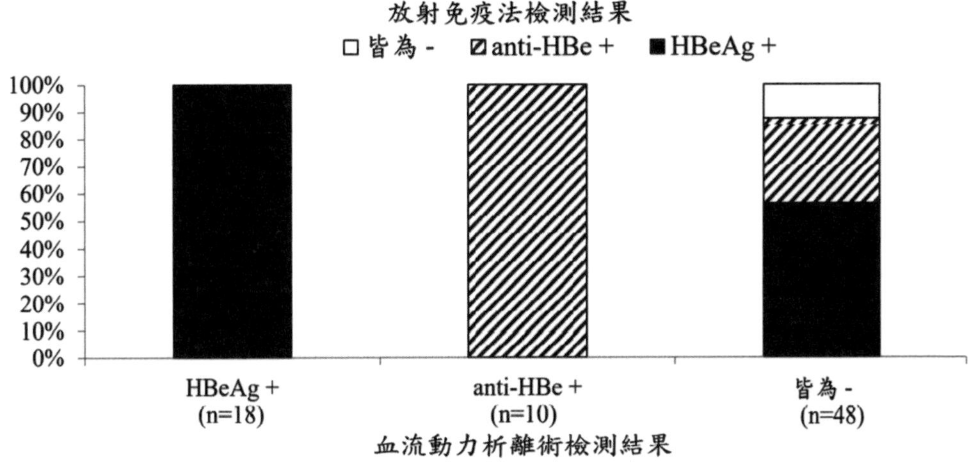

圖 18-5：血流動力析離術及放射免疫法檢測嬰兒生母血清 HBeAg 及 anti-HBe 結果

數據來自參考文獻 [10]。

爲了評估以 HBe 標記新檢測分類，預測 B 型肝炎垂直傳染的效力，Stevens 等 [10] 追蹤這些 HBsAg 陽性婦女所生產的嬰兒，經排除 11 位追蹤時間少於 3 個月或呈 HBsAg 陽性後隨即追蹤漏失者，共 65 位嬰兒納入追蹤，其中 40 位嬰兒於追蹤過程成爲 HBsAg 慢性帶原者，45 位曾感染 B 型肝炎病毒（曾 HBsAg 或 anti-HBs 陽性）。依放射免疫法檢測嬰兒生母血清 HBe 標記的結果，比較嬰兒 B 型肝炎病毒感染情形，顯示生母爲 HBeAg 陽性時，嬰兒感染 B 型肝炎病毒的比率（95.7%），顯著高於生母爲 anti-HBe 陽性者（21.4%）。並且 40 位 HBsAg 陽性嬰兒，其生母均爲 HBeAg 陽性者（圖 18-6）。

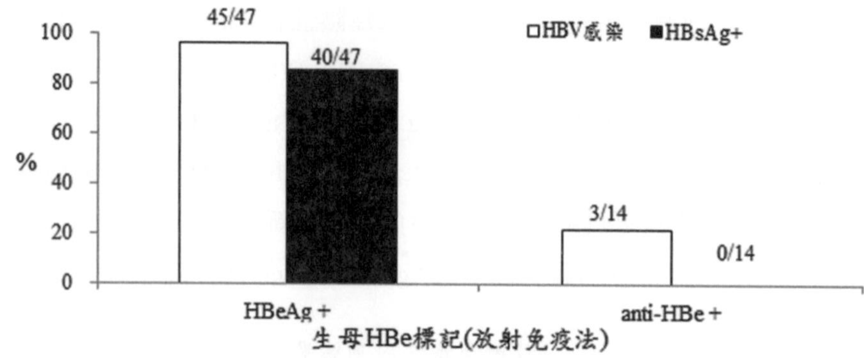

圖 18-6：嬰兒生母血清 HBe 標記（放射免疫法）與嬰兒 B 型肝炎感染率

數據來自參考文獻 [10]。

依據放射免疫法檢測生母 HBeAg 狀態，及以補體固定法定量 HBsAg 濃度，將 63 位 HBsAg 陽性婦女分為 4 組，各組嬰兒曾 B 型肝炎感染及 HBsAg 慢性帶原人數如表 18-5 所示。

表 18-5：依生母 HBeAg 狀態及 HBsAg 濃度分組下，曾感染 B 型肝炎病毒及 HBsAg 慢性帶原嬰兒人數

生母 HBeAg（放射免疫法）	生母 HBsAg 濃度（補體固定法）	嬰兒	曾感染 B 型肝炎病毒 [1]	HBsAg 慢性帶原
陽性	≥ 1：64	39	39	35
陽性	≤ 1：32	6	4	3
陰性	≥ 1：64	3	0	0
陰性	≤ 1：32	15	3	0

[1] 曾 HBsAg 陽性或 anti-HBs 陽性。

數據來自參考文獻 [10]。

這項研究顯示，放射免疫法可區分絕大多數 HBsAg 濃度≥ 1：8 者的血清 HBe 標記狀態，且生母 HBeAg 陽性與 B 型肝炎病毒垂直傳染之間，具有顯著的正相關性。在這項研究中，除了 6 位 HBsAg 帶原婦女之外，其餘 70 位均可以放射免疫法分為 HBeAg 陽性或 anti-HBe 陽性。嬰兒 HBsAg 慢性帶原，只發生於生母為 HBeAg 陽性者；相反地，當生母為 anti-HBe 陽性時，其生產的嬰兒會感染 B 型肝炎病毒，但不會成為 HBsAg 慢性帶原。此外，這項研究同時顯示，相較於使用 HBsAg 濃度分組，運用生母血清 HBeAg 狀態來診斷嬰兒 B 型肝炎病毒感染及 HBsAg 慢性帶原，有更高的準確性。

第三節　B 型肝炎臨床試驗

一、B 型肝炎免疫球蛋白（HBIG）臨床試驗

（一）高 HBV 感染風險新生兒 HBIG 臨床試驗

Beasley 等曾於 1974 年至 1978 年期間，進行一項 HBIG 預防 B 型肝炎周產期感染的隨機分派雙盲臨床試驗。該試驗結果顯示，在嬰兒出生後的 48 小時內注射 HBIG，似有較低的 HBsAg 慢性帶原率。爲了確認盡早注射 HBIG 的效果，以及比較單一高劑量或多次低劑量的效果，Beasley 等進行另一項隨機分派雙盲臨床試驗 [11,12]。納入條件包括：（1）在省立護理專科學校（即國立臺北護理健康大學）附設婦幼健康中心，進行產前門診及生產；（2）以反相被動血液凝集法（Reverse Passive Hemagglutination, RPHA）定量 HBsAg 濃度≥ 1：1024 的懷孕婦女；（3）嬰兒出生體重大於 2000 公克；及（4）出生後 1 分鐘的 APGAR 得分大於 8 分等。共 430 位 HBsAg 高濃度婦女同意參與，排除於其他醫院生產、低出生體重或低 APGAR 得分嬰兒共 144 位。

該臨床試驗將符合試驗條件的嬰兒，隨機分派到不同組別，於出生當日、出生後 3 及 6 個月，分別給予試驗對象安慰劑或 HBIG。各組試驗項目如下：

A 組：對照組，每次注射 1 毫升安慰劑（生理食鹽水）。

B 組：於出生當日注射 1 毫升 HBIG，出生後第 3 及 6 個月，分別注射安慰劑。

C 組：每次注射 0.5 毫升生理食鹽水 +0.5 毫升 HBIG。

經隨機分派爲 A 組 81 位，B 組 83 位，C 組 66 位嬰兒。A~C 組在出生體重平均值、臍帶血 HBsAg 陽性率、注射第一、第二及第三劑時的平均年齡、生母平均年齡及 HBsAg 濃度平均值，均無顯著差異性存在。各組受試者注射第一、第二及第三劑時的平均年齡，顯示除了注射第一劑的平均年齡略有變異性存在，不同試驗組別注射第二及第三劑時的平均年齡，均相當接近（表 18-6）。這些數據顯示，這項試驗執行過程相當嚴謹。

表 18-6：不同組別試驗對象注射第一、第二及第三劑安慰劑或 HBIG 的平均年齡

	A 組（n=81）		B 組（n=83）		C 組（n=66）	
	平均值	標準差	平均值	標準差	平均值	標準差
第一劑（分）	36.1	76.2	21.4	22.5	49.2	212.6
第二劑（天）	99.6	9.4	98.0	7.8	98.9	7.4
第二劑（天）	191.1	8.9	187.6	10.9	190.8	8.9

數據來自參考文獻 [11]。

本項臨床試驗開始後，才發展出 HBeAg 檢測方法。因此，排除部分嬰兒生母爲 HBeAg 陰性者之後，A、B、及 C 組完成第一劑注射的嬰兒數分別爲 73、76、及 63 位嬰兒；完成 3 劑注射分別爲 68、69、及 60 位嬰兒。在完成 3 劑注射的 197 位嬰兒中，追蹤完成率相當高：完成第 9、12、及 15 個月追蹤的嬰兒數，分別爲 190、189、及 185 位。在完成第 15 個月追蹤的 185 位嬰兒中，第 9、12、及 15 個月等 3 次追蹤，均未漏失者有 122 位（66%），漏失 1 次者有 52 位（28%），漏失 2 次者僅 15 位（8%）。完成 3 劑注射及第 15 個月追蹤的 185 位嬰兒，在不同年齡時的 HBsAg 慢性帶原及 HBV 標記陽性人數，如表 18-7 所示。

表 18-7：不同組別試驗對象 HBsAg 慢性帶原及 HBV 感染時間分布

	完成 3 劑注射		嬰兒年齡（月）								
	總數	完成第 15 個月追蹤	0	3	6	9	12	15	18	21	24
			HBsAg 慢性帶原 [1]								
A 組	68	61	0	55	1	0	0	0	0	0	0
B 組	69	67	0	6	9	15	4	2	1	0	0
C 組	60	57	0	2	3	2	6	2	0	1	0
			HBV 標記陽性 [2]								
A 組	68	61	0	57	1	0	0	0	0	0	0
B 組	69	67	0	6	13	23	9	3	2	0	0
C 組	60	57	0	2	8	11	18	11	1	1	0

[1] HBsAg 陽性且持續 6 個月以上。
[2] 於追蹤期間曾 HBsAg 陽性或 anti-HBs 陽性。
數據來自參考文獻 [11,12]。

比較嬰兒年齡 0~15 個月大期間 HBsAg 慢性帶原率及 HBV 標記陽性率，檢定結果顯示 HBIG 可有效預防 HBsAg 慢性帶原及 HBV 感染，且 C 組的預防效果優於 B 組；B 組 HBsAg 慢性帶原的發生時間，較安慰劑組明顯延後，且 C 組又較 B 組延後。此外，本項試驗同時發現 HBIG 可誘發主動免疫：在嬰兒年齡

15 個月大時，B 組有 31 位及 C 組有 42 位試驗對象，不但未成爲 HBsAg 慢性帶原，反而有部分對象產生主動免疫，B 組有 18 位及 C 組有 35 位於 15 個月大時的 anti-HBs 濃度，高於被動免疫所產生的 anti-HBs 濃度。這項試驗同時觀察到，愈早出現 HBsAg，成爲 HBsAg 慢性帶原的機率也就愈高：在第 3、第 6、第 9、及第 12 或 15 個月出現 HBsAg 嬰兒數分別有 65、22、34、及 41 人，成爲 HBsAg 慢性帶原者分別有 63（96.9%）、13（59.1%）、17（50.0%）、及 14（34.1%）人。

（二）HBIG 預防 HBV 感染的持久性

爲了評估 HBIG 預防 HBV 感染的效力可以持續多久，Beasley 等 [13] 納入先前 2 項 HBIG 預防垂直感染臨床試驗中，105 位同時滿足下列條件孩童：（1）生母爲 HBsAg 陽性帶原者；（2）於新生兒期曾注射 1 劑或 3 劑 HBIG；（3）於 12 月大時 HBV 標記均爲陰性。在 24 個月的追蹤期間，共 39 位（37.1%）孩童曾感染 HBV，其中 30 位爲 HBsAg 陽性。依生母的 HBe 標記檢測結果分組，以生母爲 HBeAg 陽性者的 HBV 感染最高（67.6%），生母爲 anti-HBe 陽性者最低（16.0%）。相同地，HBsAg 陽性率以生母爲 HBeAg 陽性者最高，生母爲 anti-HBe 陽性者最低（圖 18-7）。

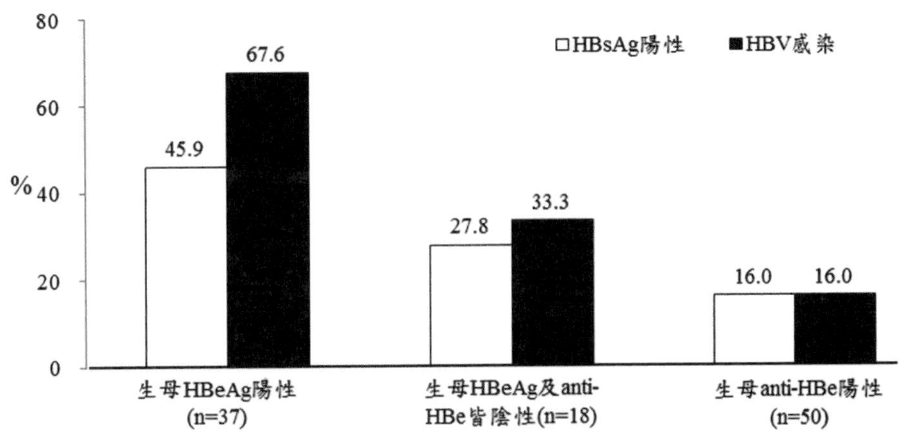

圖 18-7：曾注射 HBIG 且於 12 月大時具 HBV 感受性的孩童，在追蹤 24 個月期間之 HBsAg 陽性率及 HBV 感染率

數據來自參考文獻 [13]。

單因子相關分析顯示，孩童性別及年齡、家中兄姊數、追蹤時間長短及餵哺母乳等因子，均與 HBV 感染無顯著關聯。家中有 HBsAg 陽性兄姊、生母爲 HBeAg 陽性或 HBsAg 高濃度者，均有顯著較高的 HBV 感染危險性。相對於生母爲 anti-HBe 陽性者，生母爲 HBeAg 陽性者的 HBV 感染危險對比值爲 9.5（95% 信賴區間：3.5-25.7）；生母 HBeAg 及 anti-HBe 皆爲陰性者，有稍高但不顯著的 HBV 感染危險性（OR＝2.3；95% 信賴區間：0.7-7.7）。生母爲 HBeAg 陽性者的 HBV 感染危險性，亦顯著地高於生母 HBeAg 及 anti-HBe 皆爲陰性者（OR＝4.2；95% 信賴區間：1.3-13.8）。相對於家中無 HBsAg 陽性兄姊，家中有 HBsAg 陽性兄姊者的 HBV 感染危險對比值爲 4.6（95% 信賴區間：1.5-14.3）。

合併考慮家中有無 HBsAg 陽性兄姊及生母 HBe 標記檢測結果的影響，顯示生母爲 HBeAg 陽性且家中有 HBsAg 陽性兄姊的孩童，有最高的 HBV 感染率；家中無 HBsAg 陽性兄姊且生母非 HBeAg 陽性者，HBV 感染率較低（表 18-8）。

表 18-8：HBV 感染的兩因子分析

生母為 HBe 標記	HBsAg 陽性兄姊	孩童數	HBV 感染	
			孩童數	感染率
HBeAg 陽性	有	12	9	75.0
	無	25	16	64.0
HBeAg 及 anti-HBe 皆為陰性	有	2	1	50.0
	無	48	8	16.7
anti-HBe 陽性	有	2	1	50.0
	無	16	5	31.1

數據來自參考文獻 [13]。

這項追蹤研究顯示，生母爲 HBeAg 陽性的新生兒，即使在出生時即注射 1 或 3 劑 HBIG，到了年齡 2~3 歲期間，仍有很高的 HBV 感染危險性。且一旦感染，高達 75% 的 HBV 感染者成爲 HBsAg 慢性帶原。除了生母 HBeAg 陽性可解釋 2~3 歲期間的 HBV 感染，家中有 HBsAg 陽性兄姊，也可能是導致 HBV 感染的另一個原因。

二、B 型肝炎血漿疫苗

（一）第一種 B 型肝炎疫苗

1976 年第一種 B 型肝炎疫苗被開發出來，它是由 4 位健康帶原者所捐贈的血漿製備而成 [14,15]。Buynak 等首先使用這種血漿 B 型肝炎疫苗進行動物試驗，實驗動物包括天竺鼠、草原綠猴及黑猩猩等，在接種 3 劑疫苗後，超過 90% 的實驗動物產生高濃度 anti-HBs [14]。此外，該實驗讓黑猩猩於接種疫苗（含 20 μg HBsAg）後，暴露 1000 倍感染劑量的 HBV。實驗結果顯示，實驗組黑猩猩均未成爲 HBsAg 慢性帶原，反之，所有對照組黑猩猩均成爲 HBsAg 慢性帶原 [14]。隨後兩項以高危險群爲對象的大型隨機分派雙盲臨床試驗，證實這支疫苗具高安全性，並可有效地減低 HBV 感染及 HBsAg 慢性帶原的危險性，該疫苗預防 HBsAg 慢性帶原的效果高於 80% [15,16]。

依據動物試驗及前述兩項臨床試驗的結果，美國藥物食品藥物管制局於 1981 年核准這支疫苗上市。然因 5 個月後發現 HIV，及許多患者在輸血後出現非 A 非 B 型肝炎，醫學社群對這支疫苗並無熱情使用。

（二）新生兒及兒童 B 型肝炎疫苗臨床試驗

我國在 1979 年 10 月開始 B 型肝炎疫苗相關試驗，試驗對象爲學齡前且具 HBV 感受性的兒童，以及高傳染風險婦女所生產的新生兒。就可查詢到的文獻，我國極可能是最早以新生兒及兒童，作爲 B 型肝炎疫苗試驗對象的國家。Huang 等於 1979 年秋天起，首先以具 HBV 感受性的學齡前兒童爲 B 型肝炎疫苗試驗對象 [17]。這些受試兒童的來源有二，其一爲於 1972 年 12 月至 1973 年 12 月期間，參與 Stevens 等探討 HBsAg 垂直傳染研究的對象 [8]；其二爲於 1974 年 12 月至 1979 年 3 月期間，參與 Beasley 等探討學齡前兒童 HBV 感染風險的研究對象 [18]。

試驗對象納入條件爲年齡 6 個月至 7 歲大、無肝炎病史、雙親皆爲 HBsAg 陰性、具 HBV 感受性（HBsAg、anti-HBs、及 anti-HBc 均爲陰性）、及麩丙轉胺酶（ALT）<40 IU/L。這項試驗開始進行前，我國已設置亞洲第一個研究倫理委員會，爲確保知情同意（informed consent），這項試驗以口頭及書面解釋試驗相關內容，鼓勵孩童生母提出疑問並與家人討論。在孩童生母與家人均同意的情形

下，共 126 位孩童納入試驗。

這項試驗使用默沙東 B 型肝炎疫苗，內含甲醛處理後之純化 HBsAg。所有受試兒童均接種 3 劑 B 型肝炎疫苗，年齡大於 24 個月的兒童，每次接種 HBsAg 劑量分別爲 10、20、或 40 μg；年齡小於 24 個月者，每次接種的 HBsAg 劑量則爲 10 或 20 μg。所有組別於注射第 1 劑疫苗後的 1 個月及 13~16 個月，分別注射第 2 劑及第 3 劑 B 型肝炎疫苗。在納入試驗的 126 位孩童中，7 位於收案後至接種第 1 劑的期間，出現 HBV 標記，另有 19 位於注射第 1 劑疫苗後即追蹤漏失。經排除這 26 位試驗對象後，100 位試驗對象有接種第 2 劑疫苗。各組於接種第 1 劑疫苗後的 2 個月及 12 個月，血液 anti-HBs 陽性率如圖 18-8 所示。

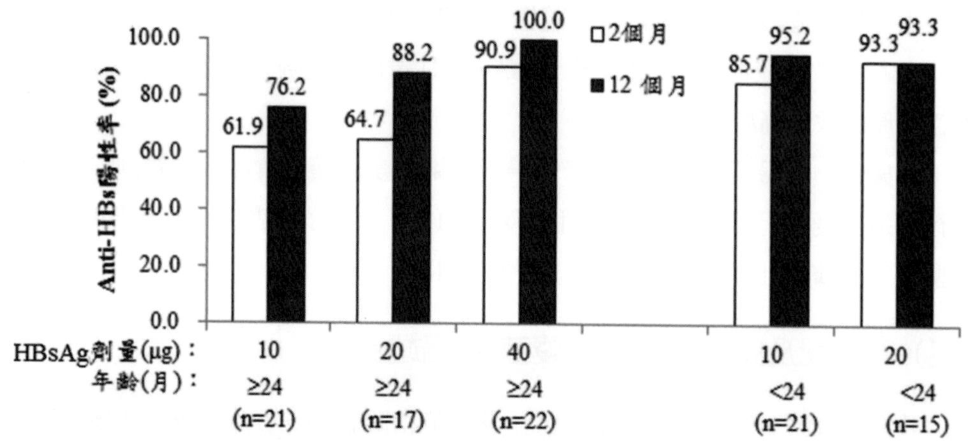

圖 18-8：各組於接種第 1 劑疫苗後的 2 個月及 12 個月，血液 anti-HBs 陽性率

數據來自參考文獻 [17]。

有接種第 2 劑疫苗的 100 位受試兒童中，61 位有接種第 3 劑疫苗。接種第 3 劑疫苗前（約接種第 2 劑後的 12~15 個月），48 位爲 anti-HBs 陽性，其餘 13 位爲 anti-HBs 陰性；接種第 3 劑疫苗後 1 個月，47 位 anti-HBs 陽性者仍爲 anti-HBs 陽性，11 位 anti-HBs 陰性者則轉爲陽性。試驗期間並無任何受試者發生明顯副作用，僅 3% 受試者於接種疫苗後的 1 周內，曾有發燒的情形，但體溫均低於 39°C 且時間均少於 2 天，也無任何受試者出現 ALT ≥ 40 IU / L 的情形。

這項學齡前兒童臨床試驗顯示，絕大多數受試者於接種 B 型肝炎疫苗後，均會產生 anti-HBs，並且該血漿疫苗具高安全性。

（三）新生兒 HBIG 合併 B 型肝炎疫苗臨床試驗

從 1981 年 11 月起至 1982 年 12 月期間，在臺北市立婦幼醫院及馬偕醫院接受產前檢查的婦女，均會以反相被動血液凝集法檢測血清 HBsAg 狀態，HBsAg 陽性者則會進一步檢測 HBeAg 狀態。在該期間共 17,570 名懷孕婦女檢測血清 HBsAg，其中 2,561 名 HBsAg 陽性，1,026 名爲 HBeAg 陽性。Beasley 等針對 HBeAg 陽性婦女說明 B 型肝炎疫苗臨床試驗的相關事項，並在這些懷孕婦女與家人均同意下取得書面同意，同意率爲 69% [19]。研究對象納入條件爲：（1）在收案醫院生產；（2）嬰兒出生體重大於 3000 公克；及（3）出生後 1 分鐘的 APGAR 得分至少 9 分等。符合條件新生兒被隨機分派至 A~C 組等試驗組別：

A 組：出生 1 劑 HBIG，3 個月大 1 劑 HBIG 及第 1 劑 B 型肝炎疫苗。

B 組：出生 1 劑 HBIG，出生第 4~7 天第 1 劑 B 型肝炎疫苗。

C 組：出生 1 劑 HBIG，約 1 個月大第 1 劑 B 型肝炎疫苗。

這項試驗使用默沙東 B 型肝炎疫苗（每一劑含 20 μg HBsAg），所有受試者均於注射第一劑 B 型肝炎疫苗後的 1 個月及 6 個月，分別注射第二劑及第三劑 B 型肝炎疫苗。共 172 位新生兒符合條件，13 位於隨機分派後撤回同意。此外，本項臨床試驗以先前 HBIG 臨床試驗接受安慰劑者（n＝61），及生母爲 HBeAg 陽性但不同意其子女接種疫苗者（n＝23），共 84 位新生兒爲對照組。

比較 3 個試驗組別及對照組，在嬰兒性別、出生體重、出生後 1 分鐘的 APGAR 得分、及生母生產時年齡等，均無顯著差異性存在。A、B、C 組第 1 劑 HBIG 注射的年齡（標準差），分別爲 65（186）分、171（328）分、及 145（312）分；B 型肝炎疫苗注射的年齡（標準差），則分別爲 88.6（14.5）天、6.3（1.5）天、及 30.2（4.3）天。所有受試者每 3 個月追蹤評估一次，直到受試者 2 歲大。在試驗組的 159 位嬰兒中，1 位 C 組嬰兒於 7 個月大因肺炎死亡（6 個月大時，anti-HBs 高濃度），153 位完成 4 次追蹤評估。試驗組及對照組受試者，於 9 個月大時的 HBsAg 慢性帶原及 anti-HBs 陽性率如圖 18-9。

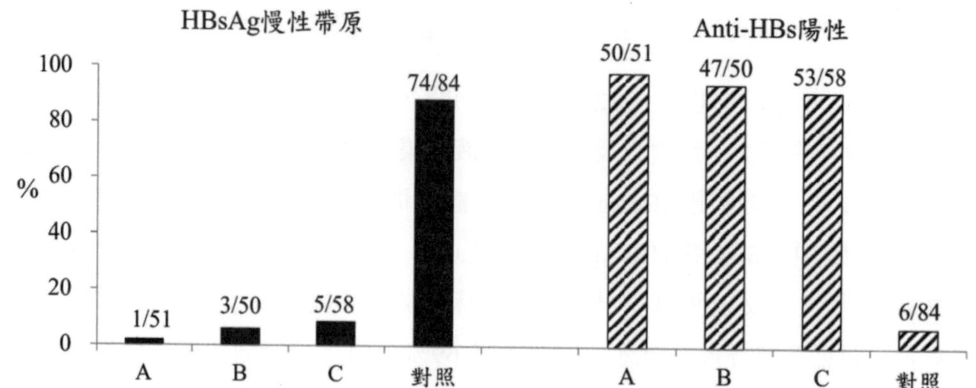

圖 18-9：B 型肝炎疫苗試驗組及對照組嬰兒於 9 個月大時的 HBsAg 慢性帶原率及 anti-HBs 陽性率

數據來自參考文獻 [19]。

檢定結果顯示，對照組之 HBsAg 慢性帶原率，顯著高於試驗組。3 個試驗組的 HBsAg 慢性帶原率，則無顯著差異性存在。相反地，對照組的 anti-HBs 陽性率，顯著地低於試驗組。3 個試驗組的 anti-HBs 陽性率，則無顯著差異性存在。在試驗組的 159 位嬰兒中，9 位符合 HBsAg 慢性帶原定義，其中 4 位出現 HBsAg 陽性的時間，是在接種第 1 劑 B 型肝炎疫苗時，1 位在接種第 1 劑 B 型肝炎疫苗後的 3 個月出現，其餘 4 位則是在接種第 1 劑 B 型肝炎疫苗後的 6 個月時出現。在對照組的 84 位嬰兒中，74 位符合 HBsAg 慢性帶原定義，68 位是在第一次追蹤評估（時間爲出生後 3 個月）即出現 HBsAg 陽性，其餘 6 位則是在第二次追蹤評估時（時間爲出生後 6 個月）出現 HBsAg 陽性。

這項試驗顯示，出生時注射 HBIG 並合併接種 B 型肝炎疫苗，可有效的讓高風險婦女所生產的新生兒，產生足夠濃度的 anti-HBs，降低 HBsAg 慢性帶原率。當然，可預期可降低未來因 HBsAg 慢性帶原，導致的肝細胞癌發生危險性。此外，這項試驗同時證實，B 型肝炎病毒垂直感染不是發生在懷孕過程的子宮內感染，而是發生在生產過程中。

約略在相同時間，另一項同樣以 HBV 高感染風險新生兒爲對象的臨床試驗，在榮民總醫院進行。Lo 等採用法國巴斯德研究所（Pasteur Institute）所製造的 B 型肝炎疫苗 Hevac B 爲試驗疫苗，受試者爲 HBeAg 陽性的 HBsAg 帶原婦女所生產的健康嬰兒 [20,21]。本項試驗針對符合條件懷孕婦女說明試驗內容，並在知情下取得書面同意，同意參與本項試驗的比率約 89%。受試新生兒的納入條件，包括：(1) 嬰兒出生體重大於 2500 公克；及 (2) 出生後 1 分鐘的 APGAR 得分大於 9 分。

本項試驗將受試新生兒隨機分配到下列 A~C 等 3 個試驗組，所有受試者均於出生後第 2 周、第 6 周、第 10 周及 1 歲大時，各注射 1.0 毫升的 B 型肝炎疫苗 (5 μg HBsAg/ 毫升)：

A 組：僅接種 B 型肝炎疫苗。

B 組：出生當天 1 劑 HBIG。

C 組：出生當天及出生後 1 個月大，各接種 1 劑 HBIG。

此外，爲評估低劑量 B 型肝炎疫苗的預防效果，以及單獨使用 B 型肝炎疫苗，對於 HBV 中度感染風險嬰兒的預防效果，本試驗另有下列兩個試驗組別：

D 組：對象爲 HBeAg 陽性的 HBsAg 帶原婦女所生產的健康嬰兒，於出生當天注射 1 劑 HBIG，並於出生後第 1 周、第 5 周、及 6 個月大時，各注射 1 劑含 2.5 μg HBsAg 的 B 型肝炎疫苗。

E 組：對象爲 HBeAg 陰性的 HBsAg 帶原婦女所生產的健康嬰兒，於出生後第 1 周、第 5 周、第 9 周及 1 歲大時，各注射 1 劑含 5.0 μg HBsAg 的 B 型肝炎疫苗。

F 組：本項試驗的對照組 F 組，爲雙親不同意子女接種 B 型肝炎疫苗者 (生母爲 HBeAg 陽性的 HBsAg 帶原者)。

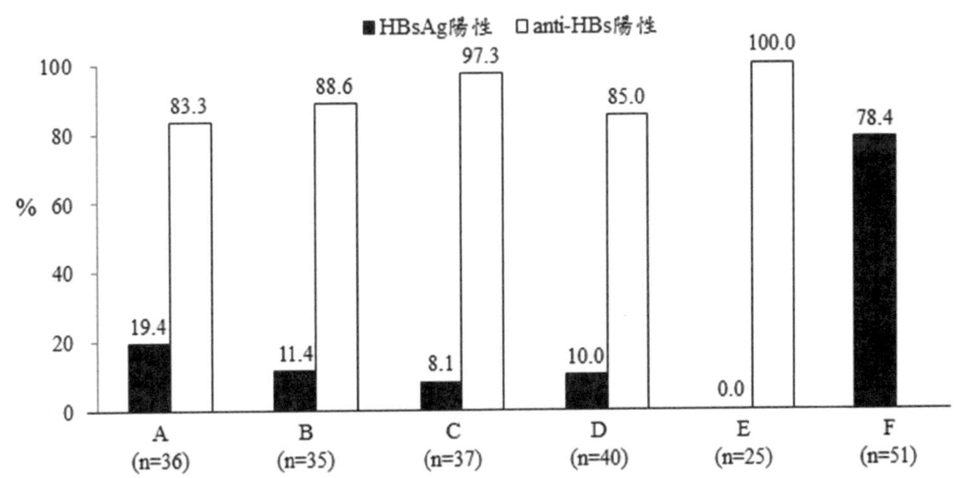

圖 18-10：B 型肝炎疫苗試驗組及對照組之 HBsAg 慢性帶原率及 anti-HBs 陽性率

數據來自參考文獻 [20,21]。

本項試驗於每次接種B型肝炎疫苗前，及受試者1.5歲、2歲、及3歲大時，抽取受試者股動脈血液樣本，檢測B型肝炎標記。圖18-10爲各組受試者約1歲大時的HBsAg慢性帶原及anti-HBs陽性率，顯示A~D等組的HBsAg慢性帶原率，均顯著低於對照組F；B~D等組的HBsAg慢性帶原率約略相等，A組（僅注射B型肝炎疫苗者）則略高於B~D等組。在A~D等組中，以C組anti-HBs陽性率最高，A組最低。E組的所有受試者，於1歲大時的anti-HBs均爲陽性。

這項試驗結果顯示，針對HBV高感染風險者注射低劑量B型肝炎疫苗，仍可顯著降低HBsAg慢性帶原的危險性，且其預防效果與接種高劑量B型肝炎疫苗者，並無顯著差異性存在。相對於未注射HBIG的A組，於出生當日注射HBIG的B~D組，有稍低的HBsAg慢性帶原的危險性（OR＝0.45；95%信賴區間：0.16~1.27）。此外，生母爲HBeAg陰性的HBsAg帶原者，如完整接種3劑B型肝炎疫苗，100%可產生anti-HBs，無任何嬰兒成爲HBsAg帶原者。

第四節　全面性B型肝炎疫苗接種計畫

一、全面性B型肝炎疫苗接種計畫內容及實施時程

由於針對HBV高感染風險新生兒的B型肝炎疫苗臨床試驗，清楚顯示B型肝炎疫苗可有效地阻斷垂直感染的風險，我國政府決定於1984年7月1日啓動全面性B型肝炎疫苗接種計畫（Universal Hepatitis B Vaccination Program, UHBVP）。由於接種計畫實施初期，國內無法生產製作B型肝炎疫苗及HBIG，必須完全仰賴進口，價格相當昂貴。因此，依HBV感染風險及感染後成爲慢性帶原的機率，決定接種優先序位。是否接種B型肝炎疫苗，係採自願性質，由嬰兒家長決定。然爲了去除經濟障礙，HBV篩檢、接種B型肝炎疫苗及HBIG所需費用，完全由政府支出，民眾不須負擔任何費用[22]。這項全面性B型肝炎疫苗接種計畫之接種優先序位及實施時間，如表18-9所示。

表 18-9：全面性 B 型肝炎疫苗接種計畫之接種優先序位及實施時間

B 型肝炎疫苗接種優先序位	開始實施時間（民國年）									
	73	74	75	76	77	78	79	80	81	82
HBsAg 帶原母親生產的新生兒	○	○								
所有新生兒 [1]			○	○	○	○	○	○	○	○
所有 4 歲以下兒童				○	○	○				
具感受性醫事人員				○						
帶原家庭具感受性家人					○	○	○			
具感受性的人員且年齡≥ 6 歲 [2]					○	○	○	○	○	○

[1] 包括高傳染風險帶原者篩檢。
[2] 依年齡層逐年實施。
數據來自參考文獻 [22]。

爲了區分 HBV 傳染危險性，這項計畫針對所有懷孕婦女，於第三孕期檢測血清 HBsAg 狀態。HBsAg 呈陽性者，進一步以 RIA 檢測 HBeAg 狀態，或以 RPHA 法進行 HBsAg 定量。這項計畫定義高傳染風險爲 HBeAg 陽性，或 HBsAg 濃度大於 1：2560 者。在 1984 年 7 月 1 日至 1985 年 9 月 30 日，共有 450,585 位婦女懷孕，其中 352,721 位（78.3%）接受 HBsAg 檢測，整體 HBsAg 陽性率約爲 17.68%，符合高傳染風險定義有 31,275 位（8.87%）。這段期間，各縣市受檢懷孕婦女的 HBsAg 陽性率，以南投縣最高（22.0%），宜蘭縣及高雄縣次之（皆爲 20.7%），以屏東縣最低（13.8%），澎湖縣次低（14.3%）；各縣市高傳染風險婦女比率，同樣以南投縣最高（11.8%），高雄縣次之（11.7%），彰化縣再次之（11.6%），以澎湖縣最低（4.4%），屏東縣次低（5.4%）。

這項計畫最優先接種對象，是由 HBsAg 帶原母親所生產的嬰兒，B 型肝炎疫苗接種時間爲嬰兒出生後第 1 周、第 5 周、及第 9 周，各注射 1 毫升 Hevac B 疫苗（含 5.0 μg HBsAg/ 毫升），並於 1 歲大時追加 1 劑。高傳染風險婦女所生產的小孩，除了接種 Hevac B 疫苗之外，於出生當天注射 1 劑 0.5 毫升 HBIG（Hyper Hep）。爲了避免 HBIG 及疫苗產生的副作用，與低出生體重兒相關併發症產生混淆，新生兒出生體重大於 2500 公克才可接種 B 型肝炎疫苗，HBIG 注射對象則需出生體重大於 2200 公克。在 1984 年 7 月 1 日至 1985 年 9 月 30 日期間，共有 55,620 位 HBsAg 帶原婦女生產，接種第 1 劑、第 2 劑、及第 3 劑 Hevac B 疫苗的新生兒人數，分別爲 48,935 人（88.0%）、47,894 人（86.1%）、及 46,619 人（83.8%）；依新生兒出生月份別，完成 3 劑 Hevac B 疫苗接種的比率，介於 77.5~88.5%。這段期間，共有 27,375 位高傳染風險婦女生產，其中

21,178 位新生兒於出生當天注射 HBIG，整體涵蓋率約爲 77.4%，月份別涵蓋率介於 57.1~83.9%。

二、全面性 B 型肝炎疫苗接種計畫預防 HBV 垂直感染

爲了評估這項計畫對於預防 HBV 垂直感染的效果，Hsu 等 [23] 以滿足下列 3 個條件者爲對象，包括：(1) 生母爲 HBsAg 帶原；(2) 完成 4 劑 Hevac B 疫苗接種；及 (3) 在 1985 年 12 月至 1986 年 4 月期間，年齡已滿 18 個月。從 9,697 位符合條件的兒童中，隨機選取 4,209 名，其中 3,682 名同意參與這項計畫，3,464 名兒童有足夠血液樣本進行 HBV 標記檢測。依感染風險程度，是否注射 HBIG 及注射時間是否在出生 24 小時內，以及是否依時程接種 B 型肝炎疫苗，可將研究對象區分爲 10 組。

兒童感染 HBV 風險程度，係依生母 HBeAg 檢測或 HBsAg 定量結果而定，分爲：(1) 高感染風險：生母 HBeAg 陽性或 HBsAg 濃度≥ 1：2560；及 (2) 中感染風險：HBeAg 陰性或 HBsAg 濃度 < 1：2560。依時程接種 B 型肝炎疫苗定義爲同時滿足下列 3 個條件者，包括：(1) 第 1 劑 B 型肝炎疫苗於出生後 1 周內接種；(2) 前 3 劑接種時間間隔 4~6 周；及 (3) 第 3 劑及追加劑接種時間間隔 9~11 個月。因生母 HBeAg 陽性及生母 HBsAg 濃度≥ 1：2560 所生產的兒童，在 18 個月大時的 HBV 標記盛行率無差異性存在，經合併後爲 5 組。各組取樣人數及完成 HBV 標記檢測人數，如表 18-10 所示。

表 18-10：各組取樣人數及完成 HBV 標記檢測人數，及兒童於 18 個月大時 HBV 標記檢測結果

	A	B	C	D	E	合計
HBV 感染風險 [1]	高	高	高	中	中	
注射 HBIG [2]	是	否	無	無	無	
依時程接種疫苗 [3]	是	否	是	是	否	
取樣人數	1,073	1,146	260	1,102	1,115	4,696
完成 HBV 標記檢測	786	846	188	833	811	3,464
男性	405	449	93	435	395	1,777
女性	381	397	95	398	416	1,687

[1] 生母 HBeAg 或生母 HBsAg 濃度≥ 1：2560 為高感染風險。
[2] 注射 HBIG：是，於出生後 24 小時內 HBIG 注射；否，有注射 HBIG，但不是在出生後 24 小時內；無，未注射 HBIG。
[3] 第 1 劑 B 型肝炎疫苗於出生後 1 周內接種，前 3 劑接種時間間隔 4~6 周，第 3 劑及追加劑接種時間間隔 9~11 個月。
數據來自參考文獻 [23]。

在 3,464 名兒童中，367 位呈 HBsAg 陽性，整體陽性率約為 10.6%，以 C 組（高感染風險且未注射 HBIG）的陽性率（19.7%）最高，以 D 組（中感染風險且依時程接種 B 型肝炎疫苗）的陽性率（3.1%）最低。Anti-HBc 整體陽性率約為 16.9%，高感染風險的 A~C 組的陽性率相近，介於 25.4~27.1%；中感染風險的 D 組及 E 組的陽性率顯著較低，分別為 6.1% 及 8.3%。如以 HBsAg 陽性或 anti-HBc 陽性，視為發生 HBV 感染，則共有 623 位兒童發生 HBV 感染，整體感染率約為 18.0%。相同地，高感染風險組的陽性率相近（26.5~28.2%），且顯著高於中感染風險組（6.7~9.2%）。各組 HBsAg 及 anti-HBc 陽性率、HBV 感染率，如圖 18-11 所示。

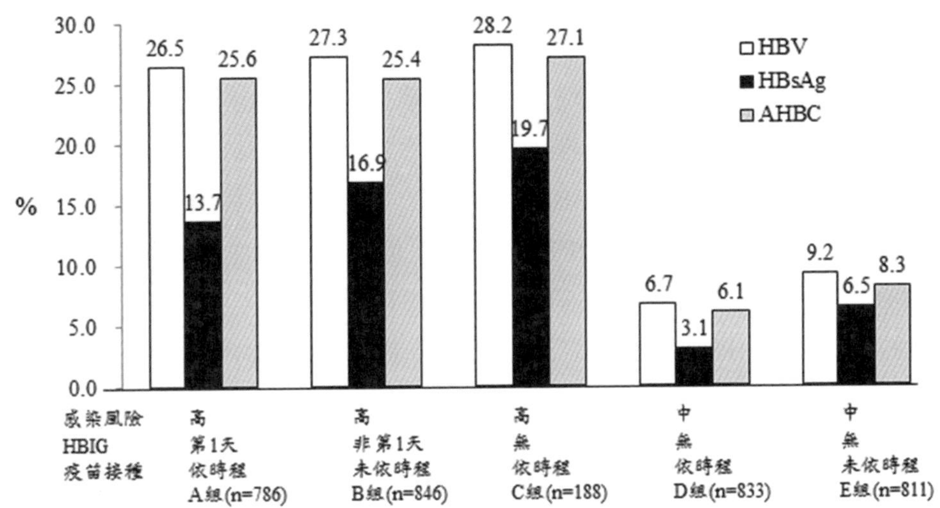

圖 18-11：HBsAg 帶原婦女生產嬰兒於 18 個月大時 HBV 標記檢測陽性率

數據來自參考文獻 [23]。

在研究樣本中，2,796 位呈 anti-HBs 陽性，整體陽性率約為 80.7%，中感染風險組的陽性率顯著高於高感染風險組，D 組及 E 組的陽性率分別為 85.4% 及 83.1%，A~C 組的陽性率則分別為 80.0%、76.4% 及 72.3%。2,796 位呈 anti-HBs 陽性兒童中，2,781 位有足夠血液樣本可進行 anti-HBs 定量，約 7% 血液樣本 anti-HBs 濃度低於 10 mIU / mL，濃度為 11~100、101~1000、及≥ 1000 mIU / mL 的比率，分別為 25%、43% 及 25%。A~E 各組 anti-HBs 濃度的幾何平均數均大於 200 mIU / mL，檢定結果顯示無顯著差異性存在。

三、B 型肝炎疫苗接種計畫預防 B 型肝炎慢性帶原的長期效果

Wu 等 [24] 爲評估 UHBVP 對於預防 B 型肝炎慢性帶原的長期效果，以 2003 年至 2008 年期間，就讀於花蓮縣 7 所公立高中（職）的入學新生爲對象，透過各學校的協助發送說明單及同意書。在取得同意後，抽取靜脈血液檢測 HBsAg 及 anti-HBs 標記，同時蒐集學生的疫苗接種黃卡，以結構式自填問卷蒐集學生的生活飲食等資料。由於部分同意參與研究的學生，並未提供疫苗接種黃卡，爲提高研究對象 B 型肝炎疫苗接種資料的完整性，及比對接種資料的正確性，該計畫人員至花蓮縣所轄 13 個衛生所，摘錄 1984 年至 1994 年期間疫苗接種登錄資料。

該期間 7 所公立高中職共有 10,648 位入學新生，8,813 位（82.8%）同意參與，排除 80 位無血液樣本及 819 位缺 B 型肝炎疫苗接種資料的學生後，在納入分析的 7,914 位學生中，6,804 位（86.0%）學生有 2 種 B 型肝炎疫苗接種資料來源，比對登錄內容一致的比率約爲 94.5%。7,597 位（96%）學生接種 ≥ 3 劑 B 型肝炎疫苗，377 位有注射 HBIG 紀錄，於 1 歲內完成 3 劑疫苗接種的比率爲 87.5%，然而依時程接種疫苗的比率，則是低於 40%。血液 HBV 標記檢測顯示，149 位（1.88%）爲 HBsAg 陽性，anti-HBs 陽性率則爲 48.3%。B 型肝炎疫苗接種各變數分組 HBsAg 陽性率及相關分析結果如圖 18-12 所示。

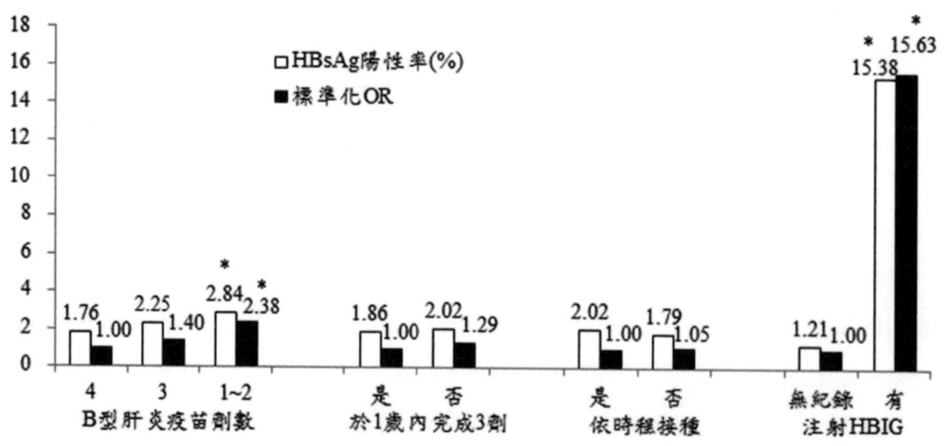

圖 18-12：出生於 UHBVP 實施後的出生世代，於高中入學時的 HBsAg 陽性率及相關分析

數據來自參考文獻 [24]。

圖 18-12 顯示接種 B 型肝炎疫苗 <3 劑者及有注射 HBIG 紀錄者，皆有顯著較高的 HBsAg 陽性率。是否於 1 歲內完成 3 劑疫苗接種及是否依時程接種疫

苗，皆與 HBsAg 陽性率無顯著關聯性存在。進一步針對無注射 HBIG 紀錄者進行分析，同樣地，B 型肝炎疫苗接種劑數與 HBsAg 陽性率，仍舊有顯著關聯存在；是否於 1 歲內完成 3 劑疫苗接種，及是否依時程接種疫苗，則否。相對於接種 4 劑者，接種 B 型肝炎疫苗 < 3 劑者有顯著較高的 HBsAg 陽性率，標準化危險對比值爲 2.85（95% 信賴區間：1.39~5.81）。

在 373 位有 HBIG 注射日期資料學生中，78 位（21.2%）未於出生當日注射 HBIG；135 位（36.2%）生母爲 HBeAg 陽性，27 位（7.2%）爲 HBeAg 陰性者，無 HBeAg 資料者超過 56%。依當時接種政策，無 HBeAg 資料者應爲 HBsAg 高濃度者。分析 HBIG 注射日期及生母 HBeAg 血清狀態與學生 HBsAg 陽性率的關聯性，顯示相對於生母爲 HBeAg 陰性者，生母爲 HBeAg 陽性者有顯著較高的 HBsAg 陽性率；於出生當日及未於出生當日注射 HBIG 者，兩組 HBsAg 陽性率無顯著差異（圖 18-13）。進一步針對生母爲 HBeAg 陽性者進行分析，結果顯示於出生當日及未於出生當日注射 HBIG 者的 HBsAg 陽性率，分別爲 14.9% 及 29.0% ，單尾檢定之確率爲 0.032，達顯著水準。

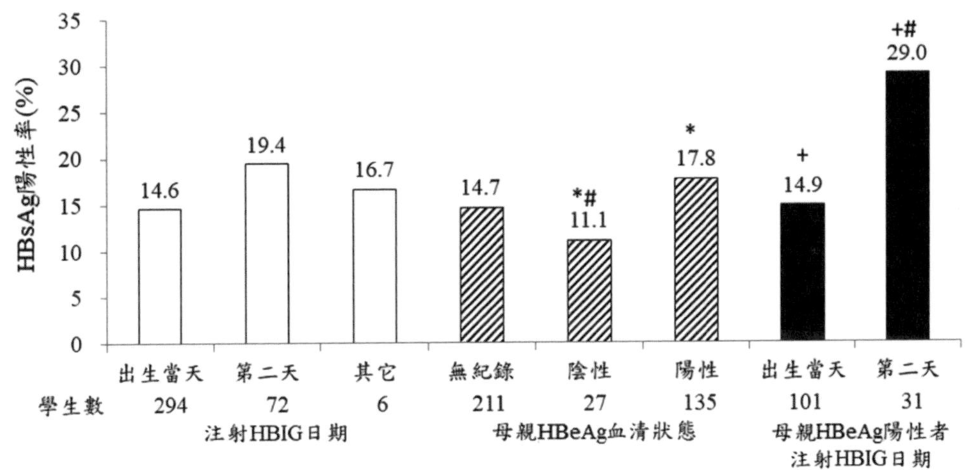

圖 18-13：在有注射 HBIG 學生中，HBIG 注射日期及生母 HBeAg 血清狀態與學生 HBsAg 陽性率比較

* 單尾檢定 p 值 =0.014（以生母 HBeAg 陰性者的陽性率為基準）；+ 單尾檢定 p 值 =0.032（依出生當日注射者之陽性率為基準）；# 單尾檢定 p 值 =0.0053（以生母 HBeAg 陰性者的陽性率為基準）。數據來自參考文獻 [24] 。

該研究亦針對 2,057 位 HBsAg 及 anti-HBs 皆爲陰性的學生，追加一劑 B 型肝炎疫苗以評估於嬰兒期接種 B 型肝炎疫苗的免疫記憶是否存在，以及追加一劑 B 型肝炎疫苗短、中期效應。該部分研究於追加疫苗當日抽取血液樣本，檢測 anti-HBc 標記及定量 anti-HBs 濃度，並於追加後的 4~6 周及 1 年後，分別抽取血液樣本以測定 anti-HBs 濃度。經排除 22 位 anti-HBc 陽性者，35 位追加疫苗前 anti-HBs 濃度高於 10 mIU/mL 者，以及 26 位無追加後血液樣本者，1,974 位學生追加前及追加後的 anti-HBs 濃度分布如圖 18-14。圖 18-14 數據顯示，追加疫苗前 anti-HBs 濃度 1.0~9.9 mIU/mL 者，追加後 anti-HBs 濃度≥ 100 mIU/mL 者有 488 位（67.5%），濃度 < 10.0 mIU/mL 者僅 42 位（5.8%）；相反地，在追加疫苗前 anti-HBs 濃度 <1.0 mIU/mL 的 1,252 位學生中，追加後 anti-HBs 濃度≥ 100 mIU/mL 及 <10.0 mIU/mL 者，分別有 349 位（27.9%）及 508 位（40.6%）。

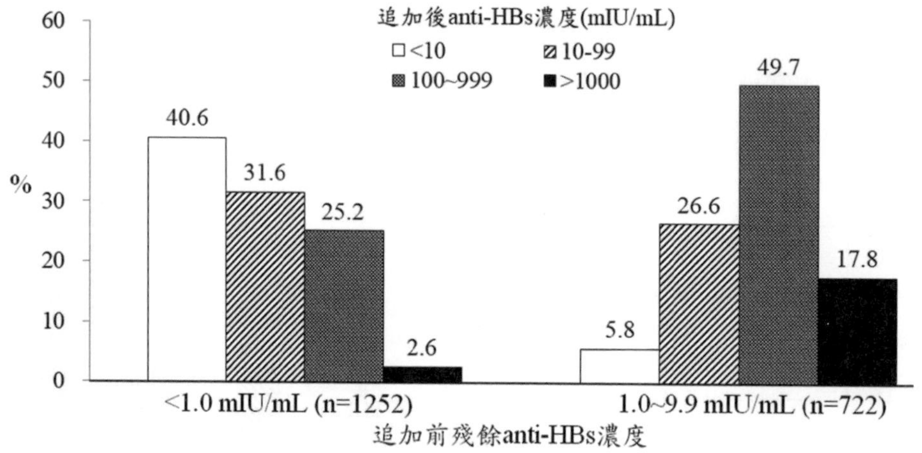

圖 18-14：1,974 位學生追加前及追加後的 anti-HBs 濃度分布

數據來自參考文獻 [24]。

這項研究顯示，在 UHBVP 實施後的出生世代，在高中時的 HBsAg 陽性率低於 2.0%。然而，接近 40% 的 HBsAg 陽性是發生在有注射 HBIG 紀錄的學生，即學生生母應爲 HBV 高傳染風險者。在這高感染風險族群中，生母爲 HBeAg 陽性且未於出生當日注射 HBIG 者，有最高的 HBsAg 陽性率（29.0%）。此外，在 HBV 中、低感染風險學生（分別爲生母爲 HBsAg 陽性但 HBsAg 低濃度者，及生母爲 HBsAg 陰性者）中，B 型肝炎疫苗接種劑數 < 3 劑者，有顯著較高的 HBsAg 陽性率（2.88%）。值得注意的是，超過 70% 的 HBsAg 陽性學生已接種 4 劑 B 型肝炎疫苗，值得探討完整接種疫苗者，發生 HBV 慢性帶原的原因。

第五節 全面性 B 型肝炎疫苗接種計畫預防肝細胞癌發生的效果

全面性 B 型肝炎疫苗接種計畫，對於預防 HBV 垂直感染及 HBsAg 慢性帶原，均顯示出卓越的效果。這項計畫能否進一步降低肝細胞癌的發生率，是 B 型肝炎研究者及衛生行政機關最關心的議題之一。雖然肝細胞癌是最常見的癌症之一，然其發生率仍舊不高。且與其他多數癌症相同，肝細胞癌的致癌過程須足夠長的誘導期，好發於高齡者。因此，要觀察到新生兒期接種 B 型肝炎疫苗，能否有效降低肝細胞癌的發生，需要長時間、群體的（population-based）研究。

一、B 型肝炎疫苗接種計畫預防 6~14 歲肝細胞癌發生的效果

Chang 等首先評估 UHBVP 對於預防肝細胞癌發生的效果，以 1975~1988 年期間的出生世代為對象，比較 UHBVP 實施前及實施後的出生世代，在 6~14 歲期間的肝細胞癌發生情形 [25]。他們透過 3 種系統，來確認在 1981 年 7 月至 1994 年 6 月期間，孩童肝細胞癌發生病例，包括：（1）全國癌症登記系統（National Cancer Registry）：這項系統於 1979 年建置，包括 142 家病床數 50 床以上的醫院，登錄項目包括病患姓名、身分證字號、出生日期、性別、診斷日期、癌症發生部位及病理報告等；（2）多中心兒童肝細胞癌登錄合作研究（Multicenter Childhood Hepatocellular Carcinoma Registration Study）：共有 10 家三級醫院及 7 家地區或區域醫院參與，登錄內容包括 NCR 登錄項目及 HBsAg 濃度、乙型胎兒蛋白濃度、及 B 型肝炎疫苗接種資料等；及（3）全國死亡登記系統（National Mortality Registry, NMR）：這項系統於 1968 年建置，依法律規定所有死亡必須於死亡後 1 個月內至戶政機關辦理登記。運用標識再捕法（Capture & Recapture）估計，前兩項登錄系統可確定 84% 的兒童肝細胞癌發生個案。因死因診斷與分類的正確性，有顯著地域變異性存在，本項研究並未將肝細胞癌死亡個案併入分析。

在 1981~1986 年期間，6~14 歲者的肝細胞癌發生密度為每 10 萬人年 0.65~0.78 人，1986~1990 年期間為每 10 萬人年 0.48~0.62 人，1990~1994 年期間則為每 10 萬人年 0.23~0.48 人。表 18-11 數據顯示，1981~1994 年期間，年齡 6~14 歲者肝細胞癌發生率及死亡率，皆有隨著年代而下降的趨勢。相反地，同一期間年齡 6~14 歲者的腦瘤發生率，則是呈現隨著年代上升的趨勢。

表 18-11：1981~1994 年期間，年齡 6~14 歲者肝細胞癌發生及死亡與腦瘤發生情形

年代	總人年	發生數（人）			發生密度（每 10 萬人年）		
		肝細胞癌	肝癌死亡	腦瘤	肝細胞癌	肝癌死亡	腦瘤
1981-1986	16,907,597	119	135	176	0.70	0.80	1.04
1986-1990	14,069,134	80	82	188	0.57	0.58	1.34
1990-1994	13,763,736	49	47	196	0.36	0.34	1.42

數據來自參考文獻 [25]。

在 1981~1994 年期間，年齡 >14 歲者的肝癌發生率，以 1981~1982 年的每 10 萬人年 11.11 人爲最低，以 1991~1992 年的每 10 萬人年 25.82 人爲最高。若分爲 1981~1986 年、1986~1990 年、及 1990~1994 年等 3 個時期，每 10 萬人年肝癌發生數分別爲 12.98 人、21.40 人、及 24.28 人，有隨著年代而顯著上升的趨勢。同一期間，0~5 歲者的肝癌發生率，則無顯著的年代趨勢（表 18-12）。

表 18-12：1981~1994 年期間，年齡 > 14 歲及 0~5 歲者肝癌發生數及發生率

年代	> 14 歲			0~5 歲		
	總人年	肝癌發生數	發生密度 [1]	總人年	肝癌發生數	發生密度 [1]
1981-1986	64,897,945	8,426	12.98	11,787,656	45	0.38
1986-1990	56,828,211	12,159	21.40	8,241,611	28	0.34
1990-1994	53,243,244	12,925	24.28	7,784,150	29	0.37

[1] 發生密度，每 10 萬人年。
數據來自參考文獻 [25]。

分析不同年代出生者，在年齡 6~14 歲期間的肝癌發生率，結果如圖 18-15 所示。整體而言，較早出生的世代的肝細胞癌發生率較高，較晚出生的世代的肝細胞癌發生率較低，且肝細胞癌發生率的下降，在 UHBVP 實施前即出現：從 1975~1976 年出生世代的每 10 萬人年超過 0.6 人，下降到 1983~1984 年出生世代的每 10 萬人年約 0.2 人。相反地，0~5 歲的肝癌發生率，並無明顯的世代效應。

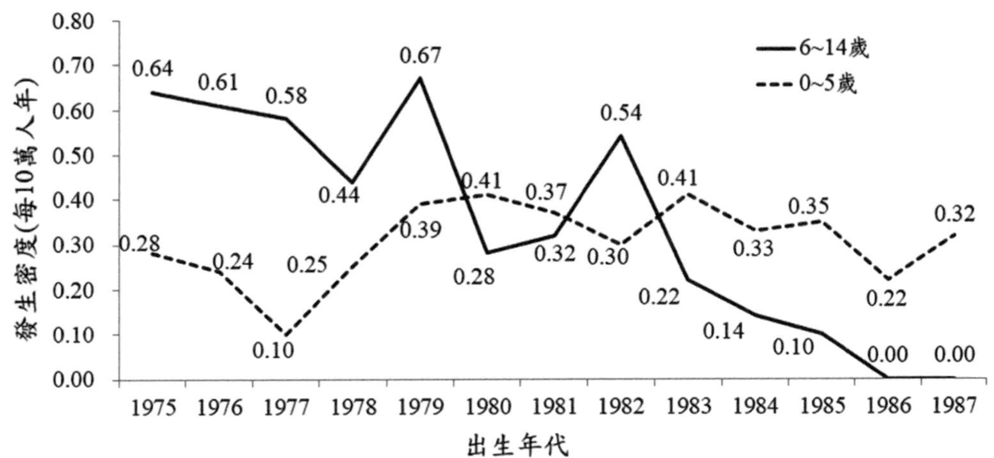

圖 18-15：不同年代出生者，在年齡 0~5 歲及 6~14 歲期間的肝癌發生率

數據來自參考文獻 [25]。

Chang 等 [25] 進一步將 1975~1987 年出生世代，區分爲 UHBVP 的實施前（1975~1984 年）及實施後（1984~1986 年）的兩個出生世代。UHBVP 的實施前的出生世代，在 6~9 歲各年齡層的肝細胞癌發生率，介於每 10 萬人年 0.46~0.61 人。在年齡 6~9 歲的累積人年數約爲 1,574 萬人年，肝細胞癌發生病例共 82 例，整體發生率約爲每 10 萬人年 0.52 人。UHBVP 實施後的出生世代的累積人年數約爲 228 萬人年，肝細胞癌發生病例共 3 例，發生率約爲每 10 萬人年 0.13 人。檢定結果顯示，UHBVP 實施後的出生世代，在 6~9 歲期間的肝細胞癌發生率，顯著地低於 UHBVP 實施前的出生世代。

這項研究從橫斷及世代兩個面向進行分析，一致的顯示 UHBVP 顯著地降低 6~14 歲的肝細胞癌發生率，並且 UHBVP 所產生的預防效果，並未僅侷限在 UHBVP 實施後的出生世代。然而，0~5 歲的肝癌發生率，在 UHBVP 實施前後，則無明顯的變化。0~5 歲及 6~14 歲者的肝癌發生是否有不同病因或機轉，待後續研究證實。

二、B 型肝炎疫苗接種計畫預防 6~26 歲肝細胞癌發生的效果

Chang 等進一步分析 UHBVP 對於成人肝癌發生的預防效果 [26]。相同的，研究者透過全國癌症登記系統及多中心肝癌登錄系統等兩個系統，確認在 1983~2011 年期間的肝細胞癌發生病例。多中心肝癌登錄系統於 2004 年建置，

共有 19 家醫學中心及 25 家地區或區域醫院參與，登錄內容包括病患姓名、身分證字號、出生日期、性別、診斷日期、HBsAg 及 anti-HCV 血清狀態、生母 HBV 標記、B 型肝炎疫苗接種紀錄、乙型胎兒蛋白濃度、治療方式及結果等。透過病患姓名、身分證字號、及出生日期等變數，進行兩個登錄系統的比對，以增加病例資料的正確性，並去除重複的個案。這項多中心肝癌登錄系統中，關於 1984 年以後出生者的 B 型肝炎疫苗接種紀錄，以及生母懷孕產檢的 HBsAg 及 HBeAg 檢測資料，係透過串聯疾病管制署所建置的疫苗接種登錄系統。

在 1983~2011 年期間，肝細胞癌發生病例確診年齡 6~26 歲者，共有 1509 例。年齡 6~9 歲、10~14 歲、15~19 歲、及 20~26 歲者的肝細胞癌發生率，分別爲每 10 萬人年 0.27 人、0.39 人、0.48 人、及 1.24 人。相對於年齡 6~9 歲者，年齡 10~14 歲、15~19 歲、及 20~26 歲者的肝細胞癌發生密度比，分別爲 1.43（95% 信賴區間：1.13~1.81）、1.76（95% 信賴區間：1.41~2.21）、及 4.53（95% 信賴區間：3.71~5.53）。檢定結果顯示，肝細胞癌發生率有顯著的年齡趨勢。此外，男性的肝細胞癌發生密度，均顯著地高於同年齡層女性，發生密度比介於 1.94~4.31。

UHBVP 實施前的出生世代，男、女性在 6~26 歲期間分別有 1014 及 329 例肝細胞癌發生病例，肝細胞癌發生率分別爲每 10 萬人年 1.36 人及 0.46 人。實施後的出生世代，則分別有 119 及 47 例肝細胞癌發生病例，發生率分別爲每 10 萬人年 0.31 人及 0.13 人。相對於實施前，男、女性在實施後發生密度比分別爲 0.23 及 0.29，男性下降較爲明顯。

不論是實施前或實施後的出生世代，女性的肝細胞癌發生率皆有明顯年齡趨勢，男性則否（圖 18-16）。在男性中，不論是實施前或實施後的出生世代，6~9 歲、10~14 歲、及 15~19 歲等年齡層的肝細胞癌發生率約略相近，20~26 歲年齡期間則是明顯增高（圖 18-16）。相對於實施前，實施後女性在年齡 6~9 歲、10~14 歲、15~19 歲、及 20~26 歲時的肝細胞癌發生密度比，分別爲 0.37（$p=0.28$）、0.37（$p<0.004$）、0.43（$p=0.062$）、及 0.43（$p=0.035$）；男性則分別爲 0.24（$p<0.001$）、0.33（$p<0.001$）、0.33（$p<0.001$）、及 0.42（$p<0.001$）。

將研究對象進一步區分爲 1956~1984 年（UHBVP 實施前）、1984~1986 年、1986~1992 年、及 1992~2005 年等 4 個出生世代，在 6~26 歲年齡區間的肝細胞癌發生率，分別爲每 10 萬人年 0.92 人、0.41 人、0.24 人、及 0.11 人。相對於不同出生世代，肝細胞癌發生率均呈顯著下降趨勢（圖 18-17）。

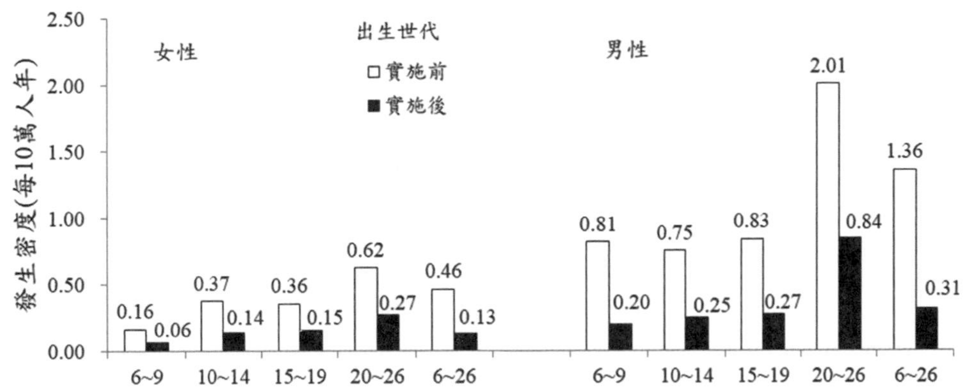

圖 18-16：UHBVP 實施前及實施後的出生世代，在 6~26 歲不同年齡層的肝細胞癌發生率

數據來自參考文獻 [26]。

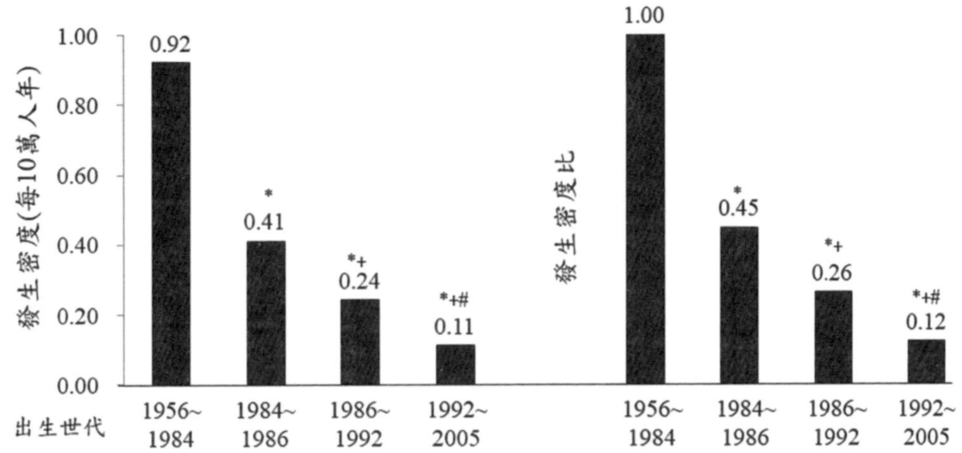

圖 18-17：不同出生世代在 6~26 歲不同年齡層的肝細胞癌發生率及相較於 1956~1984 出生世代的肝細胞癌發生密度比

* 顯著低於 1956~1984 年出生世代；+ 顯著低於 1984~1986 年出生世代；# 顯著低於 1986~1992 年出生世代。
數據來自參考文獻 [26]。

針對 1984 年後出生的世代，評估 B 型肝炎疫苗接種情形、生母 HBsAg 及 HBeAg 血清狀態的影響。表 18-13 數據顯示，近 131 萬（22.4%）的生母並未於懷孕產檢時檢測 HBsAg 及 HBeAg 標記。在 166 例肝細胞癌發生病例中，70 例（42.2%）係發於生母未檢測 HBsAg 及 HBeAg 標記者。此外，生母爲 HBsAg 陽性或 HBeAg 陽性，皆有顯著較高的肝細胞癌累積發生率，分別爲每 10 萬人 10.58 人及 22.36 人。相對於生母 HBsAg 及 HBeAg 皆爲陰性者，生母爲 HBsAg

陽性但 HBeAg 陰性者，以及生母爲 HBsAg 及 HBeAg 皆爲陽性者，肝細胞癌相對危險性分別爲 10.15（95% 信賴區間：5.2~19.8）及 55.94（95% 信賴區間：31.8~98.4）。

表 18-13：UHBVP 實施後出生世代中，生母 HBsAg 及 HBeAg 血清狀態與肝細胞癌發生危險性之相關分析

變數	組別	HCC	人數	累積發生率（每 10 萬人）	相對危險性 RR（95% 信賴區間）
生母 HBsAg	陰性	15	3,752,285	0.40	1.0
	未測	70	1,307,512	5.35	13.4（7.7-23.4）
	陽性	81	765,952	10.58	26.5（15.3-45.9）
生母 HBeAg	陰性	35	4,245,454	0.82	1.0
	未測	70	1,307,512	5.35	6.5（4.3-9.7）
	陽性	61	272,783	22.36	27.1（17.9-41.1）
生母 HBsAg/HBeAg	陰／陰	15	3,752,285	0.40	1.00
	未測	70	1,307,512	5.35	13.4（7.7-23.4）
	陽／陰	20	493,169	4.06	10.2（5.2-19.8）
	陽／陽	61	272,783	22.36	55.9（31.8-98.4）

數據來自參考文獻 [26]。

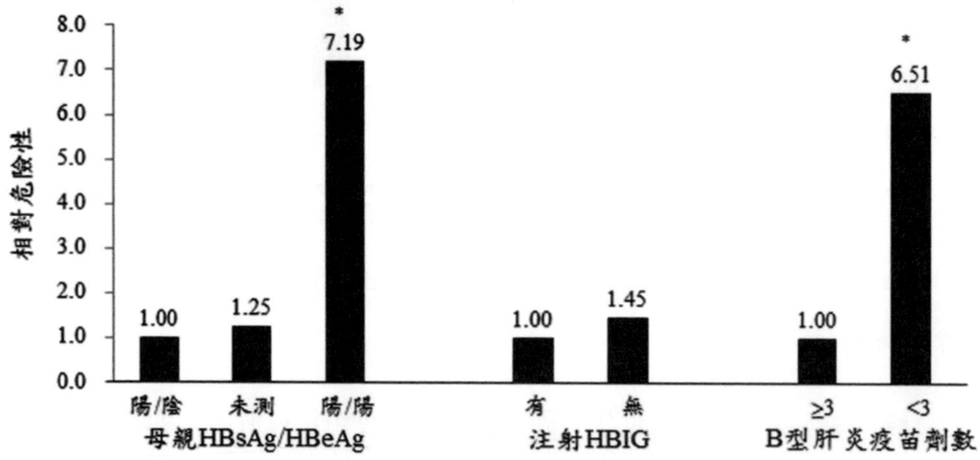

圖 18-18：UHBVP 實施後的出生世代中，生母 HBsAg 及 HBeAg 血清狀態與 B 型肝炎疫苗接種情形與肝細胞癌累積發生率之相關分析結果

*P<0.05。
數據來自參考文獻 [26]。

進一步排除生母爲 HBsAg 陰性者，分析結果顯示生母 HBsAg 及 HBeAg 皆爲陽性者，以及 B 型肝炎疫苗接種劑數 <3 劑者，皆有顯著較高的肝細胞癌累積發生率。生母未檢測 HBsAg 及 HBeAg 標記者，以及未注射 HBIG 者，相對危險性稍高但未達顯著水準（圖 18-18）。

這項研究顯示，UHBVP 實施後的出生世代中，不論男、女性，或是較近或較早的出生世代，肝細胞癌發生率均有顯著的降低。此外，生母爲 HBeAg 陽性及 B 型肝炎疫苗接種 <3 劑，似乎是最顯著的預測因子。有幾點值得注意，其一、相對於實施前，實施後的出生世代，高年齡層的肝細胞癌發生率下降較少，原因值得探討；其二，當針對 UHBVP 實施後的出生世代進行分析，有些分組的人數及肝細胞癌發生個案數皆不大，因此對於注射 HBIG 及 B 型肝炎疫苗劑數效應的估計，存有高度不確定性；其三，本研究僅評估 B 型肝炎疫苗劑數的影響，並未考慮注射時間的影響。愈早出生的世代，接種完整性似乎較低；其四，這項研究僅觀察到 26 歲的發生情形，26 歲以後的發生情形，仍待其他研究提供實證。

結　語

這個個案研究所引用的文獻，可大致區分爲三個不同的面向，包括：（1）1970 年代的 B 型肝炎及肝細胞癌的觀察性研究；（2）1970 年代後期至 1980 年代初期的 B 型肝炎臨床試驗；及（3）全面性 B 型肝炎接種計畫的成效。這些文獻清楚的提供了我國 B 型肝炎防治，是建立在紮實的科學證據上，當然其成效是可預期的。這些文獻提供的科學證據如下：

1970 年代的觀察性研究，提供下列幾項重要證據：（1）HBsAg 慢性帶原與肝細胞癌之間，具有非常強的相關性；（2）HBsAg 慢性帶原者，有顯著較高的全死因、肝細胞癌及肝硬化死亡危險性；（3）B 型肝炎透過垂直傳染，在婦女生產時將病原傳給子女。且 HBsAg 濃度愈高者，新生兒成爲 HBsAg 慢性帶原的機率愈高；及（4）相較於 HBsAg 濃度，運用 HBeAg 狀態來預測新生兒是否 HBsAg 慢性帶原，有更高的準確性。

幾項執行過程十分嚴謹的 B 型肝炎臨床試驗，則提供建構我國全面性 B 型肝炎疫苗接種計畫的基石，包括：（1）嬰兒愈早出現 HBsAg，成爲 HBsAg 慢性帶原的機率也就愈高；（2）出生當日即注射 HBIG，可顯著降低嬰兒成爲 HBsAg

慢性帶原的機率，且多次低劑量的效果優於單次高劑量的預防效力；(3) 注射 HBIG 預防 HBsAg 慢性帶原的持久性，隨兒童年齡的增長而下降，特別是生母爲 HBeAg 陽性者；(4) 絕大多數兒童在接種 B 型肝炎疫苗後，均會產生足夠濃度的 anti-HBs；(5) 在 2 歲前接種 B 型肝炎疫苗者，anti-HBs 陽性率較高。接種 HBsAg 劑量爲 10 μg 或 20 μg，接種者的 anti-HBs 陽性率相近；及 (6) 出生當日注射 HBIG，且於出生後 1 個月內接種第一劑 B 型肝炎疫苗，顯著降低 HBsAg 慢性帶原危險性。增加 HBIG 劑數，並無法再進一步降低 HBsAg 慢性帶原危險性。

1984 年全面性 B 型肝炎疫苗接種計畫實施後，已展現下列具體成果：(1) 不論生母 HBV 傳染性的高低，嬰幼兒的 HBsAg 慢性帶原率，均已顯著下降；(2) 高中生的 HBsAg 慢性帶原率低於 2.0%；及 (3) UHBVP 實施後的出生世代，不論男、女性，在 6~19 歲期間的肝細胞癌發生率，均已顯著的降低。

這些科學證據顯示，B 型肝炎疫苗可預防肝細胞癌的發生。然而這些實證研究亦透露出一些隱憂，包括：(1) 新生兒接種 3 劑 B 型肝炎疫苗比率，已達 97% 以上。然依時程完成疫苗接種的比率，仍待持續提升；(2) 部分依時程完成疫苗接種者，仍舊感染 B 型肝炎病毒，並且部分感染者成爲慢性帶原者。B 型肝炎疫苗產生的免疫記憶可持續多久？免疫逃脫及突變病毒株的產生機制爲何？均有待探究；(3) 在 6~19 歲期間的肝細胞癌發生率已顯著的降低。但 20 歲以後的年齡層，是否也會顯著降低呢？仍缺乏科學證據。

關鍵名詞

B 型肝炎病毒（hepatitis B virus, HBV）

B 型肝炎（hepatitis B）

B 型肝炎表面抗原（hepatitis B surface antigen, HBsAg）

B 型肝炎 e 抗原（hepatitis B e antigen, HBeAg）

B 型肝炎免疫球蛋白（hepatitis B immunoglobulin, HBIG）

複習問題

一、B 型肝炎病毒慢性感染與肝細胞癌

1. 請依據表 18-1 男性公務員世代及下表數據，回答以下問題：

1979~1983 年期間臺灣地區 20~69 歲各年齡層人口數、總死亡數、原發性肝細胞癌及肝硬化死亡數

年齡（歲）	人口數（百萬人）	總死亡數	原發性肝細胞癌	肝硬化
20-29	9.52	15,642	225	238
30-39	5.36	13,194	789	959
40-49	4.41	22,801	1,890	2,237
50-59	4.33	45,395	3,465	3,513
60-69	2.35	60,666	2,869	2,898

(1) 估算 1979~1983 年期間臺灣地區各年齡層的全死因、原發性肝細胞癌及肝硬化死因的平均死亡率。

(2) 請利用 (1) 計算結果，估算這個男性公務員世代在追蹤期間的期望總死亡數、原發性肝細胞癌及肝硬化死亡數。

(3) 請利用 (2) 計算結果，比較相對於一般族群的死亡情形，這個男性公務員世代全死因、原發性肝細胞癌及肝硬化死因的標準化死亡比。

(4) 比較這個男性公務員世代與一般族群的死亡情形。

2. Beasley 等的男性公務員世代追蹤研究 [6]，追蹤第 1~5 年起始的 HBsAg 慢性帶原人數，分別為 3,454、3,426、3,397、2,275、及 309 人，發生於追蹤第 1 年及第 2 年的原發性肝細胞癌死亡數分別為 15 例及 11 例，發生於追蹤第 3~5 年期間的死亡數，則分別為 7 例、6 例及 1 例。Beasley 等比較每一追蹤年度的原發性肝細胞癌死亡率，認為並無顯著差異性存在。請評論這項結論。

3. 由表 18-2 數據，討論在年齡、HBsAg 帶原狀態、肝炎病史、及肝硬化病史中，哪一個因子最可能是原發性肝細胞癌死亡的致因？

4. 請由表 18-2 及表 18-3 數據，討論年齡、肝炎、肝硬化病史及 HBsAg 帶原狀態，對於原發性肝細胞癌死亡危險性的重要性。

二、B 型肝炎垂直傳染研究

1. 圖 18-2 顯示在生母 HBsAg 不同濃度下，嬰兒血清 HBsAg 陽性率。請問以哪個濃度為切點較佳？為何？
2. 表 18-4 資料中，可大致排除哪一項因素在 B 型肝炎垂直傳染的影響？為何？
3. Beasley 等餵哺母乳與嬰兒 HBsAg 血清狀態的相關性研究，認為餵哺母乳與 B 型肝炎垂直感染並無關聯性存在 [9]。如其結論為真，必須先排除哪些因素？
4. 請使用表 18-5 數據，討論使用生母 HBsAg 濃度或 HBeAg 狀態等兩項生物標記，來診斷嬰兒 B 型肝炎感染及 HBsAg 慢性帶原，哪一項標記較佳？

三、B 型肝炎臨床試驗—— HBIG 臨床試驗

1. 請使用表 18-7 數據，估算下列情況的預防效果：
   (1) 相對於 A 組，B 組及 C 組預防年齡 0~15 個月大期間 HBsAg 慢性帶原的效果，分別為多少？
   (2) 相對於 B 組，C 組預防年齡 0~15 個月大期間 HBsAg 慢性帶原的效果為多少？
2. 請使用表 18-8 數據，討論生母 HBe 標記檢測結果與家中有無 HBsAg 陽性兄姊，對於 HBV 感染的相對重要性。
3. Beasley 等 [13] 的追蹤研究，為何分析家中有無 HBsAg 陽性兄姊與 HBV 感染的關係？
4. Beasley 等 [13] 的追蹤研究顯示，生母為 HBeAg 陽性的新生兒，即使在出生時即注射 1 或 3 劑 HBIG，到了年齡 2~3 歲期間，HBV 感染危險性高達 38.1%。且一旦發生感染，有很高機率成為 HBsAg 慢性帶原（75%）。請討論導致 HBV 感染的可能原因。

B 型肝炎臨床試驗—— B 型肝炎血漿疫苗

1. Huang 等以具 HBV 感受性的學齡前兒童，作為 B 型肝炎疫苗的試驗對象，但該試驗中並無對照組或安慰劑組 [17]。請討論為何該試驗不使用安慰劑組？
2. 請使用圖 18-8 數據，討論下列三種情況是否為真？

(1) 在≥ 24 個月大的受試孩童中，注射的 HBsAg 劑量愈高，血液 anti-HBs 陽性率也就愈高。

(2) 在 < 24 個月的受試孩童中，注射的 HBsAg 劑量較高，血液 anti-HBs 陽性率較高。

(3) 在注射相同 HBsAg 劑量的受試孩童中，接種時年齡 < 24 個月大者效果較佳。

3. 討論 B 型肝炎疫苗接種時間與其他疫苗的差異性。

4. 請使用圖 18-10 數據，討論合併注射 HBIG 及 B 型肝炎疫苗（即 B~D 組）的效果，是否顯著優於單獨注射 B 型肝炎疫苗者（即 A 組）？

四、全面性 B 型肝炎疫苗接種計畫

1. 全面性 B 型肝炎疫苗接種計畫，接種優先序位的考量依據為何？

2. 請使用表 18-10 數據，回答下列問題：

(1) 各組完成 HBV 標記檢測的樣本，是否具代表性？（即各組選取的樣本，完成 HBV 標記檢測人數的比率是否相同？）

(2) 各組完成 HBV 標記檢測人數的比率是否有性別差異？

3. 請使用圖 18-11 數據，回答下列問題：

(1) 相對於 D 組，其餘各組的 HBsAg 陽性及 HBV 感染率的危險對比值。〔HBV 感染定義：HBsAg 陽性或 anti-HBc 陽性。〕

(2) 先前研究指出未接種 HBIG 及 B 型肝炎疫苗的高感染風險兒童，於 18 個月大時的 HBV 感染率及 HBsAg 陽性率分別為 95% 及 90%。請估計依時程注射 HBIG 及 B 型肝炎疫苗（如 A 組），預防 HBV 感染及 HBsAg 慢性帶原的效果（efficacy）。

(3) 進行多因子分析，估計高感染風險組（相對於中感染風險組）、未依時程接種疫苗（相對於依時程接種疫苗）、未注射或未於出生後 24 小時內注射 HBIG 注射者（相對於出生後 24 小時內注射 HBIG 者），HBsAg 陽性及 HBV 感染率的危險對比值。

4. 如要評估雙陰性者是否已尚失對嬰兒時期接種 B 型肝炎疫苗的免疫記憶，可針對 HBsAg 及 anti-HBs 雙陰性學生追加 1 劑 B 型肝炎疫苗，並測量一個月的

anti-HBs 濃度。如追加後 anti-HBs 濃度 < 10.0 mIU / mL 者，定義為喪失對 B 型肝炎疫苗的免疫記憶。依據 Wu 等的研究 [24]，估計 UHBVP 實施後的出生世代，在高中時喪失對 B 型肝炎疫苗的免疫記憶的百分比。

5. 完整接種疫苗的 HBsAg 陽性學生，發生 HBV 慢性帶原的可能原因。

五、全面性 B 型肝炎疫苗接種計畫對肝細胞癌發生的預防效果

1. 請使用表 18-11 數據，回答下列問題：
   (1) 相對於 1981~1986 年期間，1986~1990 年及 1990~1994 年兩個期間，在 6~14 歲年齡區間的肝細胞癌及腦瘤發生危險性，以及肝細胞癌死亡危險性是否顯著下降？
   (2) 相對於 1986~1990 年期間，1990~1994 年期間在 6~14 歲年齡區間的肝細胞癌及腦瘤發生危險性，以及肝細胞癌死亡危險性是否顯著下降？

2. 圖 18-15 可觀察到從 1983~1984 年的出生世代，並未在出生時接種 B 型肝炎疫苗及 HBIG，但為何這些出生世代在年齡 6~14 歲時的肝癌發生率，已明顯下降？

3. 圖 18-15 可觀察到從 1975~1987 年的出生世代，在年齡 0~5 歲時的肝癌發生率，並無明顯世代效應。因 1984~1987 年的出生世代，中、高感染危險族群在出生時多已接種 B 型肝炎疫苗，多數高感染危險族群則另外接種 1 劑 HBIG，為何？

4. Chang 等 [25] 觀察到 UHBVP 的實施前的出生世代，在年齡 6~9 歲年齡區間累積人年數約為 1,574 萬人年，肝細胞癌發生病例共 82 例。UHBVP 實施後的出生世代，累積人年數約為 228 萬人年，肝細胞癌發生病例共 3 例。請回答下列問題：
   (1) 肝細胞癌發生病例數較符合哪一種機率分布？
   (2) 請使用 UHBVP 實施前的出生世代，在 6~9 歲年齡區間的肝細胞癌發生率，估算在 UHBVP 實施後的出生世代，在 6~9 歲期間的肝細胞癌發生病例數期望值。
   (3) 應用 (2) 結果，評估 UHBVP 實施後的出生世代，在 6~9 歲年齡區間的肝細胞癌發生情形，是否顯著地低於 UHBVP 實施前的出生世代？
   (4) UHBVP 預防 6~9 歲年齡區間肝細胞癌發生的效果？

5. 圖 18-16 顯示在 UHBVP 實施前的出生世代，男、女性在 6~26 歲年齡區間的肝細胞癌發生率，分別為每 10 萬人年 1.36 人及 0.46 人，實施後則分別為每 10 萬人年 0.31 人及 0.13 人。請計算 UHBVP 預防肝細胞癌發生的效果。

6. 相對於 UHBVP 實施前，實施後出生的女性在年齡 6~9 歲、10~14 歲、15~19 歲、及 20~26 歲等年齡區間的肝細胞癌發生密度比，分別為 0.37、0.37、0.43、及 0.43；男性則分別為 0.24、0.33、0.33、及 0.42。似乎在高年齡層的下降較少，為何？

7. 圖 18-17 顯示 1992~2005 年出生世代，在 6~26 歲年齡區間的肝細胞癌發生率遠低於 1986~1992 年出生世代，且 1986~1992 年出生世代又低於 1984~1986 年出生世代。哪些因素可解釋這些觀察結果？

參考答案

一、B 型肝炎病毒慢性感染與肝細胞癌

1. (1~3) 累計追蹤人年數為 75,000 人年，平均追蹤人年數為 3.303 年。

年齡	死亡率（人 / 每 10 萬人）			預期死亡數		
	總死亡	原發性肝細胞癌	肝硬化	總死亡	原發性肝細胞癌	肝硬化
20-29	164.33	2.36	2.50	3.51	0.05	0.05
30-39	246.26	14.73	17.90	14.76	0.88	1.07
40-49	516.55	42.82	50.68	142.26	11.79	13.96
50-59	1048.56	80.04	81.15	344.57	26.30	26.67
60-69	2583.35	122.17	123.41	163.83	7.75	7.83
合計				668.9	46.8	49.6
SMR（%）				45.9	85.5	38.3

(4) SMR 分別為 45.9%、85.5%、及 38.3%。這個男性公務員世代死亡情形，低於一般族群。

2. 第 3~4 年期間死亡率估計，追蹤第 1 年及第 2 年的原發性肝細胞癌期望死亡數分別為 7.92 例及 7.85 例，第 1 年及第 1~2 年死亡數顯著超過以第 3~4 年推估的死亡數期望值。

3. HBsAg 陽性，OR＝226（95% CI＝31-1164）。

4. 在 HBsAg 陰性世代成員中，年齡≥ 50 歲或年齡 < 50 歲者的原發性肝細胞癌死亡危險性，並無差異性存在，推論高齡非原發性肝細胞癌死亡的必要因子。但 HBsAg 帶原者中，年齡≥ 50 歲者有顯著較高的原發性肝細胞癌死亡危險性，高齡增高（促進）原發性肝細胞癌死亡風險。肝炎及肝硬化病史的影響相同。

二、B 型肝炎垂直傳染研究

1. 以嬰兒血清 HBsAg 狀態為結果變項，以下列三種方式之一，計算在不同 HBsAg 濃度下的：(1) 敏感度及特異度，繪製 ROC 曲線，1：32 最佳；(2) 卡方檢定值，1：32 最佳；及 (3) OR ，1：8 最佳。

2. 嬰兒生父 HBsAg 陽性與陰性者，嬰兒血清 HBsAg 陽性率差不多；相對於嬰兒生父 HBsAg 陰性者，嬰兒生父 HBsAg 陽性者的 HBsAg 陽性危險對比值 1.19（95% CI：0.48-2.92）。

3. 包括但不限於下列原因：平均追蹤時間、血液樣本數、HBsAg 呈陽性的時間、家庭人口學特徵（地區、雙親年齡、雙親教育程度、社經地位、手足數）、生父及手足 HBsAg 陽性率、臍帶血陽性率、嬰兒生母 HBsAg 濃度等等因素，在有餵哺母乳及無餵哺母乳兩組之間均無顯著性差異。如，餵哺母乳組嬰兒生母 HBsAg 濃度之幾何平均值為 1：14.9，略高於未餵哺母乳組的 1：10.8，雖檢定結果顯示兩組幾何平均值的差未達顯著水準，仍無法排除。反之，如餵哺母乳組嬰兒生母 HBsAg 濃度，低於未餵哺母乳組的 HBsAg 濃度，則可排除餵哺母乳在 B 型肝炎垂直感染的影響。

4. 以生母 HBeAg 狀態診斷 B 型肝炎感染及 HBsAg 慢性帶原，敏感性及特異性均較高。

三、B 型肝炎臨床試驗——HBIG 臨床試驗

1. (1) 41.5% 及 71.3%；(2) 51.0% 。

2. 家中有無 HBsAg 陽性兄姊與生母為 HBe 標記之間，具顯著相關性（χ^2＝13.6，p＝0.0011）。兩因子分析顯示，生母為 HBe 標記（HBeAg 陽性 / 其

它）的 OR 值等於 6.1（95% CI：2.4-15.6），HBsAg 陽性兄姊（有 / 無）的 OR 值等於 2.3（95% CI：0.6-8.2）。

3. HBV 感染是否會透過水平傳染。

4. 包括但不限於下列原因：(1) 注射 HBIG 所產生的保護力（被動免疫），持久性短於 2 年；(2) 生產過程感染 HBV 潛藏 2 年後再活化；(3) 家中有 HBsAg 陽性兄姊，因水平傳染而感染。

B 型肝炎臨床試驗——B 型肝炎血漿疫苗

1. 倫理考量：當時已有證據顯示注射 HBIG 預防 HBV 垂直傳染的有效性，可考慮以注射 HBIG 為對照組。

2. (1) 注射後 3 個月的 anti-HBs 陽性率：MH Chi-square for trend＝4.59（P＝0.032），注射的 HBsAg 劑量愈高，血液 anti-HBs 陽性率也就愈高。注射後 12 個月的 anti-HBs 陽性率：MH Chi-square for trend＝5.81（p＝0.016），注射的 HBsAg 劑量愈高，血液 anti-HBs 陽性率也就愈高。

   (2) 注射後 3 個月的 anti-HBs 陽性率：Exact p＝0.47，血液 anti-HBs 陽性率無差異。注射後 12 個月的 anti-HBs 陽性率：Exact p＝1.00，血液 anti-HBs 陽性率無差異。

   (3) 注射後 3 個月的 anti-HBs 陽性率：Exact p＝0.028，相對於接種時年齡 < 24 個月大者，接種時年齡≥ 24 個月者，anti-HBs 陽性的 OR＝0.23（95% CI＝0.07~0.80）。注射後 12 個月的 anti-HBs 陽性率：Exact p＝0.089，相對於接種時年齡 < 24 個月大者，接種時年齡≥ 24 個月者，anti-HBs 陽性的 OR＝0.23（95% CI＝0.045~1.20）。校正 HBsAg 劑量：χ^2＝9.28（p＝0.0023），相對於接種時年齡 < 24 個月大者，接種時年齡≥ 24 個月者，anti-HBs 陽性的 OR＝0.23（95% CI＝0.088~0.62）。

3. B 型肝炎疫苗接種時間於周產期開始，其他疫苗多於 2 個月大之後才開始。

4. anti-HBs 陽性率：A 組 ＝30 / 36＝0.833，B~D 組 ＝101 / 112＝0.90，χ^2＝1.25（p＝0.21）。相對於 A 組，B~D 組血液 anti-HBs 陽性的 OR＝1.83（95% CI＝0.62~5.38）。

   HBsAg 陽性率：A 組 ＝7 / 36＝0.19，B~D 組 ＝11 / 112＝0.098，Exact p＝0.15。

相對於 A 組，B~D 組 HBsAg 陽性的 OR＝0.45（95% CI＝0.16~1.27）。

四、全面性 B 型肝炎疫苗接種計畫

1. 包括但不限於下列原因：HBIG 及 B 型肝炎疫苗皆須進口、價格昂貴、產量有限無法穩定供應；感染危險性；感染後成為慢性帶原的危險性。

2. (1) 完成 HBV 標記檢測人數的比率：72.3%（C 組）~75.6%（D 組）；$\chi^2=2.94$（p＝0.57），完成 HBV 標記檢測的樣本具代表性。

   (2) 完成 HBV 標記檢測者中，女童的比率：46.9%（B 組）~51.3%（E 組）；$\chi^2=3.80$（p＝0.43），完成 HBV 標記檢測的樣本無性別差異。

3. (1)

研究組	對照組	HBV 感染		HBsAg 陽性	
		OR	(95% CI)	OR	(95% CI)
A	D	4.99	(3.65-6.84)	4.94	(3.18-7.68)
B	D	5.21	(3.82-7.11)	6.31	(4.11-9.71)
C	D	5.45	(3.59-8.27)	7.61	(4.47-12.93)
E	D	1.41	(0.99-2.03)	2.17	(1.34-3.51)

   (2) 預防 HBV 感染的效果：（0.95-0.265）/0.95＝0.721；預防 HBsAg 慢性帶原的效果：（0.90-0.137）/0.90＝0.848。

   (3) 多因子分析結果：

變數	研究組	對照組	HBV 感染		HBsAg 陽性	
			OR	(95% CI)	OR	(95% CI)
感染風險	高	中	5.45	(3.59-8.27)	7.61	(4.47-12.93)
HBIG 注射	非 24 小時內	24 小時內	0.74	(0.48-1.13)	0.59	(0.34-1.02)
	無	無	1.09	(0.77-1.56)	1.54	(1.02-2.33)
依時程接種疫苗	否	是	1.41	(0.99-2.03)	2.17	(1.34-3.51)

4. $0.5\times550/1974\cong14\%$。

5. 包括但不限於下列原因：(1) 垂直感染；(2) 生母為 HBsAg 低濃度者，但 HBeAg 為陽性或高病毒量；(3) 疫苗濃度下降，HBV 再活化；(4) 喪失疫苗免疫記憶，HBV 再活化；(5) 為疫苗不反應者（non-responder）。

五、全面性 B 型肝炎疫苗接種計畫對肝細胞癌發生的預防效果

1. (1)

	肝細胞癌		肝癌死亡		腦瘤	
	期望值	P 值	期望值	P 值	期望值	P 值
1986-1990	99.0	2.8E-02	112.3	1.6E-03	146.5	5.5E-04
1990-1994	96.9	5.8E-08	109.9	1.1E-11	143.3	1.7E-05

(2)

	肝細胞癌		肝癌死亡		腦瘤	
	期望值	P 值	期望值	P 值	期望值	P 值
1990-1994	78.3	2.6E-04	80.2	4.1E-05	183.9	2.0E-01

2. 包括但不限於下列原因：(1) 可能因 UHBVP 的實施，阻斷 B 型肝炎的水平傳染。(2) 社會大環境的進步，感染機率減低（如注射針頭及醫療器械的有效消毒、血液篩檢、血液製劑的來源較安全等）。

3. 包括但不限於下列原因：(1) B 型肝炎致肝細胞癌的發生需足夠長的誘導期，5 年時間可能不夠長。(2) 年齡 0~5 歲時的肝癌發生病例，多非肝細胞癌，而是肝母細胞癌（hepatoblostoma），肝細胞癌及肝母細胞癌兩者的病因及致病機轉不同。

4. (1) 波以松隨機變數。
   (2) 期望肝細胞癌發生個案數 $=228\times 82/1574=11.88$ 人。
   (3) 是，波以松隨機變數 P（A ≤ 3）= 0.0025。
   (4) UHBVP 預防 6~9 歲的肝細胞癌發生的效果：$(82/1574-3/228)/(82/1574)=0.747$。

5. 在男性的預防效果：$(1.36-0.31)/1.36=0.772$，在女性的預防效果：$(0.46-0.13)/0.46=0.717$。

6. 包括但不限於下列原因：(1) 高年齡層為較早出生的世代，可能存在世代效應；(2) 肝細胞癌發生需足夠長的誘導期，高年齡層者存活時間較誘導期長；(3) 肝細胞癌的發生係多病因多步驟，高年齡層者累積較多暴露。

7. 包括但不限於下列原因：(1) 愈晚出生的世代，高齡累積的人年數較少，高齡又與肝細胞癌發生率呈正相關性；(2) 不同出生世代，接種疫苗不同（早，血漿疫苗；晚，基因重組疫苗），且基因重組疫苗預防效果較佳；(3) UHBVP 初

期，僅針對高危險群，漸擴及所有新生兒；(4) UHBVP 實施後，新生兒完整接種率逐年提高。

引用文獻

1. Seto WK, Lo YR, Pawlotsky JM, Yuen MF. Chronic hepatitis B virus infection. Lancet 2018;**392**:2313-24.
2. McGlynn KA, Petrick JL, El-Serag HB. Epidemiology of hepatocellular carcinoma. Hepatology 2021;**73(suppl 1)**:4-13.
3. Lin TM, Chang LC, Chen KP. A statistical analysis on mortality of malignant neoplasms in Taiwan. Taiwan Yi Xue Hui Za Zhi 1977;**76**:656-68.
4. Smith JB, Blumberg BS. Viral hepatitis, postnecrotic cirrhosis, and hepatocellular carcinoma. Lancet 1969;**2**:953.
5. Tong MJ, Sun SC, Schaeffer BT, Chang NK, Lo KJ, Peters RL. Hepatitis-associated antigen and hepatocellular carcinoma in Taiwan. Ann Intern Med 1971;**75**:687-91.
6. Beasley RP, Hwang LY, Lin CC, Chien CS. Hepatocellular carcinoma and hepatitis B virus. A prospective study of 22707 men in Taiwan. Lancet 1981;**2**:1129-33.
7. Beasley RP, Lin CC, Chien CS, Chen CJ, Hwang LY. Geographic distribution of HBsAg carriers in China. Hepatology 1982;**2**:553-6.
8. Stevens CE, Beasley RP, Tsui J, Lee WC. Vertical transmission of hepatitis B antigen in Taiwan. N Engl J Med 1975;**292**:771-4.
9. Beasley RP, Stevens CE, Shiao IS, Meng HC. Evidence against breast-feeding as a mechanism for vertical transmission of hepatitis B. Lancet 1975;**2**:740-1.
10. Stevens CE, Neurath RA, Beasley RP, Szmuness W. HBeAg and anti-HBe detection by radioimmunoassay: correlation with vertical transmission of hepatitis B virus in Taiwan. J Med Virol 1979;**3**:237-41.
11. Beasley RP, Hwang LY, Lin CC, et al. Hepatitis B immune globulin (HBIG) efficacy in the interruption of perinatal transmission of hepatitis B virus carrier state. Initial report of a randomized double-blind placebo-controlled trial. Lancet 1981;**2**:388-93.
12. Beasley RP, Hwang LY, Stevens CE, et al. Efficacy of hepatitis B immune globulin for prevention of perinatal transmission of the hepatitis B virus carrier state: final report of a randomized double-blind, placebo-controlled trial. Hepatology 1983;**3**:135-41.
13. Beasley RP, Hwang LY. Postnatal infectivity of hepatitis B surface antigen-carrier

mothers. J Infect Dis 1983;**147**:185-90.

14. Buynak EB, Roehm RR, Tytell AA, Bertland AU 2nd, Lampson GP, Hilleman MR. Vaccine against human hepatitis B. JAMA 1976;**235**:2832-4.
15. Szmuness W, Stevens CE, Harley EJ, et al. Hepatitis B vaccine: demonstration of efficacy in a controlled clinical trial in a high-risk population in the United States. N Engl J Med 1980;**303**:833-41.
16. Francis DP, Hadler SC, Thompson SE, et al. The prevention of hepatitis B with vaccine. Report of the centers for disease control multi-center efficacy trial among homosexual men. Ann Intern Med 1982;**97**:362-6.
17. Hwang LY, Beasley RP, Stevens CE, Szmuness W. Immunogenicity of HBV vaccine in healthy Chinese children. Vaccine 1983;**1**:10-2.
18. Beasley RP, Hwang LY, Lin CC, et al. Incidence of hepatitis B virus infections in preschool children in Taiwan. J Infect Dis 1982;**146**:198-204.
19. Beasley RP, Hwang LY, Lee GC, et al. Prevention of perinatally transmitted hepatitis B virus infections with hepatitis B immune globulin and hepatitis B vaccine. Lancet 1983;**2**:1099-102.
20. Lo KJ, Tsai YT, Lee SD, et al. Combined passive and active immunization for interruption of perinatal transmission of hepatitis B virus in Taiwan. Hepatogastroenterology 1985;**32**:65-8.
21. Lo KJ, Tsai YT, Lee SD, et al. Immunoprophylaxis of infection with hepatitis B virus in infants born to hepatitis B surface antigen-positive carrier mothers. J Infect Dis 1985;**152**:817-22.
22. Chen DS, Hsu NH, Sung JL, et al. A mass vaccination program in Taiwan against hepatitis B virus infection in infants of hepatitis B surface antigen-carrier mothers. JAMA 1987;**257**:2597-603.
23. Hsu HM, Chen DS, Chuang CH, et al. Efficacy of a mass hepatitis B vaccination program in Taiwan. Studies on 3464 infants of hepatitis B surface antigen-carrier mothers. JAMA 1988;**260**:2231-5.
24. Wu TW, Lin HH, Wang LY. Chronic hepatitis B infection in adolescents who received primary infantile vaccination. Hepatology 2013;**57**:37-45.
25. Chang MH, Chen CJ, Lai MS, et al. Universal hepatitis B vaccination in Taiwan and the incidence of hepatocellular carcinoma in children. Taiwan Childhood Hepatoma Study Group. N Engl J Med 1997;**336**:1855-9.
26. Chang MH, You SL, Chen CJ, et al. Long-term effects of hepatitis B immunization of infants in preventing liver cancer. Gastroenterology 2016;**151**:472-80.

第 19 章
個案研究二：美國的佛萊明罕心臟研究

簡國龍　撰

第一節　歷史簡介
第二節　重要的研究成果
第三節　冠心症的預測模型

學習目標

一、瞭解佛萊明罕心臟研究的建立背景
二、瞭解前瞻式世代研究的設計
三、瞭解非傳染慢性疾病的風險因子
四、瞭解非傳染慢性疾病的預測模式

前　言

心血管疾病，包括冠狀動脈心臟病及腦中風，是慢性非傳染性疾病重要的負擔，全球不同種族族群均有嚴重的心血管疾病威脅。從預防醫學三段五級的防治策略而言，初級的健康促進及特殊風險因子的防護是扮演心血管疾病重要的策略，然而對於心血管疾病的發生以及瞭解風險因子的成因及疾病相關，以族群爲基礎的研究提供重要的證據。而流行病學提供對於研究設計、疾病相關的估計以及阻介效果的評估，是研究者瞭解心血管疾病防治相關證據的來源。

在當今 21 世紀心血管疾病流行病學研究範圍一日千里，各種新的治療檢驗、預防及預測的項目日新月異，而目前對實證基礎的證據最高水準，是來自隨機指派、雙盲及以安慰劑對照組的臨床試驗。然而臨床試驗經費高昂、人力成本很高，且只能回答單一藥物治療效果，無法全面性回答暴露因子與疾病預後的關係，因此大規模長期追蹤的世代研究，變成在慢性病研究重要的證據來源。世代研究以多重暴露，多重疾病爲研究架構，結合時序性因果關係要求以及詳盡的追蹤，是目前心血管疾病重要的研究設計，而延伸出來的巢式病例對照研究（nested case control study），也是在世代研究設計的一環。

目前全世界心血管疾病流行病學已有長期世代研究，例如美國哈佛大學的護理師健康研究（Nurses' Health study）[1] 及健康從業人員健康研究（Health Professionals Follow-Up Study）[2]、多族群動脈研究（Multi-Ethnic Study of Atherosclerosis, MESA）[3]，日本久山町研究 [4] 及臺灣金山社區心血管疾病世代研究 [5,6] 等，而其中最負盛名，也是心血管疾病流行病的標竿，則爲佛萊明罕心臟研究（Framingham Heart Study, FHS）[7]。因此，本章針對 FHS 的歷史、架構內容、重要的發現，以及預測模式方面作進一步的闡述。

第一節　歷史簡介

佛萊明罕心臟研究是在 1948 年開始由美國國家衛生研究院主導下對於心血管疾病的長期世代研究 [8]。當時的背景是美國自 20 世紀開始，冠狀動脈心臟病的死亡率有上升的趨勢，已形成重要的疾病。然而，當時人們對心血管疾病的成因並不清楚，需要藉由大規模的世代研究來回答。

佛萊明罕心臟研究已有超過 70 年歷史，專屬網頁上詳細說明這個著名研究的演變（https://www.framinghamheartstudy.org/）。簡單來說，現在的佛萊明罕心臟研究其實包含了三代的世代研究，分別是：

1. 1948 年開始的原有世代樣本，共 5,209 位居民（參加率約 60%），在 30-62 歲且無心血管疾病史，進行每兩年間接受詳細的身體檢查、血液測量，並定期作心血管疾病的陸續追蹤。
2. 1970 年開始的原有樣本的子代（offspring）及配偶樣本，共 5,132 位參加，接受與原始世代同樣的調查。
3. 1994 年進行 Omni One 世代，主要看佛萊明罕居民不同的種族因素的風險因子。
4. 在 2002 年開始第三代子世代研究，是由原世代研究樣本的第三代子女構成，至少爲 20 歲以上的成年人，針對基因及遺傳的因素爲重點作追蹤，目前約有 3,500 位樣本。
5. 在 2003 年開始的 Omni Two 世代，則是爲 Omni One 世代的子代，由於間隔時間比較短，則取 13 歲以上的樣本加入，一般則以原始、第二及第三代樣本爲主。

佛萊明罕心臟研究納入的檢查項目中，包括血液檢查、基因多型性測量，各種診斷工具，如心臟超音波、頸動脈超音波、骨質密度檢測、快速電腦斷層、冠狀動脈鈣化檢查等。此外，一些嶄新的生物指標也陸續納入定期收集。在後果變項方面，除了冠心症及腦中風疾病以外，糖尿病、老人痴呆症、骨質疏鬆、關節炎、白內障、聽力障礙、慢性肺阻塞疾病也列入研究之中。因此，對於各種慢性非傳染性疾病，佛萊明罕心臟研究具有重要的貢獻。

第二節　重要的研究成果

一、風險因子

佛萊明罕心臟研究最關鍵的貢獻，在於隨年代的推移，提出動脈硬化的各種成因。首先，是在 1962 年提出抽菸與心血管疾病有關聯的實證 [8]，對於全美國推廣戒菸運動，扮演重要的助力。其次，在 1967 年發表高膽固醇血症及高血壓是冠心症的風險因子，確定抽菸、高膽固醇血症及高血壓是冠心症的三大風險因子 [9]。另外，佛萊明罕心臟研究發現體能活動不足 [10] 及肥胖症 [11] 也會增高心血管疾病的風險，可說是最早對肥胖及體能活動不足提出警告的世代研究。到了 1970 年代，佛萊明罕心臟研究進一步發現高血壓也是腦中風的風險因子 [12]。此外，又陸續發現停經 [13]、血中膽固醇値 [14] 等因子也是冠心症的風險因子。

在 1980 年代之後，佛萊明罕心臟研究將風險因子更加細分的研究益見蓬勃。例如，收縮壓 [15]、血液纖維蛋白原（fibrinogen）[16]、A 型性格 [17] 是冠心症的風險因子，而心房顫動、抽菸則是腦中風的風險因子 [18,19]。將血脂予以分類後，發現高密度脂蛋白膽固醇（HDL）對冠心症具有保護作用，可以減少冠心症的發生 [20]。到了 1990 年代，有關風險因子的研究，則進入分子生物指標的領域。例如，發現脂蛋白 (a)（Lipoprotein (a)）[21]、脂蛋白元 E（Apolipoprotein E）[22]，以及血漿同半胱胺酸（homocysteine）[23] 與冠心症的相關。對於心臟衰竭的成因及自然史，也開始著手。而在子代的世代研究中，則是陸續發表各種基因、環境的交互作用 [22,24]。

在 1990 年代，佛萊明罕心臟研究開始研究一些亞臨床疾病（subclinical disease），例如左心房質量與腦中風的關係研究，頸動脈硬化與冠心症的關係，或是高血壓會引發心臟衰竭等 [25]。

佛萊明罕心臟研究的另一種研究，則是嘗試綜合之前的風險因子而推出預測模型。例如，佛萊明罕心臟研究在 1987 提出冠心症的預測模型 [26]，到了 1998 年再予以修正 [27]。2008 年時，則擴大到一般心血管疾病的預測模型 [28]。這些預測模型不僅提供高風險族群篩檢之用，也常是健康保險給付藥物治療的標準，並爲流行病學家經常引用的模型。利用已發表的預測模型，人們可以直接估算冠心症的發生機率。例如，美國 40 歲的成年人，男性終其一生發生冠心症的機率爲 50%，而女性則爲 33% [29]。本章最後一節會更詳細介紹此一預測模型。

在 21 世紀初，佛萊明罕心臟研究發現，即使是高血壓前期，即收縮壓介於 120-139mmHg 而舒張壓介於 80-89mmHg，也會造成冠心症。另外，依照佛萊明罕心臟研究的估算，一般成年人發生高血壓的機率爲 90%，而終生發生肥胖的機率爲 50%。血液中的 Aldosterone，也被發現與未來高血壓的發生有關。另外在社會心理因素方面，個人的社會接觸史也扮演個人網絡健康的關係等。這些也都是重要的發現。

由於基因體會影響心血管疾病，如血脂值、心房顫動、冠心症等，也在全基因體相關研究中被闡述。由於豐富的基因體資料，佛萊明罕心臟研究已被視爲遺傳流行病學上的重要寶庫。例如，「SHARe」（SNP Health Association Resource Study）計畫與 100 K 計畫，皆是佛萊明罕心臟研究中的全基因相關資料的合作平台 [30]。

二、限制及未來的課題

佛萊明罕心臟研究至今已發表超過 3,000 篇以上的重要的論文，是目前全世界研究心血管疾病學的流行病學典範。但是，它仍有數項限制及缺點。首先，雖然有 5,000 人生活習慣的世代資料，提供重要的風險因子及血液檢查項目，但對於飲食習慣的調查項目仍顯不足。其次，在癌症流行病學方面的研究資料較少，必須在 1970 年代後由其他的研究，例如哈佛大學的護理師及健康從業人員健康研究等，提供更多營養飲食相關的研究。此外，由於佛萊明罕心臟研究強調在初級預防的面向，在次級預防以及三級預防的治療，需要再由其他研究，特別是臨床試驗設計來回答藥物處置對心血管疾病的保護效果。

第三節　冠心症的預測模型

佛萊明罕風險分數

如何在社區族群早期偵測心血管疾病的發生，以進一步作阻介及健康諮詢，是預防心血管疾病重要的工作。在心血管疾病流行病學領域中，佛萊明罕風險分數（Framingham Risk Score, FRS）是預測未來 10 年發生冠狀動脈心臟病時，最有名的模型 [27]。其來源是美國自 1950 年代在麻省佛萊明罕州以 5,000 名成年人白人爲主的世代追蹤研究，此模型以年齡、性別、血壓值、血壓用藥與否、抽菸及血清膽固醇酯值，並且以點値爲基礎加成作未來 10 年冠心症發病的機率。此風險計算表在篩檢族群的初級預防，因此目前已發展出很多的模型，例如 10 年一般心血管疾病風險預模分數，另加上體重、糖尿病等 [28]。

流行病學由傳統要求的暴露與疾病相關的研究，轉變成預測模型的建立及驗證，是目前流行病學訓練過程的工作。建構預測模型可利用已建立好的多變數模型，可利用邏輯或迴歸或存活分析 Cox 迴歸模型，其中的多變項變數為基礎，為預測個人化的風險，產生預測模型的方法描述如下。

目前以點數為基礎的預測模型是根據 Sullivan 等人建議的方法 [31]。首先，將連續變數值分成有意義的區間，並且針對每個變數定出參考區間。其次，針對每個變數指定其中位數，並且根據多變數模型的參數值來決定每個區間參考區間的差異值，進一步以年齡 5 歲或 10 歲為一標準，計算每個變數不同區間的點數值，最後利用以下公式：

$$Risk = 1 - So(t)\exp(\Sigma\beta x - \Sigma\beta\bar{x})$$

其中 So(t) 是指在 t 時間點（如 10 年）的平均存活率，βx 是每個變數估計值與其點數的乘值，而 $\bar{x}$ 是指每個變數估計值與其參考區值的乘值積，可以計算出其預測風險值（Risk）。

FRS 預測模型的方法目前在慢性病預測模型運用相當的多，而不同模型的比較可透過鑑別度（discrimination）及校準（calibration）來評估其預測的好壞，學者常用 ROC 曲線（receiver operating characteristic curve）值以及 Net reclassification improvement（NRI）、Integrated discriminative improvement（IDI）統計量來評估 [32,33]。

根據《FRS 風險預估評分表》，依年齡、膽固醇、高密度膽固醇、血壓、糖尿病、吸菸等六項指標，可估算出未來十年可能罹患冠狀動脈心臟病的機率，以及心臟年齡的參考值。患者的風險屬於低度（< 10%）~ 中度（10-20%）者，高度（> 20%）風險患者，例如已經患有糖尿病、慢性腎臟疾病、中風，已有冠狀動脈疾病、頸動脈疾病、周邊動脈疾病、腹部動脈瘤等。

第一步

年齡		
歲	低密度膽固醇點值	總膽固醇點值
30-34	-1	[-1]
35-39	0	[0]
40-44	1	[1]
45-49	2	[2]
50-54	3	[3]
55-59	4	[4]
60-64	5	[5]
65-69	6	[6]
70-74	7	[7]

第二步

低密度膽固醇		
（mg / dl）	（mmol / L）	低密度膽固醇點值
＜100	＜2.59	-3
100-129	2.60-3.36	0
130-159	3.37-4.14	0
160-190	4.15-4.92	1
≧ 190	≧ 4.92	2
總膽固醇		
（mg / dl）	（mmol / L）	總膽固醇點值
＜160	＜4.14	[-3]
160-199	4.15-5.17	[0]
200-239	5.18-6.21	[1]
240-279	6.22-7.24	[2]
≧ 280	≧ 7.25	[3]

第三步

高密度膽固醇			
（mg / dl）	（mmol / L）	低密度膽固醇點值	總膽固醇點值
＜35	＜0.90	2	[2]
35-44	0.91-1.16	1	[1]
45-49	1.17-1.29	0	[0]
50-59	1.30-1.55	0	[0]
≧ 60	≧ 1.56	-1	[-2]

第四步

血壓值					
收縮壓（mm Hg）	舒張壓（mm Hg）				
	< 80	80-84	85-89	90-99	≧ 100
< 120	0 [0] 點				
120-129		0 [0] 點			
130-139			1 [1] 點		
140-159				2 [2] 點	
≧ 160					3 [3] 點

若收縮壓或舒張壓血壓值不同時，以高的為主。

第五步

糖尿病		
	低密度膽固醇點值	總膽固醇點值
無	0	[0]
有	2	[2]

第六步

抽菸		
	低密度膽固醇點值	總膽固醇點值
無	0	[0]
有	2	[2]

第七步

把所有點數列上並加總	
年齡	
低密度膽固醇或總膽固醇	
高密度膽固醇	
血壓	
糖尿病	
抽菸	
總點數	

第八步

冠心症風險			
低密度膽固醇點值	10 年冠心症風險	總膽固醇點值	10 年冠心症風險
< -3	1%		
-2	2%		
-1	2%	[<-1]	[2%]
0	3%	[0]	[3%]
1	4%	[1]	[3%]
2	4%	[2]	[4%]
3	6%	[3]	[5%]
4	7%	[4]	[7%]
5	9%	[5]	[8%]
6	11%	[6]	[10%]
7	14%	[7]	[13%]
8	18%	[8]	[16%]
9	22%	[9]	[20%]
10	27%	[10]	[25%]
11	33%	[11]	[31%]
12	40%	[12]	[37%]
13	47%	[13]	[45%]
≧14	56%	[≧14]	[≧53%]

（與同年齡的族群比較）

第九步

相較風險值			
年齡（歲）	平均 10 年的冠心症風險	平均 10 年嚴重冠心症風險	一般族群冠心症低風險
30-34	3%	1%	2%
35-39	5%	4%	3%
40-44	7%	4%	4%
45-49	11%	8%	4%
50-54	14%	10%	6%
55-59	16%	13%	7%
60-64	21%	20%	9%
65-69	25%	22%	11%
70-74	30%	25%	14%

在 21 世紀後各種慢性病的預測模型相當蓬勃發展，例如在 2014 年包括非白人族群的 Pooled Cohort Equation [34]，而在歐洲 [35,36] 及亞太地區的國家 [37] 也分別發展有各自特色的風險機率，加上利用社經、職業、心理壓力等，以符合預測的正確性。

雖然 FRS 是廣泛使用的預測模型，這個模型仍有以下的爭議點：此一模型是以族群基礎，針對一般社區人口的預測模型，因此對特殊族群，如家族性高膽固醇血症不適用。另外在對於新的生物標記或基因訊息無法及時納入此模型，未來可進一步發展。

結　語

本章介紹了佛萊明罕心臟研究的歷史背景，用來說明心血管疾病防治研究的演變。由於佛萊明罕心臟研究是前瞻式世代研究，幫助研究人員逐一發現各種心血管與腦血管疾病的各種風險因子；而由佛萊明罕心臟研究所衍生的風險預估模型，更是廣爲各國所採用及運用。由於 21 世紀各種健康資料的複雜化及多樣化，未來新的預測模型勢必更加發展，瞭解傳統佛萊明罕心臟研究預測模型有助於我們進一步建構新的模型。

關鍵名詞

心血管疾病

預測模型

複習問題

1. FHS 作為研究心血管疾病流行病學的典範，請由三段五級預防醫學的觀點評論 FHS 公共衛生重要的貢獻。

2. 傳統三高的風險因子，包括高血壓、高血脂症及高血糖，是造成心血管疾病重要的風險因子，另外抽菸以及肥胖也扮演重要的生活型態之風險因子，如何由流行病學觀點評估上述風險因子的重要性。

3. 當今醫療科技進步，各種嶄新的生物指標迅速發展成公共衛生及臨床醫學上重要的生物指標，雖然成功的例子很多，如 C-reactive protein（C 反應性蛋白質），已成為發炎指標的因子，但仍然有很多失敗或退流行的例子，例如 homocysteine 等，如何由流行病學證據來評估特定嶄新生物指標的角色？

4. 當今 21 世紀是一資訊爆炸時代，各種穿戴裝置、社群媒體、健康資訊大量累積，提供各種行為、社經、健康資料以及就醫行為的數據，另一方面基因體技術的進步，大量個人基因相關的訊息，也提供大量資料，如何在此情況下進行心血管疾病研究之計畫？

參考答案

1. FHS 著重在初級預防，包括一般健康促進及特殊健康防護方面，提供重要的證據，同時也在次級預防的疾病篩檢及早期偵測高風險族群有重要的參考。

2. (1) 可由連續變數標準化相關係數，是類別變數的相對風險值。
   (2) 可由族群可歸性風險（Population Attributable Risk）值作比較，此值除了考慮相關風險以外，需同時考量風險因子在族群的盛行率分布值作一整合。
   (3) 透過生命歷程流行病學（life course epidemiology）觀點，先由最早期、最原始的風險因子著手作防治。

3. 首先由觀察性研究設計，如病例對照研究、世代追蹤研究，先確定相關性存在，進一步評估是否有增加預測模型的效果，可透過預測模型相關的統計量，如 ROC、NRI 及 IDI 是否有意差評估，最後再進行隨機指派的臨床試驗研究，透過藥物治療的評估確定生物指標角色與慢性病的健康效應。

4. 沒有標準答案，仍以研究假說的建立、研究設計的規劃、研究樣本的選擇、適當的統計分析方法為工具強調描述性的陳述，對於運用複雜模型時，需作一清楚的闡明。

引用文獻

1. Colditz GA, Manson JE, Hankinson SE. The Nurses' Health Study: 20-year contribution to the understanding of health among women. J Womens Health 1997;**6(1)**:49-62.

2. Grobbee DE, et al. Coffee, caffeine, and cardiovascular disease in men. N Engl J Med 1990;**323(15)**:1026-32.

3. Bild DE, et al. Multi-Ethnic Study of Atherosclerosis: objectives and design. Am J Epidemiol 2002;**156(9)**:871-81.

4. Kubo M, et al. Trends in the incidence, mortality, and survival rate of cardiovascular disease in a Japanese community: the Hisayama Study. Stroke 2003;**34(10)**:2349-54.

5. Lee YT. Epidemiology of cardiovascular disease in Chin-Shan community. Taiwan: Department of Health, Executive Yuan, 1993.

6. Chien KL. Mini-review of the Chin-Shan Community Cardiovascular Cohort Study in population health research in Taiwan. Acta Cardiol Sin 2017;**33(3)**:226-232.

7. Kannel WB. The Framingham Study: ITS 50-year legacy and future promise. J Atheroscler Thromb 2000;**6(2)**:60-6.

8. Doyle JT, et al. Cigarette smoking and coronary heart disease. Combined experience of the Albany and Framingham Studies. N Engl J Med 1962;**266**:796-801.

9. Truett J, Cornfield J, Kannel W. A multivariate analysis of the risk of coronary heart disease in Framingham. J Chronic Dis 1967;**20(7)**:511-24.

10. Kannel WB. Habitual level of physical activity and risk of coronary heart disease: the Framingham Study. Can Med Assoc J 1967;**96(12)**:811-2.

11. Kannel WB, et al. Relation of body weight to development of coronary heart disease. The Framingham Study. Circulation 1967;**35(4)**:734-44.

12. Kannel WB, et al. Epidemiologic assessment of the role of blood pressure in stroke. The Framingham Study. JAMA 1970;**214(2)**:301-10.

13. Gordon T, et al. Menopause and coronary heart disease. The Framingham Study. Ann Intern Med 1978;**89(2)**:157-61.

14. Kannel WB, et al. Serum cholesterol, lipoproteins, and the risk of coronary heart disease. The Framingham Study. Ann Intern Med 1971;**74(1)**:1-12.

15. Kannel WB, et al. Systolic blood pressure, arterial rigidity, and risk of stroke. The Framingham Study. JAMA 1981;**245(12)**:1225-9.

16. Kannel WB, et al. Fibrinogen and risk of cardiovascular disease. The Framingham Study. JAMA 1987;**258(9)**:1183-6.

17. Haynes SG, Feinleib M. Type A behavior and the incidence of coronary heart disease in the Framingham Heart Study. Adv Cardiol 1982;**29**:85-94.

18. Wolf PA, et al. Epidemiologic assessment of chronic atrial fibrillation and risk of stroke: he Framingham Study. Neurology 1978;**28(10)**:973-7.

19. Wolf PA, et al. Cigarette smoking as a risk factor for stroke. The Framingham Study. JAMA 1988;**259(7)**:1025-9.

20. Anderson KM, et al. Cardiovascular disease risk profiles. Am Heart J 1991;**121(1 Pt 2)**:293-8.

21. Bostom AG, et al. A prospective investigation of elevated lipoprotein(a)detected by electrophoresis and cardiovascular disease in women. The Framingham Heart Study. Circulation 1994;**90(4)**:1688-95.

22. Wilson PW, et al. Apolipoprotein E alleles, dyslipidemia, and coronary heart disease. The Framingham Offspring Study. JAMA 1994;**272(21)**:1666-71.

23. Bostom AG, et al. Nonfasting plasma total homocysteine levels and all-cause and cardiovascular disease mortality in elderly Framingham men and women. Arch Intern Med 1999;**159(10)**:1077-80.

24. Welty FK, et al. Frequency of ApoB and ApoE gene mutations as causes of hypobetalipoproteinemia in the framingham offspring population. Arterioscler Thromb Vasc Biol 1998;**18(11)**:1745-51.

25. Ho KK, et al. The epidemiology of heart failure: the Framingham Study. J Am Coll Cardiol 1993;**22(4 Suppl A)**:6a-13a.

26. Wilson PWF, Castelli WP, Kannel WB. Coronary risk prediction in adults(the Framingham heart study). American Journal of Cardiology 1987;**59**:91G-94G.

27. Wilson PW, et al. Prediction of coronary heart disease using risk factor categories. Circulation 1998;**97(18)**:1837-47.

28. D'Agostino RB Sr, et al. General cardiovascular risk profile for use in primary care: the Framingham Heart Study. Circulation 2008;**117(6)**:743-53.

29. Berry JD, et al. Lifetime risks of cardiovascular disease. N Engl J Med 2012;**366(4)**:321-9.

30. Govindaraju DR, et al. Genetics of the Framingham Heart Study population. Adv Genet 2008;**62**:33-65.

31. Sullivan LM, Massaro JM, D'Agostino RB Sr. Presentation of multivariate data for clinical use: the Framingham Study risk score functions. Stat Med 2004;**23(10)**:1631-60.

32. Cook NR. Use and misuse of the receiver operating characteristic curve in risk prediction. Circulation 2007;**115(7)**:928-35.

33. Pencina MJ, D'Agostino RB Sr, Steyerberg EW. Extensions of net reclassification improvement calculations to measure usefulness of new biomarkers. Statistics in Medicine 2010;n/a-n/a.

34. Goff DC Jr, et al. 2013 ACC/AHA guideline on the assessment of cardiovascular risk: a report of the American College of Cardiology/American Heart Association Task Force on Practice Guidelines. Circulation 2013;**12**:12.

35. Assmann G, Cullen P, Schulte H. Simple scoring scheme for calculating the risk of acute coronary events based on the 10-year follow-up of the prospective cardiovascular Münster(PROCAM)study. Circulation 2002;**105(3)**:310-315.

36. Conroy RM, et al. Estimation of ten-year risk of fatal cardiovascular disease in Europe: the SCORE project. Eur Heart J 2003;**24(11)**:987-1003.

37. Chien KL, et al. Comparing the consistency and performance of various coronary heart disease prediction models for primary prevention using a national representative cohort in Taiwan. Circ J 2018;**82(7)**:1805-1812.

第 20 章
個案研究三：跨域大數據之應用

廖勇柏　撰

學習目標

一、瞭解精準公共衛生學的概念

二、瞭解大數據的特性

三、基因體學的基本概念

四、瞭解表觀遺傳學的意義與概念

五、透過實例瞭解臺灣人體生物資料庫的應用

前　言

致病原因的探索是流行病學的重要目標。回顧生物學領域的發展，從 20 世紀的學科各自發展，互不連繫，到 21 世紀的整合性系統生物學（systems biology），進而到最新的思維，則是主張將各自獨立的生物學門和相關的學科做全盤的完整融合，成爲互聯生物學（communications biology），而將臨床醫學（clinical medicine）、轉譯醫學（translation medicine）、和精準公共衛生學（precision public health）融合成爲互聯醫學（communications medicine）。類似生物學理念的轉變，我們對人類健康的觀念已將「人類健康」、「動物健康」及「生態系健康」三個領域，緊密連結融合成「健康一體」（one health）的概念。

從生態學（ecology）的觀點，人體可視爲非常複雜的生態系統（ecosystem）。人體是由許多不同結構與功能的細胞組合成多態性的組織器官各司其職，而多樣性的細胞是由各色各樣的分子組裝而成。在這個生態系統的組織架構下，不論在分子細胞層次，以至組織器官尺度，所呈現的是一個相互作用的複雜網路系統（network system）。整個系統的狀態是處於非線性的動態波動，具有牽一髮動全身的系統反應特性。因此，致病原因的探索亦應全方位考量。

1990 年，耗資 30 億美金的人類基因體定序計畫正式啓動，歷時 13 年，2003 年公布完整 DNA 序列圖譜。美國總統歐巴馬於 2015 年啓動精準醫學計畫（Precision Medicine Initiative），醫學界人士普遍認爲精準醫學是 21 世紀破壞式創新醫學（creative destruction of medicine）的典範。精準醫學概念的拓展延伸影響到公共衛生領域，於 2016 年興起精準公共衛生學（precision public health）的新思維。精準公共衛生的概念是指要使用最好的可得數據，對那些最需要的做更有效應和有效率的針對性介入。因此，精準公共衛生的實踐是基於數據（data），特別是大數據。人類細胞中的基因體，就是屬於大數據層級。人類基因體計畫完成之後，全基因體關聯研究（genome-wide association studies, GWAS）是過去近 20 年來所發展出的技術，用來探索單核苷酸多態性（single nucleotide polymorphisms, SNPs）與特定疾病的相關性。

然而，基因體解碼並無法解釋爲何相同的 DNA 可以發展分化成不同功能的細胞、組織及器官？這種能在不改變 DNA 鹼基序列的情況之下，產生不同功能的生物機制是表觀遺傳的範疇，例如 DNA 上的甲基化及組蛋白上的乙醯化或甲基化均與基因表達有關。可見人體中從基因到表觀遺傳處處充滿大數據，而且彼此間與外在環境互相連動，對身體造成的各種疾病影響是一種系統、網絡的影響，彼此之間錯綜複雜，利用 AI 人工智慧來處理環境、基因與疾病之間錯綜複雜的關係，已是精準公共衛生領域的趨勢。傳統流行病學的研究成果作爲制定政策的參考，往往根據主要的變項如分性別，來陳述抽煙對肺癌的風險因性別差異有不同的易感受性。實際上，同樣男性吸菸仍可能因其他條件不同而有不同的肺癌致癌風險，隨著精準公共衛生學的發展，未來政策的制定將因個人化疾病預測而讓政策的制定更加精準。以下就針對大數據、基因體學、表觀遺傳學、全基因體關聯研究、AI 人工智慧進行簡要的介紹，並以臺灣人體生物資料庫的應用爲範例進行說明，最後再做本章的總結。

第一節　大數據簡介

巨量資料又稱爲大數據（big data），到底多大的資料才能稱大數據？一般來說，計算數據的單位大小隨時代一直提高，比如 1EB（exabyte）＝1024PB，1PB＝1024 TB（terabyte），1TB＝1024 GB（gigabyte），1GB＝1024MB（megabyte）。要稱得上大數據，至少要有 5PB 以上。人類文明發展到 2003 年的數據產生量是 10 億，即 1GB。2008 年 9 月 4 日出版的英國《自然》（*Nature*）期刊（vol. 455）的封面以大數據做標題，該封面底下寫著 SCIENCE IN THE PETABYTE ERA，提醒這個世界已進入了大數據時代了。大數據是人工智慧的根基，支撐人工智慧向前發展不可或缺的資訊。大數據分析與傳統的統計思維不同。傳統的統計方法需要抽樣來推估人口群的參數（population parameter）。然而大數據分析直接對人口群進行分析，非常適合分析非線性動態的複雜系統（nonlinear dynamic complex systems），例如複雜的生物系統。

由於高通量技術（high-throughput technology）的發展，產生各種體（組）學（omics）的大數據資料，如基因體學、蛋白體學、代謝體學、及微生物菌相體學等大數據。此類高通量技術，如次代 DNA 定序儀（next-generation DNA sequencer）、基因表達微陣列（gene expression microarrays）、多種蛋白質偵測系統（multiprotein detection system）所使用的蛋白質晶片（protein chips）與質譜儀（mass spectrometry）、多種代謝物偵測系統（multimetabolite detection systems）所使用的核磁共振儀（nuclear magnetic resonance spectroscopy）與質譜儀等。全基因

體定序（whole genome sequencing）所產生的數據量相當可觀，一個檢體的全基因定序往往就約有 30 億（3GB）核苷酸的數據。此外，24 小時不間斷的監視系統（monitoring system）所產生的數據亦相當可觀。

行動健康（mobile health, mHealth）一詞是 2006 年創造出來的。2016 年聯合國世界衛生組織，眼見穿戴式和攜帶式行動裝置廣泛應用於醫療照護與健康照護，因此對 mHealth 做出嚴謹明確的定義，亦即利用行動裝置（mobile devices）支持醫學與公共衛生。一般而言，基因體學、蛋白體學、代謝體學、穿戴式和攜帶式行動裝置 24 小時不間斷的監視系統所產生的數據，我們均可以稱為大數據；然而，目前只要是非常大的資料和數據就廣稱為大數據，並沒有嚴格要求一定要多大。

第二節　基因體學基礎知識

基因體學（genomics）一詞是 Tom Roderik 於 1986 年在美國 Maryland 召開基因體計畫的會議上第一次使用。人類細胞核中的 DNA 大約由 30 億個核苷酸鹼基對編排而成，含有 23 對染色體。DNA 是由四個被稱為核苷酸的化學單元所組成的一長串序列，每個化學單元各自包含一個不同的化合物：腺嘌呤（A）、鳥糞嘌呤（G）、胞嘧啶（C）和胸腺嘧啶（T）。每一對染色體皆是一條來自父親、一條來自母親。每一條染色體都是雙股螺旋結構，一股上的 A 只會與另一股上的 T 配對，而 G 只會與 C 配對。每一細胞內的 DNA 拉開約兩公尺長，此雙股螺旋會纏繞在稱為組蛋白（histone）上。染色質指的是 DNA 和組蛋白共同組成的緊密纖維。這部有如大數據的天書，經歷 30-40 億年的演化，雖然 DNA 本身有修正系統（DNA repair systems），但序列仍會產生改變。核苷酸鹼基多樣性就是一種 DNA 序列的小突變（minor mutations）；有時基因體會有部分重複稱為拷貝數變異（copy number variations, CNVs）；有時 DNA 序列會被接上甲基（methyl, CH_3），這些變化往往會造成異常的表現型（phenotypes）。

分子生物學的中心信條是 DNA 轉錄（transcription）成 mRNA，再轉譯（translation）成蛋白質。這分子生物學的六字箴言 "DNA Transcribes RNA, RNA Translates Protein"（DNA 轉錄 RNA，RNA 轉譯蛋白），要全盤瞭解其中的動態和複雜性是一件非常不容易的目標。與轉錄相關的重要名詞包括啓動子

（promoter）、增強子（enhancer）、轉錄因子（transcription factors）及 RNA 聚合酶（RNA polymerases）。人類的啓動子概括爲 CpG 島的啓動子（CpG island-containing promoter）及 TATA 盒啓動子（TATA box-containing promoter）。CpG island 會受 DNA 甲基化的改變，常發生於管家基因，即有蛋白編碼（protein-coding）的基因。啓動子是受細胞核內轉錄因子激活變成活性的啓動子。增強子是調節基因的遠端 DNA 要素（distant DNA elements），它的位置可遠離它的標靶基因啓動子，甚至到一百萬核苷酸鹼基對或更遠之處。一般而言，增強子含有多數相互合作的轉錄因子之結合位置。轉錄因子是蛋白質，利用序列特異性的方法接合到 DNA 要素，引導聚合酶到它的標靶啓動子。已知人類的轉錄因子數目大約有 1,600 個。轉錄因子能夠接合就近的啓動子和遠處的加強子來調節轉錄作用，轉錄是可雙向進行的。在眞核細胞中有三種 RNA 聚合酶，其中 RNA 聚合酶II是用來轉錄信使 RNA（messenger RNAs）和各種 Non-coding RNAs（沒有蛋白編碼的 RNAs）。因此，基因可區分爲可經轉譯爲蛋白質的基因（protein-coding genes）及不經轉譯爲蛋白質的 RNA 基因（noncoding RNA genes）。

第三節　表觀遺傳學概念

表觀遺傳（epigenetics）指能夠在不改變 DNA 序列的前提之下，改變基因表現及細胞表現型態（phenotype）。過去科學家將 DNA 視爲生命的天書（The Book of Life），後來由於表觀遺傳學／基因體學對生命的重要性逐漸明朗，於是對 DNA 的觀點就有所改變，認爲「DNA 不是你的宿命」（DNA isn’t your destiny）。

很多證據顯示環境、生態、行爲、壓力、飲食、代謝等因素，都可透過表觀遺傳機制（epigenetic mechanisms）影響健康狀態與疾病的易感受性。表觀遺傳的載體包括 DNA 甲基化、染色質蛋白、和非編碼 RNA（noncoding RNAs ，簡寫 ncRNAs）等，這些載體的變化可以遺傳、也是可逆的。在表觀遺傳的調節機制上，DNA 甲基化是抑制基因轉錄最普遍的作用，特別常見發生在基因啓動子區的 CpG 島上。

眞核細胞的 DNA 和其所纏繞的組蛋白，及其他相關蛋白，總稱爲染色質。染色質調控蛋白必須修飾組蛋白或 DNA 來讓染色質結構鬆散或緊密，DNA 始能複製、轉錄或修復。非編碼 RNA 是指沒有蛋白質（胺基酸）編碼的 RNAs ，也就是經 DNA 轉錄成 RNA 後，RNA 不再轉譯產生蛋白質。

1986 年在國際著名的學術期刊 *Lancet* 有一篇「表觀遺傳學」相關的醫學報告。這篇論文是由從事保健工作的瑞典醫師 Lars Olov Bygren 所發表。研究的對象是位於瑞典北極圈內一處偏遠人口稀少且又封閉的郡縣（Norrbotten county）居民。爲了探討當地的生活環境變化對人們的基因產生何種影響，進行長期的追蹤研究分析。Bygren 甚至追蹤當地居民的父母親與祖父母輩，計算幾代下來的健康變化和平均壽命。整體研究發現，可歸納成幾個重要的結果：(1) 母親在懷孕期間的生活條件不好，如食物太缺乏，這不只會影響胎兒的發育，也會持續影響到出生後的成長，並且發病率的風險比例會高很多。(2) 在生活環境優厚的情況下，如豐收年份出生的孩子會因爲他們的父母在當時飲食過盛而平均壽命較短，而且這個結果會持續好幾代。(3) 孕婦在懷孕期間，缺乏食物，如飢荒的年份，則其子女在未來罹患心臟血管疾疾的風險比例會增高許多。由這些重要的發現得出一個結論：若親代（年輕人）遇到極大的環境巨變，如嚴重的飢荒，會在精子和卵子上留下物質性的印記（imprint），造成下一個世代發生演化。於是這種特殊的現象，被稱爲瑞典諾伯丁郡的 Overkalix 現象。Lars Olov Bygren 醫師的研究發現，給予學術界最大啓示是環境能夠影響基因的表現，而這種改變可遺傳到下一代。

表觀基因體上的表觀遺傳標記因人而異，不同的細胞也不太相同。表觀遺傳標記可直接經由生殖細胞在減數分裂（meiosis）或間接在下一代藉由發生表觀遺傳變化的情形來複製，而得以代代遺傳下去。即使在體細胞分裂（somatic cell division）時，亦可將表觀遺傳標記傳到子細胞（daughter cells）。在配子生成時（gametogenesis），表觀遺傳標記並沒有被完全消除掉。哺乳動物基因上大部分的遺傳標記，在胚胎發育的初期就會被去除，然後隨著胚胎發育的成長逐漸再建構，但還是未完全完成。流行病學研究發現，在胎兒期（prenatal）和早期的嬰兒（early postnatal）發育之環境，會影響成年時期慢性疾病的易感性（susceptibility）。荷蘭飢餓寒冬（Dutch Hunger Winter）的現象，說明了食物與營養對表觀遺傳或表觀基因體機制的影響，而導致慢性身心疾病的產生。從 1944 年末期到 1945 年 5 月第二次世界大戰結束的期間，在德國納粹統治下的荷蘭北部和西部地區，食物的供應非常有限，每日只能攝取大約 500 卡路里，少於正常推薦量的四分之一。這段時期出生的小孩體型較矮小、體重較輕而且低於正常人，結果肥胖的風險增加。有些健康問題會持續到成年時期，如思覺失調症

（schizophrenia）的風險提高。在長期肌餓情況下懷孕出生的小孩，經過將近 60 年後分析其 DNA 甲基化的情形，發現 IGF2 基因（insulin- like growth factor2 gene）的甲基化程度低於正常人的平均值。IGF2 基因的甲基化程度減少，將導致生長激素的表現增加。此外，與膽固醇運送、老化、以及產生 IL-10（與思覺失調有關聯）相關的 5 個基因的甲基化程度，都有顯著的增加。這篇研究報告提供強而有力的證據顯示，在懷孕期間之長期營養不良會影響表觀遺傳 / 表觀基因體 DNA 甲基化程度的變化，導致成年甚至老年時慢性疾病發生率的增加。

第四節　全基因體關聯分析介紹

2003 年人類基因體計畫完成之後，全基因體關聯研究是過去近 20 年來所發展的技術，它是利用迴歸分析方法探討群體中表現型（phenotype）跟基因體的基因型（genotype）之間的相關。任意兩個人的基因體之間大約每 1,000 個鹼基就會有一個不同。科學家發現在人類基因體當中，常見的單核苷酸多態性（SNP）大約有 1 千多萬個，在這些位置的核苷酸，有的人是 ATGC 當中的一種，有的人則是另外一種。GWAS 科學家剛開始都是利用 GWAS 及後續的 post GWAS 分析，來研究一般常見的疾病與 DNA 排序常見 SNPs 的因果關係，後來發現成果有限，主要是基於「常見疾病——常見基因多型性」假說論點的誤導。後來才重新倡導「常見疾病——稀有基因多型性」假說的論點。然而，要由整個 DNA 序列找出稀有變異最有效的檢測方法，就是做全基因體定序。但由於全基因體定序的價格至今仍然過高，無法普及成爲臨床應用上或公共衛生學上的常規檢查。科學家目前常用的策略是利用比較便宜的全基因體定型來進行 GWAS 分析。臺灣人體生物資料庫所使用的 TWB chip 是由 Affymetrix 所設計的晶片，TWB1 約有 65 萬個 SNP 位點，TWB2 則約有 75 萬個 SNP 位點。如果認爲 SNPs 數仍嫌太少，資料可再經過插補法（imputation），把沒有檢測到的單核苷酸多態性進行插補後再進行 GWAS 分析。

爲了提高研究的樣本數，科學家常會利用各國 GWAS 所分析出來的摘要統計資料（summary statistics）進行統合分析（meta analysis），來得到更可靠的分析結果，再做進一步的後續功能性分析。無論是 GWAS 或經統合分析後的 GWAS 分析結果，通常會畫出曼哈頓圖（Manhattan plot）（圖 20-1）。X 軸是染色體 SNP

的所在位置，Y 軸則是 SNP（基因型）與表現型迴歸分析的迴歸係數 P 值取（$-\log_{10}$），通常 P 值小於 5×10^{-8} 作爲顯著性的標準。圖 20-1 即是利用臺灣人體生物資料庫的資料，以 HBV 感染與否爲表現型之 GWAS 結果，以 5×10^{-8} 作爲閾値繪製出的曼哈頓圖。結果發現在第六條染色體的地方有一條許多圓點堆疊出的直線，每一個圓點皆代表一個 SNP。曼哈頓圖的 Y 軸因爲是經過 $-\log_{10}$ 轉換，因此，Y 軸的（$-\log_{10}$ P）値愈大的 SNP 點，代表其原始 P 值越小，也就是該 SNP 和 HBV 感染的相關性愈強。科學家在執行完 GWAS 分析後，往往會再進一步進行 post GWAS，這是因爲 GWAS 所分析出來具統計顯著性的位點只是和表現型有統計相關性，但不表示這個 SNP 跟所研究的表現型有因果關係。因此，需要再進一步做後續功能性分析，來確認和表現型存在因果關係的 SNP 點，這一系列的探索屬於生物資訊學（bioinformatics）或計算生物學（computational biology）的範疇。

很多複雜的性狀或疾病是由非常多個 SNPs 所影響。科學家爲了預測目的，在 GWAS 分析完後，會直接利用這些相關的 SNPs 點找出彼此獨立的 SNPs 點，利用迴歸係數進行加權後加總，稱爲多基因風險分數（polygenic risk score, PRS）。每一個人利用 GWAS 的定型結果，可以算出個人的多基因風險分數值，最後再利用這多基因風險分數值進行性狀或疾病的風險預測。

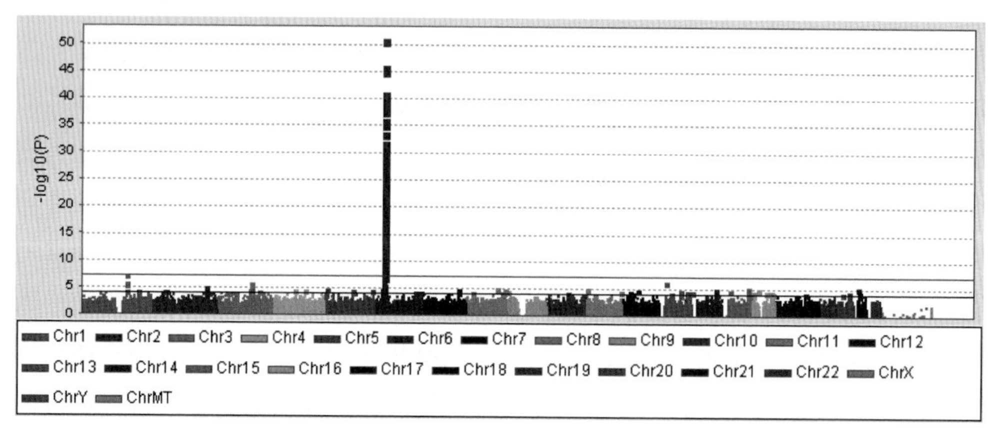

圖 20-1：HBV 感染的 GWAS 分析結果——曼哈頓圖

第五節　應用範例

我們以臺灣人體生物資料庫爲例，提供二個應用範例的說明。

一、$PM_{2.5}$、吸菸與甲基化的應用

（一）背景

AHRR 為腫瘤抑制基因，暴露於 $PM_{2.5}$ 和香菸煙霧等含有多環芳香烴的物質，會誘導 AHRR 表達降低，從而增加腫瘤發生。研究發現 AHRR cg05575921 和 F2RL3 cg03636183 的低甲基化與多環芳香烴暴露顯著相關，並呈現劑量效應關係；這些甲基化位點，也是公認的吸菸生物標記。然而較少有研究關注吸菸和 $PM_{2.5}$ 對於這些甲基化位點的交互作用。有鑑於此，本研究旨在評估吸菸之臺灣男女性，其 AHRR 和 F2RL3 甲基化位點與 $PM_{2.5}$ 之間的關聯性。

（二）研究方法

本研究使用 2008-2015 年臺灣人體生物資料庫和 2006-2011 年臺灣環保署空氣品質監測網資料，共納入 948 位參與者（包含 488 位男性和 460 位女性）。臺灣人體生物資料庫（Taiwan Biobank）是以社區收案為基礎的長期追蹤世代研究，收案不具有個人癌症病史的臺灣成年人其遺傳和生活習慣史等數據。臺灣環保署空氣品質監測網（TAQMN）則收集每日空氣污染物濃度，並自 2006 年開始監測 $PM_{2.5}$ 濃度數據。

DNA 甲基化資料採用 EZ DNA Methylation Kit（Zymo Research, CA, USA）對全血液樣品進行 sodium bisulfite treatment。DNA 甲基化程度資料偵測使用 Illumina Infinium MethylationEPIC BeadChip（Illumina Inc., San Diego, CA, USA），並以 β 值表示，β 值範圍介於 0-1（無甲基化－完全甲基化）之間。細胞類型異質性以 Cell-Type composition method（ReFACTor）完成校正。

本研究分析使用 SAS 統計軟體 9.3 版本（SAS Institute., Cary, NC, USA）進行資料處理與統計分析。連續變項使用 t-test 分析，並以平均值（±標準誤差）表示；類別變項使用 chi-square test 分析，並以個數（百分比）表示。本研究 $PM_{2.5}$ 暴露以個案之居住地（北部、中北部、中部和南部）估計 2006-2011 年 $PM_{2.5}$ 的年平均濃度。吸菸習慣為問卷自述（從未吸菸、曾經吸菸和目前吸菸）。多元線性迴歸模型用於評估吸菸及 $PM_{2.5}$ 與 AHRR 和 F2RL3 CpG 位點的相關性，模型調整運動、性別、年齡、身體質量指數、喝酒和二手菸暴露作為干擾因子。多重比較分析檢定（Bonferroni 校正）後最顯著的甲基化位點被用於進一步分析。

（三）研究結果

本研究進行多重比較分析檢定後，有四個甲基化位點（AHRR cg05575921、AHRR cg23576855、F2RL3 cg03636183、F2RL3 cg21911711）與吸菸及 $PM_{2.5}$ 達統計顯著負相關（Bonferroni p＜0.00028409），也就是說這些位點的低甲基化與吸菸及 $PM_{2.5}$ 相關。值得注意的是，AHRR 和 F2RL3 最低甲基化的 CpG 位點分別是 cg05575921 和 cg03636183（資料未呈現），本研究進一步的分析集中在探討 AHRR cg05575921。

表 20-1：Basic characteristics of the study participants by sex

Variable	Men (*n*=488)	Women (*n*=460)	*P* value
AHRR cg05575921 (beta-value)	0.7832±0.0042	0.8376±0.0023	<0.0001
F2RL3 cg03636183 (beta-value)	0.6334±0.0025	0.6514±0.0016	<0.0001
Smoking status			<0.0001
Never	279 (57.17%)	429 (93.26%)	
Former	117 (23.98%)	18 (3.91%)	
Current	92 (18.85%)	13 (2.83%)	
Area / PM2.5 levels (μg / m^3)			0.7115
North / 26.53	163 (33.40%)	167 (36.30%)	
North-center / 30.06	81 (16.60%)	80 (17.39%)	
Center / 36.91	102 (20.90%)	87 (18.91%)	
South / 40.68	142 (29.10%)	126 (27.39%)	
Exercise			0.6106
No	271 (55.53%)	263 (57.17%)	
Yes	217 (44.47%)	197 (42.83%)	
Age (years)	50.1004±0.5173	49.3391±0.5108	0.2959
BMI (Kg / m^2)	25.0637±0.1507	23.5313±0.1702	<0.0001
Alcohol drinking			<0.0001
No	396 (81.15%)	452 (98.26%)	
Former	32 (6.56%)	4 (0.87%)	
Current	60 (12.30%)	4 (0.87%)	
Secondhand smoke exposure			0.3259
No	426 (87.30%)	411 (89.35%)	
Yes	62 (12.70%)	49 (10.65%)	

Mean±standard errors (SEs) represent continuous data and percentages (%) represent categorical data. The stated PM2.5 levels for each area are the mean concentrations from 2006-2011.

表 20-1 顯示 488 名男性和 460 名女性的基本人口學特徵。此外，男女性 cg05575921 甲基化程度的平均值（±標準誤差）分別爲 0.7832（±0.0042）和 0.8376（±0.0023），不同性別在 AHRR cg05575921 甲基化程度、吸菸、喝酒和身體質量指數變項都存在顯著差異（P<0.0001）。2006-2011 年臺灣北部、中北部、中部和南部地區之 $PM_{2.5}$ 年平均濃度分別爲 26.53、30.06、36.91 和 40.68 $\mu g/m^3$。

表 20-2：Multiple linear regression analysis showing the association of smoking and $PM_{2.5}$ with AHRR cg05575921 methylation in the study participants

Variable	Model 1		Model 2	
	β	*P* value	β	*P* value
Smoking status (reference: neve)				
Former	−0.03909	<0.0001	−0.02221	<0.0001
Current	−0.17536	<0.0001	−0.11578	<0.0001
P-trend	<0.0001		<0.0001	
$PM_{2.5}$	−0.00141	<0.0001	−0.00070	0.0120
Sex (reference: women)				
Men	−0.01870	<0.0001	−0.01843	<0.0001
Age	−0.00044	0.0145	−0.00018	0.2636
Exercise (reference: no)				
Yes	0.00077	0.8404	0.00052	0.8772
BMI	0.00060	0.2344	0.00014	0.7488
Alcohol drinking (reference: no)				
Former	−0.00512	0.5931	−0.00821	0.3264
Current	0.00157	0.8318	0.00539	0.4041
Secondhand smoke (reference: no)				
Yes	0.00136	0.8100	−0.00204	0.6793
F2LR3 cg03636183 methylation	–	–	0.71185	<0.0001

Model 1: not adjusted for F2LR3 cg03636183 methylation.
Model 2: adjusted for F2LR3 cg03636183 methylation.

個案之吸菸及 $PM_{2.5}$ 與 cg05575921 甲基化的相關性，則呈現於表 20-2。與從未吸菸者相比，曾經吸菸者（β=−0.03909，P<0.0001）和目前吸菸者（β=−0.17536，P<0.0001）有顯著較低的 cg05575921 甲基化程度，並且有線性趨勢（$\text{P-trend}_{smoking}<0.0001$）。此外，$PM_{2.5}$ 濃度（β=−0.00141，P<0.0001）、性別（男：β=−0.01870，P<0.0001）和年齡（β=−0.00044，P=0.0145）也

與 cg05575921 低甲基化顯著相關（模型一）。模型二加入 F2RL3 cg03636183 進行調整，並不會影響吸菸及 $PM_{2.5}$ 與 cg05575921 甲基化的相關性，曾經吸菸者（β＝−0.02221，P<0.0001）和目前吸菸者（β＝−0.11578，P<0.0001）仍有顯著較低的 cg05575921 甲基化程度，並且有線性趨勢（$\text{P-trend}_{smoking}$<0.0001），$PM_{2.5}$ 濃度（β＝−0.00070，P＝0.0120）也同樣與 cg05575921 低甲基化顯著相關。$PM_{2.5}$ 及吸菸對 cg05575921 甲基化的交互作用不顯著。

按性別分層後，吸菸及 $PM_{2.5}$ 仍然與 cg05575921 低甲基化顯著相關（表 20-3）。在男性中，與從未吸菸者相比，曾經吸菸者（β＝−0.04274，P<0.0001）、目前吸菸者（β＝−0.17700，P<0.0001）有顯著較低的 cg05575921 甲基化程度，並且有線性趨勢（$\text{P-trend}_{smoking}$<0.0001）；$PM_{2.5}$ 濃度（β＝−0.00163，P＝0.0017）也與 cg05575921 低甲基化顯著相關。而在女性中，與從未吸菸者相比，曾經吸菸者（β＝−0.01937，P＝0.0417）、目前吸菸者（β＝−0.17255，P<0.0001）也有顯著較低的 cg05575921 甲基化程度，並且有線性趨勢（$\text{P-trend}_{smoking}$<0.0001）；$PM_{2.5}$ 濃度（β＝−0.00105，P＝0.0015）也與 cg05575921 低甲基化顯著相關。

表 20-3：Multiple linear regression analysis showing the association of smoking and $PM_{2.5}$ with AHRR cg05575921 methylation in the study participants stratified by sex

Variable	Men		Women	
	β	*P* value	β	*P* value
Smoking status (reference: never)				
Former	−0.04274	<0.0001	−0.01937	0.0417
Current	−0.17700	<0.0001	−0.17255	<0.0001
P-trend	<0.0001		<0.0001	
$PM_{2.5}$	−0.00163	0.0017	−0.00105	0.0015
Age	−0.00045	0.1311	−0.00033	0.0944
Exercise (reference: no)				
Yes	−0.00015	0.9809	0.00292	0.4678
BMI	0.00001	0.9881	0.00103	0.0433
Alcohol drinking (reference: no)				
Former	−0.01034	0.4041	0.03269	0.1040
Current	0.00127	0.8913	0.03218	0.1065
Secondhand smoke exposure (reference: no)				
Yes	−0.00070	0.9394	0.00366	0.5525

吸菸及 $PM_{2.5}$ 居住地區域與 cg05575921 甲基化的相關性結果（表 20-4），顯示與從未吸菸者相比，曾經抽菸者（β=－0.03918，P<0.0001）和目前吸菸者（β=－0.17536，P<0.0001）均觀察到顯著較低的 cg05575921 甲基化程度，並且有線性趨勢（$P\text{-trend}_{smoking}$<0.0001）。而與居住在北部地區相比，居住在 $PM_{2.5}$ 污染較高的中北部（β=－0.00267，P=0.6230）、中部（β=－0.01356，P=0.0074）和南部（β=－0.01970，P<0.0001）與較低的 cg05575921 甲基化程度有關，並且有線性趨勢（$P\text{-trend}_{area}$<0.0001）。

表 20-4：Multiple linear regression analysis showing the association of smoking and living in $PM_{2.5}$ areas with AHRR（cg05575921）methylation in the study participants

Variable	β	*P* value
Smoking status (reference: never)		
Former	−0.03918	<0.0001
Current	−0.17536	<0.0001
P-trend	<0.0001	
Area (reference: north)		
North-center	−0.00267	0.6230
Center	−0.01356	0.0074
South	−0.01970	<0.0001
P-trend	<0.0001	
Exercise (reference: no)		
Yes	0.00086	0.8218
Sex (reference: women)		
Men	−0.01867	<0.0001
Age	−0.00044	0.0139
BMI	0.00058	0.2527
Alcohol drinking (reference: no)		
Former	−0.00500	0.6027
Current	0.00156	0.8330
Secondhand smoke exposure (reference: no)		
Yes	0.00139	0.8063

表 20-5 則按性別分層，結果發現吸菸及 $PM_{2.5}$ 居住地區域仍然與 cg05575921 低甲基化顯著相關。在男性中，與從未吸菸者相比，曾經抽菸者（β=－0.01996，P=0.0374）和目前吸菸者（β=－0.17221，P<0.0001）有顯著較低的 cg05575921

甲基化程度，並且有線性趨勢（$P\text{-trend}_{smoking}<0.0001$）；而與居住在北部地區相比，居住在 $PM_{2.5}$ 污染較高的中北部（β=－0.00577，P=0.3174）、中部（β=－0.00935，P=0.0820）和南部（β=－0.01620，P=0.0016）與較低的 cg05575921 甲基化程度有關，並且有線性趨勢（$P\text{-trend}_{area}=0.0013$）。而在女性中，與從未吸菸者相比，曾經抽菸者（β=–0.04276，P<0.0001）和目前吸菸者（β=－0.17706，P<0.0001）有顯著較低的 cg05575921 甲基化程度，並且有線性趨勢（$P\text{-trend}_{smoking}<0.0001$）；而與居住在北部地區相比，居住在 $PM_{2.5}$ 污染較高的中北部（β=0.00092，P=0.9198）、中部（β=－0.01770，P=0.0361）和南部（β=－0.02076，P=0.0092）與較低的 cg05575921 甲基化程度有關，並且有線性趨勢（$P\text{-trend}_{area}=0.0025$）。

表 20-5：Multiple linear regression analysis showing the association of smoking and living in $PM_{2.5}$ areas with AHRR (cg05575921) methylation in the study participants stratified by sex

Variable	Men		Women	
	β	*P* value	β	*P* value
Smoking status (reference: never)				
Former	－0.01996	0.0374	－0.04276	<0.0001
Current	－0.17221	<0.0001	－0.17706	<0.0001
P-trend	<0.0001		<0.0001	
Area (reference: north)				
North-center	－0.00577	0.3174	0.00092	0.9198
Center	－0.00935	0.0820	－0.01770	0.0361
South	－0.01620	0.0016	－0.02076	0.0092
P-trend	0.0013		0.0025	
Exercise (no)				
Yes	0.00294	0.4651	0.00001	0.9986
Age	－0.00033	0.0939	－0.00045	0.1278
BMI	0.00105	0.0407	－0.00006	0.9477
Alcohol drinking (reference: no)				
Former	0.03356	0.0977	－0.00934	0.4539
Current	0.03177	0.1127	0.00115	0.9022
Secondhand smoke exposure (reference: no)				
Yes	0.00361	0.5589	－0.00060	0.9489

另外，F2RL3 cg03636183（另一個與吸菸有關的生物標記物）與 $PM_{2.5}$ 及吸菸的相關性，相似於在 AHRR cg05575921 中觀察到的結果（資料未呈現）。

（四）結論

這些研究結果顯示，吸菸及 $PM_{2.5}$ 可能獨立但不共同影響 AHRR cg05575921 甲基化。考慮到 $PM_{2.5}$、吸菸和 cg05575921 低甲基化對心血管和肺部健康的顯著有害影響，應採取措施減少 $PM_{2.5}$ 污染，並提高個人對吸菸的危害認識。

二、不吸菸者之 $PM_{2.5}$ 暴露與基因甲基化的應用

（一）背景

過去的研究指出，$PM_{2.5}$ 可作爲多環芳香烴化合物（polycyclic aromatic hydrocarbons, PAH）的替代指標。而吸菸會影響 DNA 甲基化，尤其是在芳香烴受體阻遏物（AHRR）基因的 cg05575921 位點。臺灣北部地區 $PM_{2.5}$ 的暴露濃度是明顯低於中部及南部地區。由於 $PM_{2.5}$ 和香菸煙霧中都存在 PAH，因此吸菸者的 AHRR（cg05575921）甲基化程度可能與暴露於 $PM_{2.5}$ 地區的非吸菸者的甲基化程度相當。因此，研究人員使用表觀遺傳學的方法，利用臺灣人體生物資料庫，針對非吸菸的成年人，探討居住在不同 PM 2.5 濃度地區的居民，其血液中吸菸相關基因（AHRR cg05575921）的甲基化程度差異。

（二）方法

使用 2008-2015 年臺灣人體生物資料庫，裡面收集了 1,142 名有做血液甲基化晶片檢測，年齡在 30 至 70 歲之間且沒有個人癌症病史的樣本。該研究排除了 301 名「目前吸菸」以及「已戒菸」者，以及 133 名不住在研究地區的樣本。最後樣本包括 708 名不吸菸的參與者，其中包括 279 名男性和 429 名女性。本研究中，不吸菸的定義爲從未吸菸或是曾經吸過菸但未持續吸菸六個月以上無習慣性吸菸者。

臺灣人體生物資料庫的全基因體甲基化資料，是透過週邊血球萃取的 DNA，採用 Illumina Infinium MethylationEPIC Bead Chip（人類全基因甲基化分析晶片）來直接偵測單點的甲基化比例。晶片結果的品質管控，則是透過 Illumina®

GenomeStudio® Methylation Module v1.8 進行，然後再藉由標準化調整批次效應，並進行背景校正。其 CpG 位點的甲基化程度經分析轉換後會產生一個 β 值，其數值範圍爲 0~1，代表意義爲低甲基化（hypomethylation）至高甲基化（hypermethylation）。

本研究的研究區域分爲北部（臺北市和新北市）、中北部（桃園市和新竹市、新竹縣、苗栗縣和桃園縣）、中部（臺中市、南投縣、彰化縣和雲林縣）以及南部（嘉義縣、臺南縣、嘉義市）地區，$PM_{2.5}$ 的濃度由北至南逐漸增加。整體而言，北部、中北部、中部和南部地區分別有 244、121、134 和 209 個樣本。空氣品質監測站數爲北部 18 個，中北部 12 個，中部 16 個，南部 7 個。在本研究中，我們使用每個地區（北部、中北部、中部和南部地區）空氣品質監測站的平均 $PM_{2.5}$ 濃度（2006-2011 年）來作爲研究樣本的 $PM_{2.5}$ 暴露量。

研究人員利用 R 統計軟體的 ReFACTor 套件，來校正樣本的細胞類型異質性，並使用 SAS 9.3 軟體（SAS Institute, Cary, NC）進行多元線性回歸分析，計算 AHRR cg05575921 的血液甲基化程度與生活在不同 $PM_{2.5}$ 暴露濃度地區的相關性，分析模型對性別、年齡、飲酒、運動、BMI、二手菸暴露以及細胞類型的主成分進行了調整。

（三）結果

在 708 名參與者中，包含 279 名男性（平均年齡＝49.42±11.76 歲）和 429 名女性（平均年齡＝49.49±10.97 歲）。全體的 AHRR（cg05575921）甲基化平均濃度（±SD）爲 0.83626±0.03892（表 20-6）。表 20-7 顯示了 2006 年至 2011 年 4 個研究地區的 $PM_{2.5}$（$\mu g/m^3$）年平均（±SD）濃度。北部、中北部、中部和南部地區的 6 年平均濃度分別爲 27.32±4.34、28.65±2.13、35.72±3.75 和 39.81±2.10 $\mu g/m^3$。這四個地區無論在哪個年代，$PM_{2.5}$ 的濃度由北至南皆逐漸上升。

表 20-8 顯示生活在 4 個不同 $PM_{2.5}$ 濃度地區的居民與 AHRR（cg05575921）甲基化之間的關聯。將北部地區作爲參考組，發現居住在中北部、中部和南部地區的居民，其 cg05575921 的甲基化程度皆顯著低於北部地區的居民，回歸係數（β）分別爲 −0.00274（P＝0.503）、−0.01003（P＝0.009）和 −0.01480（P<0.001）（表 20-8，模型 1）。若將二手菸排除在迴歸模式分析，也有相同的趨勢，回歸係數（β）分別爲 −0.0028（P−0.947）、−0.01069（P＝0.009）和 −0.01487（P

<0.001）（表 20-8，模型 2）。即使居住在中北部地區的居民，其甲基化程度與北部地區的居民無統計上的顯著差異。但是在兩種模型中，皆可以看到在地區別的部分，甲基化程度有顯著的劑量效應關係（P trend < 0.001）。

表 20-6：General characteristics of study participants（2008-2015）

Variable	Men $n=279$	Women $n=429$	*P* value	All participants $n=708$
cg05575921 (β value)	0.84260±0.03740	0.82650±0.03920	<.001	0.83626±0.03892
Area			0.833	
Northern	92 (32.97%)	152 (35.43%)		244 (34.46%)
North-Central	46 (16.49%)	75 (17.48%)		121 (17.09%)
Central	54 (19.35%)	80 (18.65%)		134 (18.93%)
Southern	87 (31.18%)	122 (28.44%)		209 (29.52%)
Age (years)	49.42±11.76	49.49±10.97	0.926	49.46±11.28
Alcohol Drinking			<.001	
No	251 (89.96%)	423 (98.60%)		674 (95.20%)
Former	7 (2.51%)	3 (0.70%)		10 (1.41%)
Current	21 (7.53%)	3 (0.70%)		24 (3.39%)
Exercise				
No	157 (56.27%)	240 (55.94%)	0.931	397 (56.07%)
Yes	122 (43.73%)	189 (44.06)		311 (43.93%)
BMI (kg / m^2)	23.52±3.57	24.95±3.44	<.001	24.08±3.59
SHS			0.598	
No	251 (89.96%)	391 (91.14%)		642 (90.68%)
Yes	28 (10.04%)	38 (8.86%)		66 (9.32%)

Continuous variables are presented as mean±SD while categorical variables are presented as numbers (%).
SD: standard deviation, SHS: second-hand smoke.

表 20-7：Mean (±SD) concentrations of $PM_{2.5}$ (μg/m^3) from 2006-2011 in the study areas

Area	*n*	2006-2011	2006	2007	2008	2009	2010	2011
Northern	18	27.32±4.34	27.43±5.03	28.69±5.39	27.33±5.48	25.96±5.32	25.98±5.37	26.61±5.30
North-Central	12	28.65±2.13	29.81±2.34	29.39±2.98	29.75±2.59	28.74±2.47	26.93±1.82	27.28±2.84
Central	16	35.72±3.75	36.27±3.20	36.64±3.81	35.56±3.76	37.67±3.63	34.83±3.02	36.17±5.34
Southern	7	39.81±2.10	40.75±2.30	41.00±2.91	41.62±3.37	40.08±3.41	36.81±3.15	38.05±4.04

SD: standard deviation, *n*: number of monitoring stations.

表 20-8：**Multiple linear regression showing the association between living in $PM_{2.5}$ areas and AHRR（cg05575921）methylation**

Variable	Model 1		Model 2	
	β	*P* value	β	*P* value
Area (reference: Northern)	–	–	–	–
North-Central	−0.00274	0.503	−0.0028	0.947
Central	−0.01003	0.009	−0.01069	0.009
Southern	−0.01480	<.001	−0.01487	<.001
P trend	<.001			<.001
Sex (reference: women)				
Men	−0.01491	<.001	−0.01413	<.001
Age	−0.00023	0.085	−0.00022	0.114
Alcohol Drinking (reference: no)				
Former	−0.01041	0.358	−0.01497	0.238
Current	−0.00532	0.475	−0.00424	0.609
Exercise (reference: no)				
Yes	−0.00199	0.490	−0.00180	0.552
BMI	−0.00009	0.819	−0.00005	0.906
SHS (reference: no)			–	–
Yes	−0.00119	0.796	–	–

Model 1 included SHS in the analysis, model 2 excluded SHS from the analysis, SHS second-hand smoke.

表 20-9：**Multiple linear regression showing the association between mean $PM_{2.5}$（μg/m3）from 2006-2011 and AHRR（cg05575921）methylation**

Variable	Model 1		Model 2	
	β	*P* value	β	*P* value
$PM_{2.5}$	−0.00115	<.001	−0.00124	<.001
Sex (reference: women)				
Men	−0.01489	<.001	−0.01416	<.001
Age	−0.00023	0.083	−0.00022	0.116
Alcohol Drinking (reference: no)				
Former	−0.01043	0.357	−0.01494	0.238
Current	−0.00534	0.473	−0.00430	0.603
Exercise (reference: no)				
Yes	−0.00196	0.495	−0.00183	0.545
BMI	−0.00007	0.844	0.00003	0.942
SHS (reference: no)			–	–
Yes	−0.00115	0.802	–	–

Model 1 included SHS in the analysis, model 2 excluded SHS from the analysis, SHS second-hand smoke.

若是利用 2006-2011 年的 $PM_{2.5}$ 平均濃度與 AHRR（cg05575921）甲基化平均濃度進行分析，結果如表 20-9 所示。分析模型包含二手菸暴露時，$PM_{2.5}$ 每增加 1μg/m^3，cg05575921 的甲基化平均濃度會下降 0.00115（$P<0.001$）（表 20-9，模型 1）；當分析模型排除二手菸暴露時，$PM_{2.5}$ 每增加 1μg/m3，cg05575921 的甲基化平均濃度會下降 0.00124（$P < 0.001$）（表 20-9，模型 2）。

（四）結論

生活在 $PM_{2.5}$ 污染地區的居民，其 cg05575921 的甲基化程度與空氣污染程度呈現負相關。居住在臺灣南部地區的居民甲基化程度最低，其次是中部和中北部地區。非吸菸者的 cg05575921（AHRR）血液甲基化程度可能與 $PM_{2.5}$ 的暴露有關，而肺癌則是與 $PM_{2.5}$ 暴露極爲相關的疾病。

結　語

本章的範例是將外在環境（空氣污染、吸菸）與基因表觀遺傳學（基因甲基化）進行初步的相關性應用。甲基化的應用可瞭解疾病未發生時，觀察外在環境的影響如何在體內進行微觀層次的基因表達上的變化，透過可改變的因子（如良好的生活習慣）來改善微觀基因表達上的變化，避免疾病的發生。例如，AHRR cg05575921 位點上的低甲基化不利於健康，凡是有利於 cg05575921 位點提升甲基化的飲食生活習慣都是可以努力的目標，這才能落實眞正的精準預防醫學。

從本章的例子，我們可以發現進入 21 世紀新時代，傳統流行病學的作法已經逐漸融入基因體學及相關的新技術來解釋疾病的因果關係。不過，本章的範例尚未同時利用基因、表觀遺傳、生活習慣及外在環境資料，進行流行病學的系統生物學或因果性研究，然而此趨勢將會愈來愈普遍。未來精準公共衛生要能在流行病學領域落實執行，將與高通量體學技術與人工智慧技術的進步息息相關。藉由精準公共衛生在流行病學的應用上，對疾病危險因子的探索會有莫大的助益，有助早日達到疾病的個人化精準預防的目標。

關鍵名詞

系統生物學（Systems Biology）
精準公共衛生學（Precision Public Health）
大數據（Big Data）
基因體學（Genomics）
分子生物學的中心信條（Central Dogma of Molecular Biology）
表觀遺傳學（Epigenetics）
全基因體關聯研究（Genome-wide Association Study）
單核苷酸多態性（Single Nucleotide Polymorphisms）
曼哈頓圖（Manhattan Plot）
多基因風險分數（Polygenic Risk Score）
人工智慧（Artificial Intelligence）
監督式學習（Supervised Learning）

複習問題

1. 遺傳學與表觀遺傳學有什麼差異性？
2. 什麼是全基因體關聯研究（Genome-wide Association Study, GWAS）？
3. 流行病學的研究成果常作為政府制定政策的參考，當導入大數據、基因體學、表觀遺傳學、全基因體關聯研究（Genome-wide Association Study, GWAS）和 AI 人工智慧所得出的流行病學研究成果，與傳統流行病學的研究成果，兩者作為政府政策制定的參考依據時，會有什麼樣的政策制定差異性？

引用文獻

1. 李英雄：精準公共衛生。臺北市：百昌生物醫藥科技，2020。
2. 李英雄：分子系統醫學。臺北市：尼歐森國際，2015。

3. 李英雄：AI 奠基精準醫學。臺北市：百昌生物醫藥科技，2019。
4. 林正焜：認識 DNA：下一波的醫療革命。第三版。臺北市：商周，2020。
5. 黎湛平譯（Carey N 著）：表觀遺傳大革命。第二版。臺北市：貓頭鷹，2021。
6. Choi SW, Mak, TSH, O'Reilly PF. Tutorial: a guide to performing polygenic risk score analyses. Nature protocols 2020;**15(9)**:2759-2772.
7. Tantoh DM, Wu MC, Chuang CC, Chen PH, Tyan YS, Nfor ON, Lu WY, Liaw YP. AHRR cg05575921 methylation in relation to smoking and $PM_{2.5}$ exposure among Taiwanese men and women. Clinical epigenetics 2020;**12(1)**:1-9.
8. Tantoh DM, Lee KJ, Nfor ON, Liaw YC, Lin C, Chu HW, Chen PH, Hsu SY, Liu WH, Ho CC, Lung CC, Wu MF, Liaw YC, Debnath Tonmoy, Liaw YP. Methylation at cg05575921 of a smoking-related gene (AHRR)in non-smoking Taiwanese adults residing in areas with different $PM_{2.5}$ concentrations. Clinical epigenetics 2019;**11(1)**:1-8.
9. Huang HC, Lin FCF, Wu MF, Nfor ON, Hsu SY, Lung CC, Ho CC, Chen CY, Liaw YP. Association between chronic obstructive pulmonary disease and $PM_{2.5}$ in Taiwanese nonsmokers. International journal of hygiene and environmental health 2019;**222(5)**:884-888.

名詞索引

六畫

七畫

八畫

九畫

十畫

十一畫